内科疾病诊断与常规治疗

孔行锋　等 主编

上海科学普及出版社

图书在版编目（CIP）数据

内科疾病诊断与常规治疗／孔行锋等主编. —上海：上海科学普及出版社，2023.9
ISBN 978-7-5427-8618-0

Ⅰ.①内… Ⅱ.①孔… Ⅲ.①内科–疾病–诊疗 Ⅳ.①R5

中国国家版本馆CIP数据核字（2023）第254489号

统　　筹　张善涛
责任编辑　郝梓涵
整体设计　宗　宁

内科疾病诊断与常规治疗

主编　孔行锋　等

上海科学普及出版社出版发行

（上海中山北路832号　邮政编码200070）

http://www.pspsh.com

各地新华书店经销　　山东麦德森文化传媒有限公司印刷

开本　787×1092　1/16　印张　21.5　插页　2　字数　550 000

2023年9月第1版　　2023年9月第1次印刷

ISBN 978-7-5427-8618-0　定价：198.00元

本书如有缺页、错装或坏损等严重质量问题
请向工厂联系调换

联系电话：0531-82601513

编委会

主　编　孔行锋（深圳恒生医院）

　　　　赵　楠（滕州市中心人民医院）

　　　　何玉强（曹县县立医院）

　　　　刘福涛（寿光光明医院）

　　　　田媛媛（聊城市茌平区人民医院）

　　　　徐立花（淄博市沂源县大张庄中心卫生院）

　　　　孙明亚（菏泽工程技师学院）

副主编　万璐璐（山东中医药大学第二附属医院）

　　　　徐　帝（山东省军区济南第一退休干部休养所）

　　　　刘　宁（济南市第二人民医院）

　　　　肖合涛（菏泽市东明县长兴集乡王店卫生服务中心）

　　　　徐启兰（滦南县中医院）

　　　　赵启文（山东省枣庄市山亭区水泉镇卫生院）

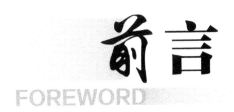

前言
FOREWORD

　　内科学是现代医学的基础,随着科学技术的快速发展和理论知识的不断更新,内科学领域的专业分化和不同学科间的专业交叉越发明显,使广大医务工作者对疾病的预防、诊断、治疗、转归、康复的认识更加深入。现代内科学疾病诊疗要求医师全面评估患者的病情,采取多种诊疗方式相结合的综合医疗模式,从防病、治病到对人群进行健康监护,为患者提供全阶段的医疗服务。

　　为满足以上要求,内科医师需要做到以下几点:重视临床基本技能、理论与实践相结合,深入细致观察病情,树立预防为主和防治结合的基本观念,用高度的责任心完成各项临床诊疗工作。因此,紧跟时代发展的步伐,不断用新知识来丰富自己的头脑,这对每一位内科医师来说都是十分重要的。为了便于医师们及时学习内科疾病相关的新理论,不断提高专业水平,更好地为患者服务,我们特邀请一批内科专家,在参考大量国内外内科学文献资料的基础上,编写了《内科疾病诊断与常规治疗》一书。

　　本书融入编者多年积累的临床经验,能够引导读者发散思维、深入思考,规范内科疾病诊疗流程。内容上,不仅简要介绍了内科常见病的病因、发病机制、临床表现、辅助检查,而且着重讲述了疾病的诊断与治疗方案,并将疾病诊疗过程中的重点、难点问题进行了深入剖析,理清了不同疾病诊治的关键线索,强调了理论知识的实际应用。本书语言叙述流畅,讲解通俗易懂,兼具实用性、科学性和专业性,适合各级医疗机构的内科医师及医学院校学生参考使用。

　　由于内科学涉及面广、分支繁多、发展迅速,加之编者写作水平不足,本书在内容编写上难免有不足之处,恳请广大读者批评指正。

《内科疾病诊断与常规治疗》编委会

2023 年 7 月

目录
CONTENTS

第一章 内科疾病常见症状与体征

第一节 发 热

一、概述

（一）病因

引起发热的病因很多,按有无病原体侵入人体分为感染性发热和非感染性发热两大类。

1.感染性发热

各种病原体侵入人体后引起的发热称为感染性发热。引起感染性发热的病原体有细菌、病毒、支原体、立克次体、真菌、螺旋体及寄生虫。病原体侵入机体后可引起相应的疾病,无论急性还是慢性、局限性还是全身性均可引起发热。病原体及其代谢产物或炎性渗出物等外源性致热原,在体内作用致热原细胞如中性粒细胞、单核细胞及巨噬细胞等,使其产生并释放白细胞介素-1、干扰素、肿瘤坏死因子和炎症蛋白-1等而引起发热。感染性发热占发热病因的50%~60%。

2.非感染性发热

由病原体以外的其他病因引起的发热称为非感染性发热。常见于以下原因。

（1）吸收热:由于组织坏死,组织蛋白分解和坏死组织吸收引起的发热称为吸收热。①物理和机械因素损伤,如大面积烧伤、内脏出血、创伤、大手术后,骨折和热射病等。②血液系统疾病,如白血病、恶性淋巴瘤、恶性组织细胞病、骨髓增生异常综合征、多发性骨髓瘤、急性溶血和血型不合输血等。③肿瘤性疾病,如各种恶性肿瘤。④血栓栓塞性疾病,含静脉血栓形成,如静脉、股静脉和髂静脉血栓形成;动脉血栓形成,如心肌梗死、脑动脉栓塞、肠系膜动脉栓塞和四肢动脉栓塞等;微循环血栓形成,如溶血性尿毒综合征和血栓性血小板减少性紫癜。

（2）变态反应性发热:变态反应产生时形成外源性致热原抗原抗体复合物,激活了致热原细胞,使其产生并释放白细胞介素-1、干扰素、肿瘤坏死因子和炎症蛋白-1等引起的发热。如风湿热、药物热、血清病和结缔组织病等。

（3）中枢性发热:有些致热因素不通过内源性致热原而直接损害体温调节中枢,使体温调定点上移后发出调节冲动,造成产热大于散热,体温升高,称为中枢性发热。①物理因素,如中暑等。②化学因素,如重度安眠药中毒等。③机械因素,如颅内出血和颅内肿瘤细胞浸润等。④功能性因素,如自主神经功能紊乱和感染后低热。

（4）其他：如甲状腺功能亢进、脱水等。

发热都是由于致热因素的作用使人体产生的热量超过散发的热量，引起体温升高超过正常范围。

（二）发生机制

1.外源性致热原的摄入

各种致病的微生物或它们的毒素、抗原抗体复合物、淋巴因子、某些致炎物质（如尿酸盐结晶和硅酸盐结晶）、某些类固醇、肽聚糖和多核苷酸等外源性致热原多数是大分子物质，侵入人体后不能通过血-脑屏障作用于体温调节中枢，但可通过激活血液中的致热原细胞产生白细胞介素-1等。白细胞介素-1等的产生：在各种外源性致热原侵入人体后，能激活血液中的中性粒细胞、单核-巨噬细胞和嗜酸性粒细胞等，产生白细胞介素-1、干扰素、肿瘤坏死因子和炎症蛋白-1。其中研究最多的是白细胞介素-1。

2.白细胞介素-1的作用部位

（1）脑组织：白细胞介素-1可能通过下丘脑终板血管器（此处血管为有孔毛细血管）的毛细血管进入脑组织。

（2）下丘脑视前区（POAH）神经元：白细胞介素-1亦有可能通过下丘脑终板血管器毛细血管到达血管外间隙（血-脑屏障外侧）的POAH神经元。

3.发热的产生

白细胞介素-1作用于POAH神经元或在脑组织内再通过中枢介质引起体温调定点上移，体温调节中枢再对体温重新调节，发出调节命令，一方面可能通过垂体内分泌系统使代谢增加和通过运动神经系统使骨骼肌阵缩（寒战），引起产热增加；另一方面通过交感神经系统使皮肤血管和立毛肌收缩，排汗停止，散热减少。这几方面作用使人体产生的热量超过散发的热量，体温升高，引起发热，一直达到体温调定点的新的平衡点。

二、发热的诊断

（一）发热的程度诊断

（1）低热：人体的体温超过正常，但低于38 ℃。

（2）中度热：人体的体温为38.1～39.0 ℃。

（3）高热：人体的体温为39.1～41.0 ℃。

（4）过高热：人体的体温超过41 ℃。

（二）发热的分期诊断

1.体温上升期

此期为白细胞介素-1作用于POAH神经元或在脑组织内通过中枢介质引起体温调定点上移，使体温调节中枢对体温重新调节，发出调节命令，再通过代谢增加，骨骼肌阵缩（寒战），使产热增加；皮肤血管和立毛肌收缩，使散热减少。因此产热超过散热使体温升高。体温升高的方式有骤升和缓升两种。

（1）骤升型：人体的体温在数小时内达到高热或以上，常伴有寒战。

（2）缓升型：人体的体温逐渐上升，在几天内达高峰。

2.高热期

此期为人体的体温达到高峰后的时期，体温调定点已达到新的平衡。

3.体温下降期

此期由于病因已被清除,体温调定点逐渐降到正常,散热超过产热,体温逐渐恢复正常。与体温升高的方式相对应的有两种体温降低的方式。

(1)骤降型:人体的体温在数小时内降到正常,常伴有大汗。

(2)缓降型:人体的体温在几天内逐渐下降到正常。体温骤升和骤降的发热常见疟疾、大叶性肺炎、急性肾盂肾炎和输液反应。体温缓升缓降的发热常见于伤寒和结核。

(三)发热的分类诊断

1.急性发热

发热的时间在 2 周以内为急性发热。

2.慢性发热

发热的时间超过 2 周为慢性发热。

(四)发热的热型诊断

把不同时间测得的体温数值分别记录在体温单上,将不同时间测得的体温数值按顺序连接起来,形成体温曲线,这些曲线的形态称热型。

1.稽留热

人体的体温维持在高热和以上水平达几天或几周。常见于大叶性肺炎和伤寒高热期。

2.弛张热

人体的体温在一天内都在正常水平以上,但波动范围在 2 ℃以上。常见于化脓性感染、风湿热、败血症等。

3.间歇热

人体的体温骤升到高峰后维持几小时,再迅速降到正常,无热的间歇时间持续一到数天,反复出现。常见于疟疾和急性肾盂肾炎等。

4.波状热

人体的体温缓升到高热并持续几天后,再缓降到正常,持续几天后再缓升到高热,反复多次。常见于布鲁杆菌病。

5.回归热

人体的体温骤升到高热并持续几天后,再骤降到正常,持续几天后再骤升到高热,反复数次。常见于恶性淋巴瘤和部分恶性组织细胞病等。

6.不规则热

人体的体温可高可低,无规律性。常见于结核病、风湿热等。

三、发热的诊断方法

(一)详细询问病史

1.现病史

(1)起病情况和患病时间:发热的急骤和缓慢,发热持续时间。急性发热常见细菌、病毒、肺炎支原体、立克次体、真菌、螺旋体及寄生虫感染。其他有结缔组织病、急性白血病、药物热等。长期发热的原因,除中枢性原因外,还可包括以下四大类。①感染是长期发热最常见的原因,常见于伤寒、副伤寒、亚急性感染性心内膜炎、败血症、结核病、阿米巴肝病、黑热病、急性血吸虫病等。在各种感染中,结核病是主要原因之一,特别是某些肺外结核,如深部淋巴结结核、肝结核。

②造血系统的新陈代谢率较高,有病理改变时易引起发热,如非白血性白血病、深部恶性淋巴瘤、恶性组织细胞病等。③结缔组织疾病如播散性红斑狼疮、结节性多动脉炎、风湿热等,可成为长期发热的疾病。④恶性肿瘤增长迅速,当肿瘤组织崩溃或附加感染时则可引起长期发热,如肝癌、结肠癌等早期常易漏诊。

(2)病因和诱因:常见的有流行性感冒、其他病毒性上呼吸道感染、急性病毒性肝炎、流行性乙型脑炎、脊髓灰质炎、传染性单核细胞增多症、流行性出血热、森林脑炎、传染性淋巴细胞增多症、麻疹、风疹、流行性腮腺炎、水痘、肺炎支原体肺炎、肾盂肾炎、胸膜炎、心包炎、腹膜炎、血栓性静脉炎、丹毒、伤寒、副伤寒、亚急性感染性心内膜炎、败血症、结核病、阿米巴肝病、黑热病、急性血吸虫病、钩端螺旋体病、疟疾、丝虫病、旋毛虫病、风湿热、血清病、系统性红斑狼疮、皮肌炎、结节性多动脉炎、急性胰腺炎、急性溶血、急性心肌梗死、恶性淋巴瘤、肉瘤、恶性组织细胞病、痛风发作、甲状腺危象、重度脱水、热射病、脑出血、白塞病、高温下工作等。

(3)伴随症状:有寒战、结膜充血、口唇疱疹、肝大、脾大、淋巴结肿大、出血、关节肿痛、皮疹和昏迷等。发热的伴随症状越多,越有利于诊断或鉴别诊断,所以应尽量询问和采集发热的全部伴随症状。寒战常见于大叶肺炎、败血症、急性胆囊炎、急性肾盂肾炎、流行性脑脊髓膜炎、疟疾、钩端螺旋体病、药物热、急性溶血或输血反应等。结膜充血多见于麻疹、咽结膜热、流行性出血热、斑疹伤寒、钩端螺旋体病等。口唇单纯疱疹多出现于急性发热性疾病,如大叶肺炎、流行性脑脊髓膜炎、流行性感冒。淋巴结肿大见于传染性单核细胞增多症、风疹、淋巴结结核、局灶性化脓性感染、丝虫病、白血病、淋巴瘤、转移癌等。

2.既往史和个人史

如过去曾患的疾病、有无外伤、做过何种手术、预防接种史和过敏史等。个人经历:如居住地、职业、旅游史和接触感染史等。职业:如工种、劳动环境等。发病地区及季节,对传染病与寄生虫病特别重要。某些寄生虫病如血吸虫病、黑热病、丝虫病等有严格的地区性。斑疹伤寒、回归热、白喉、流行性脑脊髓膜炎等流行于冬春季节;伤寒、乙型脑炎、脊髓灰质炎则流行于夏秋季节;钩端螺旋体病的流行常见于夏收与秋收季节。麻疹、猩红热、伤寒等急性传染病病愈后常有较牢固的免疫力,第二次发病的可能性甚小。中毒型菌痢、食物中毒的患者发病前多有进食不洁饮食史;疟疾、病毒性肝炎可通过输血传染。阿米巴肝病可有慢性痢疾病史。

(二)仔细全面体检

(1)记录体温曲线:每天记录4次体温,以此判断热型。

(2)细致、精确、规范、全面和有重点的体格检查。

(三)准确的实验室检查

1.常规检查

血常规、尿常规、大便常规、血沉和肺部X线片。

2.细菌学检查

可根据病情取血、骨髓、尿、胆汁、大便和脓液进行培养。

(四)针对性的特殊检查

1.骨髓穿刺和骨髓活检

骨髓穿刺和骨髓活检对血液系统的肿瘤和骨髓转移癌有诊断意义。

2.免疫学检查

免疫球蛋白电泳、类风湿因子、抗核抗体、抗双链DNA抗体等。

3.影像学检查

如超声波、计算机体层成像(CT)和磁共振成像(MRI)下摄像仪检查。

4.淋巴结活检

淋巴结活检对淋巴组织增生性疾病的确诊有诊断价值。

5.诊断性探查术

诊断性探查术对经过以上检查仍不能诊断的腹腔内肿块可慎重采用。

四、鉴别诊断

(一)急性发热

急性发热指发热在2周以内者。病因主要是感染,其局部定位症状常出现在发热之后。准确的实验室检查和针对性的特殊检查对鉴别诊断有很大的价值。如果发热缺乏定位,白细胞计数不高或减低难以确定诊断的大多为病毒感染。

(二)慢性发热

1.长期发热

长期发热指中高度发热超过2周者。常见的病因有四类:感染、结缔组织疾病、肿瘤和恶性血液病。其中以感染多见。

(1)感染:常见的原因有伤寒、副伤寒、结核、败血症、肝脓肿、慢性胆囊炎、感染性心内膜炎、急性血吸虫病、传染性单核细胞增多症、黑热病等。

(2)结缔组织疾病:常见的原因有系统性红斑狼疮、风湿热、皮肌炎、贝赫切特综合征、结节性多动脉炎等。

结缔组织疾病所致发热的特点:①多发于生育期的妇女。②多器官受累,表现多样。③血清中有高滴度的自身抗体。④抗生素治疗无效且易过敏。⑤水杨酸或肾上腺皮质激素治疗有效。

(3)肿瘤:常见于各种恶性肿瘤和转移性肿瘤。肿瘤所致发热的特点为无寒战、抗生素治疗无效、伴进行性消瘦和贫血。

(4)恶性血液病:常见于恶性淋巴瘤和恶性组织细胞病。恶性血液病所致发热的特点为常伴肝大、脾大、全血细胞计数减少和进行性衰竭,抗生素治疗无效。

2.慢性低热

慢性低热指低度发热超过3周者,常见的病因有器质性和功能性低热。

(1)器质性低热:①感染,常见的病因有结核、慢性泌尿系统感染、牙周脓肿、鼻旁窦炎、前列腺炎和盆腔炎等。注意进行有关的实验室检查和针对性的特殊检查对鉴别诊断有很大的价值。②非感染性发热,常见的病因有结缔组织疾病和甲亢。

(2)功能性低热:①感染后低热。急性传染病等引起高热在治愈后,由于体温调节中枢的功能未恢复正常,低热可持续数周,反复的体检和实验室检查未见异常。②自主神经功能紊乱。多见于年轻女性,一天内体温波动不超过0.5 ℃,体力活动后体温不升反降,常伴颜面潮红、心悸、手颤、失眠等。并排除其他原因引起的低热后才能诊断。

(徐立花)

第二节 眩 晕

眩晕实际上是一种运动幻觉(幻动),发作时患者感到外界旋转而自身不动,或感环境静止而自身旋转,或两者并存,除旋转外有时则为身体来回摆动、上升下降、地面高低不平、走路晃动。多为阵发性,短暂,但也有持续数周、数月。除轻症外,通常均伴程度不等的恶心、呕吐、面色苍白、出汗、眼震、步态不稳,甚至不能坐立,严重时患者卧床不动,头稍转动症状加重。

一、病因

(一)外源性前庭障碍

因前庭神经系统(自内耳至脑干前庭神经核、小脑、大脑额叶)以外的病变或环境影响所致。

1.全身性疾病

心脏病如充血性心力衰竭、心肌梗死、心律不齐、主动脉瓣狭窄、病态窦房结综合征等,高血压和低血压,尤其是直立性低血压、颈动脉窦综合征,血管病如脉管炎、主动脉弓综合征,代谢病如糖尿病、低血糖,内分泌病如甲状腺及甲状旁腺功能不足、肾上腺皮质功能低下、月经、妊娠、绝经期或更年期等,以及贫血、真性红细胞增多症等。

2.药物中毒

耳毒性抗生素如链霉素、卡那霉素、庆大霉素等,其他如酒精、一氧化碳、铅、奎宁、水杨酸钠、苯妥英钠、卡马西平、镇静剂、三环类抗抑郁药等。

3.病灶感染

鼻窦炎、慢性咽炎、龋齿、耳带状疱疹等。

4.晕动病

晕船、晕车、晕飞机。

5.精神病

焦虑症、癔症、精神分裂症。

(二)周围性前庭障碍

周围性前庭障碍即前庭周围性、迷路性或耳源性眩晕,引起眩晕的直接病因在周围性前庭神经系统本身(半规管、椭圆囊、圆囊、前庭神经节、前庭神经)。

1.梅尼埃病

梅尼埃病或称膜迷路积水,主要有三大症状:眩晕、耳鸣、耳聋。多起病于中年,男女发病率相等,影响内耳耳蜗及前庭系统,多为单侧,10%～20%为双侧。起病突然,先有耳鸣、耳聋,随后出现眩晕,持续数分钟至数小时,伴恶心、呕吐等,发作后疲劳、无力、嗜睡;眩晕消失后,耳鸣亦消失,听力恢复。急性期过后,一切如常,或有数小时、数天的平衡失调,间歇期长短不一。起初耳鸣、耳聋可完全消失,但反复发作后,耳鸣持续,听力亦不再恢复,无其他神经症状。间歇期体检,只有听力与前庭功能障碍,眼震为急性发作期的唯一体征,发作过后眼震消失。

2.前庭神经元炎

起病于呼吸道或胃肠道病毒感染之后,为突然发作的视物旋转,严重眩晕伴恶心、呕吐及共济失调,但无耳鸣或耳聋。患者保持绝对静卧,头部活动后眩晕加重,持续数天至数周,消退很慢,急性期有眼震,慢相向病灶侧,一侧或双侧前庭功能减退,见于青年,有时呈流行性。

3.位置性眩晕

其特点是患者转头至某一位置时出现眩晕,20～30 秒后消失,伴恶心、呕吐、苍白,几乎都与位置有关,绝对不会自发,不论头和身体活动的快慢,仰卧时转头或站立时头后仰均能引起发作,听力及前庭功能正常,其症状与伴发的眼震可在位置试验时重现。

大多数位置性眩晕的病变在末梢器官,如圆囊自发变性、迷路震荡、中耳炎、镫骨手术后、前庭动脉闭塞等(位置试验时有一过性眼球震颤,易疲劳,而眩晕较重),故称良性阵发性位置性眩晕。部分位置性眩晕病变在中枢,如听神经、小脑、第四脑室及颞叶肿瘤,多发性硬化,后颅凹蛛网膜炎,脑脊液压力增高等。位置试验:当头保持某一特定的位置时,眼震持续,但眩晕不明显。

4.迷路炎

迷路炎为中耳炎的并发症,按病情轻重可分为迷路周围炎、浆液性迷路炎和化脓性迷路炎三种,均有不同程度的眩晕。

5.流行性眩晕

在一段时期内,眩晕患者明显增加。其特点为起病突然,眩晕甚为严重,无耳蜗症状,痊愈后很少再发,以往无类似发作史。可能与病毒感染影响迷路的前庭部位有关。

(三)中枢性前庭障碍

中枢性前庭障碍即前庭中枢性眩晕,任何病变累及前庭径路与小脑及大脑颞叶皮质连接的结构都可表现眩晕。

1.颅内肿瘤

肿瘤直接破坏前庭结构,或当颅内压增高时干扰前庭神经元的血液供应均可产生眩晕。成人以胶质瘤、脑膜瘤和转移性肿瘤居多,这些肿瘤除有中枢性位置性眼震外可无其他体征。儿童应考虑髓母细胞瘤。第四脑室囊肿可产生阵发性眩晕伴恶心和呕吐,称 Bruns 征(改变头位时突然出现眩晕、头痛、呕吐,甚至意识丧失,颈肌紧张收缩呈强迫头位)。

听神经瘤患者最先出现耳鸣,听力减弱,常缓慢进行。眩晕不严重,多为平衡失调而非旋转感,无眼震,前庭功能减退或消失。当肿瘤自内听道扩展至脑桥小脑角时出现角膜反射消失,同侧颜面麻木;当前庭神经核受压时出现眼震;压迫小脑时可有同侧肢体共济失调;压迫舌咽、迷走神经时则有声嘶、吞咽困难、同侧软腭瘫痪,视盘水肿,面瘫常为晚期症状。

2.脑血管病

(1)小脑后下动脉闭塞:引起延髓背外侧部梗死,可出现眩晕、恶心、呕吐及眼震;病侧舌咽、迷走神经麻痹,表现为饮水呛咳、吞咽困难、声音嘶哑、软腭瘫痪及咽反射消失,病侧小脑性共济失调及 Horner 征,病侧面部和对侧的躯肢痛觉减退或消失(交叉性感觉障碍),称 Wallenberg 综合征,此征常见于椎动脉血栓形成。

(2)迷路卒中:内听动脉分为耳蜗支和前庭支,前庭支受累产生眩晕、恶心、呕吐、虚脱,若耳蜗支同时受累则有耳鸣、耳聋,若为耳蜗支单独梗死则出现突发性耳聋。

(3)椎-基底动脉供血不足:典型症状为发作性眩晕和复视,常伴眼震,有时恶心、呕吐,眩晕发作可能是半规管或脑干前庭神经核供血不全影响所致。常见轻偏瘫、偏瘫伴脑神经麻痹,临床表现视脑干损害的不同平面而定,多为一侧下运动神经元型脑神经瘫痪,对侧轻偏瘫,为脑干病变的特征。可有"猝倒发作",突然丧失全身肌张力而倒地,意识清楚,由下部脑干或上部脊髓发作性缺血影响皮质脊髓束或网状结构功能所致。可有枕部搏动性痛,在发作时或梗死进展期还可见到下列症状。①同向偏盲(枕叶缺血或梗死);②幻听、幻视(与颞叶病变有关);③意识障碍,无动性缄默或昏迷;④轻偏瘫,伴颅神经障碍,辨距不良,共济失调,言语、吞咽困难(继发于脑干损害);⑤位置性眼震;⑥核间性眼肌瘫痪;⑦感觉障碍。眩晕作为首发症状时可不伴神经症状。若一次发作无神经症状,反复发作也无小脑、脑干体征时,那么椎-基底动脉供血不足的诊断就不能成立。

(4)锁骨下动脉盗血综合征:系指无名动脉或锁骨下动脉近端部分闭塞发生患侧椎动脉压力下降,血液反流以致产生椎-基底动脉供血不足症状。以眩晕和视力障碍最常见,其次为晕厥。患侧桡动脉搏动减弱,收缩压较对侧相差 2.7 kPa(20 mmHg)以上。锁骨下可听到血管杂音。

(5)小脑、脑干梗死或出血。

3.颞叶癫痫

眩晕较常见,前庭中枢在颞叶,该处刺激时产生眩晕先兆,或为唯一的发作形式,发作时严重旋转感,恶心、呕吐时间短暂。听觉中枢亦在颞叶,故同时可有幻听,也有其他幻觉,如幻嗅等。除先兆外常有其他发作症状,如失神、凝视、梦样状态,并有咀嚼、吮唇等自动症及行为异常。此外,有似曾相识,不真实感,视物变大,恐惧、愤怒、忧愁等精神症状。约 2/3 患者有大发作。病因以继发于产伤、外伤、炎症、缺血最常见,其他如肿瘤、血管畸形、变性等。

4.头部外伤

颅底骨折,尤其颞骨横贯骨折,病情严重,昏迷醒后发现眩晕。多数外伤后眩晕并无颅底骨折,具体损害部位不明。无论有无骨折,临床多为头痛、头晕、平衡失调,转头时更明显。若有迷路或第Ⅷ对脑神经损害,则有自发性眩晕。若脑干损伤,瞳孔不等大,形状改变,光反应消失,复视,眼震,症状持续数周、数月甚至数年。有的颅脑伤患者,出现持久的头晕、头痛、神经过敏、性格改变等,则与躯体及精神因素有关,称脑外伤后综合征。

5.多发性硬化

眩晕作为最初出现的症状占 25%,而在所有病例的病程中可占 75%。耳鸣、耳聋少见。眼震呈水平或垂直型。核间性眼肌麻痹(眼球做水平运动时不能内收而外展正常),其他为肢体无力,感觉障碍,深反射亢进,有锥体束征及小脑损害体征等。以多灶性、反复发作、病情波动为特征,85%的患者脑脊液中 IgG 指数升高,头颅 CT 或 MRI 有助于诊断。

6.颈源性眩晕

眩晕伴颈枕痛,此外最显著的症状是颈项强直,有压痛,大多由颈椎关节强硬症骨刺压迫通过横突孔的椎动脉所致。

7.眼性眩晕

眼肌瘫痪复视时可产生轻度眩晕;屈光不正,先天性视力障碍,青光眼,视网膜色素变性等也可产生眩晕。

8.其他

延髓空洞症、遗传性共济失调等。

二、诊断

(一)明确是否为眩晕

病史应着重询问:发作时情况,有无自身或外界旋转感,发作与头位及运动的关系,起病缓急,程度轻重,持久或短暂等。鼓励患者详细描述,避免笼统地用"头晕"二字概括病情。询问伴随症状,有无恶心、呕吐、苍白、出汗,有无耳鸣、耳聋、面部和肢体麻木无力、头痛、发热,过去病史中应特别注意耳流脓、颅脑伤、高血压、动脉硬化、应用特殊药物等。根据病史,首先明确是眩晕,还是头重足轻、头晕眼花等一般性头晕。重度贫血、肺气肿咳嗽、久病后或者老年人突然由卧位或蹲位立起,以及神经症患者常诉头晕,正常人过分劳累也头晕,凡此等,都不是真正眩晕,应加以区别。

(二)区别周围性或中枢性眩晕

1.周围性(迷路性)眩晕

其特点是明确的发作性旋转感,伴恶心、呕吐、面色苍白、出汗、血压下降,并有眼震、共济失调等,眩晕与伴发症状的严重性成正比。前庭神经核发出的纤维与迷走神经运动背核等有广泛联系,因此病变时可引起反射性内脏功能紊乱。多突然开始,症状严重,数分钟到数小时症状消失,很少超过数天或数周(因中枢神经有代偿作用),发作时出现眼震,水平型或细微旋转型,眼球转向无病变的一侧时眼震加重。严重发作时患者卧床,头不敢转动,常保持固定姿势。因病变同时侵犯耳蜗,故伴发耳鸣和耳聋。本型眩晕见于梅尼埃病、迷路炎、内耳外伤等。

2.中枢性(脑性)眩晕

无严重旋转感,多为持续不平衡感,如步态不稳。不伴恶心、呕吐及其他自主神经症状,可有自发性眼震,若有位置性眼震则方向多变且不固定,眼震的方向及特征多无助于区别中枢或周围性眩晕,但垂直型眼震提示脑干病变,眼震持续时间较长。此外,常有其他脑神经损害症状及长束征。耳鸣、耳聋少见,听力多正常,冷热水反应(变温)试验亦多正常。眩晕持续时间长,数周、数月、甚至数年。见于椎-基底动脉供血不足、脑干或后颅凹肿瘤、脑外伤、癫痫等。

(三)检查

全面体检,着重前庭功能及听力检查,诸如错定物位试验、Romberg 征、变温试验等,测两臂及立、卧位血压,尤其查有无位置性眼震(患者仰卧,头悬垂于检查台沿之外 30°,头摆向左侧或右侧,每改变位置时维持 60 秒)。正常时无眼震。周围性病变时产生的眩晕感与患者主诉相同,眼震不超过 15 秒;中枢性位置性眼震无潜伏期。

此外,应有针对性地选择各项辅助检查,如听神经瘤患者腰椎穿刺约有 2/3 病例出现脑脊液蛋白增高。可摄 X 线片、头颅 CT 或 MRI 等。怀疑颈源性眩晕时可摄颈椎 X 线片。癫痫患者做脑电图检查。经颅超声多普勒(TCD)可了解颅内血管病变及血液循环情况。眼震电图、脑干诱发电位检查有助于前庭系统眩晕的定位诊断。

(何玉强)

第三节 头 痛

狭义的头痛只是指颅顶部疼痛而言,广义的头痛可包括面、咽、颈部疼痛。对头痛的处理首先应找到产生头痛的原因。急性剧烈头痛与既往头痛无关,且以暴发起病或不断加重为特征者,提示有严重疾病存在,可带来不良后果。慢性或复发性头痛,成年累月久治不愈,多半属血管性或精神性头痛。临床上绝大部分患者是慢性或复发性头痛。

一、病因

(一)全身性疾病伴发的头痛

(1)高血压:头痛位于枕部或全头,跳痛性质,晨醒最重为高血压性头痛的特征,舒张压在17.3 kPa(130 mmHg)以上者较常见。

(2)肾上腺皮质功能亢进、原发性醛固酮增多症、嗜铬细胞瘤等,常引起持续性或发作性剧烈头痛,头痛与伴随儿茶酚胺释放时阵发性血压升高有关。

(3)颞动脉炎以50岁以上女性居多,头痛剧烈,常突然发作,并呈持续跳动性,一般限于一侧颞部,常伴有皮肤感觉过敏;受累的颞动脉发硬增粗,如管壁病变严重,颞动脉搏动消失,常有触痛,头颅其他血管也可发生类似病变。其可怕的并发症是单眼或双眼失明。本病不少患者伴有原因不明的风湿性肌肉-关节痛,可有夜汗、发热、血沉加速、白细胞计数增多。

(4)甲状腺功能减退或亢进。

(5)低血糖:当发生低血糖时通常有不同程度的头痛,尤其是儿童。

(6)慢性充血性心力衰竭、肺气肿。

(7)贫血和红细胞增多症。

(8)心脏瓣膜病变:如二尖瓣脱垂。

(9)传染性单核细胞增多症、亚急性细菌性心内膜炎、艾滋病所致的中枢神经系统感染或继发的机会性感染。

(10)头痛型癫痫:脑电图有癫痫样放电,抗癫痫治疗有效,多见于儿童的发作性剧烈头痛。

(11)绝经期头痛:头痛是妇女绝经期常见的症状,常伴有情绪不稳、心悸、失眠、周身不适等症状。

(12)变态反应性疾病引起的头痛常从额部开始,呈弥漫性,双侧或一侧,每次发作都是接触变应原后而发生,伴有变态反应症状。头痛持续几小时甚至几天。

(13)急慢性中毒后头痛。①慢性铅、汞、苯中毒:其特点类似功能性头痛,多伴有头晕、眩晕、乏力、食欲减退、情绪不稳,以及自主神经功能紊乱。慢性铅中毒可出现牙龈边缘的蓝色铅线,慢性汞中毒可伴有口腔炎,牙龈边缘出现棕色汞线。慢性苯中毒伴有白细胞计数减少,血小板和红细胞计数也相继减少。②一氧化碳中毒。③有机磷农药中毒。④乙醇中毒:宿醉头痛是在大量饮酒后隔天早晨出现的持续性头痛,由于血管扩张所致。⑤颠茄碱类中毒:由于阿托品、东莨菪碱过量引起头痛。

(14)脑寄生虫病引起的头痛:如脑囊虫病通常是全头胀痛、跳痛,可伴恶心、呕吐,但无明显定位意义。脑室系统囊虫病头痛的显著特征为由于头位改变突然出现剧烈头痛发作,呈强迫头位伴眩晕及喷射性呕吐,称为Bruns征。流行病学史可以协助诊断。

(二)五官疾病伴发的头痛

1.眼

(1)眼疲劳:如隐斜、屈光不正,尤其是未纠正的老视等。

(2)青光眼:眼深部疼痛,放射至前额。急性青光眼可有眼部剧烈疼痛,瞳孔常不对称,病侧角膜周围充血。

(3)视神经炎:除视物模糊外并有眼内、眼后或眼周疼痛,眼过分活动时产生疼痛,眼球有压痛。

2.耳、鼻、喉

(1)鼻源性头痛:是指鼻腔、鼻窦病变引起的头痛,多为前额深部头痛,呈钝痛和隐痛,无搏动性,上午较重,下午减轻,一般都有鼻病症状,如鼻塞、流脓涕等。

(2)鼻咽癌:除头痛外常有耳鼻症状,如鼻衄、耳鸣、听力减退、鼻塞,以及脑神经损害(第Ⅴ、Ⅵ、Ⅸ、Ⅻ对较常见)及颈淋巴结转移等。

3.齿

(1)龋病或牙根炎感染可引起第2、3支三叉神经痛。

(2)Costen氏综合征:即颞颌关节功能紊乱,患侧耳前疼痛,放射至颞、面或颈部,伴耳阻塞感。

(三)头面部神经痛

1.三叉神经痛

疼痛不超出三叉神经分布范围,常位于口-耳区(自下犬齿向后扩展至耳深部)或鼻-眶区(自鼻孔向上放射至眼眶内或外),疼痛剧烈,来去急骤,约数秒钟即过。可伴面肌抽搐,流涎流泪,结膜充血,发作常越来越频繁,间歇期正常。咀嚼、刷牙、说话、风吹颜面均可触发。需区别系原发性或症状性三叉神经痛,后者检查时往往有神经损害体征,如颜面感觉障碍、角膜反射消失、颞肌咬肌萎缩等。病因有小脑脑桥角病变、鼻咽癌侵蚀颅底等。

2.眶上神经痛

位于一侧眼眶上部,眶上切迹处有持续性疼痛并有压痛,局部皮肤有感觉过敏或减退,常见于感冒后。

3.舌咽神经痛

累及舌咽神经和迷走神经的耳、咽支的感觉分布区域,疼痛剧烈并呈阵发性,但也可呈持续性,疼痛限于咽喉,或波及耳、腭甚至颈部,吞咽、伸舌均可促发。

4.枕神经痛

病变侵犯上颈神经感觉根或枕大神经或耳后神经,疼痛自枕部放射至头顶,也可放射至肩或同侧颞、额、眶后区域,疼痛剧烈,活动、咳嗽、喷嚏使疼痛加重,常为持续性痛,但可有阵发性痛,常有头皮感觉过敏,梳头时觉两侧头皮感觉不一样。病因不一,可见于受凉、感染、外伤、上颈椎类风湿病、寰枢椎畸形、小脑扁桃体下疝畸形(Arnold-Chiari畸形)、小脑或脊髓上部肿瘤。

5.其他

Tolosa-Hunt综合征,带状疱疹性眼炎等。

(四)颈椎病伤引起的头痛

1.颈椎关节强硬及椎间盘病

头痛位于枕部或下枕部,多钝痛,单侧或双侧,严重时波及前额、眼或颞部,甚至同侧上臂,起初间歇发作,后呈持续性,多发生在早晨,颈转动、咳嗽和用力时头痛加重。除由于颈神经根病变或脊髓受压引起者外神经体征少见,头和颈可呈异常姿势,颈活动受限,几乎总有枕下部压痛和肌痉挛,头顶加压可再现头痛。

2.类风湿关节炎和关节强硬性脊椎炎

枕骨下深部的间歇或持续疼痛,头前屈时呈锐痛和刀割样痛,头后仰或固定于两手间可暂时缓解,疼痛可放射至颜面部或眼。

11

3.枕颈部病变

寰枢椎脱位、寰枢关节脱位、寰椎枕化及颅底压迹均可产生枕骨下疼痛,屈颈或向前弯腰促发疼痛,平卧时减轻。小脑扁桃体疝、枕大孔脑膜瘤、上颈部神经纤维瘤、室管膜瘤、转移性瘤可牵拉神经根而产生枕骨下疼痛,向额部放射。头颅和脊柱本身病变诸如骨髓瘤、转移瘤、骨髓炎、脊椎结核、佩吉特病(变形性骨炎)引起骨膜痛,并产生反射性肌痉挛。

4.颈部外伤后

头痛剧烈,有时枕部一侧较重,持续性,颈活动时加重,运动受限,颈肌痉挛。

(五)颅内疾病所致头痛

1.脑膜刺激性头痛

自发性蛛网膜下腔出血,起病突然,多为全头痛,扩展至头、颈后部,呈"裂开样"痛,常有颈项强直。脑炎、脑膜炎时也为全面性头痛,伴有发热及颈项强直,脑脊液检查有助诊断。

2.牵引性头痛

由脑膜与血管或脑神经的移位或过牵引产生。见于颅内占位病变、颅内高压症和颅内低压症。各种颅内占位病变如硬膜下血肿、脑瘤、脑脓肿等均可产生头痛。脑瘤头痛,起初常是阵发性,早晨最剧,其后变为持续性,可并发呕吐。阻塞性脑积水引起颅内压增高,头痛为主要症状,用力、咳嗽、排便时头痛加重,常并发喷射性呕吐、脉缓、血压高、呼吸不规则、意识模糊、癫痫、视盘水肿等。颅内低压症见于腰穿后、颅脑损伤、脱水等,腰穿后头痛于腰穿后 48 小时内出现,于卧位坐起或站立后发生头痛,伴恶心、呕吐,平卧后头痛缓解,腰穿压力在 0.69 kPa(70 mmH$_2$O)以下,严重时无脑脊液流出,可伴有颈部僵直感。良性高颅压性头痛具有颅压增高的症状,急性或发作性全头痛,有呕吐、眼底视盘水肿,腰穿压力增高,头颅 CT 或 MRI 无异常。

(六)偏头痛

偏头痛可有遗传因素,以反复发作性头痛为特征,头痛程度、频度及持续时间可有很大差别,多为单侧,常有厌食、恶心和呕吐,有些病例伴情绪障碍。又可分为以下几种。

1.有先兆的偏头痛

占 10%～20%,青春期发病,有家族史,劳累、情绪因素、月经期等易发。发作前常有先兆,如闪光、暗点、偏盲,面、舌、肢体麻木等。继之以一侧或双侧头部剧烈搏动性跳痛或胀痛,多伴有恶心、呕吐、面色苍白、畏光或畏声。持续 2～72 小时恢复。间歇期自数天至十余年。

2.没有先兆的偏头痛

最常见,无先兆或有不清楚的先兆,见于发作前数小时或数天,包括精神障碍、胃肠道症状和体液平衡变化,面色苍白、头晕、出汗、兴奋、局部或全身水肿则与典型偏头痛相同,头痛可双侧,持续时间较长,自十多小时至数天,随年龄增长头痛强度变轻。

3.眼肌瘫痪型偏头痛

少见,头痛伴有动眼神经麻痹,常在持续性头痛 3～5 天后,头痛强度减轻时麻痹变得明显,睑下垂最常见。若发作频繁,动眼神经偶可永久损害。颅内动脉瘤可引起单侧头痛和动眼神经麻痹。

4.基底偏头痛

少见。见于年轻妇女和女孩,与月经周期明显有关。先兆症状包括失明、意识障碍和各种脑干症状,如眩晕、共济失调、构音障碍和感觉异常,历时 20～40 分钟,继之剧烈搏动性枕部头痛和呕吐。

5.偏瘫型偏头痛

以出现偏瘫为特征,头痛消失后神经体征可保留一段时期。

(七)丛集性头痛

丛集性头痛为与偏头痛密切相关的单侧型头痛,男多于女,常在 30～60 岁起病,其特点是一连串紧密发作后间歇数月甚至数年。发作突然,强烈头痛位于面上部、眶周和前额,常在夜间发作,密集的短阵头痛每次 15～90 分钟;有明显的并发症状,包括球结膜充血、流泪、鼻充血,约 20% 患者同侧有 Horner 综合征(瞳孔缩小,但对光及调节反射正常,轻度上睑下垂,眼球内陷,患侧头面颈部无汗,颜面潮红,温度增高,系交感神经损害所致),发作通常持续 3～16 周。

(八)紧张型头痛

紧张型头痛包括发作性及慢性肌肉收缩性头痛或非肌肉收缩性痛(焦虑、抑郁)。患者叙述含糊的弥漫性钝痛和重压感、箍紧感,几乎总是双侧性。偏头痛的特征样单侧搏动性疼痛少见,无明显恶心、呕吐等伴随症状。慢性头痛可以持续数十年,导致焦虑、抑郁状态、失眠、噩梦、厌食、疲乏、便秘、体重减轻等。镇痛剂短时有效,但长期服用反而可能造成药物依赖性头痛,生物反馈是较好的治疗方法。

(九)脑外伤后头痛

脑外伤后头痛指外伤恢复期后的慢性头痛,主要起源于颅外因素,如头皮局部瘢痕。可表现为肌肉收缩性痛、偏头痛、功能性头痛。有时并发转头时眩晕、恶心、变态反应和失眠。

二、诊断

(一)问诊

不少头痛病例的诊断(如偏头痛、精神性头痛等),主要是以病史为依据,特别要注意下列各点。

1.头痛的特点

(1)起病方式及病程:急、慢、长、短,发作性、持续性或在持续性基础上有发作性加重,注意发作时间长短及次数,以及头痛发作前后情况。

(2)头痛的性质及程度:压榨样痛、胀痛、钝痛、跳痛、闪电样痛、爆裂样痛、针刺样痛,加重或减轻的因素,头痛与体位的关系。

(3)头痛的部位:局部、弥散、固定、多变。

2.伴随症状

有无先兆(眼前闪光、黑矇、口唇麻木及偏身麻木、无力),恶心、呕吐、头晕、眩晕、出汗、排便,五官症状(眼痛、视力减退、畏光、流泪、流涕、鼻塞、鼻出血、耳鸣、耳聋),神经症状(抽搐、瘫痪、感觉障碍),精神症状(失眠、多梦、记忆力减退、注意力不集中、淡漠、忧郁等)及发热等。

3.常见病因

有无外伤、感染、中毒或精神因素、肿瘤病史。

(二)系统和重点检查

在一般检查、神经检查及精神检查中应着重以下几点。

(1)体温、脉搏、呼吸、血压的测量。

(2)眼、耳、鼻、鼻窦、咽、齿、下颌关节有无病变,特别注意有无鼻咽癌迹象。

(3)头、颈部检查:注意有无强迫头位,颈椎活动幅度如何。观察体位改变(直立、平卧、转头)

对头痛的影响。头颈部有无损伤、肿块、压痛、肌肉紧张、淋巴结肿大,有无血管怒张、发硬、杂音、搏动消失等。有无脑膜刺激征。

（4）神经检查:注意瞳孔大小、视力、视野,视盘有无水肿,头面部及肢体有无瘫痪和感觉障碍。

（三）分析方法

根据病史和体检的发现,对照前述病因分类中各种头痛的临床特点,进行细致考虑。一般而论,首先考虑是官能性还是器质性头痛。若属后者,分析是全身性疾病,还是颅内占位性病变,或非占位性病变引起的头痛,或颅外涉及眼、耳、鼻、喉、齿部疾病和头面部神经痛性头痛。对一时诊断不清者,应严密观察,定期复查,切忌"头痛医头",以免误诊。

（四）选择辅助检查

根据前述设想,推断头痛患者可能的病因,依照拟诊,选做针对性的辅助检查,如怀疑蛛网膜下腔出血,可检查脑脊液;怀疑脑瘤,可做头颅 CT 或 MRI;怀疑颅内感染,可行脑电图检查。

（孔行锋）

第四节　心　悸

一、概述

心悸是人们主观感觉心跳或心慌,患者主诉心脏像擂鼓样,心脏停搏,心慌不稳等,常伴心前区不适,是由于心率过快或过缓、心律不齐、心肌收缩力增加或神经敏感性增高等因素引起。一般健康人仅在剧烈运动、神经过度紧张或高度兴奋时才会有心悸的感觉,神经官能症或处于焦虑状态的患者即使没有心律失常或器质性心脏病,也常以心悸为主诉而就诊,而某些患器质性心脏病者或出现频发性期前收缩,甚至心房颤动者并不感觉心悸。

二、诊断

（一）临床表现

由于心律失常引起的心悸,在检查患者的当时心律失常不一定存在,因此务必让患者详细陈述发病的缓急、病程的长短;发生心悸当时的主观症状,如有无心脏活动过强、过快、过慢、不规则的感觉;持续性或阵发性;是否伴有意识改变;周围循环状态如四肢发冷、面色苍白,以及发作持续时间等;有无多食、怕热、易出汗、消瘦等;心悸发作的诱因与体位、体力活动、精神状态,以及麻黄碱、胰岛素等药物的关系。体检重点检查有无心脏疾病的体征,如心脏杂音、心脏扩大及心律改变,有无血压增高、脉压增宽、动脉枪击音、水冲脉等高动力循环的表现,注意甲状腺是否肿大,有无突眼、震颤及杂音,以及有无贫血的体征。

（二）辅助检查

为明确有无心律失常存在及其性质应做心电图检查,如常规心电图未发现异常,可根据患者情况予以适当运动如仰卧起坐、蹲踞活动或 24 小时动态心电图检查,怀疑冠心病、心肌炎者给予运动负荷试验,阳性检出率较高,如高度怀疑有恶性室性心律失常者,应做连续心电图监测。如怀疑有甲状腺功能亢进、低血糖或嗜铬细胞瘤时可进行相关的实验室检查。

三、鉴别诊断

心悸的鉴别需明确其为心脏原发性节律紊乱引起还是继发循环系统以外的疾病所致,进一步需确定其为功能性还是器质性疾病导致的心悸。

(一)心律失常

1.期前收缩

期前收缩为心悸最常见的病因。不少正常人可因期前收缩的发生而以心悸就诊,心突然"悬空""下沉"或"停顿"感是期前收缩的特征。此种感觉不但与代偿间歇的长短有关,且往往与期前收缩后的心搏出量有关。心脏病患者发生期前收缩的机会更多,心肌梗死患者如期前收缩发生在前一心搏的 T 波上,特别容易引起室性心动过速或心室颤动,应及时处理。听诊可发现心跳不规则,第一心音增强,第二心音减弱或消失,以后有一较长的代偿间歇,桡动脉搏动减弱,甚或消失,形成脉搏短细。

2.阵发性心动过速

阵发性心动过速是一种阵发性规则而快速的异位心律,具有突发突止的特点,发作时间长短不一,心率在 160～220 次/分,大多数阵发性室上性心动过速是由折返机制引起,多无器质性心脏病,心动过速发作可由情绪激动、突然用力、疲劳或饱餐所致,亦可无明显诱因出现心悸、心前区不适、精神不安等,严重者可出现血压下降、头晕、乏力,甚至心绞痛。室性心动过速最常发生于冠心病,尤其是发生过心肌梗死有室壁瘤的患者及心功能较差者;也可见于其他心脏病甚至无心脏病的患者。阵发性室上性心动过速和室性心动过速心电图不难鉴别,但宽 QRS 波室上性心动过速有时与室速难以区分,必要时可做心脏电生理检查。

3.心房颤动

心房颤动亦为常见心悸原因之一,特别是初发又未经治疗而心率快速者。多发生在器质性心脏病基础上。由于心房活动不协调,失去有效收缩力,加以快而不规则心室节律使心室舒张期缩短,心室充盈不足,因而心排血量不足,常可诱发心力衰竭。体征主要是心律完全不规则,输出量甚少的心搏可引起脉搏短细,心率越快,脉搏短细越显著。心电图检查示窦性 P 波消失,出现细小而形态不一的心房颤动波,心室率绝对不齐则可明确诊断。

(二)心外因素性心悸

1.贫血

常见病因和诱因有钩虫病、溃疡病、痔、月经过多、产后出血、外伤出血等。心悸因心率代偿性增快所致,头晕、眼花、乏力、皮肤黏膜苍白为贫血疾病的共性,贫血纠正,心悸好转。各种贫血有其特有的临床表现,可有皮肤黏膜出血,上腹部压痛,消瘦,产后出血等。血常规、血小板计数、网织红细胞计数、血细胞比容、外周血及骨髓涂片、粪检寄生虫卵等可资鉴别。

2.甲状腺功能亢进症

以 20～40 岁女性多见。甲状腺激素分泌过多,兴奋和刺激心脏,心悸因代谢亢进心率增快引起,稍活动心悸明显加剧,伴手震颤、怕热、多汗、失眠、易激动、食欲亢进、消瘦;甲状腺弥漫性肿大;有细震颤和血管杂音;眼球突出,持续性心动过速。实验室检查甲状腺摄碘率升高,甲状腺抑制试验阴性,血总 T_3、T_4 升高,基础代谢率升高等。

3.休克

由于全身组织灌注不足,微循环血流减少,致使心率增快,出现心悸。典型临床症状为皮肤苍白,四肢皮肤湿冷,意识模糊,脉快而弱,血压明显下降,脉压小,尿量减少,二氧化碳结合力和血pH有不同程度的降低,收缩压下降至10.7 kPa(80 mmHg)以下,脉压<2.7 kPa(20 mmHg),原有高血压者收缩压较原有水平下降30%以上。

4.高原病

多见于初入高原者,由于在海拔3 000 m以上,大气压和氧分压降低,引起人体缺氧,心率代偿性增快而出现心悸,伴头痛、头晕、眩晕、恶心、呕吐、失眠、疲倦、气喘、胸闷、胸痛、咳嗽、咯血色泡沫痰、呼吸困难等,严重者可出现高原性肺脑水肿。X线检查见肺动脉段隆凸,右心室肥大,心电图见右心室肥厚及肺性P波等;血常规检查见红细胞数增多,如红细胞数>$6.5×10^{12}$/L,血红蛋白>18.5 g/L等。

5.发热性疾病

由病毒、细菌、支原体、立克次体、寄生虫等感染引起。心悸常与发热有明显关系,热退则心悸缓解。根据原发病不同有其不同临床体征,血、尿、粪常规检查及X线、超声检查等可明确诊断。

6.药物作用所致的心悸

肾上腺素、阿托品、甲状腺素等药物使用后心率加快,出现心悸。停药后心悸逐渐消失。临床表现除原有疾病的症状外,尚有心前区不适、面色潮红、烦躁不安、心动过速等,详细询问用药史及停药后症状消失可资鉴别。

(三)妊娠期心动过速

由于胎儿生长需要,血流量增加,流速加快,心率加快而致心悸。多见于妊娠后期,有妊娠期的变化,如子宫增大、乳房增大、呼吸困难等症状,下肢水肿、心动过速、腹部随妊娠月龄的增加而膨大,可伴有高血压。尿妊娠试验、黄体酮试验、超声检查等鉴别不难。

(四)更年期综合征

主要与卵巢功能衰退,性激素分泌失调有关。多发生于45～55岁,激素分泌紊乱、自主神经功能异常而引起心悸。主要特征为月经紊乱,全身不适,面部皮肤阵阵发红,忽冷忽热,出汗,情绪易激动,失眠,耳鸣,腰背酸痛,性功能减退等。血、尿中的雌激素及催乳素减少。卵泡刺激素(FSH)与黄体生成激素(LH)增高为诊断依据。

(五)心脏神经官能症

主要由于中枢神经功能失调,影响自主神经功能,造成心脏血管功能异常。患者群多为青壮年(20～40岁)女性,心悸与精神状态、失眠有明显关系,主诉较多。如呼吸困难、心前区疼痛、易激动、易疲劳、失眠、多梦、头晕、头痛、记忆力差、注意力涣散、多汗、手足冷、腹胀、尿频等。X线、心电图、超声心动图等检查正常。

(孙明亚)

第五节 胸　痛

胸痛是由多种疾病引起的一种常见症状,胸痛的程度与病情的轻重可无平行关系。因其可能表示患者存在严重的,有时甚至是威胁生命的疾病,故临床医师应重视这一主诉。评价胸痛的首要任务是区别呼吸系统疾病所致的胸痛还是其他系统疾病,尤其是心血管疾病所致的胸痛。疼痛的性质和发生的环境有助于区分心绞痛或心肌梗死的疼痛,体格检查、X线检查和心电图检查通常可用于鉴别诊断。胸膜疼痛的典型表现是深呼吸或咳嗽使之加重,固定胸壁可使之被控制。如果产生胸腔积液,由于发炎的胸膜被隔开可使疼痛消失。胸膜摩擦音常伴随着胸膜疼痛,但也可单独发生。源于胸壁的疼痛也可因深呼吸或咳嗽而加重,但通常能通过局部触痛来鉴别。胸膜疼痛也可存在一些触痛(如肺炎链球菌肺炎伴胸膜疼痛),但通常轻微,定位不明确,并且只有深压才能引出。带状疱疹在出疹以前,可出现难以诊断的胸痛。

一、原因

(一)胸壁疾病

皮肤或皮下组织的化脓性感染、带状疱疹、肌炎、肋间神经炎和外伤等。

(二)胸腔脏器疾病

1.呼吸系统疾病

胸膜炎、胸膜肿瘤、肺梗死、自发性气胸、肺癌、肺炎、肺脓肿等。

2.循环系统疾病

心绞痛、急性心肌梗死、心肌病、心包炎、夹层主动脉瘤、心脏神经官能症等。

3.纵隔及食管疾病

纵隔炎、纵隔肿瘤、纵隔气肿、食管炎、食管肿瘤等。

(三)横膈及腹腔脏器疾病

膈胸膜炎、膈下脓肿、肝胆疾病、脾周围炎、脾梗死、急性胰腺炎等。

二、诊断思维

各种疾病所致的胸痛在疼痛部位、性质及持续时间等方面可有一定特点,有助于鉴别诊断。

(一)疼痛的部位

胸壁疾病的疼痛常固定于局部且有明显压痛;带状疱疹的疼痛沿神经走向分布;肋间神经疼痛限于该神经的支配区;心绞痛、心肌梗死时疼痛位于胸骨后和心前区且可放射至左肩和左臂内侧;食管、纵隔疾病常在胸骨后疼痛,还可向肩部或肩胛间区放射;膈下脓肿、膈胸膜炎时患侧下胸部疼痛,也可向同侧肩部及颈部放射;胸膜炎所致胸痛常在患侧胸廓运动度较大的侧胸壁下部位。

(二)疼痛的性质

肋间神经痛呈阵发性刀割样、触电样灼痛;神经根痛为刺痛;肌源性疼痛呈酸胀痛;骨源性疼痛呈锥刺痛;心绞痛呈压榨样痛;自发性气胸与急性干性胸膜炎多呈撕裂样痛或尖锐刺痛;食管炎多有灼热感或灼痛;肺癌则可有隐闷痛。

(三)疼痛的时间

肌源性疼痛常在肌肉收缩时加剧;食管疾病的疼痛常在吞咽动作时发生;胸膜炎的疼痛常在深吸气或咳嗽时加剧;心绞痛多在劳动或情绪激动时发生,持续数分钟,休息或含服硝酸甘油片后1~2分钟迅速缓解;心肌梗死的胸痛可持续数小时至数天,休息及含服硝酸甘油片无效;骨源性疼痛或肿瘤所致的疼痛则为持续性的。

(四)伴随症状

胸痛伴高热者考虑肺炎;伴咳脓痰者考虑肺脓肿;胸痛突然发生伴呼吸困难者应想到自发性气胸;纵隔和食管疾病胸骨后疼痛常伴咽下困难;带状疱疹在病变的神经支配区先有皮肤变态反应,后出现成簇小丘疹和疱疹。

(五)年龄

青壮年胸痛者多注意肌源性胸痛、肋软骨炎、胸膜炎、肺炎、肺结核;中老年胸痛多考虑心血管疾病、肿瘤侵犯。

(徐立花)

第六节 发　绀

一、发绀的概念

发绀是指血液中脱氧血红蛋白增多,使皮肤、黏膜呈青紫色的表现。广义的发绀还包括由异常血红蛋白衍生物(高铁血红蛋白、硫化血红蛋白)所致皮肤黏膜青紫现象。

发绀在皮肤较薄、色素较少和毛细血管丰富的部位如口唇、鼻尖、颊部与甲床等处较为明显,易于观察。

二、发绀的病因、发生机制及临床表现

发绀的原因有血液中还原血红蛋白增多和血液中存在异常血红蛋白衍生物两大类。

(一)血液中还原血红蛋白增多

血液中还原血红蛋白增多是发绀的主要原因。

血液中还原血红蛋白绝对含量增多。还原血红蛋白浓度可用血氧未饱和度表示,正常动脉血氧未饱和度为5%,静脉内血氧未饱和度为30%,毛细血管中血氧未饱和度约为前两者的平均数。每1g血红蛋白约与1.34 mL氧结合。当毛细血管血液的还原血红蛋白量超过50 g/L(5 g/dL)时,皮肤黏膜即可出现发绀。

1.中心性发绀

中心性发绀由心、肺疾病导致动脉血氧饱和度(SaO_2)降低引起。发绀的特点是全身性的,除四肢与面颊外,亦见于黏膜(包括舌及口腔黏膜)与躯干的皮肤,但皮肤温暖。中心性发绀又可分为肺性发绀和心性混血性发绀两种。

(1)肺性发绀。①病因:见于各种严重呼吸系统疾病,如呼吸道(喉、气管、支气管)阻塞、肺部疾病(肺炎、阻塞性肺气肿、弥漫性肺间质纤维化、肺淤血、肺水肿、急性呼吸窘迫综合征)和肺血管疾病(肺栓塞、原发性肺动脉高压、肺动静脉瘘)等。②发生机制:由于呼吸功能衰竭,通气或换气功能障碍,肺氧合作用不足,致使体循环血管中还原血红蛋白含量增多而出现发绀。

(2)心性混血性发绀。①病因:见于发绀型先天性心脏病,如法洛(Fallot)四联症、森门格(Eisenmenger)综合征等。②发生机制:心与大血管之间存在异常通道,部分静脉血未通过肺进行氧合作用,即经异常通道分流混入体循环动脉血中,如分流量超过心排血量的1/3,即可引起

发绀。

2.周围性发绀

周围性发绀由周围循环血流障碍所致,发绀特点是常见于肢体末梢与下垂部位,如肢端、耳垂与鼻尖,这些部位的皮肤温度低、发凉,若按摩或加温耳垂与肢端,使其温暖,发绀即可消失。此点有助于与中心性发绀相互鉴别,后者即使按摩或加温,青紫也不消失。此型发绀又可分为淤血性周围性发绀、缺血性周围性发绀和真性红细胞增多症3种。

(1)淤血性周围性发绀。①病因:如右心衰竭、渗出性心包炎、心脏压塞、缩窄性心包炎、局部静脉病变(血栓性静脉炎、上腔静脉综合征、下肢静脉曲张)等。②发生机制:由体循环淤血、周围血流缓慢,氧在组织中被过多摄取所致。

(2)缺血性周围性发绀。①病因:常见于重症休克。②发生机制:由于周围血管痉挛收缩,心排血量减少,循环血容量不足,血流缓慢,周围组织血流灌注不足、缺氧,致皮肤黏膜呈青紫、苍白。③局部血液循环障碍:如血栓闭塞性脉管炎、雷诺病、肢端发绀症、冷球蛋白血症、网状青斑、严重受寒等,由于肢体动脉阻塞或末梢小动脉强烈痉挛、收缩,可引起局部冰冷、苍白与发绀。

(3)真性红细胞增多症:所致发绀亦属周围性,除肢端外,口唇亦可发绀。其发生机制是红细胞过多,血液黏稠,致血流缓慢,周围组织摄氧过多,还原血红蛋白含量增高。

3.混合性发绀

中心性发绀与周围性发绀并存,可见于心力衰竭(左心衰竭、右心衰竭和全心衰竭),由肺淤血或支气管-肺病变,血液在肺内氧合不足,周围血流缓慢,毛细血管内血液脱氧过多所致。

(二) 异常血红蛋白衍化物

血液中存在着异常血红蛋白衍化物(高铁血红蛋白、硫化血红蛋白),较少见。

1.药物或化学物质中毒所致的高铁血红蛋白血症

(1)发生机制:由于血红蛋白分子的二价铁被三价铁取代,致使失去与氧结合的能力,当血液中高铁血红蛋白含量达 30 g/L 时,即可出现发绀。此种情况通常由伯氨喹、亚硝酸盐、氯酸钾、碱式硝酸铋、磺胺类、苯丙砜、硝基苯、苯胺等中毒引起。

(2)临床表现:其发绀特点是急骤出现,暂时性,病情严重,经过氧疗青紫不减,抽出的静脉血呈深棕色,暴露于空气中也不能转变成鲜红色,若静脉注射亚甲蓝溶液、硫代硫酸钠或大剂量维生素 C,均可使青紫消退。分光镜检查可证明血中高铁血红蛋白的存在。由于大量进食含有亚硝酸盐的变质蔬菜而引起的中毒性高铁血红蛋白血症,也可出现发绀,称"肠源性青紫症"。

2.先天性高铁血红蛋白血症

患者自幼即有发绀,有家族史,而无心肺疾病及引起异常血红蛋白的其他原因,身体健康状况较好。

3.硫化血红蛋白血症

(1)发生机制:硫化血红蛋白并不存在于正常红细胞中。凡能引起高铁血红蛋白血症的药物或化学物质也能引起硫化血红蛋白血症,但患者须同时有便秘或服用硫化物(主要为含硫的氨基酸),在肠内形成大量硫化氢,此为先决条件。所服用的含氮化合物或芳香族氨基酸则起触媒作用,使硫化氢作用于血红蛋白,而生成硫化血红蛋白,当血中含量达 5 g/L 时,即可出现发绀。

(2)临床表现:发绀的特点是持续时间长,可达几个月或更长时间,因硫化血红蛋白一经形成,无论在体内或体外均不能恢复为血红蛋白,而红细胞寿命仍正常;患者血液呈蓝褐色,分光镜检查可确定硫化血红蛋白的存在。

三、发绀的伴随症状

（一）发绀伴呼吸困难

发绀伴呼吸困难常见于重症心、肺疾病，急性呼吸道阻塞，气胸；先天性高铁血红蛋白血症和硫化血红蛋白血症虽有明显发绀，但一般无呼吸困难。

（二）发绀伴杵状指（趾）

病程较长后出现，主要见于发绀型先天性心脏病及某些慢性肺内部疾病。

（三）急性起病伴意识障碍和衰竭

急性起病伴意识障碍和衰竭见于某些药物或化学物质急性中毒、休克、急性肺部感染等。

（肖合涛）

第七节 呼吸困难

正常人平静呼吸时，其呼吸运动无须费力，也不易察觉。呼吸困难尚无公认的明确定义，通常是指伴随呼吸运动所出现的主观不适感，如感到空气不足、呼吸费劲等。体格检查时可见患者用力呼吸，辅助呼吸肌参加呼吸运动，如张口抬肩，并可出现呼吸频率、深度和节律的改变。严重呼吸困难时，可出现鼻翼翕动、发绀，患者被迫采取端坐位。许多疾病可引起呼吸困难，如呼吸系统疾病、心血管疾病、神经肌肉疾病、肾脏疾病、内分泌疾病（包括妊娠）、血液系统疾病、类风湿疾病以及精神情绪改变等。正常人运动量大时也会出现呼吸困难。

一、呼吸困难的临床类型

（一）肺源性呼吸困难

肺源性呼吸困难的两个主要原因是肺或胸壁顺应性降低引起的限制性缺陷和气流阻力增加引起的阻塞性缺陷。限制性呼吸困难的患者（如肺纤维化或胸廓变形）在休息时可无呼吸困难，但当活动使肺通气接近其最大受限的呼吸能力时，就有明显的呼吸困难。阻塞性呼吸困难的患者（如阻塞性肺气肿或哮喘），即使在休息时也可因努力增加通气而致呼吸困难，且呼吸费力而缓慢，尤其是在呼气时。尽管详细询问呼吸困难感觉的特性和类型有助于鉴别限制性和阻塞性呼吸困难，然而这些肺功能缺陷常是混合的，呼吸困难可显示出混合和过渡的特征。体格检查和肺功能测定可补充得之于病史的详细信息。体格检查有助于显示某些限制性呼吸困难的原因（如胸腔积液、气胸），肺气肿和哮喘的体征有助于确定其基础的阻塞性肺病的性质和严重程度。肺功能检查可提供限制性或气流阻塞存在的数据，可与正常值或同一患者不同时期的数据做比较。

（二）心源性呼吸困难

在心力衰竭早期，心排血量不能满足活动期间的代谢增加，因而组织和大脑酸中毒使呼吸运动大大增强，患者过度通气。各种反射因素，包括肺内牵张感受器，也可促成过度通气，患者气短，常伴有乏力、窒息感或胸骨压迫感。其特征是"劳力性呼吸困难"，即在体力运动时发生或加重，休息或安静状态时缓解或减轻。

在心力衰竭后期，肺充血水肿，僵硬的肺脏通气量降低，通气用力增加。反射因素，特别是肺泡-毛细血管间隔内毛细血管旁感受器,有助于肺通气的过度增加。心力衰竭时,循环缓慢是主要原因,呼吸中枢酸中毒和低氧起重要作用。端坐呼吸是在患者卧位时发生的呼吸不舒畅,迫使患者取坐位。其原因是卧位时回流入左心的静脉血增加,而衰竭的左心不能承受这种增加的前负荷,其次是卧位时呼吸用力增加。端坐呼吸有时发生于其他心血管疾病,如心包积液。急性左心功能不全,患者常表现为阵发性呼吸困难。其特点是多在夜间熟睡时,因呼吸困难而突然憋醒,胸部有压迫感,被迫坐起,用力呼吸。轻者短时间后症状消失,称为夜间阵发性呼吸困难。病情严重者,除端坐呼吸外,尚可有冷汗、发绀、咳嗽、咳粉红色泡沫样痰,心率加快,两肺出现哮鸣音、湿性啰音,称为心源性哮喘。它是由各种心脏病发生急性左心功能不全,导致急性肺水肿所致。

(三)中毒性呼吸困难

糖尿病酸中毒产生一种特殊的深大呼吸类型,然而,由于呼吸能力储存完好,故患者很少主诉呼吸困难。尿毒症患者由于酸中毒、心力衰竭、肺水肿和贫血联合作用造成严重气喘,患者可主诉呼吸困难。急性感染时呼吸加快,是由于体温增高及血中毒性代谢产物刺激呼吸中枢引起的。吗啡、巴比妥类药物急性中毒时,呼吸中枢受抑制,使呼吸缓慢,严重时出现潮式呼吸或间停呼吸。

(四)血源性呼吸困难

由于红细胞携氧量减少,血含氧量减低,引起呼吸加快,常伴有心率加快。发生于大出血时的急性呼吸困难是一个需立即输血的严重指征。呼吸困难也可发生于慢性贫血,除非极度贫血,否则呼吸困难仅发生于活动期间。

(五)中枢性呼吸困难

颅脑疾病或损伤时,呼吸中枢受到压迫或供血减少,功能降低,可出现呼吸频率和节律的改变。病损位于间脑及中脑上部时出现潮式呼吸;中脑下部与脑桥上部受累时出现深快均匀的中枢型呼吸;脑桥下部与延髓上部病损时出现间停呼吸;累及延髓时出现缓慢不规则的延髓型呼吸,这是中枢呼吸功能不全的晚期表现;叹气样呼吸或抽泣样呼吸常为呼吸停止的先兆。

(六)精神性呼吸困难

癔症时,其呼吸困难主要特征为呼吸浅表频速,患者常因过度通气而发生胸痛、呼吸性碱中毒,易出现手足搐搦症。

二、呼吸困难的诊断思维

根据呼吸困难多种多样的临床表现可引导出对某些疾病的诊断思维。以下可供参考。

(一)呼吸频率

每分钟呼吸超过 24 次称为呼吸频率加快,见于呼吸系统疾病、心血管疾病、贫血、发热等。每分钟呼吸少于 10 次称为呼吸频率减慢,是呼吸中枢受抑制的表现,见于安眠药物中毒、颅内压增高、尿毒症、肝性脑病等。

(二)呼吸深度

呼吸加深见于糖尿病及尿毒症酸中毒;呼吸变浅见于肺气肿、呼吸肌麻痹及镇静剂过量。

(三)呼吸节律

潮式呼吸和间停呼吸见于中枢神经系统疾病和脑部血液循环障碍如颅内压增高、脑炎、脑膜炎、颅脑损伤、尿毒症、糖尿病昏迷、心力衰竭、高山病等。

（四）年龄性别

儿童呼吸困难应多注意呼吸道异物、先天性疾病、急性感染等；青壮年则应想到胸膜疾病、风湿性心脏病、结核；老年人应多考虑冠状动脉粥样硬化性心脏病（简称"冠心病"）、肺气肿、肿瘤等。癔症性呼吸困难较多见于年轻女性。

（五）呼吸时限

吸气性呼吸困难多见于上呼吸道不完全阻塞如异物、喉水肿、喉癌等，也见于肺顺应性降低的疾病如肺间质纤维化、广泛炎症、肺水肿等。呼气性呼吸困难多见于下呼吸道不完全阻塞，如慢性支气管炎、支气管哮喘、肺气肿等。大量胸腔积液、大量气胸、呼吸肌麻痹、胸廓限制性疾病则呼气、吸气均感困难。

（六）起病缓急

呼吸困难缓起者包括心肺慢性疾病，如肺结核、尘肺、肺气肿、肺肿瘤、肺纤维化、冠心病、先心病等。呼吸困难发生较急者有肺水肿、肺不张、呼吸系统急性感染、迅速增长的大量胸腔积液等。突然发生严重呼吸困难者有呼吸道异物、张力性气胸、大块肺梗死、成人呼吸窘迫综合征等。

（七）患者姿势

端坐呼吸见于充血性心力衰竭患者；一侧大量胸腔积液患者常喜卧向患侧；重度肺气肿患者常静坐而缓缓吹气；心肌梗死患者常叩胸作痛苦貌。

（八）劳力活动

劳力性呼吸困难是左心衰竭的早期症状，肺尘埃沉着症、肺气肿、肺间质纤维化、先天性心脏病往往也以劳力性呼吸困难为早期表现。

（九）职业环境

接触各类粉尘的职业是诊断尘肺的基础；饲鸽者、种蘑菇者发生呼吸困难时应考虑外源性过敏性肺泡炎。

（十）伴随症状

伴咳嗽、发热者考虑支气管-肺部感染；伴神经系统症状者注意脑及脑膜疾病或转移性肿瘤；伴霍纳（Horner）综合征者考虑肺尖瘤；伴上腔静脉综合征者考虑纵隔肿块；触及颈部皮下气肿时立即想到纵隔气肿。

（赵启文）

第八节　恶心、呕吐

一、概述

恶心、呕吐是临床上最常见的症状之一。恶心是一种特殊的主观感觉，表现为胃部不适和胀满感，常为呕吐的前奏，多伴有流涎与反复的吞咽动作。呕吐是一种胃的反射性强力收缩，通过胃、食管、口腔、膈肌和腹肌等部位的协同作用，能迫使胃内容物由胃食管经口腔急速排出体外。恶心、呕吐可由多种迥然不同的疾病和病理生理机制引起。两者可或不相互伴随。

二、病因

恶心、呕吐的病因很广泛,包括多方面因素,几乎涉及各个系统。

(一)感染

急性病毒性胃肠炎、急性细菌性胃肠炎、急性病毒性肝炎、急性阑尾炎、胆囊炎、腹膜炎、急性输卵管炎、盆腔炎等。

(二)腹腔其他脏器疾病

1.脏器疼痛

胰腺炎、胆石症、肾结石、肠缺血、卵巢扭转。

2.胃肠道梗阻

幽门梗阻。

3.溃疡病、胃癌、腔外肿物压迫

胃及十二指肠溃疡、十二指肠梗阻、十二指肠癌、胰腺癌、肠粘连、肠套叠、克罗恩病、肠结核、肠道肿瘤、肠蛔虫、肠扭转、肠系膜上动脉压迫综合征、输出袢综合征;胃肠动力障碍(糖尿病胃轻瘫、非糖尿病胃轻瘫)、假性肠梗阻(结缔组织病、糖尿病性肠神经病、肿瘤性肠神经病、淀粉样变等)。

(三)内分泌代谢性疾病

低钠血症、代谢性酸中毒、营养不良、维生素缺乏症、糖尿病酸中毒、甲状腺功能亢进、甲状腺功能低下、甲状旁腺功能亢进症、垂体功能低下、肾上腺功能低下、各种内分泌危象、尿毒症等。

(四)神经系统疾病

中枢神经系统感染(脑炎、脑膜炎)、脑瘤、脑供血不足、脑出血、颅脑外伤。

(五)药物等理化因素

麻醉剂、洋地黄类、化学治疗(以下简称"化疗")药物、抗生素、多巴胺受体激动剂、非甾体抗炎药、茶碱、乙醇、放射线等。

(六)精神性呕吐

神经性多食、神经性厌食。

(七)前庭疾病

晕动症、梅尼埃病、内耳迷路炎。

(八)妊娠呕吐

妊娠剧吐、妊娠期急性脂肪肝。

(九)其他

心肺疾病(心肌梗死、肺梗死、高血压、急性肺部感染、肺源性心脏病)、泌尿系统疾病(急性肾炎、急性肾盂肾炎、尿毒症)、周期性呕吐、术后恶心和呕吐、青光眼等。

三、发病机制

恶心是人体一种神经精神活动,多种因素可引起恶心,如内脏器官疼痛、颅内高压、迷路刺激、某些精神因素等。恶心发生时,胃蠕动减弱或消失,排空延缓,十二指肠及近端空肠紧张性增加,出现逆蠕动,导致十二指肠内容物反流至胃内。恶心常是呕吐的前兆。

呕吐是一种复杂的病理生理反射过程。反射通路包括以下几个。

（一）信息传入

由自主神经传导（其中迷走神经纤维较交感神经纤维起的作用大）。

（二）呕吐反射中枢

目前认为中枢神经系统的两个区域与呕吐反射密切相关。一是延髓呕吐中枢，二是化学感受器触发区（CTZ）。通常把内脏神经末梢传来的冲动，引起的呕吐称为反射性呕吐，把 CTZ 受刺激后引起的呕吐称为中枢性呕吐。延髓呕吐中枢位于延髓外侧网状结构背外侧，迷走神经核附近，主要接受来自消化道和内脏神经、大脑皮质、前庭器官、视神经、痛觉感受器和 CTZ 的传入冲动。化学感受器触发区（CTZ）位于第四脑室底部的后极区，为双侧性区域，有密集多巴胺受体。多巴胺受体在 CTZ 对呕吐介导过程中起重要作用，因为应用阿扑吗啡、左旋多巴、溴隐亭等多巴胺受体激动剂可引起呕吐，而其拮抗剂、甲氧氯普胺、吗丁啉等药物有止吐作用。化学感受器触发区的 5-羟色胺、去甲肾上腺素、神经胺物质等也可能参与呕吐反射过程。CTZ 主要接受来自血液循环中的化学等方面的呕吐刺激信号，并发出引起呕吐反应的神经冲动。但 CTZ 本身不能直接引起呕吐，必须在延髓呕吐中枢完整及其介导下才能引起呕吐，但两者的关系尚不明了。CTZ 位于血-脑屏障之外，许多药物或代谢紊乱均可作用于 CTZ。麻醉剂类药物、麦角衍生物类药物、吐根糖浆等及体内某些多肽物质如甲状腺激素释放激素、P 物质、血管紧张素、促胃液素、加压素、血管肠肽等均作用于 CTZ，引起恶心呕吐。此外，某些疾病如尿毒症、低氧血症、酮症酸中毒、放射病、晕动症等引起的恶心和呕吐也与 CTZ 有关。

（三）传出神经

传出神经包括迷走神经、交感神经、体神经和脑神经。上述传出神经将呕吐信号传至各效应器官，引起恶心、呕吐过程，呕吐开始时，幽门口关闭，胃内容物不能排到十二指肠。同时，贲门口松弛，贲门部上升，腹肌、膈肌和肋间肌收缩，胃内压及腹内压增高，下食管括约肌松弛，导致胃内容排出体外。

四、诊断

恶心、呕吐的病因广泛，正确的诊断有赖于详尽的病史以及全面的体检和有针对性的实验室检查。

（一）病史

1.呕吐的伴随症状

呕吐伴发热者，须注意急性感染。呕吐伴有不洁饮食或同食者集体发病者，应考虑食物或药物中毒。呕吐伴胸痛常见于急性心肌梗死或急性肺梗死等。呕吐伴有腹痛者，常见于腹腔脏器炎症、梗阻和破裂。腹痛于呕吐后暂时缓解者，提示消化性溃疡、急性胃炎及胃肠道梗阻疾病。呕吐后腹痛不能缓解者，常见于胆管疾病、泌尿系统疾病、急性胰腺炎等。呕吐伴头痛，除考虑颅内高压的疾病外，还应考虑偏头痛、鼻炎、青光眼及屈光不正等疾病。呕吐伴眩晕，应考虑前庭、迷路疾病、基底-椎动脉供血不足、小脑后下动脉供血不足以及某些药物（如氨基糖苷类抗生素）引起的颅神经损伤。

2.呕吐的方式和特征

喷射性呕吐多见于颅内炎症、水肿出血、占位性病变、脑膜炎症粘连等所致颅内压增高，通常不伴有恶心。此外，青光眼和第Ⅷ对颅神经病变也可出现喷射性呕吐。呕吐不费力，餐后即发生，呕吐物量少，见于精神性呕吐。

应注意呕吐物的量、性状和气味等。呕吐物量大,且含有腐烂食物提示幽门梗阻、胃潴留、胃轻瘫及回肠上段梗阻等。呕吐物为咖啡样或血性,见于上消化道出血;含有未完全消化的食物则提示食管性呕吐(贲门失弛缓症、食管癌等)和神经性呕吐;含有胆汁者,常见于频繁剧烈呕吐、十二指肠乳头以下的十二指肠或小肠梗阻、胆囊炎、胆石症及胃大部切除术后等,有时见于妊娠剧吐、晕动症。呕吐物有酸臭味者,说明为胃内容物。有粪臭味提示小肠低位梗阻、麻痹性肠梗阻、结肠梗阻、回盲瓣关闭不全或胃结肠瘘等。

3.呕吐和进食的时相关系

进食过程或进食后早期发生呕吐常见于幽门管溃疡或精神性呕吐;进食后期或积数餐后呕吐,见于幽门梗阻、肠梗阻、胃轻瘫或肠系膜上动脉压迫导致十二指肠淤积。晨间呕吐多见于妊娠呕吐,有时亦见于尿毒症、慢性酒精中毒和颅内高压症等。

4.药物或放射线接触史

易引起呕吐的常用药物有抗生素、洋地黄、茶碱、化疗药物、麻醉剂、乙醇等。深部射线治疗,镭照射治疗和^{60}Co照射治疗亦常引起恶心、呕吐。

5.其他

呕吐可为许多系统性疾病的表现之一,包括糖尿病、甲状腺功能亢进或减退、肾上腺功能减退等内分泌疾病,硬皮病等结缔组织病,脑供血不足、脑出血、脑瘤、脑膜炎、脑外伤等中枢神经疾病,尿毒症等肾脏疾病。

(二)体格检查

1.一般情况

应注意神志、营养状态、脱水、循环衰竭、贫血及发热等。

2.腹部伴症

应注意胃型、胃蠕动波、振水音等幽门梗阻表现;肠鸣音亢进、肠型等急性肠梗阻表现;腹肌紧张、压痛、反跳痛等急腹症表现。此外,还应注意有无腹部肿块、疝气等。

3.其他

眼部检查注意眼球震颤、眼压测定、眼底有无视盘水肿等;有无病理反射及腹膜刺激征等。

(三)辅助检查

辅助检查主要包括与炎症、内分泌代谢及水盐电解质代谢紊乱等有关的实验室检查。必要时可做 CT、MRI、B 超、胃镜等特殊检查以确定诊断。

五、鉴别诊断

(一)急性感染

急性胃肠炎有许多病因,常见的有细菌感染、病毒感染,化学性和物理性刺激,过敏因素和应激因素作用等,其中急性非伤寒性沙门菌感染是呕吐的常见原因。急性胃肠炎所引起的呕吐常伴有发热、头痛、肌痛、腹痛、腹泻等。另外,恶心、呕吐也是急性病毒性肝炎的前驱症状。某些病毒感染可引起流行性呕吐。其主要的临床特征有突然出现频繁的恶心、呕吐,多于早晨发生,常伴有头晕、头痛、肌肉酸痛、出汗等。该病恢复较快,通常10天左右呕吐停止,但3周后有可能复发。

(二)脏器疼痛所致恶心、呕吐

脏器疼痛所致恶心、呕吐属反射性呕吐,如急性肠梗阻、胆管结石、输尿管结石、肠扭转、卵巢囊肿扭转等。急性内脏炎症(阑尾炎、胰腺炎、胆囊炎、憩室炎、腹膜炎、重症克罗恩病及溃疡性结肠炎等)常伴有恶心、呕吐。患者多有相应的体征,如腹肌紧张、压痛、反跳痛、肠鸣音变化等。实验室检查可见白细胞计数升高,有的患者血清淀粉酶升高(胰腺炎)或胆红素升高(胆石症)。

(三)机械性梗阻

1.幽门梗阻

急性幽门管或十二指肠球部溃疡可使幽门充血水肿、括约肌痉挛引起幽门梗阻,表现为恶心、呕吐、腹痛。呕吐于进食早期(餐后3～4小时)发生,呕吐后腹痛缓解。经抗溃疡治疗及控制饮食后,恶心、呕吐症状可消失。慢性十二指肠溃疡瘢痕引起的幽门梗阻表现为进食后上腹部饱胀感,迟发性呕吐,呕吐物量大、酸臭、可含隔夜食物。上腹部可见扩张的胃型和蠕动波并可闻及振水音。胃窦幽门区晚期肿瘤也可引起幽门梗阻,表现为恶心、呕吐、食欲缺乏、贫血、消瘦、乏力、上腹疼痛等。

2.十二指肠压迫或狭窄

引起十二指肠狭窄的病变有十二指肠癌、克罗恩病、肠结核等,引起腔外压迫的疾病有胰头、胰体癌及肠系膜上动脉压迫综合征。这类呕吐的特点是餐后迟发性呕吐,伴有上腹部饱胀不适,有时伴有上腹部痉挛性疼痛,呕吐物中常含胆汁,呕吐后腹部症状迅速缓解。肠系膜上动脉压迫综合征,多发生于近期消瘦、卧床、脊柱前凸患者,前倾位或胸膝位时呕吐可消失;胃肠造影示十二指肠水平部中线右侧呈垂直性锐性截断,胃及近端十二指肠扩张,患者有时需做松解或短路手术。

3.肠梗阻

肠腔的肿瘤、结核及克罗恩病等,或肠外粘连压迫均可引起肠道排空障碍,导致肠梗阻。常表现为腹痛、腹胀、恶心、呕吐和肛门停止排便排气。呕吐反复发作,较剧烈。早期呕吐物为食物、胃液或胆汁,之后呕吐物呈棕色或浅绿色,晚期呈粪质样,带恶臭味。呕吐后腹痛常无明显减轻。检查可见肠型,压痛明显,可扪及包块,肠鸣音亢进。结合腹部X线平片等检查,可做出诊断。

(四)内分泌或代谢性疾病

许多内分泌疾病可出现恶心、呕吐,如胃轻瘫、结缔组织病性甲亢危象、甲低危象、垂体肾上腺危象、糖尿病酸中毒等。低钠血症可以反射性地引起恶心、呕吐,另外,恶心、呕吐常出现于尿毒症的早期,伴有食欲缺乏、嗳气、腹泻等消化道症状。根据各种疾病的临床特征及辅助检查,可明确恶心、呕吐的病因。

(五)药物性呕吐

药物是引起恶心、呕吐的最常见原因之一,药物或及其代谢产物,一方面可通过刺激CTZ受体(如多巴胺受体),由此产生冲动并传导至呕吐中枢而引起恶心、呕吐,如化疗药物、麻醉药物、洋地黄类药物等;另一方面可刺激胃肠道,使胃肠道神经兴奋并发出冲动,传入呕吐中枢,引起呕吐中枢兴奋,出现恶心、呕吐,如部分化疗药物、非甾体抗炎药及某些抗生素等。

(六)中枢神经系统疾病

脑血管病、颈椎病及各种原因所致的颅内压增高均可引起恶心、呕吐。

1.脑血管病

常见疾病有偏头痛和基-椎底动脉供血不足。偏头痛可能与5-羟色胺、缓激肽等血管活性物质引起血管运动障碍有关。常见的诱因有情绪激动、失眠、饮酒及过量吸烟等。主要临床表现为阵发性单侧头痛,呕吐常呈喷射状,呕吐胃内容物,呕吐后头痛可减轻,还伴有面色苍白、出冷汗、视觉改变及嗜睡等症状,应用麦角衍生物制剂可迅速缓解症状。椎-基底动脉供血不足也可出现恶心、呕吐,且有眩晕、视力障碍、共济失调、头痛、意识障碍等表现。

2.颅内压增高

脑血管破裂或阻塞,中枢神经系统感染(如急性脑炎、脑膜炎)和颅内肿瘤均可引起颅内压增高而出现呕吐,其特点为呕吐前常无恶心或仅有轻微恶心,呕吐呈喷射状且与饮食无关,呕吐物多为胃内容物,常伴有剧烈头痛和不同程度的意识障碍,呕吐后头痛减轻不明显。脑血管病变常出现剧烈头痛、呕吐、意识障碍、偏瘫等;颅内感染者除头痛、呕吐外,还伴有畏寒、发热,严重者可出现神志、意识障碍。脑肿瘤的呕吐常在头痛剧烈时发生,呕吐后头痛可暂时减轻,常伴有不同程度颅神经损害的症状。

(七)妊娠呕吐

恶心、呕吐是妊娠期最常见的临床表现之一,50%~90%的妊娠妇女有恶心,25%~55%的孕妇出现呕吐。恶心、呕吐常发生于妊娠的早期,于妊娠15周后消失。呕吐多见于早晨空腹时,常因睡眠紊乱、疲劳、情绪激动等情况而诱发。孕妇若为第一次怀孕,更易出现呕吐。妊娠呕吐一般不引起水电解质平衡或营养障碍,也不危及孕妇和胎儿的安全和健康。约3.5%的妊娠妇女有妊娠剧吐,可引起严重的水电解质紊乱和酮症酸中毒。妊娠剧吐较易发生于多胎妊娠、葡萄胎及年轻而精神状态欠稳定的妇女。关于妊娠呕吐的发生机制目前尚不清楚,可能与内分泌因素和精神因素有关。

(八)精神性呕吐

精神性呕吐常见于年轻女性,有较明显的精神心理障碍,包括神经性呕吐、神经性厌食和神经性多食。其特点为呕吐发作与精神受刺激密切相关。呕吐常发生于进食开始或进食结束时,无恶心,呕吐不费力,呕吐物不多,常为食物或黏液,吐毕又可进食,患者可自我控制或诱发呕吐。除少数神经性厌食者因惧怕或拒绝进食可有极度消瘦和营养不良、闭经外,许多神经性呕吐患者食欲及营养状态基本正常。有时患者甚至多食导致营养过剩。

(孔行锋)

第九节 黄 疸

黄疸是由于血清中胆红素升高致使皮肤、黏膜和巩膜发黄的症状和体征。正常胆红素最高为 17.1 μmol/L(1.0 mg/dL),其中结合胆红素 3.42 μmol/L,非结合胆红素 13.68 μmol/L。胆红素在 17.1~34.2 μmol/L 范围,临床不易察觉,称为隐性黄疸,超过 34.2 μmol/L(2.0 mg/dL)时出现黄疸。观察黄疸应在自然光线下进行,需与服用大量米帕林、胡萝卜素等所致的皮肤黄染区别,尚需与球结膜下脂肪积聚区别。造血系统疾病黄疸一般指溶血性黄疸。

胆红素的正常代谢:体内的胆红素主要来源于血红蛋白。血循环中衰老的红细胞经单核-吞噬细胞系统的破坏和分解,生成胆红素、铁和珠蛋白。正常人每天由红细胞破坏生成的血红蛋白约 7.5 g,生成胆红素 4 275 μmol(250 mg),占总胆红素的 80%~85%。另外 171~513 μmol(10~30 mg)的胆红素来源于骨髓幼稚红细胞的血红蛋白和肝内含有亚铁血红素的蛋白质(如过氧化氢酶、过氧化物酶及细胞色素氧化酶与肌红蛋白等),这些胆红素称为旁路胆红素,占总胆红素的 15%~20%。

上述形成的胆红素称为游离胆红素或非结合胆红素(unconjugated bilirubin,UCB),与血清蛋白结合而输送,不溶于水,不能从肾小球滤出,故尿液中不出现非结合胆红素。非结合胆红素通过血循环运输至肝后,在血窦与清蛋白分离并经 Disse 间隙被肝细胞摄取,在肝细胞内和 Y、Z 两种载体蛋白结合,并被运输至肝细胞光面内质网的微粒体部分,经葡糖醛酸转移酶的催化作用与葡糖醛酸结合,形成胆红素葡糖醛酸酯或称结合胆红素(conjugated bilirubin,CB)。结合胆红素为水溶性,可通过肾小球滤过,从尿中排出。

结合胆红素从肝细胞经胆管而排入肠道后,由肠道细菌的脱氢作用还原为尿胆原(总量为 $68\sim473\ \mu mol$),尿胆原的大部分被氧化为尿胆素从粪便中排出,称粪胆素。小部分(10%~20%)被吸收,经肝门静脉回到肝内,其中的大部分再转变为结合胆红素,又随胆汁排入肠内,形成所谓"胆红素的肠肝循环"。被吸收回肝的小部分尿胆原经体循环由肾排出体外,每天不超过 6.89 mol(4 mg)。

一、发病机制

血液系统疾病黄疸是由于大量红细胞被破坏,形成大量非结合胆红素,超过肝细胞的摄取、结合与排泄力所致,另一方面,由于溶血性造成的贫血、缺氧和红细胞破坏产物的毒性作用,削弱了肝细胞胆红素的代谢功能,使非结合胆红素在血中潴留,超过正常的水平而出现黄疸。

溶血性黄疸可分为:①先天性溶血性贫血,如珠蛋白生成障碍性贫血、遗传性球形红细胞增多症。②后天性获得性溶血性贫血,如自身免疫性溶血性贫血、新生儿溶血、不同血型输血后的溶血,以及蚕豆病,伯氨喹、蛇毒、毒蕈中毒,阵发性睡眠性血红蛋白尿等。

二、临床表现

一般黄疸为轻度,呈浅柠檬色,不伴皮肤瘙痒,其他症状主要为原发病的表现。如急性溶血时可有发热、寒战、头痛、呕吐、腰痛,并有不同程度的贫血和血红蛋白尿(尿呈酱油或茶色),严重者可有急性肾衰竭;慢性溶血多为先天性,除伴贫血外尚有脾大。

三、实验室检查

血清总胆红素增加,以未结合胆红素为主,结合胆红素基本正常。由于血中未结合胆红素增加,故总胆红素形成也代偿性增加,从胆道排至肠道也增加,致尿胆原增加,粪胆素随之增加,粪色加深。肠内的尿胆原增加,重吸收至肝内者也增加,由于缺氧及毒素作用,肝处理增多尿胆原的能力降低,致血中尿胆原增加,并从肾排出,故尿中尿胆原增加,但无胆红素。急性溶血性黄疸尿中有血红蛋白排出。潜血试验阳性,血液检查除贫血外尚有网织红细胞增加、骨髓红细胞系列增生旺盛等。

(赵　楠)

第十节　脾　　大

正常脾在肋缘下不能触及。在立位、内脏下垂、左侧胸腔积液、积气或肺气肿时,如左膈位置下移明显,有时可触及脾。除此以外,凡脾被触及者均表示有脾大。但若脾呈轻微肿大或其厚度增加,则脾虽有肿大也不一定能触及,需用叩诊法检查脾区的浊音界有无扩大,必要时需经超声波探查、放射性核素扫描或 CT 检查才可发现。脾大一般均反映脾有器质性病理改变,但也有少数例外。因此,还应注意其形态、质地、表面情况、有无压痛等体征。

判别脾大应注意:①肿大的脾位于左肋缘下,贴近腹壁,较易触及,并紧随呼吸运动而上下移动。②有明确边缘,在轻、中度肿大时,其边缘常与肋缘平行,明显肿大的脾边缘可扪及 1～2 个切迹。③脾大的叩诊浊音区与左下胸脾浊音区相连接。

临床上辨认脾大常无困难。但有时需和显著肿大的肝左叶、左肾肿瘤和肾盂积水、结核性腹膜炎伴有的缠结粘连网膜肿块相鉴别。肿大肝左叶的边缘与肝右叶相连,易与脾大鉴别。肾位于腹膜后,随呼吸运动度较小,充气肠曲位于肾的前面,叩诊呈鼓音,据此可和肿大的脾区别。临床表现如下。

一、急性白血病

肝大、脾大是本病较常见的体征,约占 50%,以急性淋巴细胞白血病为多见,其次为急单,再次为急粒。肝、脾常为轻度到中度肿大。病程发展快,有明显贫血、出血等表现,周围血可见较多原始细胞;骨髓原始细胞在 30% 以上。

二、慢性白血病

慢性粒细胞白血病起病缓慢,早期多无明显症状,往往在体格检查或其他疾病就诊时偶然发现脾大或白细胞异常而获得确诊。慢粒患者脾明显肿大,因脾大压迫胃肠而引起食欲减退、左上腹坠痛等消化道症状。晚期病例几乎都有脾大,甚至可占满全腹而入盆腔,质地坚硬而表面光滑。脾栓塞或脾周围炎并发症较其他白血病为多见。约 40% 的患者有肝大,约 75% 的患者有胸骨压痛,但淋巴结肿大及皮肤、眼眶及骨组织浸润很少见,除非患者有急变倾向。慢性粒细胞白血病早期急变时,脾不缩小反而有增大倾向,可有脾区疼痛。

慢性淋巴细胞白血病是一群无免疫活性的淋巴细胞,其存活期长,增殖缓慢,逐步积累而浸润骨髓、血液、淋巴结和各种器官,最终导致造血功能衰竭。本病多见于老年,表现为全身淋巴结肿大,脾常肿大,一般质软,中度肿大;伴乏力、体重减轻、腹胀、厌食等常见症状。部分患者可有骨骼疼痛,多表现为钝痛、隐痛或胸骨压痛。有时偶因血常规检查,发现淋巴细胞增多而确诊。

三、溶血性贫血

急性溶血性贫血时脾常有轻度肿大,慢性溶血性贫血时脾大明显,脾一般呈轻、中度肿大,质较硬,无压痛。结合患者有贫血、黄疸、网织红细胞增高、骨髓红系明显增生等表现,可诊断溶血性贫血。但当溶血性贫血有较明显黄疸时,应注意与黄疸型肝炎、肝硬化等鉴别。

四、少见类型的白血病

嗜酸性粒细胞白血病、嗜碱性粒细胞白血病、毛细胞性白血病等可出现肝大。其中嗜酸性粒细胞白血病、嗜碱性粒细胞白血病肝脾轻中度肿大。毛细胞性白血病脾大常见,就诊时约 1/4 的患者主诉为脾大所致的腹部胀满或不适,诊断时脾大可见于 85% 左右的患者,巨脾多见。浅表淋巴结肿大较少,偶尔可有轻度的肝大,软组织浸润、溶骨性骨损害、脾破裂均见报道。不明原因的脾明显肿大,伴血细胞减少者,在排除其他疾病后应列入毛细胞性白血病的鉴别诊断范畴。外周血分类淋巴细胞增多者,应注意从形态学观察有无毛细胞的特征,即警惕毛细胞性白血病的存在。屡次骨髓"干抽"或报告"增生低下"的脾大伴血细胞减少者,同样要想到毛细胞性白血病的可能。

五、恶性淋巴瘤

脾浸润大多由腹部淋巴结病灶经淋巴管扩散而来。霍奇金病早期脾大不常见,但随病程进展而增多,一般在10%左右。霍奇金病脾大者经病理检查,仅32%有病变,可见脾受累程度与临床所见并不一致。脾大见于30%~40%早期成人非霍奇金淋巴瘤。霍奇金病肝病变系从脾通过门静脉播散而来,因此肝有病变者,脾均已累及,患者预后较差。肝实质受侵可引起肿大,活组织检查25%~50%的非霍奇金淋巴瘤有肝累及,尤多见于滤泡或弥漫性小裂细胞非霍奇金淋巴瘤。

六、特发性血小板减少性紫癜

特发性血小板减少性紫癜特点为血小板寿命缩短,骨髓巨核细胞增多,80%~90%病例的血清或血小板表面有IgG抗体,脾无明显肿大。本病肝及淋巴结一般不肿大,10%~20%患者可有轻度脾大。颅内出血时可出现相应神经系统病理反射。

七、真性红细胞增多症

真性红细胞增多症是以红细胞异常增殖为主的一种慢性骨髓增殖性疾病。以红细胞容量、全血总容量和血液黏滞度增高为特征。脾大占86.9%,肝大占24.1%。通常为轻至中度肿大,质较硬。晚期发展为骨髓纤维化,脾可极度肿大。脾大的原因可能与充血或髓外造血有关。

八、骨髓纤维化

骨髓纤维化是一种由于骨髓造血组织中胶原增生,其纤维组织严重影响造血功能所引起的一种骨髓增生性疾病,原发性骨髓纤维化又称"骨髓硬化症""原因不明的髓样化生"。本病具有不同程度的骨髓纤维组织增生,以及主要发生在脾、其次在肝和淋巴结内的髓外造血。肝大和脾大是最重要的临床表现,发生率几乎为100%。偶尔患者自己发现左上腹有一肿块或体格检查时被发现。有人认为脾大程度与病程有关,脾肋下每1 cm代表1年病程。由于脾大,常感觉腹部饱满或沉重压迫。脾触之坚实,一般无压痛;但如脾增大太快,可因脾局部梗死而发生局部疼痛,甚至可以听到摩擦音。典型的临床表现为幼粒-幼红细胞性贫血,并有较多的泪滴状红细胞,骨髓穿刺常出现干抽,脾常明显肿大,并具有不同程度的骨质硬化。

(赵　楠)

第十一节　出　血　倾　向

出血是指皮肤、黏膜自发性出血或当微小血管遭受轻微创伤后,出血不易自行停止的一种临床表现,是由于止血和凝血、抗凝血功能障碍引起。以出血倾向为主要临床表现的疾病,约占血液系统疾病的30％。

一、病因

皮肤黏膜出血的基本病因有三个因素,即血管壁功能异常、血小板数量或功能异常及凝血功能障碍。出血性疾病中,血小板减少所致的出血最为常见,占30％～50％。其次是血管结构和功能异常的出血性疾病,占20％～40％。由凝血异常所致者占5％～15％。

(一)血管壁功能异常

正常情况下在血管破损时,局部小血管即发生反射性收缩,使血流变慢,以利于初期止血。之后,在血小板释放的血管收缩素等作用下,使毛细血管较持久收缩,发挥止血作用。当毛细血管壁存在先天性缺陷或受损伤时,不能正常地收缩以发挥止血作用,而致皮肤黏膜出血。常见于遗传性出血性毛细血管扩张症、血管性假性血友病;过敏性紫癜、单纯性紫癜、老年性紫癜及机械性紫癜等;严重感染、化学物质或药物中毒及代谢障碍,维生素C或维生素PP缺乏、尿毒症、动脉硬化等。

(二)血小板异常

血小板在止血过程中起重要作用,在血管损伤处血小板相互黏附、聚集成白色血栓阻塞伤口。血小板膜的磷脂在磷脂酶作用下释放花生四烯酸,随后转化为血栓烷(TXA_2),进一步促进血小板聚集,并有强烈的血管收缩作用,促进局部止血。当血小板数量或功能异常时,均可引起皮肤黏膜出血,常见于以下几种情况。

1.血小板减少

(1)血小板生成减少:再生障碍性贫血、白血病、感染、药物性抑制等。

(2)血小板破坏过多:特发性血小板减少性紫癜、药物免疫性血小板减少性紫癜。

(3)血小板消耗过多:血栓性血小板减少性紫癜、弥散性血管内凝血。

2.血小板增多

(1)原发性:原发性血小板增多症。

(2)继发性:继发于慢性粒细胞白血病、脾切除后、感染、创伤等。此类疾病血小板数虽然增多,仍可引起出血现象,是由于活动性凝血活酶生成迟缓或伴有血小板功能异常所致。

3.血小板功能异常。

(1)遗传性:血小板无力症(thrombasthe nia)(主要为聚集功能异常)、血小板病(thrombopathy)(主要为血小板第3因子异常)等。

(2)继发性:继发于药物、尿毒症、肝病、异常球蛋白血症等。

(三)凝血功能障碍

凝血过程较复杂,有许多凝血因子参与,任何一个凝血因子缺乏或功能不足均可引起凝血障碍,导致皮肤黏膜出血。常见于以下几点。

(1)遗传性:血友病、低纤维蛋白原血症、凝血酶原缺乏症、低凝血酶原血症、凝血因子缺乏症等。

(2)继发性:严重肝病、尿毒症、维生素K缺乏。

(3)循环血液中抗凝物质增多或纤溶亢进:异常蛋白血症类肝素抗凝物质增多、抗凝药物治疗过量、原发性纤溶或弥散性血管内凝血所致的继发性纤溶。

二、临床表现

(一)出血部位

以皮肤、黏膜、鼻腔、齿龈、呼吸道、消化道、泌尿道、阴道等为最常见。一般皮下的点状出血，多为毛细血管性出血；皮下瘀斑或月经量增多常为血小板的量和质的异常；深部肌肉血肿及关节腔出血，多为凝血机制障碍；手术中出血较重，局部压迫止血效果较持久者多为血管或血小板异常；手术中出血不太严重，但术后却有严重渗血，局部压迫止血效果持久者多为凝血机制异常所致。

(二)自幼即发生膝关节出血

应考虑由凝血因子缺乏所致，特别是在男性，以血友病 A 为多见。

(三)固定部位的反复出血

需考虑遗传性出血性毛细血管扩张症。

(四)外伤或手术后的迟发性出血(2 天后开始)

外伤或手术后的迟发性出血多见于ⅩⅢ因子缺乏症，而多不属于血小板或毛细血管的异常。

(五)过敏性紫癜

患者常有前驱感染或药物、食物等过敏的病史；紫癜常隆起、瘙痒疼痛而被患者发现，且常伴有关节肿胀疼痛或腹痛黑便等病史。

(六)血小板减少性紫癜

血小板减少性紫癜多为小的点状紫癜，无局部痛痒感。

(七)急性白血病和急性再生障碍性贫血

上述表现更为突出、来势凶险，常有高热、贫血和衰竭，出血也多严重而广泛，常于短期内死亡。

(八)与服用药品和接触化学物质的关系

出血与是否服用药品和接触化学物质有密切关系。有些血友病或血管性假血友病的患者在服用某些药物(如阿司匹林)后，可诱发或加剧出血。

(九)家族史

对先天性出血性疾病的诊断十分重要。在男性患者，尤应询问兄弟、舅父、外祖父及姨表兄弟是否有异常出血史。问不出家族史的血友病 A 可占 40%；在常染色体显性遗传的情况下，则容易发现家族史。遗传性出血性疾病多于幼年时期发病，其中以血友病 A 多见(80%～90%)。血友病 A 及血友病 B 均为伴性遗传，男性发病而女性为病因传递者。血管性假性血友病(von Willebrand 病)及遗传性出血性毛细血管扩张症则为常染色体显性遗传。

(赵　楠)

第十二节　淋巴结肿大

淋巴结肿大是造血系统疾病的常见体征。主要见于造血系统肿瘤的浸润，可见于淋巴瘤、淋巴细胞白血病(急性和慢性)、粒细胞白血病(急性和慢性)、血管免疫母细胞淋巴结病、浆细胞病

（包括多发性骨髓瘤、Walden 巨球蛋白血症、重链病及淀粉样变）、朗格汉斯细胞组织细胞增生症和原发性纤维化、类脂质沉积症等。血液疾病淋巴结肿大，其特征是慢性、无痛性和无炎症征象的局限性进行性淋巴结肿大，一般亦无粘连和瘘管形成。

一、发病机制

无限制增殖的白血病细胞在淋巴结内大量增殖，占据和破坏了淋巴结的正常组织结构，同时还引起淋巴结内纤维组织增生及炎症细胞浸润，从而导致淋巴结肿大。

二、临床表现

(一)恶性淋巴瘤

恶性淋巴瘤分为霍奇金病及非霍奇金淋巴瘤两大类。

(1)包括浅表和深部淋巴结，其特点是肿大的淋巴结呈进行性、无痛性，质地中等偏硬如橡皮，多可推动，早期彼此不粘连，晚期则可融合，抗感染、抗结核治疗无效。

(2)浅表淋巴结以颈部为多见，其次为腋下及腹股沟。深部以纵隔、腹主动脉旁为多见。

(3)淋巴结肿大可引起局部压迫症状，主要是指深部淋巴结，如肿大的纵隔淋巴结，压迫食管可引起吞咽困难；压迫上腔静脉引起上腔静脉综合征；压迫气管导致咳嗽、胸闷、呼吸困难及发绀等。

(4)霍奇金病患者可伴有周期性发热、盗汗、皮肤瘙痒等全身症状，淋巴结病理学检查发现R-S 细胞是其诊断的主要依据。

(5)非霍奇金淋巴瘤以无痛性淋巴结肿大为主，约 1/3 患者伴发热、体重减轻、盗汗等全身症状。淋巴瘤晚期可侵犯骨髓、肝、皮肤甚至中枢神经系统，并引起相应的临床表现。病理活检是确诊淋巴瘤的主要依据。当仅有纵隔、腹腔淋巴结肿大时，可在 CT 或超声波引导下穿刺活检，必要时可做探查手术。肝脾浸润引起肝大、脾大。

(二)白血病

(1)肿大的淋巴结一般质地软或中等硬度，表面光滑无压痛、无粘连。

(2)淋巴结肿大以急性淋巴细胞白血病的发生率最高，约 50% 的急淋患者在初次就诊时发现淋巴结肿大。

(3)主要在颈部、锁骨上窝、腋窝和腹股沟等处。

(4)约 70% 的急性白血病患者有不同程度的肝大，以急性单核细胞性白血病为最多见，急淋次之，小儿急性白血病肝大较成人为显著。

(5)脾大也很常见，其中以急淋和慢粒最多见，其次为急粒。

(6)白血病的诊断主要不是经过淋巴结检查，而是需查外周血白细胞、红细胞、血小板情况及骨髓象。白血病患者一般有明显的血液学异常，经血常规及骨髓检查一般不难诊断，但其准确分型常需借助组化及免疫组化技术。

(三)浆细胞病

浆细胞瘤、多发性骨髓瘤、孤立性浆细胞瘤、原发性巨球蛋白血症、重链病时瘤细胞可浸润肝、脾、淋巴结，引起轻度或中度肿大。

(1)多发性骨髓瘤常有髓外浸润而引起淋巴结肿大，骨髓瘤晚期可在血中大量出现骨髓瘤细胞，常>20%，绝对值>$2.0×10^9$/L，称为浆细胞白血病。多发性骨髓瘤患者血、尿中可有大量 M

蛋白;溶骨病变及骨髓异常浆细胞,据此不难建立诊断。

(2)髓外浆细胞瘤时除有瘤细胞浸润外,还可出现病变区周围反应性淋巴结肿大。淋巴结活检可与淋巴瘤鉴别。

(3)原发性巨球蛋白血症:为分泌大量 IgM 的浆细胞样淋巴细胞恶性增生性疾病,发病年龄多在 50 岁以上。临床表现为贫血,出血,肝、脾、淋巴结肿大及由于血黏度增高引起的神经症状、视力障碍、雷诺现象、血管栓塞症状等。血清电泳出现 M 成分。骨髓中有典型的浆细胞样淋巴细胞浸润可以确诊。

(4)重链病:为一类浆细胞或异常淋巴细胞恶性增生并产生大量单克隆重链和重链片段的疾病,发病多在 40 岁以上。临床表现各异,但多有淋巴结肿大,持续蛋白尿,无骨骼损害征,诊断主要靠血清免疫电泳及有关物理化学特性而定。

(四)组织细胞增多症

组织细胞增多症又称朗格汉斯组织细胞增多症。为一组病因不明、以淋巴样和分化较好的组织细胞增生为特征的疾病,病变常累及肝、脾、淋巴结、肺、骨髓等器官。根据细胞分化程度分为三型。

(1)勒-雪(Letter-Siwes)病:多于 1 岁以内发病,高热、红色斑丘疹、呼吸道症状、肝大、脾大及淋巴结肿大为主要表现。

(2)Hand-Schuller-Christian 病:多见于儿童及青年,颅骨缺损、突眼和尿崩症为三大特征。

(3)骨嗜酸性肉芽肿:骨嗜酸性肉芽肿多见于儿童,以长骨和扁平骨溶骨性破坏为主要表现。本症诊断及分型要根据临床、放射及病理检查综合考虑,有条件证实组织细胞为朗格汉斯细胞,则诊断更为确切。

（赵　楠）

第二章　神经内科疾病的诊疗

第一节　脑　出　血

脑出血是指原发性非外伤性脑实质内出血,故又称原发性或自发性脑出血。脑出血是脑内的血管病变破裂而引起的出血,绝大多数是高血压伴发小动脉微动脉瘤在血压骤升时破裂所致,称为高血压性脑出血。主要病理特点为局部脑血流变化、炎症反应,以及脑出血后脑血肿的形成和血肿周边组织受压、水肿、神经细胞凋亡。80％的脑出血发生在大脑半球,20％发生在脑干和小脑。脑出血起病急骤,临床表现为头痛、呕吐、意识障碍、偏瘫、偏身感觉障碍等。在所有脑血管疾病患者中,脑出血占20％～30％,年发病率为(60～80)/10万,急性期病死率为30％～40％,是病死率和致残率很高的常见疾病。该病常发生于40～70岁,其中50岁以上的人群发病率最高,但近年来发病人群有越来越年轻的趋势。

一、病因与发病机制

(一)病因

高血压及高血压合并小动脉硬化是ICH的最常见病因,约95％的ICH患者患有高血压。其他病因有先天性动静脉畸形或动脉瘤破裂、脑动脉炎血管壁坏死、脑瘤出血、血液病并发脑内出血、烟雾病、脑淀粉样血管病变、梗死性脑出血、药物滥用、抗凝或溶栓治疗等。

(二)发病机制

尚不完全清楚,与下列因素相关。

1.高血压

持续性高血压引起脑内小动脉或深穿支动脉壁脂质透明样变性和纤维蛋白样坏死,使小动脉变脆,血压持续升高引起动脉壁疝或内膜破裂,导致微小动脉瘤或微夹层动脉瘤。血压骤然升高时血液自血管壁渗出或动脉瘤壁破裂,血液进入脑组织形成血肿。此外,高血压引起远端血管痉挛,导致小血管缺氧坏死、血栓形成、斑点状出血及脑水肿,继发脑出血,可能是子痫时高血压脑出血的主要机制。脑动脉壁中层肌细胞薄弱,外膜结缔组织少且缺乏外层弹力层,豆纹动脉等穿动脉自大脑中动脉近端呈直角分出,受高血压血流冲击易发生粟粒状动脉瘤,使深穿支动脉成为脑出血的主要好发部位,故豆纹动脉外侧支称为出血动脉。

2.淀粉样脑血管病

淀粉样脑血管病是老年人原发性非高血压性脑出血的常见病因,好发于脑叶,易反复发生,常表现为多发性脑出血。发病机制不清,可能为血管内皮异常导致渗透性增加,血浆成分包括蛋白酶侵入血管壁,形成纤维蛋白样坏死或变性,导致内膜透明样增厚,淀粉样蛋白沉积,使血管中膜、外膜被淀粉样蛋白取代,弹性膜及中膜平滑肌消失,形成蜘蛛状微血管瘤扩张,当情绪激动或活动诱发血压升高时血管瘤破裂引起出血。

3.其他因素

血液病如血友病、白血病、血小板减少性紫癜、红细胞增多症、镰状细胞病等可因凝血功能障碍引起大片状脑出血。肿瘤内异常新生血管破裂或侵蚀正常脑血管也可导致脑出血。维生素 B_1、维生素 C 缺乏或毒素(如砷)可引起脑血管内皮细胞坏死,导致脑出血,出血灶特点通常为斑点状而非融合成片。结节性多动脉炎、病毒性和立克次体性疾病等可引起血管床炎症,炎症致血管内皮细胞坏死、血管破裂发生脑出血。脑内小动、静脉畸形破裂可引起血肿,脑内静脉循环障碍和静脉破裂亦可导致出血。血液病、肿瘤、血管炎或静脉窦闭塞性疾病等所致脑出血亦常表现为多发性脑出血。

(三)脑出血后脑水肿的发生机制

脑出血后机体和脑组织局部发生一系列病理生理反应,其中自发性脑出血后最重要的继发性病理变化之一是脑水肿。由于血肿周围脑组织形成水肿带,继而引起神经细胞及其轴突的变性和坏死,成为患者病情恶化和死亡的主要原因之一。目前认为,ICH 后脑水肿与占位效应、血肿内血浆蛋白渗出和血凝块回缩、血肿周围继发缺血、血肿周围组织炎症反应、水通道蛋白-4(AQP-4)及自由基级联反应等有关。

1.占位效应

占位效应主要是通过机械性压力和颅内压增高引起的。巨大血肿可立即产生占位效应,造成周围脑组织损害,并引起颅内压持续增高。早期主要为局灶性颅内压增高,随后发展为弥漫性颅内压增高,而颅内压的持续增高可引起血肿周围组织广泛性缺血,并加速缺血组织的血管通透性改变,引发脑水肿形成。同时,脑血流量降低、局部组织压力增加可促发血管活性物质从受损的脑组织中释放,破坏血-脑屏障,引发脑水肿形成。因此,血肿占位效应虽不是脑水肿形成的直接原因,但可通过影响脑血流量、周围组织压力及颅内压等因素,间接地在脑出血后水肿形成机制中发挥作用。

2.血肿内血浆蛋白渗出和血凝块回缩

血肿内血液凝结是脑出血超急性期血肿周围组织脑水肿形成的首要条件。在正常情况下,脑组织细胞间隙中的血浆蛋白含量非常低,但在血肿周围组织细胞间隙中却可见血浆蛋白和纤维蛋白聚积,这可导致细胞间隙胶体渗透压增高,使水分渗透到脑组织内形成水肿。此外,血肿形成后由于血凝块回缩,使血肿腔静水压降低,这也将导致血液中的水分渗透到脑组织间隙形成水肿。凝血连锁反应激活、血凝块回缩(血肿形成后血块分离成 1 个红细胞中央块和 1 个血清包绕区)及纤维蛋白沉积等,在脑出血后血肿周围组织脑水肿形成中发挥着重要作用。血凝块形成是脑出血血肿周围组织脑水肿形成的必经阶段,而血浆蛋白(特别是凝血酶)则是脑水肿形成的关键因素。

3.血肿周围继发缺血

脑出血后血肿周围局部脑血流量显著降低,而脑血流量的异常降低可引起血肿周围组织缺血。一般脑出血后 6～8 小时,血红蛋白和凝血酶释出细胞毒性物质,兴奋性氨基酸释放增多,细胞内钠聚集,则引起细胞毒性水肿;出血后 4～12 小时,血-脑屏障开始破坏,血浆成分进入细胞间液,则引起血管源性水肿。同时,脑出血后形成的血肿在降解过程中,产生的渗透性物质和缺血的代谢产物,也使组织间渗透压增高,促进或加重脑水肿,从而形成血肿周围半暗带。

4.血肿周围组织炎症反应

脑出血后血肿周围中性粒细胞、巨噬细胞和小胶质细胞活化,血凝块周围活化的小胶质细胞和神经元中白细胞介素-1(IL-1)、白细胞介素-6(IL-6)、细胞间黏附因子-1(ICAM-1)和肿瘤坏死因子-α(TNF-α)表达增加。临床研究采用双抗夹心酶联免疫吸附试验检测 41 例脑出血患者脑脊液 IL-1 和 S100 蛋白含量发现,急性患者脑脊液 IL-1 水平显著高于对照组,提示 IL-1 可能促进了脑水肿和脑损伤的发展。ICAM-1 在中枢神经系统中分布广泛。研究证明,脑出血后12 小时神经细胞开始表达ICAM-1,3 天达高峰,持续 10 天逐渐下降;脑出血后 1 天时血管内皮开始表达 ICAM-1,7 天达高峰,持续 2 周。表达ICAM-1 的白细胞活化后能产生大量蛋白水解酶,特别是基质金属蛋白酶(MMP),促使血-脑屏障通透性增加,血管源性脑水肿形成。

5.水通道蛋白-4(AQP-4)

过去一直认为水的跨膜转运是通过被动扩散实现的,而水通道蛋白(AQP)的发现完全改变了这种认识。现在认为,水的跨膜转运实际上是一个耗能的主动过程,是通过 AQP 实现的。AQP 在脑组织中广泛存在,可能是脑脊液重吸收、渗透压调节、脑水肿形成等生理、病理过程的分子生物学基础。迄今已发现的 AQP 至少存在 10 种亚型,其中 AQP-4 和 AQP-9 可能参与血肿周围脑组织水肿的形成。实验研究脑出血后不同时间点大鼠脑组织 AQP-4 的表达分布发现,对照组和实验组未出血侧 AQP-4 在各时间点的表达均为弱阳性,而水肿区从脑出血后 6 小时开始表达增强,3 天时达高峰,此后逐渐回落,1 周后仍明显高于正常组。另外,随着出血时间的推移,出血侧 AQP-4 表达范围不断扩大,表达强度不断增强,并且与脑水肿严重程度呈正相关。以上结果提示,脑出血能导致细胞内外水和电解质失衡,细胞内外渗透压发生改变,激活位于细胞膜上的 AQP-4,进而促进水和电解质通过 AQP-4 进入细胞内导致细胞水肿。

6.自由基级联反应

脑出血后脑组织缺血缺氧发生一系列级联反应造成自由基浓度增加。自由基通过攻击脑内细胞膜磷脂中多聚不饱和脂肪酸和脂肪酸的不饱和双键,直接造成脑损伤发生脑水肿;同时引起脑血管通透性增加,亦加重脑水肿,从而加重病情。

二、病理

(一)肉眼观察

脑出血病例尸检时脑外观可见到明显动脉粥样硬化,出血侧半球膨隆肿胀,脑回宽、脑沟窄,有时可见少量蛛网膜下腔积血,颞叶海马与小脑扁桃体处常可见脑疝痕迹,出血灶一般在2～8 cm,绝大多数为单灶,仅 1.8%～2.7% 为多灶。常见的出血部位为壳核出血,出血向内发展可损伤内囊,出血量大时可破入侧脑室。丘脑出血时,血液常穿破第三脑室或侧脑室,向外可损伤内囊。脑桥和小脑出血时,血液可穿破第四脑室,甚至可经中脑导水管逆行进入侧脑室。原发性脑室出血,出血量小时只侵及单个脑室或多个脑室的一部分;大量出血时全部脑室均可被血液充满,脑室扩张积血形成铸型。脑出血血肿周围脑组织受压,水肿明显,颅内压增高,脑组织可移位。幕上半球出血,血肿向下破坏或挤压丘脑下部和脑干,使其变形、移位和继发出血,并常出现小脑幕疝;如中线部位下移可形成中心疝;颅内压增高明显或小脑出血较重时均易发生枕骨大孔疝,这些都是患者死亡的直接原因。急性期后,血块溶解,含铁血黄素和破坏的脑组织被吞噬细胞清除,胶质增生,小出血灶形成胶质瘢痕,大者形成囊腔,称为中风囊,腔内可见黄色液体。

(二)显微镜观察

显微镜观察可分为3期。

1.出血期

可见大片出血,红细胞多新鲜。出血灶边缘多出现软化的脑组织,神经细胞消失或呈局部缺血改变,常有多形核白细胞浸润。

2.吸收期

出血24~36小时即可出现胶质细胞增生,小胶质细胞及来自血管外膜的细胞形成格子细胞,少数格子细胞含铁血黄素。星形胶质细胞增生及肥胖变性。

3.修复期

血液及坏死组织渐被清除,组织缺损部分由胶质细胞、胶质纤维及胶原纤维代替,形成瘢痕。出血灶较小可完全修复,较大则遗留囊腔。血红蛋白代谢产物长久残存于瘢痕组织中,呈现棕黄色。

三、临床表现

(一)症状与体征

1.意识障碍

多数患者发病时很快出现不同程度的意识障碍,轻者可嗜睡,重者可昏迷。

2.高颅压征

高颅压征表现为头痛、呕吐。头痛以病灶侧为重,意识朦胧或浅昏迷者可见患者用健侧手触摸病灶侧头部。呕吐多为喷射性,呕吐物为胃内容物,如合并消化道出血可为咖啡样物。

3.偏瘫

病灶对侧肢体瘫痪。

4.偏身感觉障碍

病灶对侧肢体感觉障碍,主要是痛觉、温度觉减退。

5.脑膜刺激征

脑膜刺激征见于脑出血已破入脑室、蛛网膜下腔及脑室原发性出血之时,可有颈项强直或强迫头位、克尼格征阳性。

6.失语症

优势半球出血者多伴有运动性失语症。

7.瞳孔与眼底异常

瞳孔可不等大、双瞳孔缩小或散大。眼底可有视网膜出血和视盘水肿。

8.其他症状

如心律不齐、呃逆、呕吐咖啡色样胃内容物、呼吸节律紊乱、体温迅速上升及心电图异常等变化。脉搏常有力或缓慢,血压多升高,可出现肢端发绀,偏瘫侧多汗,面部苍白或潮红。

(二)不同部位脑出血的临床表现

1.基底节区出血

基底节区出血为脑出血中最多见者,占60%~70%。其中壳核出血最多,约占脑出血的

60%,主要是豆纹动脉尤其是其外侧支破裂引起;丘脑出血较少,约占 10%,主要是丘脑穿动脉或丘脑膝状体动脉破裂引起;尾状核及屏状核等出血少见。虽然各核出血有其特点,但出血较多时均可侵及内囊,出现一些共同症状。现将常见的症状分轻、重两型叙述如下。

(1)轻型:多属壳核出血,出血量一般为少于 30 mL,或为丘脑小量出血,出血量仅数毫升,出血限于丘脑或侵及内囊后肢。患者突然头痛、头晕、恶心、呕吐、意识清楚或轻度障碍,出血灶对侧出现不同程度的偏瘫,亦可出现偏身感觉障碍及偏盲(三偏征),两眼可向病灶侧凝视,优势半球出血可有失语。

(2)重型:多属壳核大量出血,向内扩展或穿破脑室,出血量可为 30~160 mL;或丘脑较大量出血,血肿侵及内囊或破入脑室。发病突然,意识障碍重,鼾声明显,呕吐频繁,可吐咖啡样胃内容物(由胃部应激性溃疡所致)。丘脑出血病灶对侧常有偏身感觉障碍或偏瘫,肌张力低,可引出病理反射,平卧位时,患侧下肢呈外旋位。但感觉障碍常先于或重于运动障碍,部分病例病灶对侧可出现自发性疼痛。常有眼球运动障碍(眼球向上注视麻痹,呈下视内收状态)。瞳孔缩小或不等大,一般为出血侧散大,提示已有小脑幕疝形成;部分病例有丘脑性失语(言语缓慢而不清、重复言语、发音困难、复述差,朗读正常)或丘脑性痴呆(记忆力减退、计算力下降、情感障碍、人格改变等)。如病情发展,血液大量破入脑室或损伤丘脑下部及脑干,昏迷加深,出现去大脑强直或四肢弛缓,面色潮红或苍白,出冷汗,鼾声大作,中枢性高热或体温过低,甚至出现肺水肿、上消化道出血等内脏并发症,最后多发生枕骨大孔疝死亡。

2.脑叶出血

应用 CT 以后,发现脑叶出血约占脑出血的 15%,发病年龄在 11~80 岁,40 岁以下占 30%,年轻人多由血管畸形(包括隐匿性血管畸形)、烟雾病引起,老年人常见于高血压动脉硬化及淀粉样血管病等。脑叶出血以顶叶最多见,以后依次为颞叶、枕叶、额叶,40%为跨叶出血。脑叶出血除意识障碍、颅内高压和抽搐等常见症状外,还有各脑叶的特异表现。

(1)额叶出血:常有一侧或双侧的前额痛、病灶对侧偏瘫。部分病例有精神行为异常、凝视麻痹、言语障碍和癫痫发作。

(2)顶叶出血:常有病灶侧颞部疼痛,病灶对侧的轻偏瘫或单瘫、深浅感觉障碍和复合感觉障碍,以及体象障碍、手指失认和结构失用症等,少数病例可出现下象限盲。

(3)颞叶出血:常有耳部或耳前部疼痛,病灶对侧偏瘫,但上肢瘫重于下肢,中枢性面、舌瘫可有对侧上象限盲;优势半球出血可出现感觉性失语或混合性失语;可有颞叶癫痫、幻嗅、幻视、兴奋躁动等精神症状。

(4)枕叶出血:可出现同侧眼部疼痛、同向性偏盲和黄斑回避现象,可有一过性黑矇和视物变形。

3.脑干出血

(1)中脑出血:中脑出血少见,自 CT 应用于临床后,临床已可诊断。轻症患者表现为突然出现复视、眼睑下垂、一侧或两侧瞳孔扩大、眼球不同轴、水平或垂直眼震,同侧肢体共济失调,也可表现为韦伯综合征(Weber 综合征)或贝内迪克特综合征(Benedikt 综合征)。重者出现昏迷、四肢迟缓性瘫痪、去大脑强直,常迅速死亡。

(2)脑桥出血:占脑出血的 10%左右。病灶多位于脑桥中部的基底部与被盖部之间。患者表现突然头痛,同侧第Ⅵ、Ⅶ、Ⅷ对脑神经麻痹,对侧偏瘫(交叉性瘫痪),出血量大或病情重者常有四肢瘫,很快进入意识障碍、针尖样瞳孔、去大脑强直、呼吸障碍,多迅速死亡。可伴中枢性高热、大汗和应激性溃疡等。一侧脑桥小量出血可表现为福维尔综合征(Foville 综合征)、闭锁综合征和米亚尔-居布勒综合征(Millard-Gubler综合征)。

(3)延髓出血:延髓出血更为少见,突然意识障碍,血压下降,呼吸节律不规则,心律失常,轻症病例可呈延髓背外侧综合征(Wallenberg综合征),重症病例常因呼吸心跳停止而死亡。

4.小脑出血

小脑出血约占脑出血的 10%。多见于一侧半球的齿状核部位,小脑蚓部也可发生。发病突然,眩晕明显,频繁呕吐,枕部疼痛,病灶侧共济失调,可见眼球震颤,同侧周围性面瘫,颈项强直,如不仔细检查,易误诊为蛛网膜下腔出血。当出血量不大时,主要表现为小脑症状,如病灶侧共济失调,眼球震颤,构音障碍和吟诗样语言,无偏瘫。出血量增加时,还可表现为脑桥受压体征,如展神经麻痹、侧视麻痹等,以及肢体偏瘫和(或)锥体束征。病情如继续加重,颅内压增高明显,昏迷加深,极易发生枕骨大孔疝死亡。

5.脑室出血

脑室出血分原发与继发两种,继发性系脑实质出血破入脑室者;原发性指脉络丛血管出血及室管膜下动脉破裂出血,血液直流入脑室者。以前认为脑室出血罕见,现已证实占脑出血的 3%~5%。55%的患者出血量较少,仅部分脑室有血,脑脊液呈血性,类似蛛网膜下腔出血。临床常表现为头痛、呕吐、克尼格征阳性、意识清楚或一过性意识障碍,但常无偏瘫体征,脑脊液血性,酷似蛛网膜下腔出血,预后良好,可以完全恢复正常;出血量大,全部脑室均被血液充满者,其临床表现符合既往所谓脑室出血的症状,即发病后突然头痛,呕吐,昏迷,瞳孔缩小或时大时小,眼球浮动或分离性斜视,四肢肌张力增高,病理反射阳性,早期出现去大脑强直,严重者双侧瞳孔散大,呼吸深,鼾声明显,体温明显升高,面部充血多汗,预后极差,多迅速死亡。

四、辅助检查

(一)头颅 CT

发病后 CT 平扫可显示近圆形或卵圆形均匀高密度的血肿病灶,边界清楚,可确定血肿部位、大小、形态及是否破入脑室,血肿周围有无低密度水肿带及占位效应(脑室受压、脑组织移位)和梗阻性脑积水等。早期可发现边界清楚、均匀的高密度灶,CT 值为 60~80 Hu,周围环绕低密度水肿带。血肿范围大时可见占位效应。根据 CT 影像估算出血量可采用简单易行的多田计算公式:出血量(mL)=0.5×最大面积长轴(cm)×最大面积短轴(mL)×层面数。出血后 3~7 天,血红蛋白破坏,纤维蛋白溶解,高密度区向心性缩小,边缘模糊,周围低密度区扩大。病后 2~4 周,形成等密度或低密度灶。病后 2 个月左右,血肿区形成囊腔,其密度与脑脊液近乎相等,两侧脑室扩大;增强扫描,可见血肿周围有环状高密度强化影,其大小、形状与原血肿相近。

(二)头颅磁共振成像/磁共振血管成像

磁共振成像的表现主要取决于血肿所含血红蛋白量的变化。发病 1 天内,血肿呈 T_1 等信号或低信号,T_2 高信号或混合信号;第 2 天至 1 周,T_1 为等信号或稍低信号,T_2 为低信号;第 2~4 周,T_1 和 T_2 均为高信号;4 周后,T_1 呈低信号,T_2 为高信号。此外,磁共振血管成像(MRA)可帮助发现脑血管畸形、肿瘤及血管瘤等病变。

(三)数字减影血管造影(DSA)

DSA 对脑叶出血、原因不明或怀疑脑血管畸形、血管瘤、烟雾病和血管炎等患者有意义,尤其血压正常的年轻患者应通过 DSA 查明病因。

（四）腰椎穿刺检查

在无条件做 CT 时，且患者病情不重，无明显颅内高压者可进行腰椎穿刺检查。脑出血者脑脊液压力常增高，若出血破入脑室或蛛网膜下腔者脑脊液多呈均匀血性。有脑疝及小脑出血者应禁做腰椎穿刺检查。

（五）经颅多普勒超声（TCD）

TCD 由于简单及无创性，可在床边进行检查，已成为监测脑出血患者脑血流动力学变化的重要方法。通过检测脑动脉血流速度，间接监测脑出血的脑血管痉挛范围及程度，脑血管痉挛时其血流速度增高。测定血流速度、血流量和血管外周阻力可反映颅内压增高时脑血流灌注情况，如颅内压超过动脉压时收缩期及舒张期血流信号消失，无血流灌注。提供脑动静脉畸形、动脉瘤等病因诊断的线索。

（六）脑电图（EEG）

EEG 可反映脑出血患者脑功能状态。意识障碍可见两侧弥漫性慢活动，病灶侧明显；无意识障碍时，基底节和脑叶出血出现局灶性慢波，脑叶出血靠近皮质时可有局灶性棘波或尖波发放；小脑出血无意识障碍时脑电图多正常，部分患者同侧枕颞部出现慢活动；中脑出血多见两侧阵发性同步高波幅慢活动；脑桥出血患者昏迷时可见 $8\sim12\ Hz\ \alpha$ 波、低波幅 β 波、纺锤波或弥漫性慢波等。

（七）心电图

心电图可及时发现脑出血合并心律失常或心肌缺血，甚至心肌梗死。

（八）血液检查

重症脑出血急性期白细胞计数可增为 $(10\sim20)\times10^9/L$，并可出现血糖含量升高、蛋白尿、尿糖、血尿素氮含量增加，以及血清肌酶含量升高等。但均为一过性，可随病情缓解而消退。

五、诊断与鉴别诊断

（一）诊断要点

1.一般性诊断要点

（1）急性起病，常有头痛、呕吐、意识障碍、血压增高和局灶性神经功能缺损症状，部分病例有眩晕或抽搐发作。饮酒、情绪激动、过度劳累等是常见的发病诱因。

（2）常见的局灶性神经功能缺损症状和体征包括偏瘫、偏身感觉障碍、偏盲等，多于数分钟至数小时达到高峰。

（3）头颅 CT 扫描可见病灶中心呈高密度改变，病灶周边常有低密度水肿带。头颅 MRI/MRA 有助于脑出血的病因学诊断和观察血肿的演变过程。

2.各部位脑出血的临床诊断要点

（1）壳核出血：①对侧肢体偏瘫，优势半球出血常出现失语。②对侧肢体感觉障碍，主要是痛觉、温度觉减退。③对侧偏盲。④凝视麻痹，呈双眼持续性向出血侧凝视。⑤尚可出现失用、体象障碍、记忆力和计算力障碍、意识障碍等。

（2）丘脑出血：①丘脑型感觉障碍，对侧半身深浅感觉减退、感觉过敏或自发性疼痛。②运动障碍，出血侵及内囊可出现对侧肢体瘫痪，多为下肢重于上肢。③丘脑性失语，言语缓慢而不清、重复言语、发音困难、复述差、朗读正常。④丘脑性痴呆，记忆力减退、计算力下降、情感障碍、人格改变。⑤眼球运动障碍，眼球向上注视麻痹，常向内下方凝视。

(3)脑干出血:①中脑出血,突然出现复视,眼睑下垂,一侧或两侧瞳孔扩大,眼球不同轴,水平或垂直眼震,同侧肢体共济失调,也可表现为 Weber 综合征或 Benedikt 综合征;严重者很快出现意识障碍,去大脑强直。②脑桥出血,突然头痛,呕吐,眩晕,复视,眼球不同轴,交叉性瘫痪或偏瘫、四肢瘫等。出血量较大时,患者很快进入意识障碍,针尖样瞳孔,去大脑强直,呼吸障碍,并可伴有高热、大汗、应激性溃疡等,多迅速死亡;出血量较少时可表现为一些典型的综合征,如 Foville 综合征、Millard-Gubler 综合征和闭锁综合征等。③延髓出血,突然意识障碍,血压下降,呼吸节律不规则,心律失常,继而死亡。轻者可表现为不典型的 Wallenberg 综合征。

(4)小脑出血:①突发眩晕、呕吐、后头部疼痛,无偏瘫。②有眼震,站立和步态不稳,肢体共济失调、肌张力降低及颈项强直。③头颅 CT 扫描示小脑半球或小脑蚓高密度影及第四脑室、脑干受压。

(5)脑叶出血:①额叶出血,前额痛、呕吐、痫性发作较多见;对侧偏瘫、共同偏视、精神障碍;优势半球出血时可出现运动性失语。②顶叶出血,偏瘫较轻,而偏侧感觉障碍显著;对侧下象限盲,优势半球出血时可出现混合性失语。③颞叶出血,表现为对侧中枢性面、舌瘫及上肢为主的瘫痪;对侧上象限盲;优势半球出血时可有感觉性或混合性失语;可有颞叶癫痫、幻嗅、幻视。④枕叶出血,对侧同向性偏盲,并有黄斑回避现象,可有一过性黑矇和视物变形;多无肢体瘫痪。

(6)脑室出血:①突然头痛、呕吐,迅速进入昏迷或昏迷逐渐加深。②双侧瞳孔缩小,四肢肌张力增高,病理反射阳性,早期出现去大脑强直,脑膜刺激征阳性。③常出现丘脑下部受损的症状及体征,如上消化道出血、中枢性高热、大汗、应激性溃疡、急性肺水肿、血糖增高、尿崩症等。④脑脊液压力增高,呈血性。⑤轻者仅表现为头痛、呕吐、脑膜刺激征阳性,无局限性神经体征。临床上易误诊为蛛网膜下腔出血,需通过头颅 CT 检查来确定诊断。

(二)鉴别诊断

1.脑梗死

脑梗死发病较缓,或病情呈进行性加重,头痛、呕吐等颅内压增高症状不明显,典型病例一般不难鉴别;但脑出血与大面积脑梗死、少量脑出血与脑梗死临床症状相似,鉴别较困难,常需头颅 CT 鉴别。

2.脑栓塞

脑栓塞起病急骤,一般缺血范围较广,症状常较重,常伴有风湿性心脏病、心房颤动、细菌性心内膜炎、心肌梗死或其他容易产生栓子来源的疾病。

3.蛛网膜下腔出血

蛛网膜下腔出血好发于年轻人,突发剧烈头痛,或呈爆裂样头痛,以颈枕部明显,有的可痛牵颈背、双下肢。呕吐较频繁,少数严重患者呈喷射状呕吐。约50%的患者可出现短暂、不同程度的意识障碍,尤以老年患者多见。常见一侧动眼神经麻痹,其次为视神经、三叉神经和展神经麻痹,脑膜刺激征常见,无偏瘫等脑实质损害的体征,头颅 CT 可帮助鉴别。

4.外伤性脑出血

外伤性脑出血是闭合性头部外伤所致,发生于受冲击颅骨下或对冲部位,常见于额极和颞极,外伤史可提供诊断线索,CT 可显示血肿外形不整。

5.内科疾病导致的昏迷

(1)糖尿病昏迷:①糖尿病酮症酸中毒,多数患者在发生意识障碍前数天有多尿、烦渴多饮和乏力,随后出现食欲缺乏、恶心、呕吐,常伴头痛、嗜睡、烦躁、呼吸深快,呼气中有烂苹果味(丙酮)。随着病情进一步发展,出现严重失水,尿量减少,皮肤弹性差,眼球下陷,脉细速,血压下降,至晚期时各种反射迟钝甚至消失,嗜睡甚至昏迷。尿糖、尿酮体呈强阳性,血糖和血酮体均有升高。头部 CT 结果阴性。②高渗性非酮症糖尿病昏迷,起病时常先有多尿、多饮,但多食不明显,或反而食欲缺乏,以致常被忽视。失水随病程进展逐渐加重,出现神经精神症状,表现为嗜睡、幻觉、定向障碍、偏盲、上肢拍击样粗震颤、痫性发作(多为局限性发作)等,最后陷入昏迷。尿糖强阳性,但无酮症或较轻,血尿素氮及肌酐升高。突出的表现为血糖常在 33.3 mmol/L(600 mg/dL)以上,一般为 33.3~66.6 mmol/L(600~1 200 mg/dL);血钠升高可达 155 mmol/L;血浆渗透压显著增高为 330~460 mmol/L,一般在 350 mmol/L 以上。头部 CT 结果阴性。

(2)肝性昏迷:有严重肝病和(或)广泛门体侧支循环,精神紊乱、昏睡或昏迷,明显肝功能损害或血氨升高,扑翼(击)样震颤和典型的脑电图改变(高波幅的 δ 波,每秒少于 4 次)等,有助于诊断与鉴别诊断。

(3)尿毒症昏迷:少尿(<400 mL/d)或无尿(<50 mL/d),血尿,蛋白尿,管型尿,氮质血症,水电解质紊乱和酸碱失衡。

(4)急性酒精中毒:①兴奋期,血乙醇浓度达到 11 mmol/L(50 mg/dL)即感头痛、欣快、兴奋;血乙醇浓度超过 16 mmol/L(75 mg/dL),健谈、饶舌、情绪不稳定、自负、易激怒,可有粗鲁行为或攻击行动,也可能沉默、孤僻;浓度达到 22 mmol/L(100 mg/dL)时,驾车易发生车祸。②共济失调期,血乙醇浓度达到 33 mmol/L(150 mg/dL)时,肌肉运动不协调,行动笨拙,言语含糊不清,眼球震颤,视物模糊,复视,步态不稳,出现明显共济失调;浓度达到 43 mmol/L(200 mg/dL)时,出现恶心、呕吐、困倦。③昏迷期,血乙醇浓度升至 54 mmol/L(250 mg/dL)时,患者进入昏迷期,表现为昏睡、瞳孔散大、体温降低;血乙醇浓度超过 87 mmol/L(400 mg/dL)时,患者陷入深昏迷,心率快、血压下降,呼吸慢而有鼾音,可出现呼吸、循环麻痹而危及生命。实验室检查可见血清乙醇浓度升高,呼出气中乙醇浓度与血清乙醇浓度相当;动脉血气分析可见轻度代谢性酸中毒;电解质失衡,可见低血钾、低血镁和低血钙;血糖可降低。

(5)低血糖昏迷:低血糖昏迷是指各种原因引起的重症的低血糖症。患者突然昏迷、抽搐,表现为局灶神经系统症状的低血糖易被误诊为脑出血。化验血糖低于 2.8 mmol/L,推注葡萄糖后症状迅速缓解,发病后 72 小时复查头部 CT 结果阴性。

(6)药物中毒:①镇静催眠药中毒,有服用大量镇静催眠药史,出现意识障碍和呼吸抑制及血压下降。胃液、血液、尿液中检出镇静催眠药。②阿片类药物中毒,有服用大量吗啡等阿片类药物史,或有吸毒史,除出现昏迷、针尖样瞳孔(哌替啶的急性中毒瞳孔反而扩大)、呼吸抑制"三联征"等特点外,还可出现发绀、面色苍白、肌肉无力、惊厥、牙关紧闭、角弓反张,呼吸先浅而慢,后叹息样或潮式呼吸、肺水肿、休克、瞳孔对光反射消失,死于呼吸衰竭。血、尿阿片类毒物成分定性试验呈阳性。使用纳洛酮可迅速逆转阿片类药物所致的昏迷、呼吸抑制、缩瞳等毒性作用。

(7)CO 中毒:①轻度中毒,血液碳氧血红蛋白(COHb)可高于 20%。患者有剧烈头痛、头晕、心悸、口唇黏膜呈樱桃红色、四肢无力、恶心、呕吐、嗜睡、意识模糊、视物不清、感觉迟钝、谵妄、幻觉、抽搐等。②中度中毒,血液 COHb 浓度可高达 40%。患者出现呼吸困难、意识丧失、昏迷,对疼痛刺激可有反应,瞳孔对光反射和角膜反射可迟钝,腱反射减弱,呼吸、血压和脉搏可有改变。经治疗可恢复且无明显并发症。③重度中毒,血液 COHb 浓度可高于 50% 以上。深昏迷,各种反射消失。患者可呈去大脑皮质状态(患者可以睁眼,但无意识,不语,不动,不主动进食或大小便,呼之不应,推之不动,肌张力增强),常有脑水肿、惊厥、呼吸衰竭、肺水肿、上消化道出血、休克和严重的心肌损害,出现心律失常,偶可发生心肌梗死。有时并发脑局灶损害,出现锥体系或锥体外系损害体征。监测血中COHb浓度可明确诊断。

应详细询问病史,内科疾病导致昏迷者有相应的内科疾病病史,仔细查体,局灶体征不明显;脑出血者则同向偏视,一侧瞳孔散大、一侧面部船帆现象、一侧上肢出现扬鞭现象、一侧下肢呈外旋位,血压升高。CT检查可助鉴别。

六、治疗

急性期的主要治疗原则:保持安静,防止继续出血;积极抗脑水肿,降低颅内压;调整血压;改善循环;促进神经功能恢复;加强护理,防治并发症。

(一)一般治疗

1.保持安静

(1)卧床休息3~4周,脑出血发病后24小时内,特别是6小时内可有活动性出血或血肿继续扩大,应尽量减少搬运,就近治疗。重症需严密观察体温、脉搏、呼吸、血压、瞳孔和意识状态等生命体征变化。

(2)保持呼吸道通畅,头部抬高15°~30°角,切忌无枕仰卧;疑有脑疝时应床脚抬高45°角,意识障碍患者应将头歪向一侧,以利于口腔、气道分泌物及呕吐物流出;痰稠不易吸出,则要行气管切开,必要时吸氧,以使动脉血氧饱和度维持在90%以上。

(3)意识障碍或消化道出血者宜禁食24~48小时,发病后3天,仍不能进食者,应鼻饲以确保营养。过度烦躁不安的患者可适量用镇静药。

(4)注意口腔护理,保持大便通畅,留置尿管的患者应做膀胱冲洗以预防尿路感染。加强护理,经常翻身,预防压疮,保持肢体功能位置。

(5)注意水、电解质平衡,加强营养。注意补钾,液体量应控制在2 000 mL/d左右,或以尿量加500 mL来估算,不能进食者鼻饲各种营养品。对于频繁呕吐、胃肠道功能减弱或有严重的应激性溃疡者,应考虑给予肠外营养。如有高热、多汗、呕吐或腹泻者,可适当增加入液量,或10%脂肪乳500 mL静脉滴注,每天1次。如需长期采用鼻饲,应考虑胃造瘘术。

(6)脑出血急性期血糖含量增高可以是原有糖尿病的表现或是应激反应。高血糖和低血糖都能加重脑损伤。当患者血糖含量增高超过11.1 mmol/L时,应立即给予胰岛素治疗,将血糖控制在8.3 mmol/L以下。同时应监测血糖,若发生低血糖,可用葡萄糖口服或注射纠正低血糖。

2.亚低温治疗

亚低温治疗能够减轻脑水肿,减少自由基的产生,促进神经功能缺损恢复,改善患者预后。降温方法:立即行气管切开,静脉滴注冬眠肌松合剂(0.9%氯化钠注射液500 mL+氯丙嗪100 mg+异丙嗪100 mg),同时冰毯机降温。行床旁监护仪连续监测体温(T)、心率(HR)、血压(BP)、呼吸(R)、脉搏(P)、血氧饱和度(SPO$_2$)、颅内压(ICP)。直肠温度(RT)维持在34~36 ℃,持续3~5天。冬眠肌松合剂用量和速度根据患者T、HR、BP、肌张力等调节。保留自主呼吸,必要时应用同步呼吸机辅助呼吸,维持SPO$_2$在95%以上,10~12小时将RT降为34~36 ℃。当ICP降至正常后72小时,停止亚低温治疗。采用每天恢复1~2 ℃,复温速度不超过0.1 ℃/h。在24~48小时,将患者RT复温为36.5~37.0 ℃。局部亚低温治疗实施越早,效果越好,建议在脑出血发病6小时内使用,治疗时间最好持续48~72小时。

(二)调控血压和防止再出血

脑出血患者一般血压都高,甚至比平时更高,这是因为颅内压增高时机体保证脑组织供血的代偿性反应,当颅内压下降时血压亦随之下降,因此一般不应使用降血压药物,尤其是注射利血平等强有力降压剂。目前理想的血压控制水平还未确定,主张采取个体化原则,应根据患者年龄、病前有无高血压、病后血压情况等确定适宜血压水平。但血压过高时,容易增加再出血的危险性,则应及时控制高血压。一般来说,收缩压≥26.7 kPa(200 mmHg),舒张压≥15.3 kPa(115 mmHg)时,应降血压治疗,使血压控制于治疗前原有血压水平或略高水平。收缩压≤24.0 kPa(180 mmHg)或舒张压≤15.3 kPa(115 mmHg)时,或平均动脉压为17.3 kPa(130 mmHg)时可暂不使用降压药,但需密切观察。收缩压在24.0~30.7 kPa(180~230 mmHg)或舒张压在14.0~18.7 kPa(105~140 mmHg)宜口服卡托普利、美托洛尔等降压药,收缩压在24.0 kPa(180 mmHg)以内或舒张压在14.0 kPa(105 mmHg)以内,可观察而不用降压药。急性期过后(约2周),血压仍持续过高时可系统使用降压药,急性期血压急骤下降表明病情严重,应给予升压药物以保证足够的脑供血量。

止血剂及凝血剂对脑出血并无效果,但如合并消化道出血或有凝血障碍时仍可使用。消化道出血时,还可经胃管鼻饲或口服云南白药、三七粉、氢氧化铝凝胶和(或)冰牛奶、冰盐水等。

(三)控制脑水肿

脑出血后48小时水肿达到高峰,维持3~5天或更长时间后逐渐消退。脑水肿可使ICP增高和导致脑疝,是影响功能恢复的主要因素和导致早期死亡的主要病因。积极控制脑水肿、降低ICP是脑出血急性期治疗的重要环节,必要时可行ICP监测。治疗目标是使ICP降为2.7 kPa(20 mmHg)以下,脑灌注压大于9.3 kPa(70 mmHg),应首先控制可加重脑水肿的因素,保持呼吸道通畅,适当给氧,维持有效脑灌注,限制液体和盐的入量等。应用皮质类固醇减轻脑出血后脑水肿和降低ICP,其有效证据不充分;脱水药只有短暂作用,常用20%甘露醇、利尿药如呋塞米等。

1.20%甘露醇

20%甘露醇为渗透性脱水药,可在短时间内使血浆渗透压明显升高,形成血与脑组织间渗透压差,使脑组织间液水分向血管内转移,经肾脏排出,每8 g甘露醇可由尿带出水分100 mL,用药后20~30分钟开始起效,2~3小时作用达峰。常用剂量为125~250 mL,每次6~8小时,疗程7~10天。如患者出现脑疝征象可快速加压经静脉或颈动脉推注,可暂时缓解症状,为术前准备赢得时间。冠心病、心肌梗死、心力衰竭和肾功能不全者慎用,注意用药不当可诱发肾功能衰竭(简称"肾衰竭")和水盐及电解质失衡。因此,在应用甘露醇脱水时,一定要严密观察患者尿量、血钾和心肾功能,一旦出现尿少、血尿、无尿时应立即停用。

2.利尿药

呋塞米注射液较常用,脱水作用不如甘露醇,但可抑制脑脊液产生,用于心肾功能不全不能用甘露醇的患者,常与甘露醇合用,减少甘露醇用量。每次20~40 mg,每天2~4次,静脉注射。

3.甘油果糖氯化钠注射液

该药为高渗制剂,通过高渗透性脱水,能使脑水分含量减少,降低颅内压。本品降低颅内压作用起效较缓,持续时间较长,可与甘露醇交替使用。推荐剂量为每次250~500 mL,每天1~2次,静脉滴注,连用7天左右。

4.10％人血清蛋白

10％人血清蛋白通过提高血浆胶体渗透压发挥对脑组织脱水降颅压作用,改善病灶局部脑组织水肿,作用持久。适用于低蛋白血症的脑水肿伴高颅压的患者。推荐剂量每次 10～20 g,每天 1～2 次,静脉滴注。该药可增加心脏负担,心功能不全者慎用。

5.地塞米松

地塞米松可防止脑组织内星形胶质细胞肿胀,降低毛细血管通透性,维持血-脑屏障功能。抗脑水肿作用起效慢,用药后 12～36 小时起效。剂量为每天 10～20 mg,静脉滴注。由于易并发感染或使感染扩散,可促进或加重应激性上消化道出血,影响血压和血糖控制等,临床不主张常规使用,病情危重、不伴上消化道出血者可早期短时间应用。

若药物脱水、降颅压效果不明显,出现颅高压危象时可考虑转外科手术开颅减压。

(四)控制感染

发病早期或病情较轻时通常不需使用抗生素,老年患者合并意识障碍易并发肺部感染,合并吞咽困难易发生吸入性肺炎,尿潴留或导尿易合并尿路感染,可根据痰液或尿液培养、药物敏感试验等选用抗生素治疗。

(五)维持水电解质平衡

患者液体的输入量最好根据其中心静脉压(CVP)和肺毛细血管楔压(PCWP)来调整,CVP 保持在 0.7～1.6 kPa(5～12 mmHg)或者 PCWP 维持在 1.3～1.9 kPa(10～14 mmHg)。无此条件时每天液体输入量可按前 1 天尿量＋500 mL 估算。每天补钠 50～70 mmol/L,补钾 40～50 mmol/L,糖类 13.5～18.0 g。使用液体种类应以 0.9％氯化钠注射液或复方氯化钠注射液(林格液)为主,避免用高渗糖水,若用糖时可按每 4 g 糖加 1 U 胰岛素后再使用。由于患者使用大量脱水药、进食少、合并感染等,极易出现电解质紊乱和酸碱失衡,应加强监护和及时纠正,意识障碍患者可通过鼻饲管补充足够热量的营养和液体。

(六)对症治疗

1.中枢性高热

宜先行物理降温,如头部、腋下及腹股沟区放置冰袋,戴冰帽或睡冰毯等。效果不佳者可用多巴胺受体激动剂如溴隐亭 3.75 mg/d,逐渐加量至 7.5～15.0 mg/d,分次服用。

2.痫性发作

可静脉缓慢推注(注意患者呼吸)地西泮 10～20 mg,控制发作后可予卡马西平片,每次 100 mg,每天 2 次。

3.应激性溃疡

丘脑、脑干出血患者常合并应激性溃疡和消化道出血,机制不明,可能是出血影响边缘系统、丘脑、丘脑下部及下行自主神经纤维,使肾上腺皮质激素和胃酸分泌大量增加,黏液分泌减少及屏障功能削弱。常在病后第 2～14 天突然发生,可反复出现,表现为呕血及黑便,出血量大时常见烦躁不安、口渴、皮肤苍白、湿冷、脉搏细速、血压下降、尿量减少等外周循环衰竭表现。可采取抑制胃酸分泌和加强胃黏膜保护治疗,用 H_2 受体阻滞剂:①雷尼替丁,每次 150 mg,每天2次,口服。②西咪替丁,0.4～0.8 g/d,加入0.9％氯化钠注射液,静脉滴注。③注射用奥美拉唑钠,每次 40 mg,每 12 小时静脉注射 1 次,连用 3 天。还可用硫糖铝,每次 1 g,每天 4 次,口服,或氢氧化铝凝胶,每次 40～60 mL,每天 4 次,口服。若发生上消化道出血可用去甲肾上腺素4～8 mg加冰盐水 80～100 mL,每天4～6 次,口服;云南白药,每次 0.5 g,每天 4 次,口服。保守治疗无效时可在胃镜下止血,需注意呕血引起窒息,并补液或输血维持血容量。

4.心律失常

心房颤动常见,多见于病后前 3 天。心电图复极改变常导致易损期延长,易损期出现的期前收缩可导致室性心动过速或心室颤动。这可能是脑出血患者易发生猝死的主要原因。心律失常影响心排血量,降低脑灌注压,可加重原发脑病变,影响预后。应注意改善冠心病患者的心肌供血,给予常规抗心律失常治疗,及时纠正电解质紊乱,可试用 β 受体阻滞剂和钙通道阻滞剂治疗,维护心脏功能。

5.大便秘结

脑出血患者由于卧床等原因,常会出现便秘。用力排便时腹压增高,从而使颅内压升高,可加重脑出血症状。便秘时腹胀不适,使患者烦躁不安,血压升高,亦可使病情加重,故脑出血患者便秘的护理十分重要。便秘可用甘油灌肠剂(支),患者侧卧位插入肛门内 6～10 cm,将药液缓慢注入直肠内 60 mL,5～10 分钟即可排便;缓泻剂如酚酞 2 片,每晚口服,亦可用中药番泻叶 3～9 g 泡服。

6.高容量性低钠血症

高容量性低钠血症又称稀释性低钠血症,10%的脑出血患者可发生。因血管升压素分泌减少,尿排钠增多,血钠降低,可加重脑水肿,每天应限制水摄入量在 800～1 000 mL,补钠 9～12 g;宜缓慢纠正,以免导致脑桥中央髓鞘溶解症。另有脑耗盐综合征,是心钠素分泌过高导致低钠血症,应输液补钠治疗。

7.下肢深静脉血栓形成

急性脑卒中患者易并发下肢和瘫痪肢体深静脉血栓形成,患肢进行性水肿和发硬,肢体静脉血流图检查可确诊。勤翻身、被动活动或抬高瘫痪肢体可预防;治疗可用肝素 5 000 U,静脉滴注,每天 1 次;或低分子量肝素,每次 4 000 U,皮下注射,每天 2 次。

(七)外科治疗

外科治疗可挽救重症患者的生命及促进神经功能恢复,手术宜在发病后 6～24 小时进行,预后直接与术前意识水平有关,昏迷患者通常手术效果不佳。

1.手术指征

(1)脑叶出血:患者清醒、无神经障碍和小血肿(＜20 mL)者,不必手术,可密切观察和随访。患者意识障碍、大血肿和在 CT 片上有占位征,应手术。

(2)基底节和丘脑出血:大血肿、神经障碍者应手术。

(3)脑桥出血:原则上内科治疗。但对非高血压性脑桥出血如海绵状血管瘤,可手术治疗。

(4)小脑出血:血肿直径≥2 cm 者应手术,特别是合并脑积水、意识障碍、神经功能缺失和占位征者。

2.手术禁忌证

(1)深昏迷患者(GCS 3～5 级)或去大脑强直。

(2)生命体征不稳定,如血压过高、高热、呼吸不规则,或有严重系统器质病变者。

(3)脑干出血。

(4)基底节或丘脑出血影响到脑干。

(5)病情发展急骤,发病数小时即深昏迷者。

3.常用手术方法

(1)小脑减压术:高血压性小脑出血最重要的外科治疗,可挽救生命和逆转神经功能缺损,病程早期患者处于清醒状态时手术效果好。

(2)开颅血肿清除术:占位效应引起中线结构移位和初期脑疝时外科治疗可能有效。

(3)钻孔扩大骨窗血肿清除术。

(4)钻孔微创颅内血肿清除术。

(5)脑室出血脑室引流术。

(八)早期康复治疗

原则上应尽早开始康复治疗。在神经系统症状不再进展,没有严重精神、行为异常,生命体征稳定,没有严重的并发症、合并症时即可开始康复治疗的介入,但需注意康复方法的选择。早期康复治疗对恢复患者的神经功能,提高生活质量是十分有利的。早期对瘫痪肢体进行按摩及被动运动,开始有主动运动时即应根据康复要求按阶段进行训练,以促进神经功能恢复,避免出现关节挛缩、肌肉萎缩和骨质疏松;对失语患者需加强言语康复训练。

(九)加强护理,防治并发症

常见的并发症有肺部感染、上消化道出血、吞咽困难、下肢静脉血栓形成、肺栓塞、肺水肿、冠状动脉性疾病、心肌梗死、心脏损伤、痫性发作等。脑出血预后与急性期护理有直接关系,合理的护理措施十分重要。

1.体位

头部抬高 $15°\sim30°$ 角,既能保持脑血流量,又能保持呼吸道通畅。切忌无枕仰卧。凡意识障碍患者宜采用侧卧位,头稍前屈,以利口腔分泌物流出。

2.饮食与营养

营养不良是脑出血患者常见的易被忽视的并发症,应充分重视。重症意识障碍患者急性期应禁食 $1\sim2$ 天,静脉补给足够能量与维生素,发病 48 小时后若无活动性消化道出血,可鼻饲流质饮食,应考虑营养合理搭配与平衡。患者意识转清、咳嗽反射良好、能吞咽时可停止鼻饲,应注意喂食时宜取 $45°$ 角半卧位,食物宜做成糊状,流质饮料均应选用茶匙喂食,喂食出现呛咳可拍背。

3.呼吸道护理

脑出血患者应保持呼吸道通畅和足够通气量,意识障碍或脑干功能障碍患者应行气管插管,指征是 $PaO_2<8.0\ kPa(60\ mmHg)$、$PaCO_2>6.7\ kPa(50\ mmHg)$ 或有误吸危险者。鼓励勤翻身、拍背,鼓励患者尽量咳嗽,咳嗽无力痰多时可超声雾化治疗,呼吸困难、呼吸道痰液多、经鼻抽吸困难者可考虑气管切开。

4.压疮防治与护理

昏迷或完全性瘫痪患者易发生压疮,预防措施包括定时翻身,保持皮肤干燥清洁,在骶部、足跟及骨隆起处加垫气圈,经常按摩皮肤及活动瘫痪肢体促进血液循环,皮肤发红可用 70% 乙醇溶液或温水轻柔,涂以 3.5% 安息香酊。

七、预后与预防

(一)预后

脑出血的预后与出血量、部位、病因及全身状况等有关。脑干、丘脑及大量脑室出血预后差。脑水肿、颅内压增高及脑疝、并发症及脑-内脏(脑-心、脑-肺、脑-肾、脑-胃肠)综合征是致死的主要原因。早期多死于脑疝,晚期多死于中枢性衰竭、肺炎和再出血等继发性并发症。影响本病的预后因素:①年龄较大;②昏迷时间长和程度深;③颅内压高和脑水肿重;④反复多次出血和出血量大;⑤小脑、脑干出血;⑥神经体征严重;⑦出血灶多和生命体征不稳定;⑧伴癫痫发作、去大脑皮质强直或去大脑强直;⑨伴有脑-内脏联合损害;⑩合并代谢性酸中毒、代谢障碍或电解质紊乱者,预后差。及时给予正确的中西医结合治疗和内外科治疗,可大大改善预后,减少病死率和致残率。

(二)预防

总的原则是定期体检,早发现、早预防、早治疗。脑出血是多危险因素所致的疾病。研究证明,高血压是最重要的独立危险因素,心脏病、糖尿病是肯定的危险因素。多种危险因素之间存在错综复杂的相关性,它们互相渗透、互相作用、互为因果,从而增加了脑出血的危险性,也给预防和治疗带来困难。目前,我国仍存在对高血压知晓率低、用药治疗率低和控制率低等"三低"现象,恰与我国脑卒中患病率高、致残率高和病死率高等"三高"现象形成鲜明对比。因此,加强高血压的防治宣传教育是非常必要的。在高血压治疗中,轻型高血压可选用尼群地平和吲达帕胺,对其他类型的高血压则应根据病情选用钙通道阻滞剂、β受体阻滞剂、血管紧张素转化酶抑制剂(ACEI)、利尿药等联合治疗。

有些危险因素是先天决定的,而且是难以改变甚至不能改变的(如年龄、性别);有些危险因素是环境造成的,很容易预防(如感染);有些是人们生活行为的方式,是完全可以控制的(如抽烟、酗酒);还有些疾病常常是可治疗的(如高血压)。虽然大部分高血压患者都接受过降压治疗,但规范性、持续性差,这样非但没有起到降低血压、预防脑出血的作用,反而使血压忽高忽低,易于引发脑出血。所以控制血压除进一步普及治疗外,重点应放在正确的治疗方法上。预防工作不可简单、单一化,要采取突出重点、顾及全面的综合性预防措施,才能有效地降低脑出血的发病率、病死率和复发率。

除针对危险因素进行预防外,日常生活中须注意经常锻炼,戒烟酒,合理饮食,调理情绪。饮食上提倡"五高三低",即高蛋白质、高钾、高钙、高纤维素、高维生素及低盐、低糖、低脂。锻炼要因人而异,方法灵活多样,强度不宜过大,避免激烈运动。

(刘福涛)

第二节 脑 栓 塞

脑栓塞以前称栓塞性脑梗死,是指来自身体各部位的栓子,经颈动脉或椎动脉进入颅内,阻塞脑部血管,中断血流,导致该动脉供血区域的脑组织缺血缺氧而软化坏死及相应的脑功能障碍。临床表现出相应的神经系统功能缺损症状和体征,如急骤起病的偏瘫、偏身感觉障碍和偏盲等。大面积脑梗死还有颅内高压症状,严重时可发生昏迷和脑疝。脑栓塞约占脑梗死的15%。

一、病因与发病机制

(一)病因

脑栓塞按其栓子来源不同,可分为心源性脑栓塞、非心源性脑栓塞及来源不明的脑栓塞。其中,心源性栓子占脑栓塞的 60%～75%。

1.心源性

风湿性心脏病引起的脑栓塞,占整个脑栓塞的 50% 以上。二尖瓣狭窄或二尖瓣狭窄合并关闭不全者最易发生脑栓塞,因二尖瓣狭窄时,左心房扩张,血流缓慢瘀滞,又有涡流,易于形成附壁血栓,血流的不规则更易使之脱落成栓子,故心房颤动时更易发生脑栓塞。慢性心房颤动是脑栓塞形成最常见的原因。其他还有心肌梗死、心肌病的附壁血栓,以及细菌性心内膜炎时瓣膜上的炎性赘生物脱落、心脏黏液瘤和心脏手术等病因。

2.非心源性

主动脉及发出的大血管粥样硬化斑块和附着物脱落引起的血栓栓塞也是脑栓塞的常见原因。另外,还有炎症的脓栓、骨折的脂肪栓、人工气胸和气腹的空气栓、癌栓、虫栓和异物栓等。还有来源不明的栓子等。

(二)发病机制

各个部位的栓子通过颈动脉系统或椎动脉系统时,栓子阻塞血管的某一分支,造成缺血、梗死和坏死,产生相应的临床表现;还有栓子造成远端的急性供血中断,该区脑组织发生缺血性变性、坏死及水肿;另外,由于栓子的刺激,该段动脉和周围小动脉反射性痉挛,结果不仅造成该栓塞的动脉供血区的缺血,同时因其周围的动脉痉挛,进一步加重脑缺血损害的范围。

二、病理

脑栓塞的病理改变与脑血栓形成基本相同。但是,有以下几点不同。

(1)脑栓塞的栓子与动脉壁不粘连;而脑血栓形成是在动脉壁上形成的,所以血栓与动脉壁粘连不易分开。

(2)脑栓塞的栓子可以向远端移行,而脑血栓形成的栓子不能。

(3)脑栓塞所致的梗死灶,有 60% 以上合并出血性梗死;脑血栓形成所致的梗死灶合并出血性梗死较少。

(4)脑栓塞往往为多发病灶,脑血栓形成常为一个病灶。

另外,炎性栓子可见局灶性脑炎或脑脓肿,寄生虫栓子在栓塞处可发现虫体或虫卵。

三、临床表现

(一)发病年龄

风湿性心脏病引起者以中青年为多,冠心病及大动脉病变引起者以中老年人为多。

(二)发病情况

发病急骤,在数秒钟或数分钟之内达高峰,是所有脑卒中发病最快者,有少数患者因反复栓塞可在数天内呈阶梯式加重。一般发病无明显诱因,安静和活动时均可发病。

(三)症状与体征

约有 4/5 的脑栓塞发生于前循环,特别是大脑中动脉,病变对侧出现偏瘫、偏身感觉障碍和偏盲,优势半球病变还有失语。癫痫发作很常见,因大血管栓塞,常引起脑血管痉挛,有部分性发作或全面性发作。椎-基底动脉栓塞约占 1/5,起病有眩晕、呕吐、复视、交叉性瘫痪、共济失调、构音障碍和吞咽困难等。栓子进入一侧或两侧大脑后动脉有同向性偏盲或皮质盲。基底动脉主干栓塞会导致昏迷、四肢瘫痪,可引起闭锁综合征及基底动脉尖综合征。

心源性栓塞患者有心慌、胸闷、心律不齐和呼吸困难等。

四、辅助检查

(一)胸部 X 线检查

胸部 X 线检查可发现心脏肥大。

(二)心电图检查

心电图检查可发现陈旧或新鲜心肌梗死、心律失常等。

(三)超声心动图检查

超声心动图检查是评价心源性脑栓塞的重要依据之一,能够显示心脏立体解剖结构,包括瓣膜反流和运动、心室壁的功能和心腔内的肿块。

(四)多普勒超声检查

多普勒超声检查有助于测量血流通过狭窄瓣膜的压力梯度及狭窄的严重程度。彩色多普勒超声血流图可检测瓣膜反流程度并可研究与血管造影的相关性。

(五)经颅多普勒超声(TCD)

TCD 可检测颅内血流情况,评价血管狭窄的程度及闭塞血管的部位,也可检测动脉粥样硬化的斑块及微栓子的部位。

(六)神经影像学检查

头颅 CT 和 MRI 检查可显示缺血性梗死和出血性梗死改变。合并出血性梗死高度支持脑栓塞的诊断,许多患者继发出血性梗死临床症状并未加重,发病 3～5 天内复查 CT 可早期发现继发性梗死后出血。早期脑梗死 CT 难于发现,常规 MRI 假阳性率较高,MRI 弥散成像(DWI)和灌注成像(PWI)可以发现超急性期脑梗死。磁共振血管成像(MRA)是一种无创伤性显示脑血管狭窄或阻塞的方法,造影特异性较高。数字减影血管造影(DSA)可更好地显示脑血管狭窄的部位、范围和程度。

(七)腰椎穿刺脑脊液检查

脑栓塞引起的大面积脑梗死可有脑脊液压力增高和蛋白含量增高。出血性脑梗死时可见红细胞。

五、诊断与鉴别诊断

(一)诊断

(1)多为急骤发病。

(2)多数无前驱症状。

(3)一般意识清楚或有短暂意识障碍。

(4)有颈内动脉系统或椎-基底动脉系统症状和体征。

(5)腰椎穿刺脑脊液检查一般不应含血,若有红细胞可考虑出血性脑栓塞。

(6)栓子的来源可为心源性或非心源性,也可同时伴有脏器栓塞症状。

(7)头颅 CT 和 MRI 检查有梗死灶或出血性梗死灶。

(二)鉴别诊断

1.血栓形成性脑梗死

二者均为急性起病的偏瘫、偏身感觉障碍,但血栓形成性脑梗死发病较慢,短期内症状可逐渐进展,一般无心房颤动等心脏病症状,头颅 CT 很少有出血性梗死灶,以资鉴别。

2.脑出血

脑栓塞与脑出血均为急骤起病的偏瘫,但脑出血多数有高血压、头痛、呕吐和意识障碍,头颅 CT 为高密度灶可以鉴别。

六、治疗

(一)抗凝治疗

对抗凝治疗预防心源性脑栓塞复发的利弊,仍存在争议。有的学者认为脑栓塞容易发生出血性脑梗死和大面积脑梗死,可有明显的脑水肿,所以在急性期不主张应用较强的抗凝药物,以免引起出血性梗死,或并发脑出血及加重脑水肿。也有学者认为,抗凝治疗是预防随后再发栓塞性脑卒中的重要手段。心房颤动或有再栓塞风险的心源性病因、动脉夹层或动脉高度狭窄的患者,可应用抗凝药物预防再栓塞。栓塞复发的高风险可完全抵消发生出血的风险。常用的抗凝药物有以下几种。

1.肝素

肝素有妨碍凝血活酶的形成作用;能增强抗凝血酶、中和活性凝血因子及纤溶酶;还有消除血小板的凝集作用,通过抑制透明质酸酶的活性而发挥抗凝作用。肝素每次 12 500~25 000 U(100~200 mg)加入 5% 葡萄糖注射液或 0.9% 氯化钠注射液 1 000 mL 中,缓慢静脉滴注或微泵注入,以每分钟 10~20 滴为宜,维持 48 小时,同时第 1 天开始口服抗凝药。

有颅内出血、严重高血压、肝肾功能障碍、消化道溃疡、急性细菌性心内膜炎和出血倾向者禁用。根据部分凝血活酶时间(APTT)调整剂量,维持治疗前 APTT 值的 1.5~2.5 倍,及时检测凝血活酶时间及活动度。用量过大,可导致严重自发性出血。

2.那曲肝素钙

那曲肝素钙又名低分子肝素钙,是一种由普通肝素钠通过硝酸分解纯化而得到的低分子肝素钙盐,其平均分子量为 4 500。目前认为低分子肝素钙是通过抑制凝血酶的生长而发挥作用。另外,还可溶解血栓和改善血流动力学。对血小板的功能影响明显小于肝素,很少引起出血并发症。因此,那曲肝素钙是一种比较安全的抗凝药。每次 4 000~5 000 U(WHO 单位),腹部脐下外侧皮下垂直注射,每天 1~2 次,连用 7~10 天,注意不能用于肌内注射。可能引起注射部位出血性瘀斑、皮下淤血、血尿和过敏性皮疹。

3.华法林

华法林为香豆素衍生物钠盐,通过拮抗维生素 K 的作用,使凝血因子 Ⅱ、Ⅶ、Ⅸ 和 Ⅹ 的前体物质不能活化,在体内发挥竞争性的抑制作用,为一种间接性的中效抗凝剂。第 1 天给予 5~10 mg 口服,第 2 天半量;第 3 天根据复查的凝血酶原时间及活动度结果调整剂量,凝血酶原活动度维持在 25%~40% 给予维持剂量,一般维持量为每天 2.5~5.0 mg,可用 3~6 个月。不良反应可有牙龈出血、血尿、发热、恶心、呕吐、腹泻等。

(二)脱水降颅内压药物

脑栓塞患者常为大面积脑梗死、出血性脑梗死,常有明显脑水肿,甚至发生脑疝的危险,对此必须立即应用降颅内压药物。心源性脑栓塞应用甘露醇可增加心脏负荷,有引起急性肺水肿的风险。20% 甘露醇每次只能给 125 mL 静脉滴注,每天 4~6 次。为增强甘露醇的脱水力度,同时必须加用呋塞米,每次 40 mg 静脉注射,每天 2 次,可减轻心脏负荷,达到保护心脏的作用,保证甘露醇的脱水治疗;甘油果糖每次 250～500 mL 缓慢静脉滴注,每天 2 次。

(三)扩张血管药物

1.丁苯酞

每次 200 mg,每天 3 次,口服。

2.葛根素注射液

每次 500 mg 加入 5％葡萄糖注射液或 0.9％氯化钠注射液 250 mL 中静脉滴注,每天 1 次,可连用10～14 天。

3.复方丹参注射液

每次 2 支(4 mL)加入 5％葡萄糖注射液或 0.9％氯化钠注射液 250 mL 中静脉滴注,每天 1 次,可连用 10～14 天。

4.川芎嗪注射液

每次 100 mg 加入 5％葡萄糖注射液或 0.9％氯化钠注射液 250 mL 中静脉滴注,每天 1 次,可连用 10～15 天,有脑水肿和出血倾向者忌用。

(四)抗血小板聚集药物

早期暂不应用,特别是已有出血性梗死者急性期不宜应用。当急性期过后,为预防血栓栓塞的复发,可较长期应用阿司匹林或氯吡格雷。

(五)原发病治疗

对感染性心内膜炎(亚急性细菌性心内膜炎),在病原菌未培养出来时,给予青霉素每次 $3.2×10^6$～$4×10^6$ U 加入 5％葡萄糖注射液或 0.9％氯化钠注射液 250 mL 中静脉滴注,每天 4～6 次;已知病原微生物,对青霉素敏感的首选青霉素,对青霉素不敏感者选用头孢曲松钠,每次 2 g 加入 5％葡萄糖注射液 250～500 mL 中静脉滴注,12 小时滴完,每天 2 次。对青霉素过敏和过敏体质者慎用,对头孢菌素类药物过敏者禁用。对青霉素和头孢菌素类抗生素不敏感者可应用去甲万古霉素,30 mg/(kg·d),分 2 次静脉滴注,每 0.8 g 药物至少加 200 mL 液体,在 1 小时以上时间内缓慢滴入,可用 4～6 周,24 小时内最大剂量不超过 2 g,此药有明显的耳毒性和肾毒性。

七、预后与预防

(一)预后

脑栓塞急性期病死率为 5％～15％,多死于严重脑水肿、脑疝。心肌梗死引起的脑栓塞预后较差,多遗留严重的后遗症。如栓子来源不消除,半数以上患者可能复发,约 2/3 在 1 年内复发,复发的病死率更高。10％～20％的脑栓塞患者可能在病后 10 天内发生第 2 次栓塞,病死率极高。栓子较小、症状较轻、及时治疗的患者,神经功能障碍可以部分或完全缓解。

(二)预防

最重要的是预防脑栓塞的复发。目前认为对于心房颤动、心肌梗死、二尖瓣脱垂患者可首选华法林作为二级预防的药物,阿司匹林也有效,但效果低于华法林。华法林的剂量一般为每天 2.5～3.0 mg,老年人每天 1.5～2.5 mg,并可采用国际标准化比值(INR)为标准进行治疗,既可获效,又可减少出血的危险性。1993 年,欧洲 13 个国家 108 个医疗中心联合进行了一组临床试验,共入选 1 007 例非风湿性心房颤动发生短暂性脑缺血发作(TIA)或小卒中的患者,分为 3 组,一组应用香豆素,一组用阿司匹林,另一组用安慰剂,随访 2～3 年,计算脑卒中或其他部位栓塞的发生率。结果发现应用香豆素组每年可减少 9% 脑卒中发生率,阿司匹林组减少 4%。前者出血发生率为 2.8%(每年),后者为 0.9%(每年)。

关于脑栓塞发生后何时开始应用抗凝剂仍有不同看法。有的学者认为过早应用可增加出血的危险性,因此建议发病后数周再开始应用抗凝剂比较安全。据临床研究结果表明,高血压是引起出血的主要危险因素,如能严格控制高血压,华法林的剂量强度控制在 INR 2.0～3.0,则其出血发生率可以降低。因此,目前认为华法林可以作为某些心源性脑栓塞的预防药物。

(刘福涛)

第三节　短暂性脑缺血发作

短暂性脑缺血发作(transient ischemic attack,TIA)是指因脑血管病变引起的短暂性、局限性脑功能缺失或视网膜功能障碍。临床症状一般持续 10～20 分钟,多在 1 小时内缓解,最长不超过 24 小时,不遗留神经功能缺失症状,结构性影像学(CT、MRI)检查无责任病灶。凡临床症状持续超过 1 小时且神经影像学检查有明确病灶者不宜称为 TIA。

1975 年,曾将 TIA 定义限定为 24 小时,这是基于时间的定义。2002 年,美国 TIA 工作组提出了新的定义,即由于局部脑或视网膜缺血引起的短暂性神经功能缺损发作,典型临床症状持续不超过 1 小时,且无急性脑梗死的证据。TIA 新的基于组织学的定义以脑组织有无损伤为基础,更有利于临床医师及时进行评价,使急性脑缺血能得到迅速干预。

流行病学统计表明,15% 的脑卒中患者曾发生过 TIA。不包括未就诊的患者,美国每年 TIA 发作人数估计为 20 万～50 万人。TIA 发生脑卒中率明显高于一般人群,TIA 后第 1 个月内发生脑梗死者占 4%～8%;1 年内 12%～13%;5 年内增至 24%～29%。TIA 患者发生脑卒中在第 1 年内较一般人群高 13～16 倍,是最严重的"卒中预警"事件,也是治疗干预的最佳时机,频发 TIA 更应以急诊处理。

一、病因与发病机制

(一)病因

TIA 病因各有不同,主要是动脉粥样硬化和心源性栓子。多数学者认为微栓塞或血流动力学障碍是 TIA 发病的主要原因,90% 左右的微栓子来源于心脏和动脉系统,动脉粥样硬化是 50 岁以上患者 TIA 的最常见原因。

(二)发病机制

TIA 的真正发病机制至今尚未完全阐明。主要有血流动力学改变学说和微栓子学说。

1.血流动力学改变学说

TIA 的主要原因是血管本身病变。动脉粥样硬化造成大血管的严重狭窄,由于病变血管自身调节能力下降,当一些因素引起灌注压降低时,病变血管支配区域的血流就会显著下降,同时又可能存在全血黏度增高、红细胞变形能力下降和血小板功能亢进等血液流变学改变,促进了微循环障碍的发生,而使局部血管无法保持血流量的恒定,导致相应供血区域 TIA 的发生。血流动力学型 TIA 在大动脉严重狭窄基础上合并血压下降,导致远端一过性脑供血不足症状,当血压回升时症状可缓解。

2.微栓子学说

大动脉的不稳定粥样硬化斑块破裂,脱落的栓子随血流移动,阻塞远端动脉,随后栓子很快发生自溶,临床表现为一过性缺血发作。动脉的微栓子来源最常见的部位是颈内动脉系统。心源性栓子为微栓子的另一来源,多见于心房颤动、心瓣膜疾病及左心室(简称"左室")血栓形成。

3.其他学说

脑动脉痉挛、受压学说,如脑血管受到各种刺激造成的痉挛或由于颈椎骨质增生压迫椎动脉造成缺血;颅外血管盗血学说,如锁骨下动脉严重狭窄,椎动脉脑血流逆行,导致颅内灌注不足。

TIA 常见的危险因素包括高龄、高血压、抽烟、心脏病(冠心病、心律失常、充血性心力衰竭、心脏瓣膜病)、高血脂、糖尿病和糖耐量异常、肥胖、不健康饮食、体力活动过少、过度饮酒、口服避孕药或绝经后雌激素的应用、高同型半胱氨酸血症、抗心磷脂抗体综合征、蛋白 C/蛋白 S 缺乏症等。

二、病理

发生缺血部位的脑组织常无病理改变,但部分患者可见脑深部小动脉发生闭塞而形成的微小梗死灶,其直径常小于 1.5 mm。主动脉弓发出的大动脉、颈动脉可见动脉粥样硬化性改变、狭窄或闭塞。颅内动脉也可有动脉粥样硬化性改变,或可见动脉炎性浸润。另外可有颈动脉或椎动脉过长或扭曲。

三、临床表现

TIA 多发于老年人,男性多于女性。发病突然,恢复完全,不遗留神经功能缺损的症状和体征,多有反复发作的病史。持续时间短暂,一般为 10~15 分钟,颈内动脉系统平均为 14 分钟,椎-基底动脉系统平均为 8 分钟,每天可有数次发作,发作间期无神经系统症状及阳性体征。颈内动脉系统 TIA 与椎-基底动脉系统 TIA 相比,发作频率较少,但更容易进展为脑梗死。

TIA 神经功能缺损的临床表现依据受累的血管供血范围而不同,临床常见的神经功能缺损有以下两种。

(一)颈动脉系统 TIA

颈动脉系统 TIA 最常见的症状为对侧面部或肢体的一过性无力和感觉障碍、偏盲,偏侧肢体或单肢的发作性轻瘫最常见,通常以上肢和面部较重,优势半球受累可出现语言障碍。单眼视力障碍为颈内动脉系统 TIA 所特有,短暂的单眼黑矇是颈内动脉分支——眼动脉缺血的特征性症状,表现为短暂性视物模糊、眼前灰暗感或云雾状。

(二)椎-基底动脉系统 TIA

椎-基底动脉系统 TIA 常见症状为眩晕、头晕、平衡障碍、复视、构音障碍、吞咽困难、皮质性盲、视野缺损、共济失调、交叉性肢体瘫痪或感觉障碍。脑干网状结构缺血可能由于双下肢突然失张力,造成跌倒发作。颞叶、海马、边缘系统等部位缺血可能出现短暂性全面性遗忘症,表现为突发的一过性记忆丧失,时间、空间定向力障碍,患者有自知力,无意识障碍,对话、书写、计算能力保留,症状可持续数分钟至数小时。

血流动力学型 TIA 与微栓塞型 TIA 在临床表现上也有所区别(表 2-1)。

表 2-1 血流动力学型 TIA 与微栓塞型 TIA 的临床鉴别要点

临床表现	血流动力学型	微栓塞型
发作频率	密集	稀疏
持续时间	短暂	较长
临床特点	刻板	多变

四、辅助检查

治疗的结果与确定病因直接相关,辅助检查的目的就在于确定病因及危险因素。

(一)TIA 的神经影像学表现

普通 CT 和 MRI 扫描正常。灌注加权成像(PWI)表现可有局部脑血流减低,但不出现弥散加权成像(DWI)的影像异常。TIA 作为临床常见的脑缺血急症,要进行快速的综合评估,尤其是 MRI 检查,以便鉴别脑卒中、确定半暗带、制定治疗方案和判断预后。CT 检查可以排除脑出血、硬膜下血肿、脑肿瘤、动静脉畸形和动脉瘤等临床表现与 TIA 相似的疾病,必要时需行腰椎穿刺以排除蛛网膜下腔出血。CT 血管成像(CTA)、磁共振血管成像(MRA)有助于了解血管情况。梗死型 TIA 的概念是指临床表现为 TIA,但影像学上有脑梗死的证据,早期的 DWI 检查发现,20%~40% 临床上表现为 TIA 的患者存在梗死灶。但实际上根据 TIA 的新概念,只要出现了梗死灶就不能诊断为 TIA。

(二)血浆同型半胱氨酸检查

血浆同型半胱氨酸浓度与动脉粥样硬化程度密切相关,血浆同型半胱氨酸水平升高是全身性动脉硬化的独立危险因素。

(三)其他检查

经颅多普勒超声(TCD)检查可发现颅内动脉狭窄,并且可进行血流状况评估和微栓子检测。血常规和生化检查也是必要的,神经心理学检查可能发现轻微的脑功能损害。双侧肱动脉压、桡动脉搏动、双侧颈动脉及心脏有无杂音、全血和血小板检查、血脂、空腹血糖及糖耐量、纤维蛋白原、凝血功能、抗心磷脂抗体、心电图、心脏及颈动脉超声、TCD、DSA 等,有助于发现 TIA 的病因和危险因素、评判动脉狭窄程度、评估侧支循环建立程度和进行微栓子的检测;有条件时应考虑经食管超声心动图检查,可能发现卵圆孔未闭等心源性栓子的来源。

五、诊断与鉴别诊断

(一)诊断

诊断只能依靠病史,根据血管分布区内急性短暂神经功能障碍与可逆性发作特点,结合 CT 排除出血性疾病可考虑 TIA。确立 TIA 诊断后应进一步进行病因、发病机制的诊断和危险因素分析。TIA 和脑梗死之间并没有截然的区别,两者应被视为一个疾病动态演变过程的不同阶段,应尽可能采用"组织学损害"的标准界定两者。

(二)鉴别诊断

鉴别需要考虑其他可以导致短暂性神经功能障碍发作的疾病。

1.局灶性癫痫后出现的 Todd 麻痹

局限性运动性发作后可能遗留短暂的肢体无力或轻偏瘫,持续 0.5~36.0 小时后可消除。

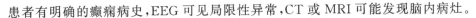

患者有明确的癫痫病史,EEG可见局限性异常,CT或MRI可能发现脑内病灶。

2.偏瘫型偏头痛

偏瘫型偏头痛多于青年期发病,女性多见,可有家族史,头痛发作的同时或过后出现同侧或对侧肢体不同程度瘫痪,并可在头痛消退后持续一段时间。

3.晕厥

晕厥为短暂性弥漫性脑缺血、缺氧所致,表现为短暂性意识丧失,常伴有面色苍白、大汗、血压下降,EEG多数正常。

4.梅尼埃病

发病年龄较轻,发作性眩晕、恶心、呕吐可与椎-基底动脉系统TIA相似,反复发作常合并耳鸣及听力减退,症状可持续数小时至数天,但缺乏中枢神经系统定位体征。

5.其他

血糖异常、血压异常、颅内结构性损伤(如肿瘤、血管畸形、硬膜下血肿、动脉瘤等)、多发性硬化等,也可能出现类似TIA的临床症状。临床上可以依靠影像学资料和实验室检查进行鉴别诊断。

六、治疗

TIA是缺血性血管病变的重要部分。TIA既是急症,也是预防缺血性血管病变的最佳和最重要时机。TIA的治疗与二级预防密切结合,可减少脑卒中及其他缺血性血管事件发生。TIA症状持续1小时以上,应按照急性脑卒中流程进行处理。根据TIA病因和发病机制的不同,应采取不同的治疗策略。

(一)控制危险因素

TIA需要严格控制危险因素,包括调整血压、血糖、血脂、同型半胱氨酸,以及戒烟、治疗心脏疾病、避免大量饮酒、有规律的体育锻炼、控制体重等。已经发生TIA的患者或高危人群可长期服用抗血小板药物。肠溶阿司匹林为目前最主要的预防性用药之一。

(二)药物治疗

1.抗血小板聚集药物

阻止血小板活化、黏附和聚集,防止血栓形成,减少动脉微栓子。常用药物如下。

(1)阿司匹林肠溶片:通过抑制环氧化酶减少血小板内花生四烯酸转化为血栓烷 A_2(TXA_2)防止血小板聚集,各国指南推荐的标准剂量不同,我国指南的推荐剂量为 75~150 mg/d。

(2)氯吡格雷(75 mg/d):被广泛采用的抗血小板药,通过抑制血小板表面的二磷酸腺苷(ADP)受体阻止血小板积聚。

(3)双嘧达莫:血小板磷酸二酯酶抑制剂,缓释剂可与阿司匹林联合使用,效果优于单用阿司匹林。

2.抗凝治疗

考虑存在心源性栓子的患者应予抗凝治疗。抗凝剂种类很多,肝素、低分子量肝素、口服抗凝剂(如华法林、香豆素)等均可选用,但除低分子量肝素外,其他抗凝剂如肝素、华法林等应用过程中应注意检测凝血功能,以避免发生出血不良反应。低分子量肝素,每次4 000~5 000 U,腹部皮下注射,每天2次,连用7~10天,与普通肝素比较,生物利用度好,使用安全。口服华法林6~12 mg/d,3~5天后改为2~6 mg/d维持,目标国际标准化比值(INR)范围为2.0~3.0。

3.降压治疗

血流动力学型 TIA 的治疗以改善脑供血为主,慎用血管扩张药物,除抗血小板聚集、降脂治疗外,需慎重管理血压,避免降压过度,必要时可给予扩容治疗。在大动脉狭窄解除后,可考虑将血压控制在目标值以下。

4.生化治疗

防治动脉硬化及其引起的动脉狭窄和痉挛以及斑块脱落的微栓子栓塞造成 TIA。主要用药:维生素 B_1,每次 10 mg,3 次/天;维生素 B_2,每次 5 mg,3 次/天;维生素 B_6,每次 10 mg,3 次/天;复合维生素 B,每次 10 mg,3 次/天;维生素 C,每次 100 mg,3 次/天;叶酸片,每次 5 mg,3 次/天。

(三)手术治疗

颈动脉内膜切除术(CEA)和颈动脉支架治疗(CAS)适用于症状性颈动脉狭窄 70% 以上的患者,实际操作上应从严掌握适应证。仅为预防脑卒中而让无症状的颈动脉狭窄患者冒险手术不是正确的选择。

七、预后与预防

(一)预后

TIA 可使发生缺血性脑卒中的危险性增加。传统观点认为,未经治疗的 TIA 患者约 1/3 发展成脑梗死,1/3 可反复发作,另 1/3 可自行缓解。但如果经过认真细致的中西医结合治疗应会减少脑梗死的发生比例。一般第一次 TIA 后,10%～20% 的患者在其后 90 天出现缺血性脑卒中,其中 50% 发生在第 1 次 TIA 发作后 24～28 小时。预示脑卒中发生率增高的危险因素包括高龄、糖尿病、发作时间超过 10 分钟、颈内动脉系统 TIA 症状(如无力和语言障碍);椎-基底动脉系统 TIA 发生脑梗死的比例较小。

(二)预防

近年来以中西医结合治疗本病的临床研究证明,在注重整体调节的前提下,病证结合,中医学辨证论治能有效减少 TIA 发作的频率及程度并减少形成脑梗死的危险因素,从而起到预防脑血管病事件发生的作用。

(刘福涛)

第四节 三叉神经痛

三叉神经痛是指三叉神经分布范围内反复发作短暂性剧烈疼痛,分为原发性及继发性两种。前者病因未明,可能是某些致病因素使三叉神经脱髓鞘而产生异位冲动或伪突触传递。继发性三叉神经痛常见原因有鼻咽癌颅底转移、颅中窝脑膜瘤、听神经瘤、半月节肿瘤、动脉瘤压迫、颅底骨折、脑膜炎、颅底蛛网膜炎、三叉神经节带状疱疹病毒感染等。

一、病因与发病机制

近年来,由于显微血管减压术的开展,认为三叉神经痛的病因是邻近血管压迫了三叉神经根所致。绝大部分为小脑上动脉从三叉神经根的上方或内上方压迫了神经根,少数为小脑前下动脉从三叉神经根的下方压迫了神经根。血管对神经的压迫,使神经纤维挤压在一起,逐渐使其发生脱髓鞘改变,从而引起相邻纤维之间的短路现象,轻微的刺激即可形成一系列的冲动通过短路传入中枢,引起一阵阵剧烈的疼痛。

二、临床表现

多发生于 40 岁以上,女略多于男,多为单侧发病。突发闪电样、刀割样、钻顶样、烧灼样剧痛,严格限三叉神经感觉支配区内,伴有面部抽搐,又称"痛性抽搐",每次发作持续数秒钟至 1～2 分钟即骤然停止,间歇期无任何疼痛。在疲劳或紧张时发作较频。

三、治疗原则

三叉神经痛,无论原发性或继发性,在未明确病因或难以查出病因的情况下均可用药物治疗或封闭治疗,以缓解症状,倘若一旦确诊病因,应针对病因治疗,除非因高龄、身患严重疾病等因素难以接受者或病因去除治疗后仍疼痛发作,可继续采用药物治疗或封闭疗法。若服药不良反应大者亦可先选择封闭疗法。

四、治疗

(一)药物治疗

三叉神经痛的药物治疗,主要用于患者发病初期或症状较轻者。经过一段时间的药物治疗,部分患者可达到完全治愈或症状得到缓解,表现在发作程度减轻、发作次数减少。

目前应用最广泛的、最有效的药物是抗癫痫药。在用药方面应根据患者的具体情况进行具体分析,各药可单独使用,亦可互相联合应用。在采用药物治疗过程中,应特别注意各种药物的不良反应,进行必要的检测,以免发生不良反应。

1.卡马西平

该药对三叉神经脊束核及丘脑中央内侧核部位的突触传导有显著的抑制作用。用药达到有效治疗量后多数患者于 24 小时内发作性疼痛即消失或明显减轻,文献报道,卡马西平可使 70%以上的患者完全止痛,20%患者疼痛缓解,此药需长期服用才能维持疗效,多数停药后疼痛再现。不少患者服药后疗效有时会逐渐下降,需加大剂量。此药不能根治三叉神经痛,复发者再次服用仍有效。

用法与用量:口服开始时一次 0.1～0.2 g,每天 1～2 次,然后逐日增加 0.1 g。每天最大剂量不超过 1.6 g,取得疗效后,可逐日逐次地减量,维持在最小有效量。如最大剂量应用 2 周后疼痛仍不消失或减轻时,则应停止服用,改用其他药物或治疗方法。

不良反应有眩晕、嗜睡、步态不稳、恶心,数天后消失,偶有白细胞减少、皮疹,可停药。

2.苯妥英钠

苯妥英钠为一种抗癫痫药,在未开始应用卡马西平之前,该药曾被认为是治疗三叉神经痛的首选药物,本药疗效不如卡马西平,止痛效果不完全,长期使用止痛效果减弱,因此,目前已列为第二位选用药物。

本品主要通过增高周围神经对电刺激的兴奋阈值及抑制脑干三叉神经脊髓束的突触间传导而起作用。其疗效仅次于卡马西平,文献报道有效率为 88%～96%,但需长期用药,停药后易复发。

用法与用量：成人开始时每次 0.1 g，每天 3 次口服。如用药后疼痛不缓解，可加大剂量到每天 0.2 g，每天 3 次，但最大剂量每天不超过 0.8 g。取得疗效后再逐渐递减剂量，以最小量维持。肌内注射或静脉注射者一次 0.125～0.250 g，每天总量不超过 0.5 g。临用时用等渗盐水溶解后方可使用。

不良反应为长期服用该药或剂量过大，可出现头痛、头晕、嗜睡、共济失调以及神经性震颤等。一般减量或停药后可自行恢复。本品对胃有刺激性，易引起厌食、恶心、呕吐及上腹痛等症状。饭后服用可减轻上述症状。长期服用可出现黏膜溃疡，多见于口腔及生殖器，并可引起牙龈增生，同时服用钙盐及抗过敏药可减轻症状。苯妥英钠可引起白细胞数减少、视力减退等。大剂量静脉注射，可引起心肌收缩力减弱、血管扩张、血压下降，严重时可引起心脏传导阻滞，心脏骤停。

3.氯硝西泮

本品为抗癫痫药物，对三叉神经痛也有一定疗效。服药 4～12 天，血浆药浓度达到稳定水平，为 30～60 μg/mL。口服氯硝西泮后，30～60 分钟作用逐渐显著，维持 6～8 小时，一般在最初 2 周内可达最大效应，其效果次于卡马西平和苯妥英钠。

用法与用量：氯硝西泮药效强，开始每天 1 mg，分 3 次服，即可产生治疗效果。而后每 3 天调整药量 0.5～1 mg，直至达到满意的治疗效果，至维持剂量为每天 3～12 mg。最大剂量为每天 20 mg。

不良反应有嗜睡、行为障碍、共济失调、眩晕、言语不清、肌张力低下等，对肝肾功能也有一定的损害，有明显肝脏疾病者禁用。

4.山莨菪碱

山莨菪碱为从我国特产茄科植物山莨菪中提取的一种生物碱，其作用与阿托品相似，可使平滑肌松弛，解除血管痉挛(尤其是微血管)，同时具有镇痛作用。本药对治疗三叉神经痛有一定疗效，近期效果满意，据文献报道有效率为 76.1%～78.4%，止痛时间一般为 2～6 个月，个别达5年之久。

用法与用量。①口服：每次 5～10 mg，每天 3 次，或每次 20～30 mg，每天 1 次。②肌内注射：每次 10 mg，每天 2～3 次，待疼痛减轻或疼痛发作次数减少后改为每次 10 mg，每天一次。

不良反应有口干、面红、轻度扩瞳、排尿困难、视近物模糊及心率增快等反应。以上反应多在 1～3 小时内消失，长期用药不会蓄积中毒。有青光眼和心脏病患者忌用。

5.巴氯芬

巴氯芬化学名[β-(P-氯苯基)γ-氨基丁酸]是抑制性神经递质 γ-氨基丁酸的类似物，临床试验研究表明本品能缓解三叉神经痛。用法：巴氯芬开始每次 10 mg，每天 3 次，隔天增加每天 10 mg，直到治疗的第 2 周结束时，将用量递增至每天 60～80 mg。每天平均维持量：单用者为 50～60 mg，与卡马西平或苯妥英钠合用者为 30～40 mg。文献报道，治疗三叉神经痛的近期疗效，巴氯芬与卡马西平几乎相同，但远期疗效不如卡马西平，巴氯芬与卡马西平或苯妥英钠均具有协同作用，且比卡马西平更安全，这一特点使巴氯芬在治疗三叉神经痛方面颇受欢迎。

6.麻黄碱

本品可以兴奋脑啡肽系统，因而具有镇痛作用，其镇痛程度为吗啡的 1/12～1/7。用法：每次 30 mg，肌内注射，每天 2 次。甲亢、高血压、动脉硬化、心绞痛等患者禁用。

7.硫酸镁

本品在眶上孔或眶下孔注射可治疗三叉神经痛。

8.维生素 B_{12}

文献报道,用大剂量维生素 B_{12},对治疗三叉神经痛确有较好疗效。方法:维生素 B_{12} 4 000 μg加维生素 B_1 200 mg加2%普鲁卡因 4 mL对准扳机点做深浅上下左右四点式注药,对放射的始端做深层肌下进药,放射的终点做浅层四点式进药,药量可根据疼痛轻重适量进入。但由于药物作用扳机点可能变位,治疗时可酌情根据变位更换进药部位。

9.哌咪清

文献报道,用其他药物治疗无效的顽固性三叉神经痛患者使用本品有效,且其疗效明显优于卡马西平。开始剂量为每天 4 mg,逐渐增加至每天 12~14 mg,分 2 次服用。不良反应以锥体外系反应较常见,亦可有口干、无力、失眠等。

10.维生素 B_1

在神经组织蛋白合成过程中起辅酶作用,参与胆碱代谢,其止痛效果差,只能作为辅助药物。用法与用量:①肌内注射每天 1 mg,每天 1 次,10 天后改为每周 2~3 次,持续 3 周为 1 个疗程。②三叉神经分支注射,根据疼痛部位可做眶上神经、眶下神经、上颌神经和下颌神经注射。剂量为每次 500~1 000 μg,每周 2~3 次。③穴位注射,每次 25~100 μg,每周 2~3 次。常用颊车、下关、四白及阿是穴等。

11.激素

原发性三叉神经痛和继发性三叉神经痛的病例,其病理改变在光镜和电镜下都表现为三叉神经后根有脱髓鞘改变。在临床治疗中发现,许多用卡马西平、苯妥英钠等治疗无效的患者,改用泼尼松、地塞米松等治疗有效。这种激素治疗的原理与治疗脱髓鞘疾病相同,利用激素的免疫抑制作用达到治疗三叉神经痛的目的。由于各学者报道的病例少,只是对一部分卡马西平、苯妥英钠治疗无效者应用有效,其长期效果和机制有待进一步观察。剂量与用量:①泼尼松每次 5 mg,每天 3 次。②地塞米松每次 0.75 mg,每天 3 次。注射剂每支 5 mg,每次 5 mg,每天 1 次,肌内或静脉注射。

(二)神经封闭法

神经封闭法主要包括三叉神经半月节及其周围支酒精封闭术和半月节射频热凝法,其原理是通过酒精的化学作用或热凝的物理作用于三叉神经纤维,使其发生坏变,从而阻断神经传导达到止痛目的。

1.三叉神经酒精封闭法

封闭用酒精浓度 80% 左右(因封闭前注入局麻,故常用 98% 浓度)。

(1)眶上神经封闭:适用于三叉神经第 1 支痛。患者取坐或卧位,位于眶上缘中内 1/3 交界处触及切迹,皮肤消毒及局麻后,用短细针头自切迹刺入皮肤直达骨面,找到骨孔后刺入,待患者出现放射痛时,先注入 2% 利多卡因 0.5~1.0 mL,待眶上神经分布区针感消失,再缓慢注入酒精 0.5 mL 左右。

(2)眶下神经封闭:在眶下孔封闭三叉神经上颌支的眶下神经。适用于三叉神经第 2 支痛(主要疼痛局限在鼻旁、下眼睑、上唇等部位)。患者取坐或卧位,位于距眶下缘约 1 cm,距鼻中线 3 cm,触及眶下孔,该孔走向与矢状面成 40°~45°角,长约 1 cm,故穿刺时针头由眶下孔做 40°~45°角向外上、后进针,深度不超过 1 cm,患者出现放射痛时,以下操作同眶上神经封闭。

(3)后上齿槽神经封闭:在上颌结节的后上齿槽孔处进行。其适用于三叉神经第二支痛(痛区局限在上磨牙及其外侧黏膜者)。患者取坐或卧位,头转向健侧,穿刺点在颧弓下缘与齿槽嵴成角处,即相当于过眼眶外缘的垂线与颧骨下缘相交点,局部消毒后,先用左手指将附近皮肤向下前方拉紧,继之以 4~5 cm 长穿刺针自穿刺点稍向后上方刺入直达齿槽嵴的后侧骨面,然后紧贴骨面缓慢深入 2 cm 左右,即达后上齿槽孔处,先注入 2%利多卡因,后再注入酒精。

(4)颏神经封闭:在下颌骨的颏孔处进行,适用于三叉神经第三支痛(主要局限在颏部、下唇)。在下颌骨上、下缘间之中点相当于咬肌前缘和颏正中线之间中点找到颏孔,然后自后上方并与皮肤成 45°角向前下进针刺入骨面,插入颏孔,以下操作同眶上神经封闭。

(5)上颌神经封闭:用于三叉神经第二支痛(痛区广泛及眶下神经封闭失效者)。上颌神经主干自圆孔穿出颅腔至翼腭窝。方法常用侧入法,穿刺点位于眼眶外缘至耳道间连线中点下方,穿刺针自该点垂直刺入深约 4 cm,触及翼突板,继之退针 2 cm 左右稍改向前方 15°角重新刺入,滑过翼板前缘,再深入 0.5 cm 即入翼腭窝内,患者有放射痛时,回抽无血后,先注入 2%利多卡因,待上颌部感觉麻后,注入酒精 1 mL。

(6)下颌神经封闭:用于三叉神经第 3 支痛(痛区广泛及眶下神经封闭失效者)。下颌神经主干自卵圆孔穿出。常用侧入法,穿刺点同上颌神经穿刺点,垂直进针达翼突板后,退针 2 cm 再改向上后方15°角进针,患者出现放射痛后,注药同上颌神经封闭。

(7)半月神经节封闭:用于三叉神经第 2、3 支痛或第 1、2、3 支痛,常用前入法,穿刺点在口角上方及外侧约 3 cm 处,自该点进针,方向后、上、内即正面看应对准向前直视的瞳孔,从侧面看朝颧弓中点,约进针 5 cm 处达颅底触及试探,当刺入卵圆孔时,患者即出现放射痛(下颌区),则再推进 0.5 cm,上颌部亦出现剧痛即确入半月节内。回抽无血、无脑脊液,先注入 2%利多卡因 0.5 mL同侧面部麻木后,再缓慢注入酒精 0.5 mL。

2.三叉神经半月节射频热凝法

该法首先由 Sweat(1974)提出,它通过穿刺半月节插入电极后用电刺激确定电极位置,从而有选择地用射频温控定量灶性破坏法,达到止痛目的。方法如下。

(1)半月节穿刺:同半月节封闭术。

(2)电刺激:穿入成功后,插入电极通入 0.2~0.3 V,用 50~75 w/s 的方波电流,这时患者感觉有刺激区的蚁行感。

(3)射频温探破坏:电刺激准确定位后,打开射频发生器,产生射频电场,此时为进一步了解电极位置,可将温度控制在 42~44 ℃,这种电流可造成可逆性损伤并刺激产生疼痛,一旦电极位置无误,则可将温度增高,每次 5 ℃,增高至 60~80 ℃,每次 30~60 秒,在破坏第 1 支时,则稍缓慢加热并检查角膜反射。此方法有效率为 85%左右,但仍复发而不能根治。

3.三叉神经痛的 γ 刀放射疗法

1991 年,有学者利用 MRI 定位像输入 HP-9000 计算机,使用 Gamma plan 进行定位和定量计算,选择三叉神经感觉根进脑干区为靶点照射,达到缓解症状的目的,其疗效尚不明确。

五、护理

(一)护理评估

1.健康史评估

(1)原发性三叉神经痛是一种病因尚不明确的疾病。但三叉神经痛可继发于脑桥、小脑脚占位病变压迫三叉神经以及多发硬化等所致。因此,应询问患者是否患有多发硬化,检查有无占位性病变,每次面部疼痛有无诱因。

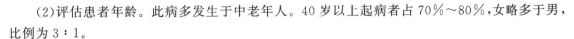

(2)评估患者年龄。此病多发生于中老年人。40岁以上起病者占70%～80%,女略多于男,比例为3∶1。

2.临床观察与评估

(1)评估疼痛的部位、性质、程度、时间。通常疼痛无预兆,大多数人单侧,开始和停止都很突然,间歇期可完全正常。发作表现为电击样、针刺样、刀割样或撕裂样的剧烈疼痛,每次数秒至2分钟。疼痛以面颊、上下颌及舌部最为明显;口角、鼻翼、颊部和舌部为敏感区。轻触即可诱发,称为扳机点;当碰及触发点如洗脸、刷牙时疼痛发作。或当因咀嚼、呵欠和讲话等引起疼痛。以致患者不敢做这些动作。表现为面色憔悴、精神抑郁和情绪低落。

(2)严重者伴有面部肌肉的反复性抽搐、口角牵向患侧,称为痛性抽搐。并可伴有面部发红、皮温增高、结膜充血和流泪等。严重者可昼夜发作,夜不成眠或睡后痛醒。

(3)病程可呈周期性。每次发作期可为数天、数周或数月不等;缓解期亦可数天至数年不等。病程愈长,发作愈频繁愈重。神经系统检查一般无阳性体征。

(4)心理评估。使用焦虑量表评估患者的焦虑程度。

(二)患者问题

1.疼痛

疼痛主要由于三叉神经受损引起面颊、上下颌及舌疼痛。

2.焦虑

焦虑与疼痛反复、频繁发作有关。

(三)护理目标

(1)患者自感疼痛减轻或缓解。

(2)患者述舒适感增加,焦虑症状减轻。

(四)护理措施

1.治疗护理

(1)药物治疗:原发性三叉神经痛首选卡马西平治疗。其不良反应为头晕、嗜睡、口干、恶心、皮疹、再生障碍性贫血、肝功能损害、智力和体力衰弱等。护理者必须注意观察,每1～2个月复查肝功和血常规。偶有皮疹、肝功能损害和白细胞数减少,需停药;也可按医师建议单独或联合使用苯妥英钠、氯硝西泮、巴氯芬、野木瓜等治疗。

(2)封闭治疗:三叉神经封闭是注射药物于三叉神经分支或三叉神经半月节上,阻断其传导,导致面部感觉丧失,获得一段时间的止痛效果。注射药物有无水乙醇、甘油等。封闭术的止痛效果往往不够满意,远期疗效较差,还有可能引起角膜溃疡、失明、颅神经损害、动脉损伤等并发症。且对三叉神经第一支疼痛不适用。但对全身状况差不能耐受手术的患者、鉴别诊断以及为手术创造条件的过渡性治疗仍有一定的价值。

(3)经皮选择性半月神经节射频电凝治疗:在X线监视下或经CT导向将射频电极针经皮插入半月神经节,通电加热至65～75 ℃维持1分钟,可选择性地破坏节后无髓鞘的传导痛温觉的$A\beta$和C细纤维,保留有髓鞘的传导触觉的$A\alpha$和粗纤维,疗效可达90%以上,但有面部感觉异常、角膜炎、咀嚼无力、复视和带状疱疹等并发症。长期随访复发率为21%～28%,但重复应用仍有效。本方法尤其适用于年老体弱不适合手术治疗的患者、手术治疗后复发者以及不愿意接受手术治疗的患者。

射频电凝治疗后并发症的观察护理:观察患者的恶心、呕吐反应,随时处理污物,遵医嘱补液补钾;询问患者有无局部皮肤感觉减退,观察其是否有同侧角膜反射迟钝、咀嚼无力、面部异样不适感觉。并注意给患者进餐软食,洗脸水温要适宜。如有术中穿刺方向偏内、偏深误伤视神经引起视力减退、复视等并发症,应积极遵医嘱给予治疗并防止患者活动摔伤、碰伤。

(4)外科治疗。①三叉神经周围支切除及抽除术,两者手术较简单,因神经再生而容易复发,故有效时间短,目前较少采用,仅限于第一支疼痛者姑息使用。②三叉神经感觉根切断术:经枕下入路三叉神经感觉根切断术,三叉神经痛均适用此种入路。手术操作较复杂、危险性大、术后反应较多,但常可发现病因,可很好保护运动根及保留部分面部和角膜触觉,复发率低,至今仍广泛使用。③三叉神经脊束切断术:此手术危险性太大,术后并发症严重,现很少采用。④微血管减压术:已知有 85%~96% 的三叉神经痛患者是由于三叉神经根存在血管压迫所致,用手术方法将压迫神经的血管从三叉神经根部移开,疼痛则会消失,这就是微血管减压术,因为微血管减压术是针对三叉神经痛的主要病因进行治疗,去除血管对神经的压迫后,约 90% 的患者疼痛可以完全消失,面部感觉完全保留,而达到根治的目的,微血管减压术可以保留三叉神经功能,运用显微外科技术进行手术,减小了手术创伤,很少遗留永久性神经功能障碍,术中手术探查可以发现引起三叉神经痛的少见病因,如影像学未发现的小肿瘤、蛛网膜增厚及粘连等,因而成为原发性三叉神经痛的首选手术治疗方法。三叉神经微血管减压术的手术适应证:正规药物治疗一段时间后,药物效果不明显或疗效明显减退的患者;药物过敏或严重不良反应不能耐受;疼痛严重,影响工作、生活和休息者。微血管减压术治疗三叉神经痛的临床有效率为 90%~98%,影响其疗效的因素很多,其中压迫血管的类型、神经受压的程度及减压方式的不同对其临床治疗和预后的判断有着重要的意义。微血管减压术治疗三叉神经痛也存在 5%~10% 的复发率,不同术者和手术方法的不同差异很大。研究表明,患者的性别、年龄、疼痛的支数、疼痛部位、病程、近期疗效及压迫血管的类型可能与复发存在一定的联系。导致三叉神经痛术后复发的主要原因有:病程大于 8 年、静脉为压迫因素、术后无即刻症状消失者。三叉神经痛复发最多见于术后 2 年内,2 年后复发率明显降低。

2.心理支持

由于本病为突然发作的反复的阵发性剧痛,易出现精神抑郁和情绪低落等表现,护士应关心、理解、体谅患者,帮助其减轻心理压力,增强战胜疾病的信心。

3.健康教育

指导患者生活有规律,合理休息、娱乐;鼓励患者运用指导式想象、听音乐、阅读报刊等分散注意力,消除紧张情绪。

(刘福涛)

第五节　特发性面神经炎

一、概述

特发性面神经炎是指原因未明的、茎乳突孔内面神经非化脓性炎症引起的、急性发病的面神经麻痹。发病率为 20/10 万~42.5/10 万,患病率为 258/10 万。

二、病因与病理生理

病因未明。可能因受到风寒、病毒感染或自主神经功能障碍,局部血管痉挛致骨性面神经管内的面神经缺血、水肿、受压而发病。

三、诊断步骤

(一)病史采集要点

1.起病情况

急性起病,数小时至 3～4 天达到高峰。

2.主要临床表现

多数患者在洗漱时感到一侧面颊活动不灵活,口角漏水、面部歪斜,部分患者病前有同侧耳后或乳突区疼痛。

3.既往病史

病前常有受凉或感冒、疲劳的病史。

(二)体格检查要点

(1)一般情况好。

(2)查体可见一侧周围性面瘫的表现:病侧额纹变浅或消失,不能皱额或蹙眉,眼裂变大,闭眼不全或不能,试闭目时眼球转向外上方,露出白色巩膜称贝耳现象;鼻唇沟变浅,口角下垂,示齿时口角歪向健侧,鼓腮漏气,吹口哨不能,食物常滞留于齿颊之间。

(3)鼓索神经近端病变,可有舌前 2/3 味觉减退或消失,唾液减少。

(4)镫骨肌神经病变,出现舌前 2/3 味觉减退或消失与听觉过敏。

(5)膝状神经节病变,除上述表现外还有乳突部疼痛,耳郭和外耳道感觉减退,外耳道或鼓膜出现疱疹,见于带状疱疹引起的膝状神经节炎,称 Hunt 综合征。

(三)门诊资料分析

根据急性起病,典型的周围性面瘫症状和体征,可以做出诊断。但是必须排除中枢性面神经麻痹、耳源性面神经麻痹、脑桥病变、吉兰-巴雷综合征等。

(四)进一步检查项目

(1)如果疾病演变过程或体征不符合特发性面神经炎时,可行颅脑 CT/MRI、腰穿脑脊液检查,以利于鉴别诊断。

(2)病程中的电生理检查可对预后做出估计。

四、诊断对策

(一)诊断要点

急性起病,出现一侧周围性面瘫的症状和体征可以诊断。

(二)鉴别诊断要点

1.中枢性面神经瘫

局限于下面部的表情肌瘫痪,而上面部的表情肌运动如闭目、皱眉等动作正常,且常伴有肢体瘫痪等症状,不难鉴别。

2.吉兰-巴雷综合征

可有周围性面瘫,但多为双侧性,可以很快出现其他颅神经损害,有对称性四肢弛缓性瘫痪、感觉和自主神经功能障碍,脑脊液呈蛋白-细胞分离。

3.耳源性面神经麻痹

多并发中耳炎、乳突炎、迷路炎等,有原发病的症状和体征,头颅或耳部CT或X线片有助于鉴别。

4.后颅窝病变

如肿瘤、感染、血管性疾病等,起病相对较慢,有其他脑神经损害和原发病的表现,颅脑MRI对明确诊断有帮助。

5.莱姆病

莱姆病是由蜱传播的螺旋体感染性疾病,可有面神经和其他脑神经损害,可单侧或双侧,伴有多系统损害表现,如皮肤红斑、血管炎、心肌炎、脾大等。

6.其他

如结缔组织病、各种血管炎、多发性硬化、局灶性结核性脑膜炎等,可有面神经损害,伴有原发病的表现,要注意鉴别。

五、治疗对策

(一)治疗原则
减轻面神经水肿和压迫,改善局部循环,促进功能恢复。

(二)治疗计划
1.药物治疗

(1)皮质类固醇:起病早期1～2周内应用,有助于减轻水肿。泼尼松30～60 mg/d,连用5～7天后逐渐减量。地塞米松10～15 mg/d,静脉滴注,1周后改口服渐减量。

(2)神经营养药:维生素 B_{12}(每次500 μg,隔天1次,肌内注射)、维生素 B_1(每次100 mg,每天1次,肌内注射)、地巴唑(30 mg/d,口服)等可酌情选用。

(3)抗病毒治疗:对疑似病毒感染所致的面神经麻痹,应尽早使用阿昔洛韦(1～2 g/d),连用10～14天。

2.辅助疗法

(1)保护眼睛:采用消炎性眼药水或眼药膏点眼,戴眼罩等预防暴露性角膜炎。

(2)物理治疗:如红外线照射、超短波透热等治疗。

(3)运动治疗:可采用增强肌力训练、自我按摩等治疗。

(4)针灸和低脉冲电疗:一般在发病2～3周后应用,以促进神经功能恢复。

3.手术治疗

病后半年或1年以上仍不能恢复者,可酌情施行面-舌下神经或面-副神经吻合术。

(三)治疗方案的选择
对于药物治疗和辅助疗法,可以数种联用,以期促进神经功能恢复,针灸和低脉冲电疗应在水肿消退后再行选用。恢复不佳者可考虑手术治疗。

六、病程观察及处理

治疗期间定期复诊,记录体征的变化,调整激素等药物的使用。鼓励患者自我按摩,配合治疗,早日康复。

七、预后评估

70%的患者在1～2个月内可完全恢复,20%的患者基本恢复,10%的患者恢复不佳,再发者约占0.5%。少数患者可遗留有面肌痉挛、面肌联合运动、耳颞综合征和鳄泪综合征等后遗症状。

(刘福涛)

第六节　面肌痉挛

一、概述

面肌痉挛又称面肌抽搐,以一侧面肌阵发性不自主抽动为表现。发病率约为 64/10 万。

二、病因与病理生理

病因未明。多数认为是面神经行程的某一部位受到刺激或压迫导致异位兴奋或为突触传导所致,邻近血管压迫较多见。

三、诊断步骤

(一)病史采集要点

1.起病情况

慢性起病,多见于中老年人,女性多见。

2.主要临床表现

从眼轮匝肌的轻微间歇性抽动开始,逐渐扩散至口角、一侧面肌,严重时可累及同侧颈阔肌。疲劳、精神紧张可诱发症状加剧,入睡后抽搐停止。

3.既往病史

少数患者曾有面神经炎病史。

(二)体格检查要点

(1)一般情况好。

(2)神经系统检查:可见一侧面肌阵发性不自主抽搐,无其他阳性体征。

(三)门诊资料分析

根据典型的临床表现和无其他阳性体征,可以做出诊断。

(四)进一步检查项目

在必要时可行下列检查。

(1)肌电图:可见肌纤维震颤和肌束震颤波。

(2)脑电图检查:结果正常。

(3)极少数患者的颅脑 MRI 可以发现小血管对面神经的压迫。

四、诊断对策

（一）诊断要点

一侧面肌阵发性抽动、无神经系统阳性体征可以诊断。

（二）鉴别诊断要点

1.继发性面肌痉挛

炎症、肿瘤、血管性疾病、外伤等均可出现面肌痉挛，但常常伴有其他神经系统阳性体征，不难鉴别，颅脑 CT/MRI 检查可以帮助明确诊断。

2.部分运动性发作癫痫

面肌抽搐幅度较大，多伴有头颈、肢体的抽搐。脑电图可有癫痫波发放，颅脑 CT/MRI 可有阳性发现。

3.睑痉挛-口下颌肌张力障碍综合征（Meige 综合征）

多见于老年女性，双侧眼睑痉挛，伴有口舌、面肌、下颌和颈部的肌张力障碍。

4.舞蹈病

可出现双侧性面肌抽动，伴有躯干、四肢的不自主运动。

5.习惯性面肌抽搐

多见于儿童和青少年，为短暂的面肌收缩，常为双侧，可由意志力短时控制，发病和精神因素有关。肌电图和脑电图正常。

6.功能性眼睑痉挛

多见于中年以上女性，局限于双侧的眼睑，不累及下半面部。

五、治疗对策

（一）治疗原则

消除痉挛，病因治疗。

（二）治疗计划

1.药物治疗

药物治疗可用抗癫痫药或镇静药，如卡马西平开始每次 0.1 g，每天 2～3 次，口服，逐渐增加剂量，最大量不能超过 1.2 g/d；巴氯芬开始每次 5 mg，每天 2～3 次，口服，以后逐渐增加剂量至 30～40 mg/d，最大量不超过 80 mg/d；氯硝西泮，0.5～6.0 mg/d，维生素 B_{12}，500 μg/次，每天 3 次，口服，可酌情选用。

2.A 型肉毒素（BTX-A）注射治疗

本法是目前最安全有效的治疗方法。BTX-A 作用于局部胆碱能神经末梢的突触前膜，抑制乙酰胆碱囊泡的释放，减弱肌肉收缩力，缓解肌肉痉挛。根据受累的肌肉可注射于眼轮匝肌、颊肌、颧肌、口轮匝肌、颏肌等，不良反应有注射侧面瘫、视蒙、暴露性角膜炎等。疗效可维持 3～6 个月，复发可重复注射。

3.面神经梳理术

通过手术对茎乳孔内的面神经主干进行梳理，可缓解症状，但有不同程度的面瘫，数月后可能复发。

4.面神经阻滞

可用酒精、维生素 B_{12} 等对面神经主干或分支注射以缓解症状。伴有面瘫,复发后可重复治疗。

5.微血管减压术

通过手术将面神经和相接触的微血管隔开以解除症状,并发症有面瘫、听力下降等。

(三)治疗方案的选择

对于早期症状轻的患者可先予药物治疗,效果欠佳可用 BTX-A 局部注射治疗,无禁忌也可考虑手术治疗。

六、病程观察及处理

定期复诊,记录治疗前后的痉挛强度分级的评分(0 级无痉挛;1 级外部刺激引起瞬目增多;2 级轻度,眼睑面肌轻微颤动,无功能障碍;3 级中度,痉挛明显,有轻微功能障碍;4 级重度,严重痉挛和功能障碍,如行走困难、不能阅读等)变化,评估疗效。

七、预后评估

本症一般不会自愈,积极治疗疗效满意,如 BTX-A 注射治疗的有效率高达 95% 以上。

(刘福涛)

第三章 呼吸内科疾病的诊疗

第一节 急性气管-支气管炎

一、病因

(一)微生物

病原体与上呼吸道感染类似。

(二)物理、化学因素

冷空气、粉尘、刺激性气体或烟雾。

(三)变态反应

常见的吸入变应原包括花粉、有机粉尘、真菌孢子、动物毛皮排泄物;或对细菌蛋白质的过敏,钩虫、蛔虫的幼虫在肺内的移行均可引起气管-支气管急性炎症反应。

二、诊断

(一)症状

咳嗽、咳痰,先为干咳或少量黏液性痰,随后转为黏液脓性,痰量增多,咳嗽加剧,偶有痰中带血。伴有支气管痉挛时可有气促、胸骨后发紧感。可有发热(38 ℃左右)与全身不适等症状,但有自限性,3～5 天后消退。

(二)体征

粗糙的干啰音,局限性或散在湿啰音,常于咳痰后发生变化。

(三)实验室检查

(1)血常规检查:一般白细胞计数正常,细菌性感染较重时白细胞总数升高或中性粒细胞计数增多。

(2)痰涂片或培养可发现致病菌。

(3)胸部 X 线检查大多正常或肺纹理增粗。

(四)鉴别诊断

1.流行性感冒

流行性感冒可引起咳嗽,但全身症状重,发热、头痛和全身酸痛明显,血白细胞数量减少。根据流行病史、补体结合试验和病毒分离可鉴别。

2.急性上呼吸道感染

鼻咽部症状明显,咳嗽轻微,一般无痰。肺部无异常体征。胸部 X 线正常。

3.其他

如支气管肺炎、肺结核、肺癌、肺脓肿等可表现为类似的咳嗽咳痰的多种疾病表现,应详细检查,以资鉴别。

三、治疗

(一)对症治疗

干咳无痰者可选用喷托维林,25 mg,每天 3 次,或右美沙芬,15～30 mg,每天 3 次,或可卡因,15～30 mg,每天 3 次,或用含中枢性镇咳药的合剂,如联邦止咳露、止咳糖浆,10 mL,每天 3 次。其他中成药如咳特灵、克咳胶囊等均可选用,痰多不易咳出者可选用祛痰药,如溴己新,16 mg,每天 3 次,或用盐酸氨溴索,30 mg,每天 3 次,或桃金娘油提取物化痰,也可雾化帮助祛痰有支气管痉挛或气道反应性高的患者可选用茶碱类药物,如氨茶碱,100 mg,每天 3 次,或长效茶碱舒氟美 200 mg,每天 2 次,或多索茶碱 0.2 g,每天 2 次或雾化吸入异丙托品,或口服特布他林,1.25～2.50 mg,每天 3 次。头痛、发热时可加用解热镇痛药,如阿司匹林 0.3～0.6 g,每 6～8 小时 1 次。

(二)有细菌感染时选用合适的抗生素

痰培养阳性,按致病菌及药敏试验选用抗菌药。在未得到病原菌阳性结果之前,可选用大环内酯类,如罗红霉素成人每天 2 次,每次 150 mg,或 β-内酰胺类,如头孢拉定成人 1～4 g/d,分 4 次服,头孢克洛成人 2～4 g/d,分 4 次口服。

四、疗效标准与预后

症状体征消失,化验结果正常为痊愈。

(徐立花)

第二节　支气管扩张

支气管扩张是支气管慢性异常扩张的疾病,直径＞2 mm 中等大小近端支气管及其周围组织慢性炎症及支气管阻塞,引起支气管组织结构较严重的病理性破坏所致。儿童及青少年多见,常继发于麻疹、百日咳后的支气管炎,迁延不愈的支气管肺炎等。主要症状为慢性咳嗽、咳大量脓痰和(或)反复咯血。

一、病因和发病机制

(一)支气管-肺组织感染

婴幼儿时期支气管肺组织感染是支气管扩张最常见的病因。由于婴幼儿支气管较细,且支气管壁发育尚未完善,管壁薄弱,易于阻塞和遭受破坏。反复感染破坏支气管壁各层组织,尤其是肌层组织及弹性组织的破坏,减弱了对管壁的支撑作用。支气管炎使支气管黏膜充血、水肿、分泌物堵塞引流不畅,从而加重感染。左下叶支气管细长且位置低,受心脏影响,感染后引流不畅,故发病率高。左舌叶支气管开口与左下叶背段支气管开口相邻,易被左下叶背段感染累及,因此两叶支气管同时扩张也常见。

支气管内膜结核引起管腔狭窄、阻塞、引流不畅,导致支气管扩张。肺结核纤维组织增生、牵拉收缩,也导致支气管变形扩张,因肺结核多发于上叶,引流好,痰量不多或无痰,所以称之为"干性"支气管扩张。其他如吸入腐蚀性气体、支气管曲霉菌感染、胸膜粘连等可损伤或牵拉支气管壁,反复继发感染,引起支气管扩张。

(二)支气管阻塞

肿瘤、支气管异物和感染均引起支气管腔内阻塞,支气管周围肿大淋巴结或肿瘤的外压可致支气管阻塞。支气管阻塞导致肺不张,失去肺泡弹性组织缓冲,胸腔负压直接牵拉支气管壁引起支气管扩张。右肺中叶支气管细长,有三组淋巴结围绕,因非特异性或结核性淋巴结炎而肿大,从而压迫支气管,引起右肺中叶肺不张和反复感染,又称中叶综合征。

(三)支气管先天性发育障碍和遗传因素

支气管先天发育障碍,如巨大气管-支气管症,可能是先天性结缔组织异常、管壁薄弱所致的扩张。因软骨发育不全或弹性纤维不足,导致局部管壁薄弱或弹性较差所致支气管扩张,常伴有鼻旁窦炎及内脏转位(右位心),称为 Kartagener 综合征。与遗传因素有关的肺囊性纤维化,由于支气管黏液腺分泌大量黏稠黏液,分泌物潴留在支气管内引起阻塞、肺不张和反复继发感染,可发生支气管扩张。遗传性 α_1-抗胰蛋白酶缺乏症也伴有支气管扩张。

(四)全身性疾病

近年来发现类风湿关节炎、克罗恩病、溃疡性结肠炎、系统性红斑狼疮、支气管哮喘和泛细支气管炎等疾病可同时伴有支气管扩张。一些不明原因的支气管扩张,其体液和细胞免疫功能有不同程度的异常,提示支气管扩张可能与机体免疫功能失调有关。

二、病理

发生支气管扩张的主要原因是炎症。支气管壁弹力组织、肌层及软骨均遭到破坏,由纤维组织取代,使管腔逐渐扩张。支气管扩张的形状可为柱状或囊状,也常混合存在呈囊柱状。典型的病理改变为支气管壁全层均有破坏,黏膜表面常有溃疡及急、慢性炎症,纤毛柱状上皮细胞鳞状化生、萎缩,杯状细胞和黏液腺增生,管腔变形、扭曲、扩张,腔内含有多量分泌物。常伴毛细血管扩张,或支气管动脉和肺动脉的终末支扩张与吻合,进而形成血管瘤,破裂可出现反复大量咯血。支气管扩张发生反复感染,病变范围扩大蔓延,逐渐发展影响肺通气功能及肺弥散功能,导致肺动脉高压,引起肺心病、右心衰竭。

三、临床表现

本病多起病于小儿或青年,呈慢性经过,多数患者在童年期有麻疹、百日咳或支气管肺炎迁延不愈的病史。早期常无症状,随病情发展可出现典型临床症状。

(一)症状

1.慢性咳嗽、大量脓痰

与体位改变有关,每天痰量可达 100～400 mL,支气管扩张分泌物积聚,体位变动时分泌物刺激支气管黏膜,引起咳嗽和排痰。痰液静置后分 3 层:上层为泡沫,中层为黏液或脓性黏液,底层为坏死组织沉淀物。合并厌氧菌混合感染时,则痰有臭味,常见病原体为铜绿假单胞菌、金黄色葡萄球菌、流感嗜血杆菌、肺炎链球菌和卡他莫拉菌。

2.反复咯血

50%～70%的患者有不同程度的咯血史,从痰中带血至大量咯血,咯血量与病情严重程度、病变范围不一定成比例。部分患者以反复咯血为唯一症状,平时无咳嗽、咳脓痰等症状,称为干性支气管扩张,病变多位于引流良好的上叶支气管。

3.反复肺部感染

特点为同一肺段反复发生肺炎并迁延不愈,此由于扩张的支气管清除分泌物的功能丧失,引流差,易于反复发生感染。

4.慢性感染中毒症状

反复感染可引起发热、乏力、头痛、食欲减退等,病程较长者可有消瘦、贫血,儿童可影响生长发育。

(二)体征

早期或干性支气管扩张可无异常肺部体征。典型者在下胸部、背部可闻及固定、持久的局限性粗湿啰音,有时可闻及哮鸣音。部分慢性患者伴有杵状指(趾),病程长者可有贫血和营养不良,出现肺炎、肺脓肿、肺气肿、肺心病等并发症时可有相应体征。

四、实验室检查及辅助检查

(一)实验室检查

白细胞总数与分类一般正常,急性感染时白细胞总数及中性粒细胞比例可增高,贫血患者血红蛋白含量下降,血沉可增快。

(二)X线检查

早期轻症患者胸部平片可无特殊发现,典型X线表现为一侧或双侧下肺纹理增粗紊乱,其中有多个不规则的透亮阴影,或沿支气管分布的蜂窝状、卷发状阴影,急性感染时阴影内可出现小液平面。柱状支气管扩张的X线表现是"轨道征",是增厚的支气管壁影。胸部CT显示支气管管壁增厚的柱状扩张,并延伸至肺周边,或成串、成簇的囊状改变,可含气液平面。支气管造影可确诊此病,并明确支气管扩张的部位、形态、范围和病变严重程度,为手术治疗提供资料。高分辨CT较常规CT具有更高的空间和密度分辨力,能够显示以次级肺小叶为基本单位的肺内细微结构,已基本取代支气管造影(图3-1)。

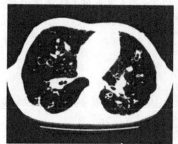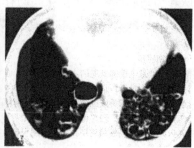

图 3-1　胸部 CT

(三)支气管镜检

可发现出血、扩张或阻塞部位及原因,可进行局部灌洗、清除阻塞,局部止血,取灌洗液行细菌学、细胞学检查,有助于诊断、鉴别诊断与治疗。

五、诊断

根据慢性咳嗽、咳大量脓痰、反复咯血和同一肺段反复感染等病史,查体于下胸部及背部可闻及固定而持久的粗湿啰音、结合童年期有诱发支气管扩张的呼吸道感染病史,X线显示局部肺纹理增粗、紊乱或呈蜂窝状、卷发状阴影,可做出初步临床诊断,支气管造影或高分辨CT可明确诊断。

六、鉴别诊断

(一)慢性支气管炎

多发生于中老年吸烟者,于气候多变的冬春季节咳嗽、咳痰明显,多为白色黏液痰,感染急性发作时出现脓性痰,反复咯血症状不多见,两肺底散在的干湿啰音,咳嗽后可消失。胸片肺纹理紊乱,或有肺气肿改变。

(二)肺脓肿

起病急,全身中毒症状重,有高热、咳嗽、大量脓臭痰,X线检查可见局部浓密炎症阴影,其中有空洞伴气液平面,有效抗生素治疗炎症可完全吸收。慢性肺脓肿则以往有急性肺脓肿的病史。支气管扩张和肺脓肿可以并存。

(三)肺结核

常有低热、盗汗、乏力等结核中毒症状,干、湿性啰音多位于上肺部,X线胸片和痰结核菌检查可做出诊断。结核可合并支气管扩张,部位多见于双肺上叶及下叶背段支气管。

(四)先天性肺囊肿

是一种先天性疾病,无感染时可无症状,X线检查可见多个薄壁的圆形或椭圆形阴影,边界纤细,周围肺组织无炎症浸润,胸部CT检查和支气管造影有助于诊断。

(五)弥漫性泛细支气管炎

慢性咳嗽、咳痰,活动时呼吸困难,合并慢性鼻旁窦炎,胸片与胸CT有弥漫分布的边界不太清楚的小结节影。类风湿因子、抗核抗体、冷凝集试验可呈阳性,需病理学确诊。大环内酯类的抗生素治疗2个月以上有效。

七、治疗

支气管扩张的治疗原则是防治呼吸道反复感染,保持呼吸道引流通畅,必要时手术治疗。

(一)控制感染

控制感染是急性感染期的主要治疗措施。应根据病情参考细菌培养及药物敏感试验结果选用抗菌药物。轻者可选用氨苄西林或阿莫西林0.5g,一天4次,或用第一、二代头孢菌素;也可用氟喹诺酮类或磺胺类药物。重症患者需静脉联合用药;如三代头孢菌素加氨基糖苷类药物有协同作用。假单胞菌属细菌感染者可选用头孢他啶、头孢吡肟和亚胺培南等。若痰有臭味,多伴有厌氧菌感染,则可加用甲硝唑0.5g静脉滴注,一天2~3次;或替硝唑0.4~0.8g静脉滴注,一天2次。其他抗菌药物如大环内酯类、四环素类可酌情应用。经治疗后如体温正常,脓痰明显减少,则1周左右考虑停药。缓解期不必常规使用抗菌药物,应适当锻炼,增强体质。

（二）清除痰液

清除痰液是控制感染和减轻全身中毒症状的关键。

1.祛痰剂

口服氯化铵 0.3～0.6 g，或溴己新 8～16 mg，每天 3 次。

2.支气管舒张剂

由于支气管痉挛，部分患者痰液排出困难，在无咳血的情况下，可口服氨茶碱 0.1～0.2 g，一天 3～4 次或其他缓解气道痉挛的药物，也可加用 β_2 受体激动剂或异丙托溴铵吸入。

3.体位引流

体位引流是根据病变部位采取不同的体位，原则上使患处处于高位，引流支气管的开口朝下，以利于痰液排入大气道咳出，对于痰量多、不易咳出者更重要。每天 2～4 次，每次 15～30 分钟。引流前可行雾化吸入，体位引流时轻拍病变部位以提高引流效果。

4.纤维支气管镜吸痰

若体位引流痰液难以排出，可行纤维支气管镜吸痰，清除阻塞。可用生理盐水冲洗稀释痰液，并局部应用抗生素治疗，效果明显。

（三）咯血的处理

大咯血最重要的环节是防止窒息。若经内科治疗未能控制，可行支气管动脉造影，对出血的小动脉定位后注入明胶海绵或聚乙烯醇栓，或导入钢圈进行栓塞止血。

（四）手术治疗

适用于心肺功能良好，反复呼吸道感染或大咯血内科治疗无效，病变范围局限于一叶或一侧肺组织者。危及生命的大咯血，明确出血部位时部分病患需急诊手术。

八、预防及预后

积极防治婴幼儿麻疹、百日咳、支气管肺炎及肺结核等慢性呼吸道疾病，增强机体免疫及抗病能力，防止异物及尘埃误吸，预防呼吸道感染。

病变较轻者及病灶局限内科治疗无效手术切除者预后好；病灶广泛，后期并发肺心病者预后差。

（徐立花）

第三节　肺炎链球菌肺炎

一、定义

肺炎链球菌肺炎是由肺炎链球菌感染引起的急性肺部炎症，为社区获得性肺炎中最常见的细菌性肺炎。起病急骤，临床以高热、寒战、咳嗽、血痰及胸痛为特征，病理为肺叶或肺段的急性表现。近年来，因抗生素的广泛应用，典型临床和病理表现已不多见。

二、病因

致病菌为肺炎球菌，革兰阳性，有荚膜，复合多聚糖荚膜共有 86 个血清型。成人致病菌多为

1型、5型。为口咽部定植菌,不产生毒素(除Ⅲ型),主要靠荚膜对组织的侵袭作用而引起组织的炎性反应,通常在机体免疫功能低下时致病。冬春季因带菌率较高(40%～70%)为本病多发季节。青壮年男性或老幼多见。长期卧床、心力衰竭、昏迷和手术后等易发生肺炎球菌性肺炎。常见诱因有病毒性上呼吸道感染史或受寒、酗酒、疲劳等。

三、诊断

(一)临床表现

因患者年龄、基础疾病及有无并发症,就诊是否使用过抗生素等影响因素,临床表现差别较大。

(1)起病:多急骤,短时寒战继之出现高热,呈稽留热型,肌肉酸痛及全身不适,部分患者体温低于正常。

(2)呼吸道症状:起病数小时即可出现,初起为干咳,继之咳嗽,咳黏性痰,典型者痰呈铁锈色,累及胸膜可有针刺样胸痛,下叶肺炎累及膈胸膜时疼痛可放射至上腹部。

(3)其他系统症状:食欲缺乏、恶心、呕吐以及急腹症消化道状。老年人精神萎靡、头痛,意识朦胧等。部分严重感染的患者可发生周围循环衰竭,甚至早期出现休克。

(4)体检:急性病容,呼吸急促,体温达39～40℃,口唇单纯疱疹,可有发绀及巩膜黄染,肺部听诊为实变体征或可听到啰音,累及胸膜时可有胸膜摩擦音甚至胸腔积液体征。

(5)并发症及肺外感染表现:①脓胸(5%～10%),治疗过程中又出现体温升高、白细胞计数增高时,要警惕并发脓胸和肺脓肿的可能。②脑膜炎,可出现神经症状或神志改变。③心肌炎或心内膜炎,心率快,出现各种心律失常或心脏杂音,脾大,心力衰竭。

(6)败血症或毒血症(15%～75%):可出现皮肤、黏膜出血点,巩膜黄染。

(7)感染性休克:表现为周围循环衰竭,如血压降低、四肢厥冷、心动过速等,个别患者起病即表现为休克而呼吸道症状并不明显。

(8)麻痹性肠梗阻。

(9)罕见DIC、ARDS。

(二)实验室检查

1.血常规

白细胞数为$(10～30)×10^9$/L,中型粒细胞计数增多80%以上,分类核左移并可见中毒颗粒。酒精中毒、免疫力低下及年老体弱者白细胞总数可正常或减少,提示预后较差。

2.病原体检查

(1)痰涂片及荚膜染色镜检,可见革兰染色阳性双球菌,2～3次痰检为同一细菌有意义。

(2)痰培养加药敏可助确定菌属并指导有效抗生素的使用,干咳无痰者可做高渗盐水雾化吸入导痰。

(3)血培养致病菌阳性者可做药敏试验。

(4)脓胸者应做胸腔积液菌培养。

(5)对重症或疑难病例,有条件时可采用下呼吸道直接采样法做病原学诊断。如防污染毛刷采样(PSB)、防污染支气管-肺泡灌洗(PBAL)、经胸壁穿刺肺吸引(LA)、环甲膜穿刺经气管引(TTA)。

(三)胸部X线

(1)早期病变肺段纹理增粗、稍模糊。

(2)典型表现为大叶性、肺段或亚肺段分布的浸润、实变阴影,可见支气管气道征及肋膈角变钝。

(3)病变吸收较快时可出现浓淡不均假空洞征。

(4)吸收较慢时可出现机化性肺炎。

(5)老年人、婴儿多表现为支气管肺炎。

四、鉴别诊断

(1)干酪样肺炎:常有结枝中毒症状,胸部 X 线表现肺实变、消散慢,病灶多在肺尖或锁骨下、下叶后段或下叶背段,新旧不一、有钙化点、易形成空洞并肺内播散。痰抗酸菌染色可发现结核菌,PPD 试验常阳性,青霉素 G 治疗无效。

(2)其他病原体所致肺炎:①多为院内感染,金黄色葡萄球菌肺炎和克雷伯杆菌肺炎的病情通常较重。②多有基础疾病。③痰或血的细菌培养阳性可鉴别。

(3)急性肺脓肿:早期临床症状相似,病情进展可出现可大量脓臭痰,查痰菌多为金黄色葡萄球菌、克雷伯杆菌、革兰阴性杆菌、厌氧菌等。胸部 X 线可见空洞及液平。

(4)肺癌伴阻塞性肺炎:常有长期吸烟史、刺激性干咳和痰中带血史,无明显急性感染中毒症状;痰脱落细胞可阳性;症状反复出现;可发现肺肿块、肺不张或肿大的肺门淋巴结;胸部 CT 及支气管镜检查可帮助鉴别。

(5)其他:ARDS、肺梗死、放射性肺炎和胸膜炎等。

五、治疗

(一)抗菌药物治疗

首先应给予经验性抗生素治疗,然后根据细菌培养结果进行调整。经治疗不好转者,应再次复查病原学及药物敏感试验进一步调整治疗方案。

1.轻症患者

(1)首选青霉素:青霉素每天 2.4×10^6 U,分 3 次肌内注射。或普鲁卡因青霉素每天 1.2×10^6 U,分 2 次肌内注射,疗程 5~7 天。

(2)青霉素过敏者:可选用大环内酯类,如红霉素每天 2 g,分 4 次口服,或红霉素每天 1.5 g 分次静脉滴注;或罗红霉素每天 0.3 g,分 2 次口服或林可霉素每天 2 g,肌内注射或静脉滴注;或克林霉素每天 0.6~1.8 g,分 2 次肌内注射,或克林霉素每天 1.8~2.4 g 分次静脉滴注。

2.较重症患者

青霉素每天 120 万单位,分 2 次肌内注射,加用丁胺卡那每天 0.4 g 分次肌内注射;或红霉素每天 1.0~2.0 g,分 2~3 次静脉滴注;或克林霉素每天 0.6~1.8 g,分 3~4 次静脉滴注;或头孢塞肟钠每天 2~4 g,分 3 次静脉注射。

疗程 2 周或体温下降 3 天后改口服。老人、有基础疾病者可适当延长。8%~15%青霉素过敏者对头孢菌素类有交叉过敏应慎用。如为青霉素速发性变态反应则禁用头孢菌素。如青霉素皮试阳性而头孢菌素皮试阴性者可用。

3.重症或有并发症患者(如胸膜炎)

青霉素每天 1×10^7~3×10^7 U,分 4 次静脉滴注;头孢唑啉钠,每天 2~4 g,分 2 次静脉滴注。

4.极重症者(如并发脑膜炎)

头孢曲松每天 1~2 g 分次静脉滴注;碳青霉烯类如亚胺培南-西司他丁每天 2 g,分次静脉滴注;或万古霉素每天 1~2 g,分次静脉滴注并加用第 3 代头孢菌素;或亚胺培南加第 3 代头孢菌素。

5.耐青霉素肺炎链球菌感染者

近年来,耐青霉素肺炎链球菌感染不断增多,通常最小抑制浓度(MIC)≥1.0 mg/L 为中度耐药,MIC≥2.0 mg/L 为高度耐药。临床上可选用以下抗生素:克林霉素每天 0.6～1.8 g 分次静脉滴注;或万古霉素每天 1～2 g 分次静脉滴注;或头孢曲松每天 1～2 g 分次静脉滴注;或头孢噻肟每天 2～6 g 分次静脉滴注;或氨苄西林/舒巴坦、替卡西林/棒酸、阿莫西林/棒酸。

(二)支持疗法

支持疗法包括卧床休息、维持液体和电解质平衡等。应根据病情及检查结果决定补液种类。给予足够热量以及蛋白和维生素。

(三)对症治疗

胸痛者止痛;刺激性咳嗽可给予可卡因,止咳祛痰可用氯化铵或棕色合剂,痰多者禁用止咳剂;发热物理降温,不用解热药;呼吸困难者鼻导管吸氧。烦躁、谵妄者服用地西泮 5 mg 或水合氯醛 1～1.5 g 灌肠,慎用巴比妥类。鼓肠者给予缸管排气,胃扩张给予胃肠减压。

(四)并发症的处理

(1)呼吸衰竭:机械通气、支持治疗(面罩、气管插管、气管切开)。

(2)脓胸:穿刺抽液必要时肋间引流。

(五)感染性休克的治疗

(1)补充血容量:右旋糖酐-40 和平衡盐液静脉滴注,以维持收缩压 12.0～13.3 kPa(90～100 mmHg)。脉压＞4.0 kPa(30 mmHg),尿量＞30 mL/h,中心静脉压 0.6～1.0 kPa(4.4～7.4 mmHg)。

(2)血管活性药物的应用:输液中加入血管活性药物以维持收缩压 13.3 kPa(100 mmHg)以上。为升高血压的同时保证和调节组织血流灌注,近年来主张血管活性药物为主,配合收缩性药物,常用的有多巴胺、间羟胺、去甲肾上腺素和山莨菪碱等。

(3)控制感染:及时、有效地控制感染是治疗中的关键。要及时选择足量、有效的抗生素静脉并联合给药。

(4)糖皮质激素的应用:病情或中毒症状重及上述治疗血压不恢复者,在使用足量抗生素的基础上可给予氢化可的松 100～200 mg 或地塞米松 5～10 mg 静脉滴注,病情好转立即停药。

(5)纠正水、电解质和酸碱平衡紊乱:严密监测血压、心率、中心静脉压、血气、水电解质变化,及时纠正。

(6)纠正心力衰竭:严密监测血压、心率、中心静脉压、意识及末梢循环状态,及时给予利尿及强心药物,并改善冠状动脉供血。

(徐立花)

第四节 肺炎克雷伯杆菌肺炎

一、概述

肺炎克雷伯菌肺炎(旧称肺炎杆菌肺炎)是最早被认识的 G⁻ 杆菌肺炎,并且仍居当今社区获得性 G⁻杆菌肺炎的首位,医院获得性 G⁻杆菌肺炎的第二或第三位。肺炎克雷伯杆菌是克雷伯菌属最常见菌种,约占临床分离株的 95%。肺炎克雷伯杆菌又分肺炎、臭鼻和鼻硬结 3 个亚种,其中又以肺炎克雷伯杆菌肺炎亚种最常见。根据荚膜抗原成分的不同,肺炎克雷伯杆菌分78 个血清型,肺炎者以 1~6 型为多。由于抗生素的广泛应用,20 世纪 80 年代以来肺炎克雷伯杆菌耐药率明显增加,特别是它产生超广谱 β-内酰胺酶(ESBLs),能水解所有第 3 代头孢菌素和单酰胺类抗生素。目前不少报道肺炎克雷伯杆菌中产 ESBLs 比率高达 30%~40%,并可引起医院感染暴发流行,正受到密切关注。该病好发于原有慢性肺部疾病、糖尿病、手术后和酒精中毒者,以中老年为多见。

二、诊断

(一)临床表现

多数患者起病突然,部分患者可有上呼吸道感染的前驱症状,主要症状为寒战、高热、咳嗽、咳痰、胸痛、呼吸困难和全身衰弱。痰色如砖红色,被认为是该病的特征性表现,可惜临床上甚为少见;有的患者咳痰呈铁锈色,或痰带血丝,或伴明显咯血。体检患者呈急性病容,常有呼吸困难和发绀,严重者有全身衰竭、休克和黄疸。肺叶实变期可发生相应实变体征,并常闻及湿啰音。

(二)辅助检查

1.一般实验室检查

周围血白细胞总数和中性粒细胞比例增加,核型左移。若白细胞计数不高或反见减少,提示预后不良。

2.细菌学检查

经筛选的合格痰标本(鳞状上皮细胞<10 个/低倍视野或白细胞>25 个/低倍视野),或下呼吸道防污染标本培养分离到肺炎克雷伯杆菌,且达到规定浓度(痰培养菌量≥10⁶ cfu/mL、防污染样本毛刷标本菌是≥10³ cfu/mL),可以确诊。据报道 20%~60%病例血培养阳性,更具有诊断价值。

3.影像学检查

X 线征象,包括大叶实变、小叶浸润和脓肿形成。右上叶实变时重而黏稠的炎性渗出物,使叶间裂呈弧形下坠是肺炎克雷伯肺炎具有诊断价值的征象,但是并不常见。在慢性肺部疾病和免疫功能受损患者,患该病时大多表现为支气管肺炎。

三、鉴别诊断

该病应与各类肺炎包括肺结核相鉴别,主要依据病原体检查,并结合临床做出判别。

四、治疗

(一)一般治疗

与其他细菌性肺炎治疗相同。

(二)抗菌治疗

轻、中症患者最初经验性抗菌治疗,应选用 β-内酰胺类联合氨基糖苷类抗生素,然后根据药敏试验结果进行调整。若属产 ESBL 菌株,或既往常应用第 3 代头孢菌素治疗或在 ESBL 流行率高的病区(包括 ICU)或临床重症患者最初经验性治疗应选择碳青霉烯类抗生素(亚胺培南或美罗培南），因为目前仅有该类抗生素对 ESBLs 保持高度稳定，没有耐药。哌拉西林/三唑巴坦、头孢吡肟对部分 ESBLs 菌株体外有效，还有待积累更多经验。

（徐立花）

第五节 葡萄球菌肺炎

一、定义

葡萄球菌肺炎是致病性葡萄球菌引起的急性化脓性肺部炎症，主要为原发性（吸入性）金黄色葡萄球菌肺炎和继发性（血源性）金黄色葡萄球菌肺炎。临床上化脓坏死倾向明显，病情严重，细菌耐药率高，预后多较凶险。

二、易感人群和传播途径

葡萄球菌肺炎多见于儿童和年老体弱者，尤其是长期应用皮质激素、抗肿瘤药物及其他免疫抑制剂者，慢性消耗性疾病患者，如糖尿病、恶性肿瘤、再生障碍性贫血、严重肝病、急性呼吸道感染和长期应用抗生素的患者。金黄色葡萄球菌肺炎的传染源主要有葡萄球菌感染病灶，特别是感染医院内耐药菌株的患者，其次为带菌者。主要通过接触和空气传播，医务人员的手、诊疗器械、患者的生物用品及铺床、换被褥都可能是院内交叉感染的主要途径。细菌可以通过呼吸道吸入或血源播散导致肺炎。目前因介入治疗的广泛开展和各种导管的应用，为表皮葡萄球菌的入侵提供了更多的机会，其在院内感染性肺炎中的比例也在提高。

三、病因

葡萄球菌为革兰阳性球菌，兼性厌氧，分为金黄色葡萄球菌、表皮葡萄球菌、腐生葡萄球菌，其中金黄色葡萄球菌致病性最强。血浆凝固酶可以使纤维蛋白原转变成纤维蛋白，后者包绕于菌体表面，从而逃避白细胞的吞噬，与细菌的致病性密切相关。凝固酶阳性的细菌，如金黄色葡萄球菌，凝固酶阴性的细菌，如表皮葡萄球菌、腐生葡萄球菌。但抗甲氧西林金黄色葡萄球菌（MRSA）和抗甲氧西林凝固酶阴性葡萄球菌（MRSCN）的感染日益增多，同时对多种抗生素耐药，包括喹诺酮类、大环内酯类、四环素类、氨基糖苷类等。近年来，国外还出现了耐万古霉素金黄色葡萄球菌（VRSA）的报道。目前 MRSA 分为两类，分别是医院获得性 MRSA（HA-MRSA）和社区获得性 MRSA（CA-MRSA）。

四、诊断

(一)临床表现

(1)多数急性起病，血行播散者常有皮肤疖痈史，皮肤黏膜烧伤、裂伤、破损，一些患者有金黄色葡萄球菌败血症病史，部分患者找不到原发灶。

(2)通常全身中毒症状突出，衰弱、乏力、大汗、全身关节肌肉酸痛、急起高热、寒战、咳嗽、由咳黄脓痰演变为脓血痰或粉红色乳样痰、无臭味儿、胸痛和呼吸困难进行性加重、发绀,重者甚至出现呼吸窘迫及血压下降、少尿等末梢循环衰竭的表现。少部分患者肺炎症状不典型,可亚急性起病。

(3)血行播散引起者早期以中毒性表现为主,呼吸道症状不明显。有时虽无严重的呼吸系统症状和高热,而患者已发生中毒性休克,出现少尿、血压下降。

(4)早期呼吸道体征轻微与其严重的全身中毒症状不相称是其特点之一,不同病情及病期体征不同,典型大片实变少见,如有则病侧呼吸运动减弱,局部叩诊浊音,可闻及管样呼吸音。有时可闻及湿啰音,双侧或单侧。合并脓胸、脓气胸时,视程度不同可有相应的体征。部分患者可有肺外感染灶、皮疹等。

(5)社区获得性肺炎中,若出现以下情况需要高度怀疑 CA-MRSA 的可能:流感样前驱症状;严重的呼吸道症状伴迅速进展的肺炎,并发展为 ARDS;体温超过 39 ℃;咯血;低血压;白细胞计数降低;X 线显示多叶浸润阴影伴空洞;近期接触 CA-MRSA 的患者;属于 CA-MRSA 寄殖群体;近 6 个月来家庭成员中有皮肤脓肿或疖肿的病史。

(二)实验室及辅助检查

外周血白细胞在 $20×10^9/L$ 左右,可高达 $50×10^9/L$,重症者白细胞可低于正常。中性粒细胞数增高,有中毒颗粒、核左移现象。血行播散者血培养阳性率可达 50%。原发吸入者阳性率低。痰涂片革兰染色可见大量成堆的葡萄球菌和脓细胞,白细胞内见到球菌有诊断价值。普通痰培养阳性有助于诊断,但有假阳性,通过保护性毛刷采样定量培养,细菌数量 $>10^3$ cfu/mL 时几乎没有假阳性。

血清胞壁酸抗体测定对早期诊断有帮助,血清滴度≥1:4 为阳性,特异性较高。

(三)影像学检查

肺浸润、肺脓肿、肺气囊肿和脓胸、脓气胸是金黄色葡萄球菌感染的四大 X 线征象,在不同类型和不同病期以不同的组合表现。早期病变发展,金黄色葡萄球菌最常见的胸片异常是支气管肺炎伴或不伴脓肿形成或胸腔积液。原发性感染者早期胸部 X 线表现为大片絮状、密度不均的阴影,可呈节段或大叶分布,也呈小叶样浸润,病变短期内变化大,可出现空洞或蜂窝状透亮区,或在阴影周围出现大小不等的气肿大泡。血源性感染者的胸部 X 线表现呈两肺多发斑片状或团块状阴影或多发性小液平空洞。

五、鉴别诊断

(一)其他细菌性肺炎

如流感嗜血杆菌、克雷伯杆菌、肺炎链球菌引起的肺炎,典型者可通过发病年龄、起病急缓、痰的颜色、痰涂片、胸部 X 线等检查加以初步鉴别。各型不典型肺炎的临床鉴别较困难,最终的鉴别均需病原学检查。

(二)肺结核

上叶金黄色葡萄球菌肺炎易与肺结核混淆,尤其是干酪性肺炎,也有高热、畏寒、大汗、咳嗽、胸痛,胸部 X 线片也有相似之处,还应与发生在下叶的不典型肺结核鉴别,通过仔细询问病史及相关的实验室检查大多可以区别,还可以观察治疗反应帮助诊断。

六、治疗

(一)对症治疗

休息、祛痰、吸氧、物理或化学降温、合理饮食、防止脱水和电解质紊乱,保护重要脏器功能。

(二)抗菌治疗

1.经验性治疗

治疗的关键是尽早选用敏感有效的抗生素,防止并发症。可根据金黄色葡萄球菌感染的来源(社区还是医院)和本地区近期药敏资料选择抗生素。社区获得性感染考虑为金黄色葡萄球菌感染,不宜选用青霉素,应应用苯唑西林和头孢唑林等第一代头孢菌素,若效果欠佳,在进一步病原学检查时可换用糖肽类抗生素治疗。怀疑医院获得性金黄色葡萄球菌肺炎,则首选糖肽类抗生素。经验性治疗中,尽可能获得病原学结果,根据药敏结果修改治疗方案。

2.针对病原菌治疗

治疗应依据痰培养及药物敏感试验结果选择抗生素。对青霉素敏感株,首选大剂量青霉素治疗,过敏者可选大环内酯类、克林霉素、半合成四环素类、SMZco 或第一代头孢菌素。甲氧西林敏感的产青霉素酶菌仍以耐酶半合成青霉素治疗为主,如甲氧西林、苯唑西林、氯唑西林,也可选头孢菌素(第一代或第二代头孢菌素)。对 MRSA 和 MRSCN 首选糖肽类抗生素:①万古霉素,1～2 g/d,(或去甲万古霉素 1.6 g/d),但要将其血药浓度控制在 20 μg/mL 以下,防止其耳、肾毒性的发生。②替考拉宁,0.4 g,首 3 剂每 12 小时 1 次,以后维持剂量为 0.4 g/d,肾功能不全者应调整剂量。疗程不少于 3 周。MRSA、MRSCN 还可选择利奈唑胺,(静脉或口服)一次600 mg,每 12 小时 1 次,疗程 10～14 天。

(三)治疗并发症

如并发脓胸或脓气胸时可行闭式引流,抗感染时间可延至 8～12 周。合并脑膜炎时,最好选用脂溶性强的抗生素,如头孢他啶、头孢哌酮、万古霉素及阿米卡星等,疗程要长。

(四)其他治疗

避免应用可导致白细胞计数减少的药物和糖皮质激素。

七、临床路径

(1)详细询问近期有无皮肤感染、中耳炎、进行介入性检查或治疗,有无慢性肝肾疾病、糖尿病病史,是否接受放化疗或免疫抑制剂治疗。了解起病急缓、痰的性状及演变,有无胸痛、呼吸困难、程度及全身中毒症状,尤应注意高热、全身中毒症状明显与呼吸系统症状不匹配者。

(2)体检要注意生命体征,皮肤黏膜有无感染灶和皮疹,肺部是否有实变体征,还要仔细检查心脏有无新的杂音。

(3)进行必要的辅助检查,包括血常规、血培养(发热时)、痰的涂片和培养(用抗生素之前)、胸部X线检查,并动态观察胸部影像学变化,必要时可行纤维支气管镜检查及局部灌洗。

(4)处理:应用有效的抗感染治疗,加强对症支持,防止并积极治疗并发症。

(5)预防:增强体质,防止流感,可进行疫苗注射。彻底治疗皮肤及深部组织的感染,加强年老体弱者的营养支持,隔离患者和易感者,严格抗生素的使用规则,规范院内各项操作及消毒制度,减少交叉感染。

(徐立花)

第六节　肺炎支原体肺炎

一、定义

肺炎支原体肺炎是由肺炎支原体引起的急性呼吸道感染和肺部炎症,即"原发性非典型肺炎",占社区获得性肺炎的 15%～30%。

二、病因

支原体是介于细菌与病毒之间能独立生活的最小微生物,无细胞壁,仅有 3 层膜组成细胞膜,共有30 余种,部分可寄生于人体,但不致病,至目前为止,仅肯定肺炎支原体能引起呼吸道病变。当其进入下呼吸道后,一般并不侵入肺泡内,当存在超免疫反应时,可导致肺炎和神经系统、心脏损害。

三、诊断

(一)临床表现

1.病史

本病潜伏期 2～3 周,儿童、青年发病率高,以秋冬季为多发,以散发为主,多由患者急性期飞沫经呼吸道吸入而感染。

2.症状

起病较细菌性肺炎和病毒性肺炎缓慢,约半数患者并无症状。典型肺炎表现者仅占10%,还可以咽炎、支气管炎、大泡性耳鼓膜炎形式出现。开始表现为上呼喊道感染症状,咳嗽、头痛、咽痛、低热继之出现中度发热,顽固的刺激性咳嗽常为突出表现,也可有少量黏痰或少量脓性痰。

3.体征

胸部体检可无胸部体征或仅有少许湿啰音。其临床症状轻,体征轻于胸片 X 线表现是其特点之一。

4.肺外表现

极少数患者可伴发肺外其他系统的病变,出现胃肠炎、溶血性贫血、心肌炎、心包炎、肝炎。少数还伴发周围神经炎、脑膜炎以及小脑共济失调等神经系统症状。

本病的症状一般较轻,发热持续 1～3 周,咳嗽可延长至 4 周或更久始消失。极少数伴有肺外严重并发症时可能引起死亡。

(二)胸部 X 线表现

胸片表现多样化,但无特异性,肺部浸润多呈斑片状或均匀的模糊阴影,中、下肺野明显,有时呈网状、云雾状、粟粒状或间质浸润,严重者中、下肺结节影,少数病例可有胸腔积液。

(三)实验室检查

血常规显示白细胞总数正常或轻度增加,以淋巴细胞为主。血沉加快。痰、鼻分泌物和咽拭子培养可获肺炎支原体,但检出率较低。目前诊断主要靠血清学检查。可通过补体结合试验、免疫荧光试验、酶联免疫吸附试验测定血清中特异性抗体。补体结合抗体于起病10天后出现,在恢复期滴度高于1:64,抗体滴度呈4倍增长对诊断有意义。应用免疫荧光技术、核酸探针及PCR技术直接检测抗原有更高的敏感性、特异性及快速性。

(四)诊断依据

肺炎支原体肺炎的诊断需结合临床症状、胸部影像学检查和实验室资料确诊。

四、鉴别诊断

(一)病毒性肺炎

发病以冬春季节多见。免疫力低下的儿童和老年人是易感人群。不同病毒可有其特征性表现。麻疹病毒所致口腔黏膜斑,从耳后开始逐渐波及全身的皮疹。疱疹病毒性肺炎可同时伴发有皮肤疱疹。巨细胞病毒所致伴有迁移性关节痛,肌肉痛的发热。本病肺实变体征少见,这种症状重而体征少胸部X线表现轻不对称性是病毒性肺炎的特点之一。用抗生素治疗无效。确诊有赖于病原学和血清学检查。

(二)肺炎球菌肺炎

起病急骤,先有寒战,继之高热,体温可达39~41 ℃,多为稽留热,早期有干咳,渐有少量黏痰、脓性痰或典型的铁锈色痰。常有肺实变体征或胸部X线改变,痰中可查到肺炎链球菌。

(三)军团菌肺炎

本病多发生在夏秋季,中老年发病多,暴发性流行,持续性高热,发热约半数超过40 ℃,1/3有相对缓脉。呼吸系统症状相对较少,而精神神经系统症状较多,约1/3患者出现嗜睡、神志模糊、谵语、昏迷、痴呆、焦虑、惊厥、定向障碍、抑郁、幻觉、失眠、健忘、言语障碍、步态失常等。早期部分患者有早期消化道症状,尤其是水样腹泻。从痰、胸液、血液中可直接分离出军团菌,血清学检查有助于诊断。

(四)肺结核

起病缓慢,有结核接触史,病变位于上肺野,短期内不消失,痰中可查到结核杆菌,红霉素治疗无效。

五、治疗

(1)抗感染治疗:肺炎支原体肺炎主要应用大环内酯类抗生素,红霉素为首选,剂量为1.5~2.0 g/d,分3~4次服用,或用交沙霉素1.2~1.8 g/d,克拉霉素每次0.5 g,2次/天,疗程10~14天。新型大环内酯类抗生素,如克拉霉素和阿奇霉素对肺炎支原体感染效果良好。克拉霉素0.5 g,2次/天;阿奇霉素第1天0.5 g,后4天每次0.25 g,1次/天。也可应用氟喹诺酮类抗菌药物,如氧氟沙星、环丙沙星或左氧氟沙星等;病情重者可静脉给药,但不宜用于18岁以下的患者和孕妇。

(2)对症和支持:如镇咳和雾化吸入治疗。

(3)出现严重肺外并发症,应给予相应处理。

(赵启文)

第七节　衣原体肺炎

衣原体是一组专性细胞内寄生物。目前已发现衣原体有 4 个种:沙眼衣原体、鹦鹉热衣原体、肺炎衣原体和牲畜衣原体。其中与肺部感染关系最大的是鹦鹉热衣原体和肺炎衣原体,下面分别介绍由这两种衣原体引起的肺炎。

一、鹦鹉热肺炎

鹦鹉热是由鹦鹉热衣原体引起的急性传染病。这种衣原体寄生于鹦鹉、鸽、鸡、野鸡、火鸡、鸭、鹅、孔雀等百余种鸟类体内。由于最先是在鹦鹉体内发现的,并且是最常见的宿主,故得此名。

病原体吸入后首先在呼吸道局部的单核、巨噬细胞系统中繁殖,之后经血液循环播散到肺内及其他器官。肺内病变常位于肺门,并向外周扩散引起小叶性和间质性肺炎,以下垂部位的肺叶、肺段为主。早期肺泡内充满中性粒细胞及渗出液,其后为单核细胞。病变部位可发生突变、小量出血,严重时发生肺组织坏死,或者黏稠的明胶样黏液分泌物阻塞支气管引起严重缺氧。此外本病也可累及肝、脾、心、肾、消化道和脑、脑膜。

(一)临床表现

本病潜伏期多为 7～15 天。起病多隐袭。少数无症状,起病轻者如流感样,中重度者急性起病,寒战、高热,第 1 周体温可高达 40 ℃。头痛、乏力、肌肉痛、关节痛、畏光、鼻出血。1 周之后咳嗽、少量黏痰,重症者出现精神症状,如嗜睡、谵妄、木僵、抽搐,并出现缺氧、呼吸窘迫。此外还可出现一些消化道症状,如食欲下降、恶心、呕吐、腹痛。主要体征:轻症者只有咽部充血;中、重度者出现类似伤寒的玫瑰疹,相对缓脉,肺部可闻及湿啰音;重症者可出现肺实变体征,此外还可出现黄疸、肝脾大、浅表淋巴结肿大。

(二)辅助检查

血白细胞多正常,血沉增快。将患者血及支气管分泌物接种到鸡胚、小白鼠或组织培养液中,可分离到衣原体。特异性补体结合试验或凝集试验呈阳性,急性期与恢复期(发病后 2～3 周)双份血清补体试验滴度增加 4 倍有诊断意义。X 线检查显示从肺门向外周放射状浸润病灶,下叶为多,呈弥漫性支气管肺炎或间质性肺炎表现,偶见粟粒样结节或实变影,偶有少量胸腔积液。

(三)诊断与鉴别诊断

参照禽类接触史、症状、体征、辅助检查结果进行诊断。由于本病临床表现、胸部 X 线检查无特异性,故应注意与各种病毒性肺炎、细菌性肺炎、真菌性肺炎以及伤寒、布氏杆菌病、传染性单核细胞增多症区别。

(四)治疗

四环素 2～3 g/d,分 4～6 次口服,连服 2 周,或退热后再继续服 10 天。必要时采取吸氧及其他对症处理,重症者可给予支持疗法。如发生急性呼吸窘迫综合征(ARDS),应迅速采取相应措施。

(五)预后

轻者可自愈。重症未经治疗者病死率可达 20%～40%,近年来应用抗生素治疗后病死率明显下降到 1%。

二、肺炎衣原体肺炎

肺炎衣原体目前已经成为社区获得性肺炎的第 3 或第 4 位最常见的致病菌,在社区获得性肺炎住院患者中由肺炎衣原体致病的占 6%～10%。研究发现肺炎衣原体感染流行未找到鸟类引起传播的证据,提示肺炎衣原体是一种人类病原体,属于人-人传播,可能主要是通过呼吸道的飞沫传播,无症状携带者和长期排菌状态者(有时可长达 1 年)可促进传播。该病潜伏期 10～65 天。年老体弱、营养不良、COPD、免疫功能低下者易被感染。据报道,近一半的人一生中感染过肺炎衣原体。肺炎衣原体易感性与年龄有关,儿童抗体检出率较低,5 岁者抗体检出率<5%,10 岁时<10%,而青少年时期迅速升高达 30%～40%,中老年检出率仍高达 50%。有人报道肺炎衣原体感染分布呈双峰型,第 1 峰在 8～9 岁,第 2 峰从 70 岁开始。感染的性别差异在儿童时期不明显,但进入成年期则男性高于女性,到老年期更明显。肺炎衣原体感染一年四季均可发生,通常持续 5～8 个月。感染在热带国家多见,既可散发也可呈暴发流行(社区或家庭内)。感染后免疫力很弱,易于复发,每隔 3～4 年可有一次流行高峰,持续 2 年左右。

(一)临床表现

肺炎衣原体主要引起急性呼吸道感染,包括肺炎、支气管炎、鼻旁窦炎、咽炎、喉炎、扁桃体炎,临床上以肺炎为主。起病多隐袭,早期表现为上呼吸道感染症状,与肺炎支原体肺炎颇为相似,通常症状较轻,发热、寒战、肌痛、咳嗽、肺部可听到湿啰音。发生咽喉炎者表现为咽喉痛、声音嘶哑,有些患者可表现为两阶段病程:开始表现为咽炎,经对症处理好转,1～3 周后又发生肺炎或支气管炎,此时咳嗽加重。少数患者可无症状。肺炎衣原体也可使患有其他疾病的老年住院患者、大手术后患者、严重外伤者罹患肺炎,往往为重症感染。原有 COPD、心力衰竭患者感染肺炎衣原体时症状较重、咳脓痰、呼吸困难,甚或引起死亡。肺炎衣原体感染时也可伴有肺外表现,如中耳炎、结节性红斑、心内膜炎、急性心肌梗死、关节炎、甲状腺炎、脑炎、吉兰-巴雷综合征等。

(二)辅助检查

血白细胞正常或稍高,血沉加快,由于本病临床表现缺乏特异性,所以其诊断主要依据是有关病因的特殊实验室检查,包括病原体分离和血清学检测。

1.病原体分离培养

可从痰、咽拭子、扁桃体隐窝拭子、咽喉分泌物、支气管肺泡灌洗液中直接分离肺炎衣原体。采集标本后立即置于转运保存液中,在 4 ℃下送到实验室进行分离培养。肺炎衣原体培养较困难,培养基包括鸡胚卵黄囊、HeLa229 细胞、HL 细胞等。最近认为 HEP-2 细胞株可以促进肺炎衣原体生长,使临床标本容易分离。

2.酶联免疫吸附法(ELISA)

测定痰标本中肺炎衣原体抗原。其原理是用属特异性脂多糖单克隆抗体对衣原体抗原进行特异性检测,然后用沙眼衣原体种特异性主要外膜蛋白(MOMP)的单克隆抗体对沙眼衣原体进行直接衣原体显像。如果特异性衣原体抗原检测阳性,而沙眼衣原体种特异性检测阴性,则该微生物为肺炎衣原体或鹦鹉热衣原体;如标本对所有检测均呈阳性,则为沙眼衣原体。

3.应用 PCR 技术检测肺炎衣原体

按照 MOMP 基因保守区序列设计的引物可检测各种衣原体,按可变区肺炎衣原体种特异性的核酸序列设计的引物可以特异性地检测肺炎衣原体。PCR 检测需要注意质量控制,避免出现较多假阳性。

4.血清学实验

有两种,即 TWAR 株原体抗原的微量免疫荧光(MIF)抗体试验和补体结合(CF)抗体试验。前者是一种特异性检查方法,可用于鉴别 3 种衣原体;后一种试验属于非特异性,对所有衣原体均可发生反应。MIF 抗体包括特异性 IgG 和 IgM,可以鉴别新近感染或既往感染,初次感染或再感染。IgG 抗体阳性但效价不高,提示为既往感染。因为 IgM 和 CF 抗体通常在感染后 2～6 个月逐渐消失,而 IgG 抗体可持续存在。所以 IgG 抗体可用来普查肺炎衣原体感染。急性感染的抗体反应有两种形式:①初次感染或原发感染后免疫反应,多见于年轻人,早期衣原体 CF 抗体迅速升高,而 MIF 抗体出现较慢。其中 IgM 发病后 3 周才出现,IgG 发病后 6～8 周才出现;②再次感染或重复感染后免疫反应,多见于年龄较大的成年人,IgG 抗体常在 1～2 周出现,效价可以很高,往往没有衣原体 CF 抗体及 IgM 抗体出现,或其效价很低。目前制定的血清学阳性反应诊断标准是:MIF 抗体急性感染期双份血清效价升高 4 倍以上,或单次血清标本 IgM ≥1∶16,和(或)单次血清标本 IgG≥1∶512。既往感染史时 IgG<1∶512,但是≥1∶16,衣原体 CF 抗体效价升高 4 倍以上,或≥1∶64。重复感染者多有 CF 抗体和 IgM 抗体。大多数老年人多为再次感染,常无 CF 抗体反应。如果 CF 抗体效价升高,常提示为肺炎支原体感染。

5.X 线胸片

多显示肺叶或肺部浸润病灶,可见于双肺任何部位,但多见于下叶。

(三)诊断和鉴别诊断

当肺炎患者应用 β-内酰胺类抗生素治疗无效,患者仍旧干咳时应警惕肺炎衣原体感染。由于目前临床上缺乏特异性诊断肺炎衣原体感染的方法,所以确诊主要依靠实验室检查。应注意与肺炎支原体肺炎相鉴别。

(四)治疗

对于肺炎衣原体有效的抗生素有米诺环素、多西环素、红霉素。另外,利福平、罗比霉素、罗红霉素、克拉霉素等效果也很好。喹诺酮类如氧氟沙星、妥舒沙星也有效。通常成人首选四环素,孕妇和儿童首选红霉素。剂量稍大,疗程应充分,如四环素或红霉素 2 g/d,10～14 天,或 1 g/d 连用 21 天。

(赵启文)

第八节 肺 脓 肿

肺脓肿是由化脓性病原体引起肺组织坏死和化脓,导致肺实质局部区域破坏的化脓性感染。通常早期呈肺实质炎症。后期出现坏死和化脓。如病变区和支气管交通则有空洞形成(通常直径>2 cm),内含由微生物感染引致的坏死碎片或液体,其外周环绕炎症肺组织。和一般肺炎相比,其特点是引致的微生物负荷量多(如急性吸入),局部清除微生物能力下降(如气道阻塞),以及受肺部邻近器官感染的侵及。如肺内形成多发的较小脓肿(直径<2 cm)则称为坏死性肺炎。肺脓肿和坏死性肺炎病理机制相同,其分界是人为的。

肺脓肿通常由厌氧、需氧和兼性厌氧菌引起,也可由非细菌性病原体,如真菌、寄生虫等所致。应注意类似的影像学表现也可由其他病理改变产生,如肺肿瘤坏死后空洞形成或肺囊肿内感染等。

在抗生素出现前,肺脓肿自然病程常表现为进行性恶化,病死率曾达50%,患者存活后也往往遗留明显的临床症状,需要手术治疗,预后不理想。自有效抗生素应用后,肺脓肿的疾病过程得到显著改善。但近年来随着肾上腺皮质激素、免疫抑制剂以及化疗药物的应用增加,造成口咽部内环境的改变,条件致病的肺脓肿发病率又有增多的趋势。

一、病因和发病机制

化脓性病原体进入肺内可有几种途径,最主要的途径是口咽部内容物的误吸。

(一)呼吸道误吸

口腔、鼻腔、口咽和鼻咽部隐匿着复杂的菌群,形成口咽微生态环境。健康人唾液中的细菌含量约$10^8/mL$,半数为厌氧菌。在患有牙病或牙周病的人群中厌氧菌可增加1 000倍,易感个体中还可有多种需氧菌株定植。采用放射活性物质技术显示,45%健康人睡眠时可有少量唾液吸入气道。在各种因素引起的不同程度神智改变的人群中,约75%在睡眠时会有唾液吸入。

临床上特别易于吸入口咽分泌物的因素有全身麻醉、过度饮酒或使用镇静药物、头部损伤、脑血管意外、癫痫、咽部神经功能障碍、糖尿病昏迷或其他重症疾病,包括使用机械通气者。呼吸机治疗时,虽然人工气道上有气囊保护,但在气囊上方的积液库内容物常有机会吸入到下呼吸道。当患者神智状态进一步受到影响时,胃内容物也可吸入,酸性液体可引起化学性肺炎,促进细菌性感染。

牙周脓肿和牙龈炎时,因有高浓度的厌氧菌进入唾液可增加吸入性肺炎和肺脓肿的发病。相反,仅10%~15%厌氧菌肺脓肿可无明显的牙周疾病或其他促使吸入的因素。没有吸入因素者常需排除肺部肿瘤的可能性。

误吸后肺脓肿形成的可能性取决于吸入量、细菌数量、吸入物的pH和患者的防御机制。院内吸入将涉及革兰阳性菌,特别是在医院获得的抗生素耐药菌株。

(二)血液循环途径

通常由在体内其他部位的感染灶,经血液循环播散到肺内,如腹腔或盆腔以及牙周脓肿的厌氧菌感染可通过血液循环播散到肺。

感染栓子也可起自于下肢和盆腔的深静脉的血栓性静脉炎或表皮蜂窝织炎,或感染的静脉内导管,吸毒者静脉用药也可引起。感染性栓子可含金黄色葡萄球菌、化脓性链球菌或厌氧菌。

(三)其他途径

比较少见。

(1)慢性肺部疾病者,可在下呼吸道有化脓性病原菌定植,如支气管扩张症、囊性纤维化,而并发症肺脓肿。

(2)在肺内原有空洞基础上(肿胀或陈旧性结核空洞)合并感染,不需要有组织的坏死,空洞壁可由再生上皮覆盖。局部阻塞可在周围肺组织产生支扩或肺脓肿。

(3)邻近器官播散,如胃肠道。

(4)污染的呼吸道装置,如雾化器有可能携带化脓性病原体进入易感染者肺内。

(5)先天性肺异常的继发感染,如肺隔离症、支气管囊肿。

二、病原学

肺脓肿可由多种病原菌引起,多为混合感染,厌氧菌和需氧菌混合感染占90%。社区获得性感染和院内获得性感染的细菌出现频率不同。社区获得性感染中,厌氧菌为70%,而在院内获得性感染中,厌氧菌和铜绿假单胞菌起重要作用。

(一)厌氧菌

厌氧菌是正常菌群的主要组成部分,但可引起身体任何器官和组织感染。近年来由于厌氧菌培养技术的改进,可以及时得到分离和鉴定。在肺脓肿感染时,厌氧菌是常见的病原体。

引起肺脓肿感染的致病性厌氧菌主要指专性厌氧菌。专性厌氧菌只能在无氧或低于正常大气氧分压条件下才能生存或生长。厌氧菌分为 G^+ 厌氧球菌、G^- 厌氧球菌、G^+ 厌氧杆菌、G^- 厌氧杆菌。其中 G^- 厌氧杆菌包括类杆菌属和梭杆菌属,类杆菌属是最主要的病原菌,以脆弱类杆菌和产黑素类杆菌最常见。G^+ 厌氧球菌主要为消化球菌属和消化链球菌属。G^- 厌氧球菌主要为产碱韦荣菌。G^+ 厌氧杆菌中产芽孢的有梭状芽孢杆菌属和产气荚膜杆菌;不产芽孢的为放线菌属、真杆菌属、短棒菌苗属、乳酸杆菌属和双歧杆菌属。外源性厌氧菌肺炎较少见。

(二)需氧菌

需氧菌常形成坏死性肺炎,部分区域发展成肺脓肿,因而其在影像学上比典型的厌氧菌引起的肺脓肿病变分布弥散。

金黄色葡萄球菌是引起肺脓肿的主要 G^+ 需氧菌,是社区获得的呼吸道病原菌之一。通常健康人在流感后可引起严重的金黄色葡萄球菌肺炎,导致肺脓肿形成,并伴薄壁囊性气腔和肺大疱,后者多见于儿童。金黄色葡萄球菌是儿童肺脓肿的主要原因,也是老年人在基础疾病上并发院内获得性感染的主要病原菌。金黄色葡萄球菌也可由体内其他部位的感染灶经血液循环播散,在肺内引起多个病灶,形成血源性肺脓肿,有时很像是肿瘤转移。其他可引起肺脓肿的 G^+ 菌是化脓性链球菌(甲型链球菌,乙型 B 溶血性链球菌)。

最常引起坏死性肺炎伴肺脓肿的 G^- 需氧菌为肺炎克雷伯杆菌,这种肺炎形成一到多个脓肿者占25%,同时常伴菌血症。但需注意有时痰培养结果可能是口咽定植菌,该病病死率高,多见于老年人和化疗患者,肾上腺皮质激素应用者,糖尿病患者也多见。铜绿假单胞菌也影响类似的人群,如免疫功能低下患者、有严重并发症者。铜绿假单胞菌在坏死性过程中形成多发小脓肿。

其他由流感嗜血杆菌、大肠埃希菌、鲍曼不动杆菌、变形杆菌、军团菌等所致坏死性肺炎引起脓肿则少见。

三、病理

肺脓肿时,细支气管受感染物阻塞,病原菌在相应区域形成肺组织化脓性炎症,局部小血管炎性血栓形成、血供障碍,在实变肺中出现小区域散在坏死,中心逐渐液化,坏死的白细胞及死亡细菌积聚,形成脓液,并融合形成1个或多个脓肿。当液化坏死物质通过支气管排出,形成空洞、形成有液平的脓腔,空洞壁表面残留坏死组织。当脓肿腔直径达到 2 cm,则称为肺脓肿。炎症累及胸膜可发生局限性胸膜炎。如果在早期及时给予适当抗生素治疗,空洞可完全愈合,胸X线检查可不留下破坏残余或纤维条索影。但如治疗不恰当,引流不畅,炎症进展,则进入慢性阶段。脓肿腔有肉芽组织和纤维组织形成,空洞壁可有血管瘤。脓肿外周细支气管变形和扩张。

四、分类

肺脓肿可按病程分为急性和慢性,或按发生途径分为原发性和继发性。急性肺脓肿通常少于4~6周,病程迁延3个月以上则为慢性肺脓肿。大多数肺脓肿是原发性,通常有促使误吸的因素,或由正常宿主肺炎感染后在肺实质炎症的坏死过程演变而来。而继发性肺脓肿则为原有局部病灶基础上出现的并发症,如支气管内肿瘤、异物或全身性疾病引起免疫功能低下所致。细菌性栓子通过血液循环引致的肺脓肿也为继发性。膈下感染经横膈直接通过淋巴管或膈缺陷进入胸腔或肺实质,也可引起肺脓肿。

五、临床表现

肺脓肿患者的临床表现差异较大。由需氧菌(金黄色葡萄球菌或肺炎克雷伯杆菌)所致的坏死性肺炎形成的肺脓肿病情急骤、严重,患者有寒战、高热、咳嗽、胸痛等症状。儿童在金黄色葡萄球菌肺炎后发生的肺脓肿也多呈急性过程。一般原发性肺脓肿患者首先表现吸入性肺炎症状,有间歇发热、畏寒、咳嗽、咳痰、胸痛、体重减轻、全身乏力、夜间盗汗等,和一般细菌性肺炎相似,但病程相对慢性化,症状较轻,可能和其吸入物质所含病原体致病力较弱有关。甚至有的起病隐匿,到病程后期多发性肺坏死、脓肿形成,与支气管相交通,则可出现大量脓性痰,如为厌氧菌感染则伴有臭味。但痰无臭味并不能完全排除厌氧菌感染的可能性,因为有些厌氧菌并不产生导致臭味的代谢终端产物,也可能是病灶尚未和气管支气管交通。咯血常见,偶尔可为致死性的。

继发性肺脓肿先有肺外感染症状(如菌血症、心内膜炎、感染性血栓静脉炎、膈下感染),然后出现肺部症状。在原有慢性气道疾病和支气管扩张的患者则可见痰量显著改变。

体格检查无特异性,阳性体征出现与脓肿大小和部位有关。如脓肿较大或接近肺的表面,则可有叩诊浊音,呼吸音降低等实变体征,如涉及胸膜则可闻胸膜摩擦音或胸腔积液体征。

六、诊断

肺脓肿诊断的确立有赖于特征性临床表现及影像学和细菌学检查结果。

(一)病史

原发性肺脓肿有促使误吸因素或口咽部炎症和鼻窦炎的相关病史。继发性肺脓肿则有肺内原发病变或其他部位感染病史。

(二)症状与体征

由需氧菌等引起的原发性肺脓肿呈急性起病,如以厌氧菌感染为主者则呈亚急性或慢性化过程,脓肿破溃与支气管相交通后则痰量增多,出现脓痰或脓性痰,可有臭味,此时临床诊断可成立。体征则无特异性。

(三)实验室检查

1.血常规检查

血白细胞和中性粒细胞计数升高,慢性肺脓肿可有血红蛋白和红细胞计数减少。

2.胸部影像学检查

影像学异常开始表现为肺大片密度增深、边界模糊的浸润影,随后产生 1 个或多个比较均匀低密度阴影的圆形区。当与支气管交通时,出现空腔,并有气液交界面(液平),形成典型的肺脓肿。有时仅在肺炎症渗出区出现多个小的低密度区,表现为坏死性肺炎。需氧菌引起的肺脓肿周围常有较多的浓密炎性浸润影,而以厌氧菌为主的肺脓肿外周肺组织则较少见浸润影。

病变多位于肺的低垂部位和发病时的体位有关,侧位胸 X 线片可帮助定位。在平卧位时吸入者 75% 病变见于下中位背段及后基底段,侧卧位时则位于上叶后外段(由上叶前段和后段分支形成,又称腋段)。右肺多于左肺,这是受重力影响吸入物最易进入的部位。在涉及的肺叶中,病变多分布于近肺胸膜处,室间隔鼓出常是肺炎克雷伯杆菌感染的特征。病变也可引起胸膜反应、脓胸或气胸。

当肺脓肿愈合时,肺炎性渗出影开始吸收,同时脓腔壁变薄,脓腔逐渐缩小,最后消失。在 71 例肺脓肿系列观察中,经适当抗生素治疗,13% 脓腔在 2 周消失,44% 为 4 周,59% 为 6 周,3 个月内脓腔消失可达 70%,当有广泛纤维化发生时,可遗留纤维条索影。慢性肺脓肿脓腔周围有纤维组织增生,脓腔壁增厚,周围细支气管受累,继发变形或扩张。

血源性肺脓肿则见两肺多发炎性阴影,边缘较清晰,有时类似转移性肿瘤,其中可见透亮区和空洞形成。

胸部 CT 检查对病变定位,坏死性肺炎时肺实质的坏死、液化的判断,特别是对引起继发性肺脓肿的病因诊断均有很大的帮助。

3.微生物学监测

微生物学监测的标本包括痰液、气管吸引物、经皮肺穿刺吸引物和血液等。

(1)痰液及气管分泌物培养:在肺脓肿感染中,需氧菌所占比例正在逐渐增加,特别是在院内感染中。虽然有口咽菌污染的机会,但重复培养对确认致病菌还是有意义的。由于口咽部厌氧菌内环境,痰液培养厌氧菌无意义,但脓肿性痰标本培养阳性,而革兰染色却见到大量细菌,且形态较一致,则可能提示厌氧菌感染。

(2)应用防污染技术对下呼吸道分泌物标本采集是推荐的方法,必要时可采用。厌氧菌培养标本不能接触空气,接种后应放入厌氧培养装置和仪器以维持厌氧环境。气相色谱法检查厌氧菌的挥发脂肪酸,迅速简便,可用于临床用药选择的初步参考。

(3)血液标本培养:因为在血源性肺脓肿时常可有阳性结果,需要进行血培养,但厌氧菌血培养阳性率仅 5%。

4.其他

(1)CT 引导下经胸壁脓肿穿刺吸引物厌氧菌及需氧菌培养,以及其他无菌体腔标本采集及培养。

(2)纤维支气管镜检查,除通过支气管镜进行下呼吸道本采集外,也可用于鉴别诊断,排除支气管肺癌、异物等。

七、鉴别诊断

(一)细菌性肺炎

肺脓肿早期表现和细菌性肺炎相似,但除由一些需氧菌所致的肺脓肿外,症状相对较轻,病程相对慢性化。后期脓肿破溃与支气管相交通后则痰量增多,出现脓痰或脓性痰,可有臭味,此时临床诊断则可成立。胸部影像学检查,特别是 CT 检查,容易发现在肺炎症渗出区出现多个小的低密度区。当与支气管交通时,出现空腔,肝有气液交界面(液平),形成典型的肺脓肿。

(二)支气管肺癌

在 50 岁以上男性出现肺空洞性病变时,肺癌(通常为鳞癌)和肺脓肿的鉴别常需考虑。由支气管肺癌引起的空洞性病变(癌性空洞),无吸入病史,其病灶也不一定发生在肺的低垂部位。而肺脓肿则常伴有发热、全身不适、脓性痰、血白细胞和中性粒细胞计数升高,对抗生素治疗反应好。影像学上显示偏心空洞,空洞壁厚,内壁不规则,则常提示恶性病变。痰液或支气管吸引物的细胞学检查以及微生物学涂片和培养对鉴别诊断也有帮助。如对于病灶的诊断持续存在疑问,情况允许时,也可考虑手术切除病灶及相应肺叶。其他肺内恶性病变.包括转移性肺癌和淋巴瘤也可形成空洞病变。

需注意的是肺癌和肺脓肿可能共存,特别在老年人中。因为支气管肿瘤可使其远端引流不畅,分泌物潴留。引起阻塞性肺炎和肺脓肿。一般病程较长,有反复感染史,脓痰量较少。纤维支气管镜检查对确定诊断很有帮助。

(三)肺结核

空洞继发感染肺结核常伴空洞形成,胸部 X 线检查空洞壁较厚,病灶周围有密度不等的散在结节病灶。合并感染时空洞内可有少量液平,临床出现黄痰,但整个病程长,起病缓慢,常有午后低热、乏力、盗汗、慢性咳嗽、食欲缺乏等慢性症状,经治疗后痰中常可找到结核杆菌。

(四)局限性脓胸

局限性脓胸常伴支气管胸膜漏和肺脓肿有时在影像学上不易区别。典型的脓胸在侧位胸片呈"D"字阴影,从后胸壁向前方鼓出。CT 对疑难病例有帮助,可显示脓肿壁有不同厚度,内壁边缘和外表面不规则;而脓胸腔壁则非常光滑,液性密度将增厚的壁层胸膜和受压肺组织下的脏层胸膜分开。

(五)大疱内感染

患者全身症状较胸 X 线片显示状态要轻。在平片和 CT 上常可见细而光滑的大疱边缘,和肺脓肿相比其周围肺组织清晰。以往胸片将有助于诊断。大疱内感染后有时可引起大疱消失,但很少见。

(六)先天性肺病变继发感染

支气管脓肿及其他先天性肺囊肿可能无法和肺脓肿鉴别,除非有以往胸 X 线片进行比较。支气管囊肿未感染时,也不和气管支气管交通,但囊肿最后会出现感染,形成和气管支气管的交通,气体进入囊肿,形成含气囊肿,可呈单发或多发含气空腔,壁薄而均一;合并感染时,其中可见气液平面。如果患者一开始就表现为感染性支气管囊肿,通常清晰的边界就会被周围肺实质炎症和实变所遮掩。囊肿的真正本质只有在周围炎症或渗血消散吸收后才能显示出来。

先天性肺隔离症感染也会同样出现鉴别诊断困难,可通过其所在部位(多位于下叶)及胸部 CT 扫描和磁共振成像(MRI)及造影剂增强帮助诊断,并可确定异常血管供应来源,对手术治疗有帮助。

(七)肺挫伤血肿和肺撕裂

胸部刺伤或挤压伤后,影像学可出现空洞样改变,临床无典型肺脓肿表现,有类似的创伤病史常提示此诊断。

(八)膈疝

通常在后前位胸 X 线片可显示"双重心影",在侧位上在心影后可见典型的胃泡,并常有液平。如有疑问可进行钡剂及胃镜检查。

(九)包囊肿和其他肺寄生虫病

包囊肿可穿破,引起复合感染,曾在羊群牧羊分布的区域居住者需考虑此诊断。乳胶凝聚试验,补体结合和酶联免疫吸附试验,也可检测血清抗体,帮助诊断。寄生虫中如肺吸虫也可有类似症状。

(十)真菌和放线菌感染

肺脓肿并不全由厌氧菌和需氧菌所致,真菌、放线菌也可引起肺脓肿。临床鉴别诊断时也需考虑。

(十一)其他

易和肺脓肿混淆的还有空洞型肺栓塞、Wegener 肉芽肿、结节病等,偶尔也会形成空洞。

八、治疗

肺脓肿的治疗应根据感染的微生物种类以及促使产生感染的有关基础或伴随疾病而确定。

(一)抗感染治疗

抗生素应用已有半个世纪,肺脓肿在有效抗生素合理应用下,加上脓液通过和支气管交通向体外排出,因而大多数对抗感染治疗有效。

近年来,某些厌氧菌已产生 β-内酰胺酶,在体外或临床上对青霉素耐药,故应结合细菌培养及药敏结果,及时合理选择药物。但由于肺脓肿患者很难及时得到微生物学的阳性结果,故可根据临床表现,感染部位和涂片染色结果分析可能性最大的致病菌种类,进行经验治疗。由于大多数和误吸相关,厌氧菌感染起重要作用,因而青霉素仍是主要治疗药物,但近年来情况已有改变,特别是院内获得感染的肺脓肿。常为多种病原菌的混合感染,故应联合应用对需氧菌有效的药物。

1.青霉素 G

该药为首选药物,对厌氧菌和 G$^+$ 球菌等需氧菌有效。

用法:$2.4×10^6$ U/d 肌内注射或静脉滴注;严重病例可加量至 $1×10^7$ U/d 静脉滴注,分次使用。

2.克林霉素

克林霉素是林可霉素的半合成衍生物,但优于林可霉素,对大多数厌氧菌有效,如消化球菌、消化链球菌、类杆菌梭形杆菌、放线菌等。目前有 10%～20% 脆弱类杆菌及某些梭形杆菌对克林霉素耐药。主要不良反应是假膜性肠炎。

用法:$0.6～1.8$ g/d,分 2～3 次静脉滴注,然后序贯改口服。

3.甲硝唑

该药是杀菌药,对 G 厌氧菌,如脆弱类杆菌有作用。多为联合应用,不单独使用。通常和青霉素、克林霉素联合用于厌氧菌感染。对微需氧菌及部分链球菌如密勒链球菌效果不佳。

用法:根据病情,一般 6～12 g/d,可加量到 24 g/d。

4.β-内酰胺类抗生素

某些厌氧菌如脆弱类杆菌可产生 β-内酰胺酶,故青霉素、羧苄西林、三代头孢中的头孢噻肟、头孢哌酮效果不佳。对其活性强的药物有碳青霉烯类、替卡西林克拉维酸、头孢西丁等,加酶联合制剂作用也强,如阿莫西林克拉维酸或联合舒巴坦等。

院内获得性感染形成的肺脓肿,多数为需氧菌,并行耐药菌株出现,故需选用 β-内酰胺抗生素的第二代、第三代头孢菌素,必要时联合氨基糖苷类。

血源性肺脓肿致病菌多为金黄色葡萄球菌,且多数对青霉素耐药,应选用耐青霉素酶的半合成青霉素的药物,对耐甲氧西林的金黄色葡萄球菌(MRSA),则应选用糖肽类及利奈唑胺等。

给药途径及疗程尚未有大规模的循证医学证据,但一般先以静脉途径给药。

和非化脓性肺炎相比,其发热呈逐渐下降,7 天达到正常。如 1 周未能控制体温,则需再新评估。影像学改变时间长,有时达数周,并有残余纤维化改变。

治疗成功率与治疗开始时症状、存在的时间以及空洞大小有关。对治疗反应不好者,还需注意有无恶性病变存在。总的疗程要 4~6 周,可能需要 3 个月,以防止反复。

(二)引流

(1)痰液引流对于治疗肺脓肿非常重要,体位,引流有助于痰液排出。纤维支气管镜除作为诊断手段,确定继发性脓肿原因外,还可用来经气道内吸引及冲洗,促进引流,利于愈合。有时脓肿大、脓液量多时,需要硬质支气管镜进行引流,以便于保证气道通畅。

(2)合并脓胸时,除全身使用抗生素外,应局部胸腔抽脓或肋间置入导管水封并引流。

(三)外科手术处理

内科治疗无效,或疑及有肿瘤者为外科手术适应证,包括治疗 4~6 周后脓肿不关闭、大出血、合并气胸、支气管胸膜瘘。在免疫功能低下、脓肿进行性扩大时也需考虑手术处理。有效抗生素应用后,目前需外科处理病例已减少(<15%),手术时要防止脓液进入对侧,麻醉时要置入双腔导管,否则可引起对侧肺脓肿和 ARDS。

九、预后

取决于基础病变或继发的病理改变,治疗及时、恰当者,预后良好。厌氧菌和 G 杆菌引起的坏死性肺炎,多表现为脓腔大(直径>6 cm),多发性脓肿,临床多发于有免疫功能缺陷,年龄大的患者。并发症主要为脓胸、脑脓肿、大咯血等。

十、预防

应注意加强个人卫生,保持口咽内环境稳定,预防各种促使误吸的因素。

(徐 帝)

第九节 肺 水 肿

肺内正常的解剖和生理机制保持肺间质水分恒定和肺泡处于理想的湿润状态,以利于完成肺的各种功能。如果某些原因引起肺血管外液体量过度增多甚至渗入肺泡,引起生理功能紊乱,则称之为肺水肿。临床表现主要为呼吸困难、发绀、咳嗽、咳白色或血性泡沫痰,两肺散在湿啰音,影像学呈现为以肺门为中心的蝶状或片状模糊阴影。理解肺液体和溶质转运的基本原理是合理有效治疗肺水肿的基础。

一、发病机制

无肺泡液体清除时,控制水分通过生物半透膜的各种因素可用 Starling 公式概括,若同时考虑到滤过面积和回收液体至血管内的机制,可改写为下面公式:

$$EVLW = \{(SA \times Lp)[(P_{mv} - P_{pmv}) - \sigma(\pi_{mv} - \pi_{pmv})]\} - Flymph$$

式中 EVLW 为肺血管外液体含量;SA 为滤过面积;Lp 为水流体静力传导率;P_{mv} 和 P_{pmv} 分别为微血管内和微血管周围静水压;σ 为蛋白反射系数;π_{mv} 和 π_{pmv}。分别为微血管内和微血管周围胶体渗透压;Flymph 为淋巴流量,概括了所有将液体回收到血管内的机制。

这里之所以使用微血管而不是毛细血管这一术语,是因为液体滤出还可发生在小动脉和小静脉处。此外,$SA \times Lp = K_f$,是水过系数。虽然很难测定 SA 和 Lp,但其中强调了 SA 对肺内液体全面平衡的重要性。反射系数表示血管对蛋白的通透性。如果半透膜完全阻止可产生渗透压的蛋白通过,σ 值为 1.0,相反,如其对蛋白的滤过没有阻力,σ 值为 0。因此,σ 值可反映血管通透性变化影响渗透压梯度,进而涉及肺血管内外液体流动的作用。肺血管内皮的 σ 值为 0.9,肺泡上皮的 σ 值为 1.0。因此,在某种程度上内皮较肺泡上皮容易滤出液体,导致肺间质水肿发生在肺泡水肿前。

从公式可看出,如果 SA、Lp、P_{mv} 和 π_{pmv} 部分或全部增加,其他因素不变,EVLW 即增多。P_{pmv}、σ、π_{mv} 和 Flymph 的减少也产生同样效应。由于重力和肺机械特性的影响,肺内各部位的 P_{mv} 和 P_{pmv} 并不是均匀一致的。在低于右心房水平的肺区域中,虽然 P_{mv} 和 P_{pmv} 均可升高,但前者的升高程度大于后者,这有助于解释为什么肺水肿易首先发生在重力影响最明显的部位。

正常时,尽管肺微血管和间质静水压力受姿势、重力、肺容量乃至循环液体量变化的影响,但肺间质和肺泡均能保持理想的湿润状态。这是由于淋巴系统、肺间质蛋白和顺应性的特征有助于对抗液体潴留并连续不断地清除肺内多余的水分。肺血管静水压力和通透性增加时,淋巴流量可增加 10 倍以上对抗肺水肿的产生。起次要作用的是肺间质内蛋白的稀释效应,它由微血管内静水压力升高后致使液体滤过增多引起,效应是降低 π_{pmv},反过来减少净滤过量,但对血管通透性增加引起的肺水肿不起作用。预防肺水肿的另一因素是顺应性变化效应。肺间质中紧密连接的凝胶结构不易变形,顺应性差,肺间质轻度积液后压力即迅速升高,阻止进一步滤过。但同时由于间质腔扩张范围小,当移除肺间质内水分的速度赶不上微血管滤出的速度时,易发生肺泡水肿。

近年来的研究又发现,肺水肿的形成还受肺泡上皮液体清除功能的影响。肺泡 II 型细胞在儿茶酚胺依赖性和非依赖性机制的调节下,可主动清除肺泡内的水分,改善肺水肿。据此,可以推论,肺水肿的发病机制除了 Starling 公式中概括的因素外,还受肺泡上皮主动液体转运功能的左右。只有液体漏出的作用强于回收的作用,并超过了肺泡液体的主动转运能力后才发生肺水肿。而且,肺泡液体转运功能完整也有利于肺水肿的消散。

二、分类

为便于指导临床诊断和治疗,可将肺水肿分为微血管压升高性(高压性肺水肿)、微血管压正常性(常压性肺水肿)和高微血管压合并高肺毛细血管膜通透性肺水肿(混合性肺水肿)3 类(表 3-1)。

表 3-1 肺水肿分类

I	高压性肺水肿
	心源性:左心衰竭、二尖瓣病、左房黏液瘤
	肺静脉受累:原发性静脉闭塞性疾病、纵隔纤维化或肉芽肿病变
	神经源性:颅脑外伤、颅内压升高、癫痫发作后
II	常压性肺水肿
	吸入有毒烟雾和可溶性气溶胶:二氧化氮、二氧化硫、一氧化碳、高浓度氧、臭氧、烟雾烧伤、氨气、氯气、光气、有机磷酸酯
	吸入有毒液体:液体性胃内容物、淹溺、高张性造影剂、乙醇
	高原肺水肿
	新生儿暂时性呼吸急促
	胸穿后肺复张胜肺水肿
	血浆胶体渗透压减少
	淋巴回流障碍
	其他:外伤性脂肪栓塞、肺挫伤急性放射性反应、循环毒素(四氧嘧啶、蛇毒)、循环的血管活性物质(组胺、激肽、前列腺素、5-羟色胺)
III	混合性肺水肿
	吸毒或注射毒品过量
	急性呼吸窘迫综合征(ARDS)

三、病理和病理生理

肺表面苍白,含水量增多,切面有大量液体渗出。显微镜下观察,可将其分为间质期、肺泡壁期和肺泡期。

间质期是肺水肿的最早表现,液体局限在肺泡外血管和传导气道周围的疏松结缔组织中,支气管、血管周围腔隙和叶间隔增宽,淋巴管扩张。液体进一步潴留时,进入肺泡壁期。液体蓄积在厚的肺泡毛细血管膜一侧,肺泡壁进行性增厚。发展到肺泡期时,充满液体的肺泡壁会丧失其环形结构,出现褶皱。无论是微血管内压力增高还是通透性增加引起的肺水肿,肺泡腔内液体中蛋白与肺间质内相同时,提示表面活性物质破坏,而且上皮丧失了滤网能力。

肺水肿可影响肺顺应性、弥散功能、通气/血流比值和呼吸类型。其程度与病理改变有关,间质期最轻,肺泡期最重。肺含水量增加和肺表面活性物质破坏,可降低肺顺应性,增加呼吸功。间质和肺泡壁液体潴留可加宽弥散距离。肺泡内部分或全部充满液体可引起弥散面积减少和通气/血流比值降低,产生肺泡动脉血氧分压差增加和低氧血症。区域性肺顺应性差异易使吸入气体进入顺应性好的肺泡,加重通气/血流比值失调。同时由于肺间质积液刺激 J 感受器,呼吸浅速,进一步增加每分钟无效腔通气量,减少呼吸效率、增加呼吸功耗。当呼吸肌疲劳不能代偿性增加通气和保证肺泡通气量后,即出现 CO_2 潴留和呼吸性酸中毒。

此外,肺水肿间质期即可表现出对血流动力学的影响。间质静水压升高可压迫附近微血管,增加肺循环阻力,升高肺动脉压力。低氧和酸中毒还可直接收缩肺血管,进一步恶化血流动力学,加重右心负荷,引起心功能不全。

四、临床表现

高压性肺水肿体检时可发现心脏病体征，临床表现依病程而变化。在肺水肿间质期，患者可主诉咳嗽、胸闷、呼吸困难，但因为增加的水肿液体大多局限在间质腔内，只表现轻度呼吸浅速，听不到啰音。因弥散功能受影响或通气/血流比值失调而出现动脉血氧分压降低。待肺水肿液体渗入到肺泡后，患者可主诉咳白色或血性泡沫痰，出现严重的呼吸困难和端坐呼吸，体检时可听到两肺满布湿啰音。血气分析指示低氧血症加重，甚至出现 CO_2 潴留和混合性酸中毒。

常压性和混合性肺水肿的临床表现可因病因而异，而且同一病因引起肺水肿的临床表现也可依不同的患者而变化。吸入有毒气体后患者可表现为咳嗽、胸闷、气急，听诊可发现肺内干啰音或哮鸣音。吸入胃内容物后主要表现为气短、咳嗽。通常为干咳，如果经抢救患者得以存活，度过急性肺水肿期，可咳出脓性黏痰，痰培养可鉴定出不同种类的需氧菌和厌氧菌。淹溺后，由于肺泡内的水分吸收需要一定时间，可表现咳嗽、肺内湿啰音，血气分析提示严重的持续性低氧血症，部分病例表现为代谢性酸中毒，呼吸性酸中毒少见。高原肺水肿的症状发生在到达高原的 12 小时至 3 天，主要为咳嗽、呼吸困难、乏力和咯血，常合并胸骨后不适。体检可发现发绀和心动过速，吸氧或回到海平面后迅速改善。对于吸毒或注射毒品患者来讲，最严重的并发症之一即是肺水肿。过量应用海洛因后，肺水肿的发生率为 48%～75%，也有报道应用美沙酮、右丙氧芬、氯氮䓬和乙氯维诺可诱发肺水肿。患者送到医院时通常已昏迷，鼻腔和口腔喷出粉红色泡沫状水肿液，发生严重的低氧血症、高碳酸血症、呼吸性合并代谢性酸中毒、ARDS（见急性呼吸窘迫综合征）。

五、影像学改变

典型间质期肺水肿的 X 线表现主要为肺血管纹理模糊、增多，肺门阴影不清，肺透光度降低，肺小叶间隔增宽。两下肺肋膈角区可见 Kerley B 线，偶见 Kerley A 线。肺泡水肿主要为腺泡状致密阴影，弥漫分布或局限于一侧或一叶的不规则相互融合的模糊阴影，或呈肺门向外扩展逐渐变淡的蝴蝶状阴影。有时可伴少量胸腔积液。但肺含量增加 30% 以上才可出现上述表现。CT 和磁共振成像术可定量甚至区分肺充血和肺间质水肿，尤其是体位变化前后的对比检查更有意义。

六、诊断和鉴别诊断

根据病史、症状、体检和 X 线表现常可对肺水肿做出明确诊断，但需要肺含水量增多超过 30% 时才可出现明显的 X 线变化，必要时可应用 CT 和磁共振成像术帮助早期诊断和鉴别诊断。热传导稀释法和血浆胶体渗透压-肺毛细血管楔压梯度测定可计算肺血管外含水量及判断有无肺水肿，但均需留置肺动脉导管，为创伤性检查。用 ^{99m}Tc-人血球蛋白微囊或 ^{113}In-运铁蛋白进行肺灌注扫描时，如果通透性增加可聚集在肺间质中，通透性增加性肺水肿尤其明显。此外，高压性肺水肿与常压性肺水肿在处理上有所不同，两者应加以鉴别（表 3-2）。

七、高压性肺水肿治疗

（一）病因治疗

输液速度过快者应立即停止或减慢速度。尿毒症患者可用透析治疗。感染诱发者应立即应用恰当抗生素。毒气吸入者应立即脱离现场,给予解毒剂。麻醉剂过量摄入者应立即洗胃及给予对抗药。

表 3-2 高压性肺水肿与常压性肺水肿鉴别

项目	高血压肺水肿	常压性肺水肿
病史	有心脏病史	无心脏病史,但有其他基础疾病病史
体征	有心脏病体征	无心脏异常体征
发热和白细胞计数升高	较少	相对较多
X 线表现	自肺门向周围蝴蝶状浸润,肺上野血管影增深	肺门不大,两肺周围弥漫性小斑片阴影
水肿液性质	蛋白含量低	蛋白含量高
水肿液胶体渗透压/血浆胶体渗透压	<0.6	>0.7
肺毛细血管楔压	出现充血性心力衰竭静脉注射时 PCWP>2.4 kPa	≤1.6 kPa
肺动脉舒张压-肺毛细血管楔压差	<0.6 kPa	>0.6 kPa
利尿剂治疗效果	心影迅速缩小	心影无变化,且肺部阴影不能在 1～2 天内消散

(二)氧疗

肺水肿患者通常需要吸入较高浓度氧气才能改善低氧血症,最好用面罩给氧。湿化器内置 75%～95%乙醇或 10%硅酮有助于消除泡沫。

(三)吗啡

每剂 5～10 mg 皮下或静脉注射可减轻焦虑,并通过中枢性交感神经抑制作用降低周围血管阻力,使血液从肺循环转移到体循环,并可舒张呼吸道平滑肌,改善通气。对心源性肺水肿效果最好,但禁用于休克、呼吸抑制和慢性阻塞性肺疾病合并肺水肿者。

(四)利尿

静脉注射呋塞米 40～100 mg 或布美他尼 1 mg,可迅速利尿、减少循环血量和升高血浆胶体渗透压,减少微血管滤过液体量。此外静脉注射呋塞米还可扩张静脉,减少静脉回流,在利尿作用发挥前即可产生减轻肺水肿的作用。但不宜用于血容量不足者。

(五)血管舒张剂

血管舒张剂是治疗急性高压性肺水肿的有效药物,通过扩张静脉,促进血液向外周再分配,进而降低肺内促进液体滤出的驱动压。此外,还可扩张动脉、降低系统阻力(心脏后负荷),增加心排血量,其效果可在几分钟内出现。对肺水肿有效的血管舒张剂分别是静脉舒张剂、动脉舒张剂和混合性舒张剂。静脉舒张剂代表为硝酸甘油,以 10～15 $\mu g/min$ 的速度静脉给药,每 3～5 分钟增加 5～10 μg 的剂量直到平均动脉压下降、肺血管压力达到一定的标准、头痛难以忍受或心绞痛减轻。混合性舒张剂代表为硝普钠,通常以 10 $\mu g/min$ 的速度静脉给药,每 3～5 分钟增加 5～10 μg 的剂量直到达到理想效果。动脉舒张压不应<8.0 kPa(60 mmHg),收缩压峰值应该高于 12.0 kPa(90 mmHg),多数患者在 50～100 $\mu g/min$ 剂量时可以获得理想的效果。

(六)强心剂

强心剂主要适用于快速心房纤颤或扑动诱发的肺水肿。2周内未用过洋地黄类药物者,可用毒毛花苷 K 0.25 mg 或毛花苷 C 0.4～0.8 mg 溶于葡萄糖内缓慢静脉注射,也可选用氨力农静脉滴注。

(七)β_2 受体激动剂

已有研究表明雾化吸入长效、短效 β_2 受体激动剂,如特布他林或沙美特罗可能有助于预防肺水肿或加速肺水肿的吸收和消散,但其疗效还有待于进一步验证。

(八)肾上腺糖皮质激素

对肺水肿的治疗价值存在分歧。一些研究表明,它能减轻炎症反应和微血管通透性,促进表面活性物质合成,增强心肌收缩力,降低外周血管阻力和稳定溶酶体膜。可应用于高原肺水肿、中毒性肺水肿和心肌炎合并肺水肿。通常用地塞米松 20～40 mg/d 或氢化可的松 400～800 mg/d 静脉注射,连续 2～3 天,但不适合长期应用。

(九)减少肺循环血量

患者坐位,双腿下垂或四肢轮流扎缚静脉止血带,每 20 分钟轮番放松一肢体 5 分钟,可减少静脉回心血量。适用于输液超负荷或心源性肺水肿,禁用于休克和贫血患者。

(十)机械通气

出现低氧血症和(或)CO_2 潴留时,可经面罩或人工气道机械通气,辅以 2.9～9.8 kPa(3～10 cmH₂O)呼气末正压。可迅速改善气体交换和通气功能,但无法用于低血压和休克患者。

(徐　帝)

第四章 心内科疾病的诊疗

第一节 原发性高血压

高血压是一种以体循环动脉压升高为主要表现的临床综合征,是最常见的心血管疾病。可分为原发性及继发性两大类。在绝大多数患者中,高血压的病因不明,称之为原发性高血压,又称高血压病,占总高血压患者的 95% 以上;在不足 5% 的患者中,血压升高是某些疾病的一种临床表现,本身有明确而独立的病因,称之为继发性高血压。

我国高血压的发病率较高,1991 年全国高血压的抽样普查显示,血压 >18.7/12.0 kPa (140/90 mmHg)的人占 13.49%,美国 >18.7/12.0 kPa(140/90 mmHg)的人占 24%。在我国高血压的致死率和致残率也较高。

我国高血压的知晓率、治疗率和控制率均较低。据 2000 年的资料,我国高血压的知晓率为 26.3%,治疗率为 21.2%,控制率为 2.8%。

一、病因和发病机制

原发性高血压的病因尚未完全阐明,目前认为是在一定的遗传背景下多种后天环境因素作用使正常血压调节机制失代偿所致。

(一)遗传和基因因素

高血压病有明显的遗传倾向,据估计人群中至少 20% 的血压变异是由遗传决定的。流行病学研究提示高血压发病有明显的家族聚集性。双亲无高血压、一方有高血压或双亲均有高血压,其子女高血压发生率分别为 3%、28% 和 46%。单卵双生的同胞血压一致性较双卵双生同胞更为明显。

(二)环境因素

高血压可能是遗传易感性和环境因素相互影响的结果。体重超重、膳食中高盐和中度以上饮酒是国际上已确定且亦为我国的流行病学研究证实的与高血压发病密切相关的危险因素。

国人平均体重指数(BMI)中年男性和女性分别为 21.0~24.5 和 21~25,近 10 年国人的 BMI 均值及超重率有增加的趋势。BMI 与血压呈显著相关,前瞻性研究表明,基线 BMI 每增加 1 kg/m^2,高血压的发生危险 5 年内增加 9%。每天饮酒量与血压呈线性相关。

膳食中钠盐摄入量与人群血压水平和高血压病患病率呈显著相关性。每天为满足人体生理平衡仅需摄入 0.5 g 氯化钠。国人食盐量每天北方为 12～18 g，南方为 7～8 g，高于西方国家。每人每天食盐平均摄入量增加 2 g，收缩压和舒张压分别增高 0.3 kPa(2.0 mmHg)和 0.2 kPa(1.2 mmHg)。我国膳食钙摄入量低于中位数人群中，膳食钠/钾比值亦与血压呈显著相关。

(三)交感神经活性亢进

交感神经活性亢进是高血压发病机制中的重要环节。动物实验表明，条件反射可形成狗的神经精神源性高血压。长期处于应激状态如从事驾驶员、飞行员、外科医师、会计师、电脑等职业者高血压的患病率明显增加。原发性高血压患者中约 40% 循环中儿茶酚胺水平升高。长期的精神紧张、焦虑、压抑等所致的反复应激状态及对应激的反应性增强，使大脑皮质下神经中枢功能紊乱，交感神经和副交感神经之间的平衡失调，交感神经兴奋性增加，其末梢释放儿茶酚胺增多。

(四)肾素-血管紧张素-醛固酮系统(RAAS)

人体内存在两种 RAAS，即循环 RAAS 和局部 RAAS。血管紧张素Ⅱ(AngⅡ)是循环 RAAS 的最重要成分，通过强有力的直接收缩小动脉或通过刺激肾上腺皮质球状带分泌醛固酮而扩大血容量，或通过促进肾上腺髓质和交感神经末梢释放儿茶酚胺，均可显著升高血压。此外，体内其他激素如糖皮质激素、生长激素、雌激素等升高血压的途径亦主要经 RAAS 而产生。近年来发现，很多组织，例如血管壁、心脏、中枢神经、肾脏肾上腺中均有 RAAS 各成分的 mRNA 表达，并有 AngⅡ受体和盐皮质激素受体存在。

引起 RAS 激活的主要因素：肾灌注减低，肾小管内液钠浓度减少，血容量降低，低钾血症，利尿药及精神紧张，寒冷，直立运动，等等。

目前认为，醛固酮在 RAAS 中占有不可缺少的重要地位。它具有依赖于 AngⅡ的一面，又有不完全依赖于 AngⅡ的独立作用，特别是在心肌和血管重塑方面。它除了受 AngⅡ的调节外，还受低钾、促肾上腺皮质激素(ACTH)等的调节。

(五)血管重塑

血管重塑既是高血压所致的病理改变，也是高血压维持的结构基础。血管壁具有感受和整合急、慢性刺激并做出反应的能力，其结构处于持续的变化状态。高血压伴发的阻力血管重塑包括营养性重塑和肥厚性重塑两类。血压因素、血管活性物质和生长因子及遗传因素共同参与了高血压血管重塑的过程。

(六)内皮细胞功能受损

血管管腔的表面均覆盖着内皮组织，其细胞总数几乎和肝脏相当，可看作人体内最大的脏器之一。内皮细胞不仅是一种屏障结构，而且具有调节血管舒缩功能、血流稳定性和血管重塑的重要作用。血压升高使血管壁剪切力和应力增加，去甲肾上腺素等血管活性物质增多，可明显损害内皮及其功能。内皮功能障碍可能是高血压导致靶器官损害及其合并症的重要原因。

(七)胰岛素抵抗

高血压病患者中约有半数存在胰岛素抵抗现象。胰岛素抵抗指的是机体组织对胰岛素作用敏感性和(或)反应性降低的一种病理生理反应，还使血管对体内升压物质反应增强，血中儿茶酚胺水平增加。高胰岛素血症可影响跨膜阳离子转运，使细胞内钙升高，加强缩血管作用。此外，还可影响糖、脂代谢及脂质代谢。上述这些改变均能促使血压升高，诱发动脉粥样硬化病变。

二、病理解剖

高血压的主要病理改变是动脉的病变和左心室的肥厚。随着病程的进展，心、脑、肾等重要脏器均可累及,其结构和功能因此发生不同程度的改变。

(一)心脏

高血压病引起的心脏改变主要包括左心室肥厚和冠状动脉粥样硬化。血压升高和其他代谢内分泌因素引起心肌细胞体积增大和间质增生,使左心室体积和重量增加,从而导致左心室肥厚。血压升高和冠状动脉粥样硬化有密切的关系。冠状动脉粥样硬化病变的特点为动脉壁上出现纤维素性和纤维脂肪性斑块,并有血栓附着。随斑块的扩大和管腔狭窄的加重,可产生心肌缺血;斑块的破裂、出血及继发性血栓形成等可堵塞管腔造成心肌梗死。

(二)脑

脑小动脉尤其颅底动脉环是高血压动脉粥样硬化的好发部位,可造成脑卒中,颈动脉的粥样硬化可导致同样的后果。近半数高血压病患者脑内小动脉有许多微小动脉瘤,这是导致脑出血的重要原因。

(三)肾

高血压持续5～10年,即可引起肾脏小动脉硬化(弓状动脉硬化及小叶间动脉内膜增厚,入球小动脉玻璃样变),管壁增厚,管腔变窄,进而继发肾实质缺血性损害(肾小球缺血性皱缩、硬化,肾小管萎缩,肾间质炎性细胞浸润及纤维化),造成良性小动脉性肾硬化症。良性小动脉性肾硬化症发生后,由于部分肾单位被破坏,残存肾单位为代偿排泄废物,肾小球即会出现高压、高灌注及高滤过("三高"),而此"三高"又有两面性,若持续存在又会促使残存肾小球本身硬化,加速肾损害的进展,最终引起肾衰竭。

三、临床特点

(一)血压变化

高血压病初期血压呈波动性,血压可暂时性升高,但仍可自行下降和恢复正常。血压升高与情绪激动、精神紧张、焦虑及体力活动有关,休息或去除诱因血压便下降。随病情迁延,尤其是在并发靶器官损害或有合并症之后,血压逐渐呈稳定和持久升高,此时血压仍可波动,但多数时间血压处于正常水平以上,情绪和精神变化可使血压进一步升高,休息或去除诱因并不能使之有效下降和恢复正常。

(二)症状

大多数患者起病隐袭,症状缺如或不明显,仅在体检或因其他疾病就医时才被发现。有的患者可出现头痛、心悸、后颈部或颞部搏动感,还可表现为神经官能症状如失眠、健忘或记忆力减退、注意力不集中、耳鸣、情绪易波动或发怒及神经质等。病程后期心脑肾等靶器官受损或有合并症时,可出现相应的症状。

(三)合并症的表现

左心室肥厚的可靠体征为抬举性心尖冲动,表现为心尖冲动明显增强,搏动范围扩大及心尖冲动左移,提示左心室增大。主动脉瓣区第2心音可增加,带有金属音调。合并冠心病时可发生心绞痛,心肌梗死,甚至猝死。晚期可发生心力衰竭。

脑血管合并症是我国高血压病最为常见的合并症,年发病率为120/10万～180/10万,是急性心肌梗死的4～6倍。早期可有一过性脑缺血发作(TIA),还可发生脑血栓形成、脑栓塞(包括腔隙性脑梗死)、高血压脑病及颅内出血等。长期持久血压升高可引起良性小动脉性肾硬化症,从而导致肾实质的损害,可出现蛋白尿、肾功能损害,严重者可出现肾衰竭。

眼底血管被累及可出现视力进行性减退,严重高血压可促使形成主动脉夹层并破裂,常可致命。

四、实验室和特殊检查

(一)血压的测量

测量血压是诊断高血压和评估其严重程度的主要依据。目前评价血压水平的方法有以下 3 种。

1.诊所偶测血压

诊所偶测血压(简称"偶测血压")系由医护人员在标准条件下按统一的规范进行测量,是目前诊断高血压和分级的标准方法。应相隔 2 分钟重复测量,以 2 次读数平均值为准,如 2 次测量的收缩压或舒张压读数相差超过 0.7 kPa(5 mmHg),应再次测量,并取 3 次读数的平均值。

2.自测血压

采用无创半自动或全自动电子血压计在家中或其他环境中患者给自己或家属给患者测量血压,称为自测血压,它是偶测血压的重要补充,在诊断单纯性诊所高血压,评价降压治疗的效果,改善治疗的依从性等方面均极其有益。

3.动态血压监测

一般监测的时间为 24 小时,测压时间间隔白天为 30 分钟,夜间为 60 分钟。动态血压监测提供 24 小时,白天和夜间各时间段血压的平均值和离散度,可较为客观和敏感地反映患者的实际血压水平,且可了解血压的变异性和昼夜变化的节律性,估计靶器官损害与预后,比偶测血压更为准确。

动态血压监测的参考标准正常值:24 小时低于 17.3/10.7 kPa(130/80 mmHg),白天低于 18.0/11.3 kPa(135/85 mmHg),夜间低于 16.7/10.0 kPa(125/75 mmHg)。夜间血压均值一般较白天均值低 10%～20%。正常血压波动曲线形状如长柄勺,夜间 2～3 时处于低谷,凌晨迅速上升,上午 6～8 时和下午 4～6 时出现两个高峰,之后缓慢下降。早期高血压患者的动态血压曲线波动幅度较大,晚期患者波动幅度较小。

(二)尿液检查

肉眼观察尿的透明度、颜色,有无血尿;测比重、pH、蛋白和糖含量,并做镜检。尿比重降低(<1.010)提示肾小管浓缩功能障碍。正常尿液 pH 在 5.0～7.0。某些肾脏疾病如慢性肾炎并发的高血压可在血糖正常的情况下出现糖尿,系由于近端肾小管重吸收障碍引起。尿微量蛋白可采用放免法或酶联免疫法测定,其升高程度,与高血压病程及合并的肾功能损害有密切关系。尿转铁蛋白排泄率更为敏感。

(三)血液生化检查

测定血钾、尿素氮、肌酐、尿酸、空腹血糖、血脂,还可检测一些选择性项目如血浆肾素活性(PRA)、醛固酮。

(四)X 线胸片

早期高血压患者可无特殊异常,后期患者可见主动脉弓迂曲延长、左心室增大。X 线胸片对主动脉夹层、胸主动脉及腹主动脉缩窄有一定的帮助,但进一步确诊还需做相关检查。

(五)心电图检查

体表心电图对诊断高血压患者是否合并左心室肥厚、左心房(简称"左房")负荷过重和心律失常有一定帮助。心电图诊断左心室肥厚的敏感性不如超声心动图,但对评估预后有帮助。

(六)超声心动图(UCG)检查

UCG 能可靠地诊断左心室肥厚,其敏感性较心电图高 7～10 倍。左心室重量指数(LVMI)是一项反映左心肥厚及其程度的较为准确的指标,与病理解剖的符合率和相关性较高。UCG 还可评价高血压患者的心脏功能,包括收缩功能、舒张功能。如疑有颈动脉、外周动脉和主动脉病变,应做血管超声检查;疑有肾脏疾病的患者,应做肾脏 B 超。

(七)眼底检查

眼底检查可发现眼底的血管病变和视网膜病变。血管病变包括变细、扭曲、反光增强、交叉压迫及动静脉比例降低。视网膜病变包括出血、渗出、视盘水肿等。高血压眼底改变可分为 4 级。

Ⅰ级:视网膜小动脉出现轻度狭窄、硬化、痉挛和变细。

Ⅱ级:小动脉呈中度硬化和狭窄,出现动脉交叉压迫症,视网膜静脉阻塞。

Ⅲ级:动脉中度以上狭窄伴局部收缩,视网膜有棉絮状渗出、出血和水肿。

Ⅳ级:视盘水肿并有Ⅲ级眼底的各种表现。

高血压眼底改变与病情的严重程度和预后相关。Ⅲ和Ⅳ级眼底,是急进型和恶性高血压诊断的重要依据。

五、诊断和鉴别诊断

高血压患者应进行全面的临床评估。评估的方法是详细询问病史、做体格检查和实验室检查,必要时还要进行一些特殊的器械检查。

(一)诊断标准和分类

如表 4-1 所示,根据 1999 年世界卫生组织高血压专家委员会(WHO/ISH)确定的标准和中国高血压防治指南(1999 年 10 月)的规定,18 岁以上成年人高血压定义:在未服抗高血压药物的情况下收缩压≥18.7 kPa(140 mmHg)和(或)舒张压≥12.0 kPa(90 mmHg)。患者既往有高血压史,目前正服用抗高血压药物,血压虽已低于 18.7/12.0 kPa(140/90 mmHg),也应诊断为高血压;患者收缩压与舒张压属于不同的级别时,应按两者中较高的级别分类。

表 4-1　1999 年 WHO 血压水平的定义和分类

类别	收缩压/mmHg	舒张压/mmHg
理想血压	<120	<80
正常血压	<120	<85
正常高值	130～139	85～89
1 级高血压(轻度)	140～159	90～99
亚组:临界高血压	140～149	90～94
2 级高血压(中度)	160～179	100～109
3 级高血压(重度)	≥180	≥110
单纯收缩期高血压	≥140	<90
亚组:临界收缩期高血压	140～149	<90

注:1 mmHg=0.133 kPa

(二)高血压的危险分层

高血压是脑卒中和冠心病的独立危险因素。高血压病患者的预后和治疗决策不仅要考虑血压水平,还要考虑到心血管疾病的危险因素、靶器官损害和相关的临床状况,并可根据某几项因素合并存在时对心血管事件绝对危险的影响,做出危险分层的评估,即将心血管事件的绝对危险性分为4类:低危、中危、高危和极高危。在随后的10年中发生一种主要心血管事件的危险性低危组、中危组、高危组和极高危组分别为低于15%、15%～20%、20%～30%和高于30%(见表4-2)。

表 4-2　影响预后的因素

心血管疾病的危险因素	靶器官损害	合并的临床情况
用于危险性分层的危险因素: 1.收缩压和舒张压的水平(1～3级) 2.男性>55岁 3.女性>65岁 4.吸烟 5.胆固醇>5.72 mmol/L(2.2 mg/dL) 6.糖尿病 7.早发心血管疾病家族史(发病年龄男<55岁,女<65岁) 加重预后的其他因素: 1.高密度脂蛋白胆固醇降低 2.低密度脂蛋白胆固醇升高 3.糖尿病伴微量清蛋白尿 4.葡萄糖耐量减低 5.肥胖 6.以静息为主的生活方式 7.血浆纤维蛋白原增高	1.左心室肥厚(心电图、超声心动图或X线) 2.蛋白尿和(或)血浆肌酐水平升高106～177 μmol/L(1.2～2.0 mg/dL) 3.超声或X线证实有动脉粥样硬化斑块(颈、髂、股或主动脉) 4.视网膜普遍或灶性动脉狭窄	脑血管疾病: 1.缺血性脑卒中 2.脑出血 3.短暂性脑缺血发作(TIA) 心脏疾病: 1.心肌梗死 2.心绞痛 3.冠状动脉血运重建 4.充血性心力衰竭 肾脏疾病: 1.糖尿病肾病 2.肾衰竭(血肌酐水平>177μmol/L或2.0 mg/dL) 血管疾病: 1.夹层动脉瘤 2.症状性动脉疾病 3.重度高血压性视网膜病变:出血或渗出、视盘水肿

高血压危险分层的主要根据是弗明翰研究中心的平均年龄60岁(45～80岁)患者随访10年心血管疾病死亡、非致死性脑卒中和心肌梗死的资料。但西方国家高血压人群中并发的脑卒中发病率相对较低,而心力衰竭或肾脏疾病较常见,故这一危险性分层仅供我们参考(见表4-3)。

表 4-3　高血压病的危险分层

危险因素和病史	血压(kPa)		
	1级	2级	3级
Ⅰ无其他危险因素	低危	中危	高危
Ⅱ1～2个危险因素	中危	中危	极高危
Ⅲ≥3个危险因素或靶器官损害或糖尿病	高危	高危	极高危
Ⅳ并存的临床情况	极高危	极高危	极高危

(三)鉴别诊断

在确诊高血压病之前应排除各种类型的继发性高血压,因为有些继发性高血压的病因可消除,其原发疾病治愈后,血压即可恢复正常。常见的继发性高血压有下列几种类型。

1.肾实质性疾病

慢性肾小球肾炎、慢性肾盂肾炎、多囊肾和糖尿病肾病等均可引起高血压。这些疾病早期均有明显的肾脏病变的临床表现,在病程的中后期出现高血压,至终末期肾病阶段高血压几乎都和肾功能不全相伴发。因此,根据病史、尿常规和尿沉渣细胞计数不难与原发性高血压的肾脏损害相鉴别。肾穿刺病理检查有助于诊断慢性肾小球肾炎;多次尿细菌培养和静脉肾盂造影对诊断慢性肾盂肾炎有价值。糖尿病肾病者均有多年糖尿病史。

2.肾血管性高血压

单侧或双侧肾动脉主干或分支病变可导致高血压。肾动脉病变可为先天性或后天性。先天性肾动脉狭窄主要为肾动脉肌纤维发育不良所致;后天性狭窄由大动脉炎、肾动脉粥样硬化、动脉内膜纤维组织增生等病变所致。此外,肾动脉周围粘连或肾蒂扭曲也可导致肾动脉狭窄。此病在成人高血压中不足 1%,但在骤发的重度高血压和临床上有可疑诊断线索的患者中则有较高的发病率。如有骤发的高血压并迅速进展至急进性高血压、中青年尤其是 30 岁以下的高血压且无其他原因、腹部或肋脊角闻及血管杂音,提示肾血管性高血压的可能。可疑病例可做肾动脉多普勒超声、口服卡托普利激发后做同位素肾图和肾素测定、肾动脉造影,数字减影血管造影术(DSA),有助于做出诊断。

3.嗜铬细胞瘤

嗜铬细胞瘤 90% 位于肾上腺髓质,右侧多于左侧。交感神经节和体内其他部位的嗜铬组织也可发生此病。肿瘤释放出大量儿茶酚胺,引起血压升高和代谢紊乱。高血压可为持续性,亦可呈阵发性。阵发性高血压发作的持续时间从十多分钟至数天,间歇期亦长短不等。发作频繁者一天可数次。发作时除血压骤然升高外,还有头痛、心悸、恶心、多汗、四肢冰冷和麻木感、视力减退、上腹或胸骨后疼痛等。典型的发作可由于情绪改变如兴奋、恐惧、发怒而诱发。年轻人难以控制的高血压,应注意与此病相鉴别。此病如表现为持续性高血压则难与原发性高血压相鉴别。血和尿儿茶酚胺及其代谢产物香草基杏仁酸(VMA)的测定、酚妥拉明试验、胰高血糖素激发试验、可乐定抑制试验、甲氧氯普胺试验有助于做出诊断。超声、放射性核素及电子计算机 X 线体层显像(CT)、磁共振显像可显示肿瘤的部位。

4.原发性醛固酮增多症

病因为肾上腺肿瘤或增生所致的醛固酮分泌过多,典型的症状和体征见以下 3 个方面。

(1)轻至中度高血压。

(2)多尿尤其夜尿增多、口渴、尿比重下降、碱性尿和蛋白尿。

(3)发作性肌无力或瘫痪、肌痛、抽搐或手足麻木感等。

凡高血压者合并上述 3 项临床表现,并有低钾血症、高血钠性碱中毒而无其他原因可解释的,应考虑此病之可能。实验室检查可发现血和尿醛固酮升高,血浆肾素降低,尿醛固酮排泄增多等。

5.库欣综合征

库欣综合征为肾上腺皮质肿瘤或增生分泌糖皮质激素过多所致。除高血压外,有向心性肥胖、满月脸、水牛背、皮肤紫纹、毛发增多、血糖增高等特征,诊断一般并不困难。24 小时尿中 17-羟及 17-酮类固醇增多,地塞米松抑制试验及肾上腺皮质激素兴奋试验阳性有助于诊断。颅内蝶鞍 X 线检查、肾上腺 CT 扫描及放射性碘化胆固醇肾上腺扫描可用于病变定位。

6.主动脉缩窄

主动脉缩窄多数为先天性血管畸形,少数为多发性大动脉炎所引起。特点为上肢血压增高而下肢血压不高或降低,呈上肢血压高于下肢血压的反常现象。肩胛间区、胸骨旁、腋部可有侧支循环动脉的搏动和杂音或腹部听诊有血管杂音。胸部 X 线摄影可显示肋骨受侧支动脉侵蚀引起的切迹。主动脉造影可确定诊断。

六、治疗

(一)高血压患者的评估和监测程序

如图 4-1 所示,确诊高血压病的患者应根据其危险因素、靶器官损害及相关的临床情况做出危险分层。高危和极高危患者应立即开始用药物治疗。中危和低危患者则先监测血压和其他危险因素,而后再根据血压状况决定是否开始药物治疗。

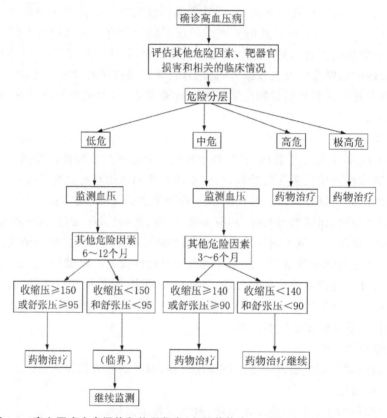

图 4-1　高血压病患者评估和处理程序(血压单位为 mmHg,1 mmHg≈0.13 kPa)

(二)降压的目标

根据新指南的精神,中青年高血压患者血压应降至 17.3/11.3 kPa(130/85 mmHg)以下。有研究表明,舒张压达到较低目标血压组的糖尿病患者,其心血管病危险明显降低,故伴糖尿病者应把血压降至 17.3/10.7 kPa(130/80 mmHg)以下;高血压合并肾功能不全、尿蛋白超过 1 g/24 h,至少应将血压降至 17.3/10.7 kPa(130/80 mmHg),甚至 16.7/10.0 kPa(125/75 mmHg)以下;老年高血压患者的血压应控制在 18.7/12.0 kPa(140/90 mmHg)以下,且尤应重视降低收缩压。

(三)非药物治疗

高血压应采取综合措施治疗,任何治疗方案都应以非药物疗法为基础。积极有效的非药物治疗可通过多种途径干扰高血压的发病机制,起到一定的降压作用,并有助于减少靶器官损害的发生。非药物治疗的具体内容包括以下几项。

1.戒烟

吸烟所致的加压效应使高血压合并症如脑卒中、心肌梗死和猝死的危险性显著增加,并降低或抵消降压治疗的疗效,加重脂质代谢紊乱,降低胰岛素敏感性,减弱内皮细胞依赖性血管扩张效应和增加左心室肥厚的倾向。戒烟对心血管的良好益处,任何年龄组在戒烟 1 年后即可显示出来。

2.戒酒或限制饮酒

戒酒和减少饮酒可使血压显著降低。

3.减轻和控制体重

体重减轻 10%,收缩压可降低 0.8 kPa(6.6 mmHg)。超重 10% 以上的高血压患者体重减少 5 kg,血压便明显降低,且有助于改善伴发的危险因素如糖尿病、高脂血症、胰岛素抵抗和左心室肥厚。新指南中建议体重指数(kg/m^2)应控制在 24 以下。

4.合理膳食

按 WHO 的建议,钠摄入每天应少于 2.4 g(相当于氯化钠 6 g)。通过食用含钾丰富的水果(如香蕉、橘子)和蔬菜(如油菜、苋菜、香菇、大枣等),增加钾的摄入。要减少膳食中的脂肪,适量补充优质蛋白质。

5.增加体力活动

根据新指南提供的参考标准,常用运动强度指标可用运动时的最大心率达到 180 次/分或 170 次/分减去平时心率,如要求精确则采用最大心率的 60%~85% 作为运动适宜心率。运动频度一般要求每周 3~5 次,每次持续 20~60 分钟即可。中老年高血压患者可选择步行、慢跑、上楼梯、骑自行车等。

6.减轻精神压力,保持心理平衡

长期精神压力和情绪忧郁既是导致高血压,又是降压治疗效果欠佳的重要原因。应对患者作耐心的劝导和心理疏导,鼓励其参加体育、文化和社交活动,鼓励高血压患者保持宽松、平和、乐观的健康心态。

(四)初始降压治疗药物的选择

高血压病的治疗应采取个体化的原则。应根据高血压危险因素、靶器官损害及合并疾病等情况选择初始降压药物。

(五)高血压病的药物治疗

1.药物治疗原则

(1)采用最小的有效剂量以获得可能有的疗效而使不良反应减至最小。

(2)为了有效防止靶器官损害,要求一天 24 小时内稳定降压,并能防止从夜间较低血压到清晨血压突然升高而导致猝死、脑卒中和心脏病发作。要达到此目的,最好使用每天一次给药而有持续降压作用的药物。

(3)单一药物疗效不佳时不宜过多增加单种药物的剂量,而应及早采用两种或两种以上药物联合治疗,这样有助于提高降压效果而不增加不良反应。

(4)判断某一种或几种降压药物是否有效及是否需要更改治疗方案时,应充分考虑该药物达到最大疗效所需的时间。在药物发挥最大效果前过于频繁地改变治疗方案是不合理的。

（5）高血压病是一种终身性疾病，一旦确诊后应坚持终身治疗。

2.降压药物的选择

目前临床常用的降压药物有许多种类。无论选用何种药物，其治疗目的均是将血压控制在理想范围，预防或减轻靶器官损害。降压药物的选用应根据治疗对象的个体情况、药物的作用、代谢、不良反应和药物的相互作用确定。

3.临床常用的降压药物

临床常用的药物主要有六大类：利尿药、α₁受体阻滞剂、钙通道阻滞剂、血管紧张素转换酶抑制剂（ACEI）、β受体阻滞剂及血管紧张素Ⅱ受体拮抗剂。降压药物的疗效和不良反应情况个体间差异很大，临床应用时要充分注意。具体选用哪一种或几种药物就参照前述的用药原则全面考虑。

（1）利尿药：此类药物可减少细胞外液容量、降低心排血量，并通过利钠作用降低血压。降压作用较弱，起作用较缓慢，但与其他降压药物联合应用时常有相加或协同作用，常可作为高血压的基础治疗。螺内酯不仅可以降压，而且能抑制心肌及血管的纤维化。

种类和应用方法：有噻嗪类、保钾利尿药和祥利尿药3类。降压治疗中比较常用的利尿药有下列几种。氢氯噻嗪12.5～25 mg，每天一次；阿米洛利5～10 mg，每天一次；吲达帕胺1.25～2.5 mg，每天一次；氯噻酮12.5～25 mg，每天一次；螺内酯20 mg，每天一次；氨苯蝶啶25～50 mg，每天一次。在少数情况下用呋塞米20～40 mg，每天2次。

主要适应证：利尿药可作为无并发症高血压患者的首选药物，主要适用于轻中度高血压，尤其是老年高血压包括老年单纯性收缩期高血压、肥胖及并发心力衰竭患者。祥利尿药作用迅速，肾功能不全时应用较多。

注意事项：利尿药应用可降低血钾，尤以噻嗪类和呋塞米为明显，长期应用者应适量补钾（每天1～3 g），并鼓励多吃水果和富含钾的绿色蔬菜。此外，噻嗪类药物可干扰糖、脂和尿酸代谢，故应慎用于糖尿病和血脂代谢失调者，禁用于痛风患者。保钾利尿药因可升高血钾，应尽量避免与ACEI合用，禁用于肾功能不全者。利尿药的不良反应与剂量密切相关，故宜采用小剂量。

（2）β受体阻滞剂：通过减慢心率、减低心肌收缩力、降低心排血量、减低血浆肾素活性等多种机制发挥降压作用。其降压作用较弱，起效时间较长（1～2周）。

主要适应证：主要适用于轻中度高血压，尤其是在静息时心率较快（>80 次/分）的中青年患者，也适用于高肾素活性的高血压、伴心绞痛或心肌梗死后及伴室上性快速心律失常者。

种类和应用方法：常用于降压治疗的β₁受体阻滞剂有美托洛尔25～50 mg，每天1～2次；阿替洛尔25 mg，每天1～2次；比索洛尔2.5～10 mg，每天1次。选择性α₁受体阻滞剂和非选择性β受体阻滞剂有：拉贝洛尔每次0.1 g，每天3～4次，以后按需增至0.6～0.8 g，重症高血压可达每天1.2～2.4 g；卡维地洛6.25～12.5 mg，每天2次。拉贝洛尔和美托洛尔均有静脉制剂，可用于重症高血压或高血压危象而需要较迅速降压治疗的患者。

注意事项：常见的不良反应有疲乏和肢体冷感，可出现躁动不安、胃肠功能不良等。还可能影响糖代谢、脂代谢，因此伴有心脏传导阻滞、哮喘、慢性阻塞性肺部疾病及周围血管疾病患者应列为禁忌；因此类药可掩盖低血糖反应，因此应慎用于胰岛素依赖性糖尿病患者。长期应用者突然停药可发生反跳现象，即原有的症状加重、恶化或出现新的表现，较常见有血压反跳性升高，伴头痛、焦虑、震颤、出汗等，称之为撤药综合征。

（3）钙通道阻滞剂（CCB）：主要通过阻滞细胞质膜的钙离子通道、松弛周围动脉血管的平滑肌,使外周血管阻力下降而发挥降压作用。

主要适应证:可用于各种程度的高血压,尤其是老年高血压、伴冠心病心绞痛、周围血管病、糖尿病或糖耐量异常妊娠期高血压及合并有肾脏损害的患者。

种类和应用方法:应优先考虑使用长效制剂如非洛地平缓释片 2.5～5.0 mg,每天 1 次;硝苯地平控释片 30 mg,每天 1 次;氨氯地平 5 mg,每天 1 次;拉西地平 4 mg,每天 1～2 次;维拉帕米缓释片120～240 mg,每天 1 次;地尔硫䓬缓释片 90～180 mg,每天 1 次。由于有诱发猝死之嫌,速效二氢吡啶类钙通道阻滞剂的临床使用正在逐渐减少,而提倡应用长效制剂。其价格一般较低廉,在经济条件落后的农村及边远地区速效制剂仍不失为一种可供选择的抗高血压药物,可使用硝苯地平或尼群地平普通片剂 10 mg,每天 2～3 次。

注意事项:主要不良反应为血管扩张所致的头痛、颜面潮红和踝部水肿,发生率在 10% 以下,需要停药的只占极少数。踝部水肿系毛细血管前血管扩张而非水、钠潴留所致。硝苯地平的不良反应较明显且可引起反射性心率加快,但若从小剂量开始逐渐加大剂量,可明显减轻或减少这些不良反应。非二氢吡啶类对传导功能及心肌收缩力有负性影响,因此禁用于心脏传导阻滞和心力衰竭时。

(4)血管紧张素转换酶抑制剂(ACEI):通过抑制血管紧张素转换酶使血管紧张素Ⅱ生成减少,并抑制缓激肽,使缓激肽降解。这类药物可抑制循环和组织的 RAAS,减少神经末梢释放去甲肾上腺素和血管内皮形成内皮素;还可作用于缓激肽系统,抑制缓激肽降解,增加缓激肽和扩张血管的前列腺素的形成。这些作用不仅能有效降低血压,而且具有靶器官保护的功能。

ACEI 对糖代谢和脂代谢无影响,血浆尿酸可能降低。即使合用利尿药亦可维持血钾稳定,因 ACEI 可防止利尿药所致的继发性高醛固酮血症。此外,ACEI 在产生降压作用时不会引起反射性心动过速。

种类和应用方法:常用的 ACEI 有卡托普利 25～50 mg,每天 2～3 次;依那普利 5～10 mg,每天1～2 次;贝那普利 5～20 mg,雷米普利 2.5～5.0 mg,培哚普利 4～8 mg,西那普利2.5～10.0 mg,福辛普利10～20 mg,均每天 1 次。

主要适应证:ACEI 可用来治疗轻中度或严重高血压,尤其适用于伴左心室肥厚、左心室功能不全或心力衰竭、糖尿病并有微量蛋白尿、肾脏损害(血肌酐＜265 μmol/L)并有蛋白尿等患者。本药还可安全地使用于伴有慢性阻塞性肺部疾病或哮喘、周围血管疾病或雷诺现象、抑郁症及胰岛素依赖性糖尿病患者。

注意事项:最常见不良反应为持续性干咳,发生率为 3%～22%。多见于用药早期(数天至几周),亦可出现于治疗的后期,其机制可能由于 ACEI 抑制了激肽酶Ⅱ,使缓激肽的作用增强和前列腺素形成。症状不重应坚持服药,半数可在 2～3 月内咳嗽消失。改用其他 ACEI,咳嗽可能不出现。福辛普利和西拉普利引起干咳少见。其他可能发生不良反应有低血压、高钾血症、血管神经性水肿(偶尔可致喉痉挛、喉或声带水肿)、皮疹及味觉障碍。

双侧肾动脉狭窄或单侧肾动脉严重狭窄、合并高血钾血症或严重肾衰竭等患者 ACEI 应列为禁忌。因有致畸危险也不能用于合并妊娠的妇女。

(5)血管紧张素Ⅱ受体拮抗剂(ARB):这类药物可选择性阻断 AngⅡ的Ⅰ型受体而起作用,具有 ACEI 相似的血流动力学效应。从理论上讲,其比 ACEI 存在如下优点。①作用不受 ACE 基因多态性的影响。②还能抑制非 ACE 催化产生的 AngⅡ的致病作用。③促进 AngⅡ与血管紧张素Ⅱ型受体(AT_2)结合发挥"有益"效应。这 3 项优点结合起来将可能使 ARB 的降血压及对靶器官保护作用更有效,但需要大规模的临床试验进一步证实,目前尚无循证医学的证据表明ARB的疗效优于或等同于 ACEI。

种类和应用方法:目前在国内上市的 ARB 有 3 类。第一、二、三代分别为氯沙坦、缬沙坦、依贝沙坦。氯沙坦 50~100 mg,每天 1 次,氯沙坦和小剂量氢氯噻嗪(25 mg/d)合用,可明显增强降压效应;缬沙坦 80~160 mg,每天 1 次;依贝沙坦 150 mg,每天 1 次;替米沙坦 80 mg,每天1 次;坎地沙坦 1 mg,每天 1 次。

主要适应证:适用对象与 ACEI 相同。目前主要用于 ACEI 治疗后发生干咳等不良反应且不能耐受的患者。氯沙坦有降低血尿酸作用,尤其适用于伴高尿酸血症或痛风的高血压患者。

注意事项:此类药物的不良反应轻微而短暂,因不良反应需中止治疗者极少。不良反应为头晕、与剂量有关的直立性低血压、皮疹、血管神经性水肿、腹泻、肝功能异常、肌痛和偏头痛等。禁用对象与 ACEI 相同。

(6)α_1 受体阻滞剂:这类药可选择性阻滞血管平滑肌突触后膜 α_1 受体,使小动脉和静脉扩张,外周阻力降低。长期应用对糖代谢并无不良影响,且可改善脂代谢,升高 HDL-C 水平,还能减轻前列腺增生患者的排尿困难,缓解症状。降压作用较可靠,但是否与利尿药、受体阻滞剂一样具有降低病死率的效益,尚不清楚。

种类和应用方法:常用制剂有哌唑嗪 1 mg,每天 1 次;多沙唑嗪 1~6 mg,每天 1 次;特拉唑嗪1~8 mg,每天 1 次;苯哌地尔 25~50 mg,每天 2 次。

适应证:目前一般用于轻中度高血压,尤其适用于伴高脂血症或前列腺肥大患者。

注意事项:主要不良反应为"首剂现象",多见于首次给药后 30~90 分钟,表现为严重的直立性低血压、眩晕、晕厥、心悸等,系由于内脏交感神经的收缩血管作用被阻滞后,静脉舒张使回心血量减少。首剂现象以哌唑嗪较多见,特拉唑嗪较少见。合用 β 受体阻滞剂、低钠饮食或曾用过利尿药者较易发生。防治方法是首剂量减半,临睡前服用,服用后平卧或半卧休息 60~90 分钟,并在给药前至少一天停用利尿药。其他不良反应有头痛、嗜睡、口干、心悸、鼻塞、乏力、性功能障碍等,常可在连续用药过程中自行减轻或缓解。有研究表明哌唑嗪能增加高血压患者的病死率,因此现在临床上已很少应用。

(六)降压药物的联合应用

降压药物的联合应用已公认为是较好和合理的治疗方案。

1.联合用药的意义

研究表明,单药治疗使高血压患者血压达标(<140/90 mmHg 或 18.7/12.0 kPa)比率仅为40%~50%,而两种药物的合用可使 70%~80%的患者血压达标。HOT 试验结果表明,达到预定血压目标水平的患者中,采用单一药物、两药合用或三药合用的患者分别占 30%~40%、40%~50%和少于 10%,处于联合用药状态约占 68%。

联合用药可减少单一药物剂量,提高患者的耐受性和依从性。单药治疗如效果欠佳,只能加大剂量,这就增加不良反应发生的危险性,且有的药物随剂量增加,不良反应增大的危险性超过了降压作用增加的效益,亦即药物的危险/效益比转向不利的一面。联合用药可避免此种两难局面。

联合用药还可使不同的药物互相取长补短,有可能减轻或抵消某些不良反应。任何药物在长期治疗中均难以完全避免其不良反应,如 β 受体阻滞剂的减慢心率作用,CCB 可引起踝部水肿和心率加快。这些不良反应如能选择适当的合并用药就有可能被矫正或消除。

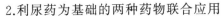

2.利尿药为基础的两种药物联合应用

大型临床试验表明,噻嗪类利尿药可与其他降压药有效地合用,故在需要合并用药时利尿药可作为基础药物。常采用下列合用方法。

(1)利尿药+ACEI或血管紧张素Ⅱ受体拮抗剂:利尿药的不良反应是激活肾素-血管紧张素醛固酮(RAAS),造成一系列不利于降低血压的负面作用。然而,这反而增强了ACEI或血管紧张素Ⅱ受体拮抗剂对RAAS的阻断作用,亦即这两种药物通过利尿药对RAAS的激活,可产生更强有力的降压效果。此外,ACEI和血管紧张素Ⅱ受体拮抗剂由于可使血钾水平稍上升,从而能防止利尿药长期应用所致的电解质紊乱,尤其是低血钾等不良反应。

(2)利尿药+β受体阻滞剂或 α_1 受体阻滞剂:β受体阻滞剂可抵消利尿药所致的交感神经兴奋和心率增快作用,而噻嗪类利尿药又可消除β受体阻滞剂或 α_1 受体阻滞剂的促肾滞钠作用。此外,在对血管的舒缩作用上噻嗪类利尿药可加强 α_1 受体阻滞剂的扩血管效应,而抵消β受体阻滞剂的缩血管作用。

3.CCB为基础的两药合用

我国临床上初治药物中仍以CCB最为常用。国人对此类药一般均有良好反应,CCB为基础的联合用药在我国有广泛的基础。

(1)CCB+ACEI:前者具有直接扩张动脉的作用,后者通过阻断RAAS和降低交感活性,既扩张动脉,又扩张静脉,故两药在扩张血管上有协同降压作用。二氢吡啶类CCB产生的踝部水肿可被ACEI消除。两药在心肾和血管保护上,在抗增殖和减少蛋白尿上亦均有协同作用。此外,ACEI可阻断CCB所致反射性交感神经张力增加和心率加快的不良反应。

(2)二氢吡啶类CCB+β受体阻滞剂:前者具有的扩张血管和轻度增加心排血量的作用,正好抵消β-受体阻滞剂的缩血管及降低心排血量作用。两药对心率的相反作用可使患者心率不受影响。

4.其他的联合应用方法

如两药合用仍不能奏效,可考虑采用3种药物合用,例如噻嗪类利尿药加ACEI加水溶性β受体阻滞剂(阿替洛尔),或噻嗪类利尿药加ACEI加CCB,以及利尿药加β受体阻滞剂加其他血管扩张剂(肼屈嗪)。

七、高血压危象

(一)定义和分类

临床已经有许多不同的名词被用于血压重度急性升高的情况。但多数研究者将高血压急症定义为收缩压或舒张压急剧增高(如舒张压增高到16.0 kPa或120 mmHg或以上),同时伴有中枢神经系统、心脏或肾脏等靶器官损伤。高血压急症较少见,此类患者需要在严密监测下通过静脉给药的方法使血压立即降低。与高血压急症不同,如果患者的血压重度增高,但无急性靶器官损害的证据,则定义为高血压次急症。对此类患者,需在48小时内使血压逐渐下降。两者统称为高血压危象(表4-4)。

(二)临床表现

高血压危象的症状和体征的轻重往往因人而异。一般症状可有出汗、潮红、苍白、眩晕、濒死感、耳鸣、鼻出血;心脏症状可有心悸、心律失常、胸痛、呼吸困难、肺水肿;脑部症状可有头痛、头晕、恶心、眩目、局部症状、痛性痉挛、昏迷等;肾脏症状有少尿、血尿、蛋白尿、电解质紊乱、氮质血症、尿毒症;眼部症状有闪光、点状视觉、视物模糊、视觉缺陷、复视、失明。

表 4-4   高血压危象的分类

高血压急症	高血压次急症
高血压脑病	急进性恶性高血压
颅内出血	循环中儿茶酚胺水平过高
动脉硬化栓塞性脑梗死	降压药物的撤药综合征
急性肺水肿	服用拟交感神经药物
急性冠脉综合征	食物或药物与单胺氧化酶抑制剂相互作用
急性主动脉夹层	围术期高血压
急性肾衰竭	
肾上腺素能危象	
子痫	

(三)高血压危象的治疗

1.治疗的一般原则

对高血压急症患者,需在 ICU 中严密监测(必要时进行动脉内血压监测),通过静脉给药迅速控制血压(但并非降至正常水平)。对高血压次急症患者,应在 24～48 小时逐渐降低血压(通常给予口服降压药)。

静脉用药控制血压的即刻目标是在 30～60 分钟将舒张压降低 10%～15%,或降到14.7 kPa(110 mmHg)左右。对急性主动脉夹层患者,应 15～30 分钟达到这一目标。以后用口服降压药维持。

2.高血压急症的治疗

导致高血压急症的疾病基础很多。目前有多种静脉用药可作降压之用(表 4-5)。

表 4-5   高血压急症静脉用药的选择

症状	药物选择
急性肺水肿	硝普钠或乌拉地尔,与硝酸甘油和一种袢利尿药合用
急性心肌缺血	柳氨苄心定或美托洛尔,与硝酸甘油合用。如血压控制不满意,可加用尼卡地平或非诺多泮
脑卒中	柳氨苄心定、尼卡地平或非诺多泮
急性主动脉夹层	柳氨苄心定、硝普钠加美托洛尔
子痫	肼屈嗪,亦可选用柳氨苄心定或尼卡地平
急性肾衰竭/微血管性贫血	非诺多泮或尼卡地平
儿茶酚胺危象	尼卡地平、维拉帕米或非诺多泮

(1)高血压脑病:高血压脑病的首选治疗包括静脉注射硝普钠、柳氨苄心定、乌拉地尔或尼卡地平。

(2)脑血管意外:对任何种类的急性脑卒中患者给予紧急降压治疗所能得到的益处目前还都是推测性的,还缺少充分的临床和实验研究证据。①颅内出血者血压小于 24.0/14.0 kPa(180/105 mmHg)无须降压。血压大于 30.7/16.0 kPa(230/120 mmHg)可静脉给予柳胺苄心定、拉贝洛尔、硝普钠、乌拉地尔。血压在 24.0～30.7/20.0～16.0 kPa(180～230/150～120 mmHg)可静脉给药,也可口服给药。②急性缺血性脑卒中(中风)者参照颅内出血的治疗。

（3）急性主动脉夹层：一旦确定为主动脉夹层的诊断，即应力图在 15～30 分钟内使血压降至最低可以耐受的水平（保持足够的器官灌注）。最初的治疗应包括联合使用静脉硝普钠和一种静脉给予的 β 受体阻滞剂，其中美托洛尔最为常用。尼卡地平或非诺多泮也可使用。柳氨苄心定兼有 α- 和 β 受体阻滞作用，可作为硝普钠和 β 受体阻滞剂联合方案的替代。另外，地尔硫草静脉滴注也可用于主动脉夹层。

（4）急性左心室衰竭和肺水肿：严重高血压可诱发急性左心室衰竭。在这种情况下，可给予扩血管药如硝普钠直接减轻心脏后负荷。也可选用硝酸甘油。

（5）冠心病和急性心肌梗死：静脉给予硝酸甘油是这种高血压危象时的首选药物。次选药为柳氨苄心定，静脉给予。如血压控制不满意，可加用尼卡地平或非诺多泮。

（6）围术期高血压：降压药物的选用应根据患者的背景情况，在密切观察下可选用乌拉地尔、柳氨苄心定、硝普钠和硝酸甘油等。

（7）子痫：近年来，在舒张压超过 15.3 kPa（115 mmHg）或发生子痫时，传统上采用肼屈嗪静脉注射，此药能有效降低血压而不减少胎盘血流。现今在有重症监护的条件下，静脉给予柳氨苄心定和尼卡地平被认为更安全有效。如惊厥出现或迫近，可注射硫酸镁。

（徐立花）

第二节　继发性高血压

继发性高血压也称症状性高血压，是指由一定的基础疾病引起的高血压，占所有高血压患者的 1%～5%。由于继发性高血压的出现与某些确定的疾病和原因有关，一旦这些原发疾病（如原发性醛固酮增多症、嗜铬细胞瘤、肾动脉狭窄等）治愈后，高血压即可消失。所以临床上，对一个高血压患者（尤其是初发病例），应给予全面详细评估，以发现有可能的继发性高血压的病因，以利于进一步治疗。

一、继发性高血压的基础疾病

(一)肾性高血压

(1)肾实质性：急、慢性肾小球肾炎，多囊肾，糖尿病肾病，肾积水。

(2)肾血管性：肾动脉狭窄、肾内血管炎。

(3)肾素分泌性肿瘤。

(4)原发性钠潴留（Liddles 综合征）。

(二)内分泌性高血压

(1)肢端肥大症。

(2)甲状腺功能亢进。

(3)甲状腺功能减退。

(4)甲状旁腺功能亢进。

(5)肾上腺皮质：库欣综合征、原发性醛固酮增多症、嗜铬细胞瘤。

(6)女性长期口服避孕药。

（7）绝经期综合征等等。

（三）血管病变

主动脉缩窄、多发性大动脉炎。

（四）颅脑病变

脑肿瘤、颅内压增高、脑外伤、脑干感染等。

（五）药物

如糖皮质激素、拟交感神经药、甘草等。

（六）其他

高原病、红细胞增多症、高血钙等。

二、常见的继发性高血压几种类型的特点

（一）肾实质性疾病所致的高血压

1.急性肾小球肾炎

（1）多见于青少年。

（2）起病急。

（3）有链球菌感染史。

（4）发热、血尿、水肿等表现。

2.慢性肾小球肾炎

应注意与高血压病引起的肾脏损害相鉴别。

（1）反复水肿史。

（2）贫血明显。

（3）血浆蛋白低。

（4）蛋白尿出现早而血压升高相对轻。

（5）眼底病变不明显。

3.糖尿病肾病

无论是胰岛素依赖型糖尿病（1型）或非胰岛素依赖型糖尿病（2型），均可发生肾损害而有高血压，肾小球硬化、肾小球毛细血管基膜增厚为主要的病理改变，早期肾功能正常，仅有微量蛋白尿，血压也可能正常；病情发展，出现明显蛋白尿及肾功能不全时血压升高。

对于肾实质病变引起的高血压，可以应用 ACEI 治疗，对肾脏有保护作用，除降低血压外，还可减少蛋白尿，延缓肾功能恶化。

（二）嗜铬细胞瘤

肾上腺髓质或交感神经节等嗜铬细胞肿瘤，间歇或持续分泌过多的肾上腺素和去甲肾上腺素，出现阵发性或持续性血压升高。其临床特点包括以下几个方面。

（1）有剧烈头痛、心动过速、出汗、面色苍白、血糖增高、代谢亢进等特征。

（2）对一般降压药物无效。

（3）血压增高期测定血或尿中儿茶酚胺及其代谢产物香草基杏仁酸（VMA），显著增高。

（4）超声、放射性核素、CT、磁共振显像可显示肿瘤的部位。

（5）大多数肿瘤为良性，可做手术切除。

(三)原发性醛固酮增多症

此病系肾上腺皮质增生或肿瘤分泌过多醛固酮所致。其特征包括以下几点。

(1)长期高血压伴顽固的低血钾。

(2)肌无力、周期性瘫痪、烦渴、多尿等。

(3)血压多为轻、中度增高。

(4)实验室检查:有低血钾、高血钠、代谢性碱中毒、血浆肾素活性降低、尿醛固酮排泄增多。

(5)螺内酯试验(+)具有诊断价值。

(6)超声、放射性核素、CT可做定位诊断。

(7)大多数原发性醛固酮增多症是由单一肾上腺皮质腺瘤所致,手术切除是最好的治疗方法。

(8)螺内酯是醛固酮拮抗剂,可使血压降低,血钾升高,症状减轻。

(四)库欣综合征

由于肾上腺皮质肿瘤或增生,导致皮质醇分泌过多。其临床特点表现为以下几点。

(1)水、钠潴留,高血压。

(2)向心性肥胖、满月脸、多毛、皮肤纹、血糖升高。

(3)24小时尿中17-羟类固醇或17-酮类固醇增多。

(4)肾上腺皮质激素兴奋者试验阳性。

(5)地塞米松抑制试验阳性。

(6)颅内蝶鞍X线检查、肾上腺CT扫描及放射性碘化胆固醇肾上腺扫描可用于病变定位。

(五)肾动脉狭窄

(1)可为单侧或双侧。

(2)青少年患者的病变性质多为先天性或炎症性,老年患者多为动脉粥样硬化性。

(3)高血压进展迅速或高血压突然加重,呈恶性高血压表现。

(4)舒张压中、重度升高。

(5)四肢血压多不对称,差别大,有时呈无脉症。

(6)体检时可在上腹部或背部肋脊角处闻及血管杂音。

(7)眼底呈缺血性进行性改变。

(8)对各类降压药物疗效较差。

(9)大剂量断层静脉肾盂造影,放射性核素肾图有助于诊断。

(10)肾动脉造影可明确诊断。

(11)药物治疗可选用ACEI或钙通道阻滞剂,但双侧肾动脉狭窄者不宜应用,以避免可能使肾小球滤过率进一步降低,肾功能恶化。

(12)经皮肾动脉成形术(PTRA)手术简便,疗效好,为首选治疗。

(13)必要时,可行血流重建术、肾移植术、肾切除术。

(六)主动脉缩窄

主动脉缩窄为先天性血管畸形,少数为多发性大动脉炎引起。其临床特点表现为以下几点。

(1)上肢血压增高而下肢血压不高或降低,呈上肢血压高于下肢的反常现象。

(2)肩胛间区、胸骨旁、腋部可有侧支循环动脉的搏动和杂音或腹部听诊有血管杂音。

（3）胸部 X 线摄影可显示肋骨受侧支动脉侵蚀引起的切迹。

（4）主动脉造影可确定诊断。

（徐　帝）

第三节　稳定型心绞痛

一、概述

心绞痛是由于暂时性心肌缺血引起的以胸痛为主要特征的临床综合征，是冠状动脉粥样硬化性心脏病（冠心病）的最常见表现。通常见于冠状动脉至少一支主要分支管腔直径狭窄在50％以上的患者，当应激时，冠状动脉血流不能满足心肌代谢的需要，导致心肌缺血，而引起心绞痛发作，休息或含服硝酸甘油可缓解。

稳定性心绞痛（stable angina pectoris，SAP）是指心绞痛发作的程度、频度、性质及诱发因素在数周内无显著变化的患者。心绞痛也可发生在瓣膜病（尤其是主动脉瓣病变）、肥厚型心肌病和未控制的高血压及甲状腺功能亢进、严重贫血等患者。冠状动脉"正常"者也可由于冠状动脉痉挛或内皮功能障碍等原因发生心绞痛。某些非心脏性疾病如食道、胸壁或肺部疾病也可引起类似心绞痛的症状，临床上需注意鉴别。

二、病因和发病机制

稳定性心绞痛是一种以胸、下颌、肩、背或臂的不适感为特征的临床症候群，其典型表现为劳累、情绪波动或应激后发作，休息或服用硝酸甘油后可缓解。有些不典型的稳定性心绞痛以上腹部不适感为临床表现。威廉·赫伯登 William Heberden 在 1772 年首次提出"心绞痛的概念"，并将之描述为与运动有关的胸区压抑感和焦虑，不过那时还不清楚它的病因和病理机制。现在我们知道它由心肌缺血引起。心肌缺血最常见的原因是粥样硬化性冠状动脉疾病，其他原因还包括肥厚型或扩张型心肌病、动脉硬化及其他较少见的心脏疾病。

心肌供氧和需氧的不平衡产生了心肌缺血。心肌氧供取决于动脉氧饱和度、心肌氧扩散度和冠脉血流，而冠脉血流又取决于冠脉管腔横断面积和冠脉微血管的调节。管腔横断面积和微血管都受到管壁内粥样硬化斑块的影响，从而因运动时心率增快、心肌收缩增强及管壁紧张度增加导致心肌需氧增加，最终引起氧的供需不平衡。心肌缺血引起交感激活，产生心肌耗氧增加、冠状动脉收缩等一系列效应从而进一步加重缺血。缺血持续加重，导致心脏代谢紊乱、血流重分配、区域性以至整体性舒张和收缩功能障碍，心电图改变，最终引起心绞痛。缺血心肌释放的腺苷能激活心脏神经末梢的 A1 受体，是导致心绞痛（胸痛）的主要中介。

心肌缺血也可以无症状。无痛性心肌缺血可能因为缺血时间短或不甚严重，或因为心脏传入神经受损，或缺血性疼痛在脊的和脊上的部位受到抑制。患者显示出无痛性缺血表现、气短及心悸都提示心绞痛存在。

对大多数患者来说，稳定性心绞痛的病理因素是动脉粥样硬化、冠脉狭窄。正常血管床能自我调节，例如在运动时冠脉血流增加为平时的 5～6 倍。动脉粥样化斑块减少了血管腔横断面积,使得运动时冠脉血管床自我调节的能力下降,从而产生不同严重程度的缺血。若管腔径减少＞50%,当运动或应激时,冠脉血流不能满足心脏代谢需要从而导致心肌缺血。内皮功能受损也是心绞痛的病因之一。心肌桥是心绞痛的罕见病因。

用血管内超声(IVUS)观察稳定性心绞痛患者的冠状动脉斑块。发现1/3的患者至少有1个斑块破裂,6%的患者有多个斑块破裂。合并糖尿病的患者更易发生斑块破裂。临床上应重视稳定性心绞痛患者的治疗,防止其发展为急性冠脉综合征(ACS)。

三、诊断

胸痛患者应根据年龄、性别、心血管危险因素、疼痛的特点来估计冠心病的可能性,并依据病史、体格检查、相关的无创检查及有创检查结果做出诊断及分层危险的评价。

(一)病史及体格检查

1.病史

详尽的病史是诊断心绞痛的基石。在大多数病例中,通过病史就能得出心绞痛的诊断。

(1)部位。典型的心绞痛部位是在胸骨后或左前胸,范围常不局限,可以放射到颈部、咽部、颌部、上腹部、肩背部、左臂及左手指侧,也可以放射至其他部位,心绞痛还可以发生在胸部以外如上腹部、咽部、颈部等。每次心绞痛发作部位往往是相似的。

(2)性质。常呈紧缩感、绞榨感、压迫感、烧灼感、胸憋、胸闷或有窒息感、沉重感,有的患者只述为胸部不适,主观感觉个体差异较大,但一般不会是针刺样疼痛,有的表现为乏力、气短。

(3)持续时间。呈阵发性发作,持续数分钟,一般不会超过10分钟,也不会转瞬即逝或持续数小时。

(4)诱发因素及缓解方式。慢性稳定性心绞痛的发作与劳力或情绪激动有关,如走快路、爬坡时诱发,停下休息即可缓解,多发生在劳力当时而不是之后。舌下含服硝酸甘油可在2～5分钟迅速缓解症状。

非心绞痛的胸痛通常无上述特征,疼痛通常局限于左胸的某个部位,持续数个小时甚至数天;不能被硝酸甘油缓解甚至因触诊加重。胸痛的临床分类见表4-6,加拿大心血管学会分级法见表4-7所示。

表 4-6　胸痛的临床分类

分类	符合下述 3 个特征
	胸骨下疼痛伴特殊性质和持续时间
典型心绞痛	运动及情绪激动诱发
	休息或硝酸甘油缓解
非典型心绞痛	符合上述 2 个特征
非心性胸痛	符合上述 1 个特征或完全不符合

表 4-7　加拿大心血管学会分级法

级别	症状程度
Ⅰ级	一般体力活动不引起心绞痛,例如行走和上楼,但紧张、快速或持续用力可引起心绞痛的发作
Ⅱ级	日常体力活动稍受限制,快步行走或上楼、登高、饭后行走或上楼、寒冷或风中行走、情绪激动可发作心绞痛或仅在睡醒后数小时内发作。在正常情况下以一般速度平地步行 200 m 以上或登一层以上的楼梯受限

级别	症状程度
Ⅲ级	日常体力活动明显受限,在正常情况下以一般速度平地步行100～200 m或登一层楼梯时可发作心绞痛
Ⅳ级	轻微活动或休息时即可以出现心绞痛症状

2.体格检查

稳定性心绞痛体检常无明显异常,心绞痛发作时可有心率增快、血压升高、焦虑、出汗,有时可闻及第四心音、第三心音或奔马律,或出现心尖部收缩期杂音,第二心音逆分裂,偶闻双肺底啰音。体检尚能发现其他相关情况,如心脏瓣膜病、心肌病等非冠状动脉粥样硬化性疾病,也可发现高血压、脂质代谢障碍所致的黄色瘤等危险因素,颈动脉杂音或周围血管病变有助于动脉粥样硬化的诊断。体检尚需注意肥胖(体重指数及腰围),有助于了解有无代谢综合征。

(二)基本实验室检查

(1)了解冠心病危险因素,空腹血糖、血脂检查,包括血总胆固醇(TC)、高密度脂蛋白胆固醇(HDL-C)、低密度脂蛋白胆固醇(LDL-C)及甘油三酯(TG)。必要时做糖耐量试验。

(2)了解有无贫血(可能诱发心绞痛),检查血红蛋白是否减少。

(3)甲状腺,必要时检查甲状腺功能。

(4)行尿常规、肝肾功能、电解质、肝炎相关抗原、人类免疫缺陷病毒(HIV)检查及梅毒血清试验,需在冠状动脉造影前进行。

(5)胸痛较明显患者,需查血心肌肌钙蛋白(cTnT或cTnI)、肌酸激酶(CK)及同工酶(CK-MB),以与急性冠状动脉综合征(acute coronary syndrome,ACS)相鉴别。

(三)胸部 X 线检查

胸部 X 线检查常用于可疑心脏病患者的检查,然而,对于稳定性心绞痛患者,该检查并不能提供有效特异的信息。

(四)心电图检查

1.静息心电图检查

所有可疑心绞痛患者均应常规行静息12导联心电图。怀疑血管痉挛的患者于疼痛发作时行心电图尤其有意义。心电图同时可以发现诸如左室肥厚、左束支传导阻滞、预激、心律失常及传导障碍等情况,这些信息可发现胸痛的可能机制,并能指导治疗措施。静息心电图对危险分层也有意义。但不主张重复此项检查除非当时胸痛发作或功能分级有改变。

2.心绞痛发作时心电图检查

在胸痛发作时争取心电图检查,缓解后立即复查。静息心电图正常不能排除冠心病心绞痛的诊断,但如果有 ST-T 改变符合心肌缺血时,特别是在疼痛发作时检出,则支持心绞痛的诊断。心电图显示陈旧性心肌梗死时,则心绞痛可能性增加。静息心电图有 ST 段压低或 T 波倒置但胸痛发作时呈"假性正常化",也有利于冠心病心绞痛的诊断。24 小时动态心电图表现如有与症状相一致 ST-T 变化,则对诊断有参考价值。

(五)核素心室造影

1.^{201}Tc 心肌显像

铊随冠脉血流被正常心肌细胞摄取,休息时铊显像所示主要见于心肌梗死后瘢痕部位。在冠状动脉供血不足部位的心肌,则明显的灌注缺损仅见于运动后缺血区。变异型心绞痛发作时心肌急性缺血区常显示特别明显的灌注缺损。

2.放射性核素心腔造影

红细胞被标记上放射性核素,得到心腔内血池显影,可测定左心室射血分数及显示室壁局部运动障碍。

3.正电子发射断层心肌显像(PET)

除可判断心肌血流灌注外,还可了解心肌代谢状况,准确评估心肌活力。

(六)负荷试验

1.心电图运动试验

(1)适应证:①有心绞痛症状怀疑冠心病,可进行运动,静息心电图无明显异常的患者,为达到诊断目的。②确定稳定型冠心病的患者心绞痛症状明显改变者。③确诊的稳定型冠心病患者用于危险分层。

(2)禁忌证:急性心肌梗死早期、未经治疗稳定的急性冠状动脉综合征、未控制的严重心律失常或高度房室传导阻滞、未控制的心力衰竭、急性肺动脉栓塞或肺梗死、主动脉夹层、已知左冠状动脉主干狭窄、重度主动脉瓣狭窄、肥厚型梗阻性心肌病、严重高血压、活动性心肌炎、心包炎、电解质异常等。

(3)方案(Burce 方案):运动试验的阳性标准为运动中出现典型心绞痛,运动中或运动后出现 ST 段水平或下斜型下降≥1 mm(J 点后 60~80 毫秒),或运动中出现血压下降者。

(4)需终止运动试验的情况:①出现明显症状(如胸痛、乏力、气短、跛行);症状伴有意义的 ST 段变化。②ST 段明显压低(压低>2 mm 为终止运动相对指征;≥4 mm 为终止运动绝对指征)。③ST 段抬高≥1 mm。④出现有意义的心律失常;收缩压持续降低 1.3 kPa(10 mmHg)或血压明显升高[收缩压>33.3 kPa(250 mmHg)或舒张压>15.3 kPa(115 mmHg)]。⑤已达目标心率者。有上述情况一项者需终止运动试验。

2.核素负荷试验(心肌负荷显像)

(1)核素负荷试验的适应证:①静息心电图异常、LBBB、ST 段下降>1 mm、起搏心律、预激综合征等心电图运动试验难以精确评估者。②心电图运动试验不能下结论,而冠状动脉疾病可能性较大者。

(2)药物负荷试验:包括双嘧达莫、腺苷或多巴酚丁胺药物负荷试验,用于不能运动的患者。

(七)多层 CT 或电子束 CT 扫描

多层 CT 或电子束 CT 平扫可检出冠状动脉钙化并进行积分。人群研究显示钙化与冠状动脉病变的高危人群相联系,但钙化程度与冠状动脉狭窄程度却并不相关,因此,不推荐将钙化积分常规用于心绞痛患者的诊断评价。

CT 造影为显示冠状动脉病变及形态的无创检查方法。有较高阴性预测价值,若 CT 冠状动脉造影未见狭窄病变,一般可不进行有创检查。但 CT 冠状动脉造影对狭窄病变及程度的判断仍有一定限度,特别当钙化存在时会显著影响狭窄程度的判断,而钙化在冠心病患者中相当普遍,因此,仅能作为参考。

(八)有创性检查

1.冠状动脉造影

冠状动脉造影至今仍是临床上评价冠状动脉粥样硬化和相对较为少见的非冠状动脉粥样硬化性疾病所引起的心绞痛的最精确的检查方法。对糖尿病、年龄>65 岁老年患者、年龄>55 岁女性的胸痛患者冠状动脉造影更有价值。

(1)适应证:①严重稳定性心绞痛(CCS分级3级或以上者),特别是药物治疗不能很好缓解症状者。②无创方法评价为高危的患者,无论心绞痛严重程度如何。③心脏停搏存活者。④患者有严重的室性心律失常。⑤血管重建(PCI,CABG)的患者有早期中等或严重的心绞痛复发。⑥伴有慢性心力衰竭或左室射血分数(LVEF)明显减低的心绞痛患者。⑦无创评价属中、高危的心绞痛患者需考虑大的非心脏手术,尤其是血管手术(如主动脉瘤修复、颈动脉内膜剥脱术、股动脉搭桥术等)。

(2)不推荐行冠状动脉造影:严重肾功能不全、造影剂过敏、精神异常不能合作者或合并其他严重疾病,血管造影的得益低于风险者。

2.冠状动脉内超声显像

血管内超声检查可较为精确地了解冠状动脉腔径、血管腔内及血管壁粥样硬化病变情况,指导介入治疗操作并评价介入治疗效果,但不是一线的检查方法,只在特殊的临床情况及为科研目的而进行。

四、治疗

(一)治疗目标

1.防止心肌梗死和死亡,改善预后

防止心肌梗死和死亡,主要是减少急性血栓形成的发生率,阻止心室功能障碍的发展。上述目标需通过生活方式的改善和药物干预来实现:①减少斑块形成。②稳定斑块,减轻炎症反应,保护内皮功能。③对于已有内皮功能受损和斑块破裂,需阻止血栓形成。

2.减轻或消除症状

改善生活方式、药物干预和血管再通术均是减轻和消除症状的手段,根据患者的个体情况选择合适的治疗方法。

(二)一般治疗

1.戒烟

大量数据表明,对于许多患者而言,吸烟是冠心病起源的最重要的可逆性危险因子,因此,强调戒烟是非常必要的。

2.限制饮食和酒精摄入

对确诊的冠心病患者,限制饮食是有效的干预方式。推荐食用水果、蔬菜、谷类、谷物制品、脱脂奶制品、鱼、瘦肉等,也就是所谓的"地中海饮食"。具体食用量需根据患者总胆固醇及低密度脂蛋白胆固醇来制定。超重患者应减轻体重。

适量饮酒是有益的,但大量饮酒肯定有害,尤其对于有高血压和心衰的患者。很难定义适量饮酒的酒精量,因此提倡限酒。稳定的冠心病患者可饮少量(<50 g/d)低度酒(如葡萄酒)。

3.ω-3不饱和脂肪酸

鱼油中富含的ω-3不饱和脂肪酸能降低血中甘油三酯,被证实能降低近期心肌梗死患者的猝死率,同时它也有抗心律失常作用,能降低高危患者的死亡率和危险因素,可用作此类患者的二级预防。但该脂肪酸的治疗只用于高危人群,如近期心梗患者,对于稳定性心绞痛伴高危因素患者较少应用。目前只提倡患者每星期至少吃一次鱼以保证该脂肪酸的正常摄入。

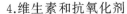

4.维生素和抗氧化剂

目前尚无研究证实维生素的摄入能减少冠心病患者的心血管危险因素,同样,许多大型试验也没有发现抗氧化剂能给患者带来益处。

5.积极治疗高血压、糖尿病及其他疾病

稳定性心绞痛患者也应积极治疗高血压、糖尿病、代谢综合征等疾病,因这些疾病本身有促进冠脉疾病发展的危险性。

确诊冠心病的患者血压应降至17.3/11.3 kPa(130/85 mmHg);如合并糖尿病或肾脏疾病,血压还应降至17.3/10.7 kPa(130/80 mmHg)。糖尿病是心血管并发症的危险因子,需多方干预。研究显示:心血管病伴2型糖尿病患者在应用降糖药的基础上加用吡格列酮,其非致死性心肌梗死、脑卒中(中风)和病死率减少了16%。

6.运动

鼓励患者在可耐受范围内进行运动,运动能提高患者运动耐量、减轻症状,对减轻体重、降低血脂和血压、增加糖耐量和胰岛素敏感性都有明显效益。

7.缓解精神压力

精神压力是心绞痛发作的重要促发因素,而心绞痛的诊断又给患者带来更大的精神压力。缓解紧张情绪,适当放松可以减少药物的摄入和手术的必要。

8.开车

稳定性心绞痛患者可以允许开车,但是要限定车载重和避免商业运输。高度紧张的开车是应该避免的。

(三)急性发作时治疗

发作时应立即休息,至少应迅速停止诱发心绞痛的活动。随即舌下含服硝酸甘油以缓解症状。对初次服用硝酸甘油的患者应嘱其坐下或平卧,以防发生低血压,还有诸如头晕、头胀痛、面红等不良反应。

应告知患者,若心绞痛发作>10分钟,休息和舌下含服硝酸甘油不能缓解,应警惕发生心肌梗死并应及时就医。

(四)药物治疗

1.对症治疗,改善缺血

(1)短效硝酸酯制剂:硝酸酯类药为内皮依赖性血管扩张剂,能减少心肌需氧和改善心肌灌注,从而缓解心绞痛症状。快速起效的硝酸甘油能使发作的心绞痛迅速缓解。口服该药因肝脏首过效应,在肝内被有机硝酸酯还原酶降解,生物利用度极低。舌下给药吸收迅速完全,生物利用度高。硝酸甘油片剂暴露在空气中会变质,因而宜在开盖后3月内使用。

硝酸甘油引起剂量依赖性血管舒张不良反应,如头痛、面红等。过大剂量会导致低血压和反射性交感神经兴奋引起心动过速。对硝酸甘油无效的心绞痛患者应怀疑心肌梗死的可能。

(2)长效硝酸酯制剂:长效硝酸酯制剂能降低心绞痛发作的频率和严重程度,并能增加运动耐量。长效制剂只是对症治疗,并无研究显示它能改善预后。血管舒张不良反应如头痛、面红与短效制剂类似。其代表药有硝酸异山梨酯、单硝酸异山梨酯醇。

当机体内硝酸酯类浓度达到并超过阈值,其对心绞痛的治疗作用减弱,缓解疼痛的作用大打折扣,即发生硝酸酯类耐药。因此,患者服用长效硝酸酯制剂时应有足够长的间歇期以保证治疗的高效。

(3)β受体阻滞剂:β受体阻滞剂能抑制心脏β-肾上腺素能受体,从而减慢心率、减弱心肌收缩力、降低血压,以减少心肌耗氧量,可以减少心绞痛发作和增加运动耐量。用药后要求静息心率降至55~60次/分,严重心绞痛患者如无心动过缓症状,可降至50次/分。

只要无禁忌证,β受体阻滞剂应作为稳定性心绞痛的初始治疗药物。β受体阻滞剂能降低心肌梗死后稳定性心绞痛患者死亡和再梗死的风险。目前可用于治疗心绞痛的β受体阻滞剂有很多种,当给予足够剂量时,均能有效预防心绞痛发作。更倾向于使用选择性β$_1$-受体阻滞剂,如美托洛尔、阿替洛尔及比索洛尔。同时具有α和β受体阻滞的药物,在慢性稳定性心绞痛的治疗中也有效。

有严重心动过缓和高度房室传导阻滞、窦房结功能紊乱、明显的支气管痉挛或支气管哮喘的患者,禁用β受体阻滞剂。外周血管疾病及严重抑郁是应用β受体阻滞剂的相对禁忌证。慢性肺心病的患者可小心使用高度选择性β$_1$-受体阻滞剂。没有固定狭窄的冠状动脉痉挛造成的缺血,如变异性心绞痛,不宜使用β受体阻滞剂,这时钙通道阻滞剂是首选药物。

推荐使用无内在拟交感活性的β受体阻滞剂。β受体阻滞剂的使用剂量应个体化,从较小剂量开始。

(4)钙通道阻滞剂:钙通道阻滞剂通过改善冠状动脉血流和减少心肌耗氧起缓解心绞痛作用,对变异性心绞痛或以冠状动脉痉挛为主的心绞痛,钙通道阻滞剂是一线药物。地尔硫䓬和维拉帕米能减慢房室传导,常用于伴有心房颤动或心房扑动的心绞痛患者,而不应用于已有严重心动过缓、高度房室传导阻滞和病态窦房结综合征的患者。

长效钙通道阻滞剂能减少心绞痛的发作。ACTION试验结果显示,硝苯地平控释片没有显著降低一级疗效终点(全因死亡、急性心肌梗死、顽固性心绞痛、新发心力衰竭、致残性脑卒中及外周血管成形术的联合终点)的相对危险,但对于一级疗效终点中的多个单项终点而言,硝苯地平控释片组降低达到统计学差异或有降低趋势。值得注意的是,亚组分析显示,占52%的合并高血压的冠心病患者中,一级终点相对危险下降13%。CAMELOT试验结果显示,氨氯地平组主要终点事件(心血管性死亡、非致死性心肌梗死、冠状血管重建、由于心绞痛而入院治疗、慢性心力衰竭入院、致死或非致死性卒中及新诊断的周围血管疾病)与安慰剂组比较相对危险降低达31%,差异有统计学意义。长期应用长效钙通道阻滞剂的安全性在ACTION及大规模降压试验ALLHAT及ASCOT中都得到了证实。

外周水肿、便秘、心悸、面部潮红是所有钙通道阻滞剂常见的不良反应,低血压也时有发生,其他不良反应还包括头痛、头晕、虚弱无力等。

当稳定性心绞痛合并心力衰竭而血压高且难于控制者必须应用长效钙通道阻滞剂时,可选择氨氯地平、硝苯地平控释片或非洛地平。

(5)钾通道开放剂:钾通道开放剂的代表药物为尼克地尔,除了抗心绞痛外,该药还有心脏保护作用。一项针对尼克地尔的试验证实稳定性心绞痛患者服用该药能显著减少主要冠脉事件的发生。但是,尚没有降低治疗后死亡率和非致死性心肌梗死发生率的研究,因此,该药的临床效益还有争议。

(6)联合用药:β受体阻滞剂和长效钙通道阻滞剂联合用药比单用一种药物更有效。此外,两药联用时,β受体阻滞剂还可减轻二氢吡啶类钙通道阻滞剂引起的反射性心动过速不良反应。非二氢吡啶类钙通道阻滞剂地尔硫䓬或维拉帕米可作为对β受体阻滞剂有禁忌的患者的替代治疗。但非二氢吡啶类钙通道阻滞剂和β受体阻滞剂的联合用药能使传导阻滞和心肌收缩力的减

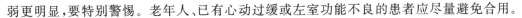

弱更明显,要特别警惕。老年人、已有心动过缓或左室功能不良的患者应尽量避免合用。

2.改善预后的药物治疗

与稳定性心绞痛并发的疾病如糖尿病和高血压应予以积极治疗,同时还应纠正高脂血症。HMG-CoA还原酶抑制剂(他汀类药物)和血管紧张素转换酶抑制剂(ACEI)除各自的降脂和降压作用外,还能改善患者预后。对缺血性心脏病患者,还需加用抗血小板药物。

阿司匹林通过抑制血小板内环氧化酶使血栓素 A_2 合成减少,达到抑制血小板聚集的作用。其应用剂量为每天 $75\sim150$ mg。CURE 研究发现每天阿司匹林剂量若 >200 mg 或 <100 mg 反而增加心血管事件发生的风险。

所有患者如无禁忌证(活动性胃肠道出血、阿司匹林过敏或既往有阿司匹林不耐受的病史),给予阿司匹林 $75\sim100$ mg/d。不能服用阿司匹林者,则可应用氯吡格雷作为替代。

所有冠心病患者应用他汀类药物。他汀类降脂治疗减少动脉粥样硬化性心脏病并发症,可同时应用于患者的一级和二级预防。他汀类除了降脂作用外,还有抗炎作用和防血栓形成,能降低心血管危险性。血脂控制目标:总胆固醇(TC) <4.5 mmol/L,低密度脂蛋白胆固醇(LDL-C)至少应 <2.59 mmol/L;建议逐步调整他汀类药物剂量以达到上述目标。

ACEI 可防止左心室重塑,减少心衰发生的危险,降低病死率,如无禁忌可常规使用。在稳定性心绞痛患者中,合并糖尿病、心力衰竭或左心室收缩功能不全的高危患者应该使用 ACEI。所有冠心病患者均能从 ACEI 治疗中获益,但低危患者获益可能较小。

(五)非药物治疗(血运重建)

血运重建的主要指征:有冠脉造影指征及冠脉严重狭窄;药物治疗失败,不能满意控制症状;无创检查显示有大量的危险心肌;成功的可能性很大,死亡及并发症危险可接受;患者倾向于介入治疗,并且对这种疗法的危险充分知情。

1.冠状动脉旁路移植手术(CABG)

40 多年来,CABG 逐渐成了治疗冠心病的最普通的手术,CABG 对冠心病的治疗价值已进行了较深入的研究。对于低危患者(年病死率 $<1\%$)CABG 并不比药物治疗给患者更多的预后获益。在比较 CABG 和药物治疗的临床试验的荟萃分析中,CABG 可改善中危至高危患者的预后。对观察性研究及随机对照试验数据的分析表明,某些特定的冠状动脉病变解剖类型手术预后优于药物治疗:①左主干的明显狭窄。②3 支主要冠状动脉近段的明显狭窄。③2 支主要冠状动脉的明显狭窄,其中包括左前降支(LAD)近段的高度狭窄。

根据研究人群不同,CABG 总的手术死亡率在 $1\%\sim4\%$,目前已建立了很好的评估患者个体风险的危险分层工具。尽管左胸廓内动脉的远期通畅率很高,大隐静脉桥发生阻塞的概率仍较高。血栓阻塞可在术后早期发生,大约 10% 在术后 1 年发生,5 年以后静脉桥自身会发生粥样硬化改变。静脉桥 10 年通畅率为 $50\%\sim60\%$。

CABG 指征如下。

(1)心绞痛伴左主干病变(ⅠA)。

(2)心绞痛伴三支血管病变,大面积缺血或心室功能差(ⅠA)。

(3)心绞痛伴双支或 3 支血管病变,包括左前降支(LAD)近端严重病变(ⅠA)。

(4)CCSⅠ～Ⅳ,多支血管病变、糖尿病(症状治疗ⅡaB)(改善预后ⅠB)。

(5)CCSⅠ～Ⅳ,多支血管病变、非糖尿病(ⅠA)。

(6)药物治疗后心绞痛分级 CCSⅠ～Ⅳ,单支血管病变,包括 LAD 近端严重病变(ⅠB)。

(7)心绞痛经药物治疗分级 CCS Ⅰ~Ⅳ,单支血管病变,不包括 LAD 近端严重病变(ⅡaB)。

(8)心绞痛经药物治疗症状轻微(CCS Ⅰ),单支、双支、三支血管病变,但有大面积缺血的客观证据(ⅡbC)。

2.经皮冠状动脉介入治疗(PCI)

30 多年来,PCI 日益普遍应用于临床,由于创伤小、恢复快、危险性相对较低,易于被医师和患者接受。PCI 的方法包括单纯球囊扩张、冠状动脉支架术、冠状动脉旋磨术、冠状动脉定向旋切术等。随着经验的积累、器械的进步,特别是支架极为普遍的应用和辅助用药的发展,这一治疗技术的应用范围得到了极大的拓展。近年来,冠心病的药物治疗也获较大发展,对于稳定性心绞痛并且冠状动脉解剖适合行 PCI 患者的成功率提高,手术相关的死亡风险为 0.3%~1.0%。对于低危的稳定性心绞痛患者,包括强化降脂治疗在内的药物治疗在减少缺血事件方面与 PCI 一样有效。对于相对高危险患者及多支血管病变的稳定性心绞痛患者,PCI 缓解症状更为显著,生存率获益尚不明确。

经皮冠脉血运重建的指征:

(1)药物治疗后心绞痛 CCS 分级 Ⅰ~Ⅳ,单支血管病变(ⅠA)。

(2)药物治疗后心绞痛 CCS 分级 Ⅰ~Ⅳ,多支血管病变,非糖尿病(ⅠA)。

(3)稳定性心绞痛,经药物治疗症状轻微(CCS 分级 Ⅰ),为单支、双支或 3 支血管病变,但有大面积缺血的客观证据(ⅡbC)。

成功的 PCI 使狭窄的管腔狭窄程度减少 20%~50%,血流达到 TIMI Ⅲ 级,心绞痛消除或显著减轻,心电图变化改善;但半年后再狭窄率为 20%~30%。如不成功需行冠状动脉旁路移植手术。

(徐 帝)

第四节 不稳定型心绞痛和非 ST 段抬高型心肌梗死

不稳定性心绞痛(UA)指介于稳定性心绞痛和急性心肌梗死之间的临床状态,包括除了稳定性劳力性心绞痛以外的初发型、恶化型劳力性心绞痛和各型自发性心绞痛。它是在粥样硬化病变的基础上,发生了冠状动脉内膜下出血、斑块破裂、破损处血小板与纤维蛋白凝集形成血栓、冠状动脉痉挛及远端小血管栓塞引起的急性或亚急性心肌供氧减少。它是 ACS 中的常见类型。若 UA 伴有血清心肌坏死标志物明显升高,此时可确立非 ST 段抬高型心肌梗死(NSTEMI)的诊断。

一、发病机制

ACS 有着共同的病理生理学基础,即在冠状动脉粥样硬化的基础上,粥样斑块松动、裂纹或破裂,使斑块内高度致血栓形成的物质暴露于血流中,引起血小板在受损表面黏附、活化、聚集,形成血栓,导致病变血管完全性或非完全性闭塞。冠状动脉病变的严重程度,主要取决于斑块的稳定性,与斑块的大小无直接关系。不稳定斑块具有如下特征:脂质核较大,纤维帽较薄,含大量的巨噬细胞和 T 细胞,血管平滑肌细胞含量较少。UA/NSTEMI 的特征是心肌供氧和需氧之间平衡失调,目前发现其最常见病因是心肌血流灌注减少,这是由粥样硬化斑块破裂发生的非阻塞性血栓引发冠状动脉狭窄所致。血小板聚集和破裂斑块碎片导致的微血管栓塞,使得许多患者的心肌标志物释放。其他原因包括动力性阻塞(冠状动脉痉挛或收缩)、进行性机械性阻塞、炎症和(或)感染、继发性 UA 即心肌氧耗增加或氧输送障碍的情况(包括贫血、感染、甲状腺功能亢进、心律失常、血液高黏滞状态或低血压等),实际上这 5 种病因相互关联。

近年来的研究发现,导致粥样斑块破裂的机制如下。

(1)斑块内 T 细胞通过合成细胞因子 γ-干扰素(IFN-γ)能抑制平滑肌细胞分泌间质胶原使斑块纤维帽结构变薄弱。

(2)斑块内巨噬细胞、肥大细胞可分泌基质金属蛋白酶如胶原酶、凝胶酶、基质溶解酶等,加速纤维帽胶原的降解,使纤维帽变得更易受损。

(3)冠状动脉管腔内压力升高、冠状动脉血管张力增加或痉挛、心动过速时心室过度收缩和扩张所产生的剪切力及斑块滋养血管破裂均可诱发与正常管壁交界处的斑块破裂。由于收缩压、心率、血液黏滞度、内源性组织纤溶酶原激活剂(tPA)活性、血浆肾上腺素和皮质激素水平的昼夜节律性变化一致,使每天晨起后6时至11时最易诱发冠状动脉斑块破裂和血栓形成,由此产生了每天凌晨和上午心肌梗死(MI)高发的规律。

二、病理解剖

冠状动脉病变或粥样硬化斑块的慢性进展,可导致冠状动脉严重狭窄甚至完全闭塞,但由于侧支循环的逐渐形成,通常不一定产生 MI。若冠状动脉管腔未完全闭塞,仍有血供,临床上表现为 NSTEMI 即非 Q 波型 MI 或 UA,心电图仅出现 ST 段持续压低或 T 波倒置。如果冠状动脉闭塞时间短,累计心肌缺血<20 分钟,组织学上无心肌坏死,也无心肌酶或其他标志物的释出,心电图呈一过性心肌缺血改变,临床上就表现为 UA;如果冠状动脉严重阻塞时间较长,累计心肌缺血>20 分钟,组织学上有心肌坏死,血清心肌坏死标志物也会异常升高,心电图上呈持续性心肌缺血改变而无 ST 段抬高和病理性 Q 波出现,临床上即可诊断为 NSTEMI 或非 Q 波型MI。NSTEMI虽然心肌坏死面积不大,但心肌缺血范围往往不小,临床上依然很高危;这可以是冠状动脉血栓性闭塞已有早期再通,或痉挛性闭塞反复发作,或严重狭窄的基础上急性闭塞后已有充分的侧支循环建立的结果。NSTEMI 时的冠状动脉内附壁血栓多为白血栓,也有可能是斑块成分或血小板血栓向远端栓塞所致,偶有由破裂斑块疝出而堵塞冠状动脉管腔者被称为斑块灾难。

三、临床表现

UA 的临床表现一般具有以下 3 个特征之一:①静息时或夜间发生心绞痛,常持续 20 分钟以上;②新近发生的心绞痛(病程在 2 个月内)且程度严重;③近期心绞痛逐渐加重(包括发作的频度、持续时间、严重程度和疼痛放射到新的部位)。发作时可有出汗、皮肤苍白湿冷、恶心、呕吐、心动过速、呼吸困难、出现第三或第四心音等表现。而原来可以缓解心绞痛的措施此时变得无效或不完全有效。UA 患者中约 20% 发生 NSTEMI 需通过血肌钙蛋白和心肌酶检查来判定。UA 和 NSTEMI 中很少有严重的左心室功能不全所致的低血压(心源性休克)。

UA 或 NSTEMI 的 Braunwald 分级是根据 UA 发生的严重程度将之分为 Ⅰ、Ⅱ、Ⅲ级,而根据其发生的临床环境将之分为 A、B、C 级。

Ⅰ级：初发的、严重或加剧性心绞痛。发生在就诊前2个月内，无静息时疼痛。每天发作3次或3次以上，或稳定性心绞痛患者心绞痛发作更频繁或更严重，持续时间更长，或诱发体力活动的阈值降低。

Ⅱ级：静息型亚急性心绞痛。在就诊前1个月内发生过1次或多次静息性心绞痛，但近48小时内无发作。

Ⅲ级：静息型急性心绞痛。在48小时内有1次或多次静息性心绞痛发作。

A级：继发性UA。在冠状动脉狭窄的基础上，同时伴有冠状动脉血管床以外的疾病引起心肌氧供和氧需之间平衡的不稳定，加剧心肌缺血。这些因素包括贫血、感染、发热、低血压、快速性心律失常、甲状腺功能亢进、继发于呼吸衰竭的低氧血症。

B级：原发性UA。无可引起或加重心绞痛发作的心脏以外的因素，且患者2周内未发生过MI。这是UA的常见类型。

C级：MI后UA。在确诊MI后2周内发生的UA。约占MI患者的20%。

四、危险分层

由于不同的发病机制造成不同类型ACS的近、远期预后有较大的差别，因此正确识别ACS的高危人群并给予及时和有效的治疗可明显改善其预后，具有重要的临床意义。对于ACS的危险性评估遵循以下原则：首先是明确诊断，然后进行临床分类和危险分层，最终确定治疗方案。

(一)高危非ST段抬高型ACS患者的评判标准

美国心脏病学会/美国心脏病协会(ACC/AHA)将具有以下临床或心电图情况中的1条作为高危非ST段抬高型ACS患者的评判标准。

(1)缺血症状在48小时内恶化。

(2)长时间进行性静息性胸痛(>20分钟)。

(3)低血压，新出现杂音或杂音突然变化，心力衰竭，心动过缓或心动过速，年龄>75岁。

(4)心电图改变：静息性心绞痛伴一过性ST段改变(>0.05 mV)，新出现的束支传导阻滞，持续性室性心动过速。

(5)心肌标志物(cTnI、cTnT)明显增高。

(二)中度危险性ACS患者的评判标准

中度危险性为无高度危险特征但具备下列中的1条。

(1)既往MI、周围或脑血管疾病，或冠状动脉搭桥，既往使用阿司匹林。

(2)长时间(>20分钟)静息性胸痛已缓解，或过去2周内新发CCS分级Ⅲ级或Ⅳ级心绞痛，但无长时间(>20分钟)静息性胸痛，并有高度或中度冠状动脉疾病可能；夜间心绞痛。

(3)年龄>70岁。

(4)心电图改变：T波倒置>0.2 mV，病理性Q波或多个导联静息ST段压低<0.1 mV。

(5)TnI或TnT轻度升高。

(三)低度危险性ACS患者的评判标准

低度危险性为无上述高度、中度危险特征，但有下列特征。

(1)心绞痛的频率、程度和持续时间延长，诱发胸痛阈值降低，2周至2个月内新发心绞痛。

(2)胸痛期间心电图正常或无变化。

(3)心脏标志物正常。近年来，在结合上述指标的基础上，将更为敏感和特异的心肌生化标志物用于危险分层,其中最具代表性的是心肌特异性肌钙蛋白、C反应蛋白、高敏C反应蛋白、脑钠肽和纤维蛋白原。

五、辅助检查

(一)心电图检查

心电图检查应在症状出现10分钟内进行。UA发作时心电图有一过性ST段偏移和(或)T波倒置;如心电图变化持续12小时以上,则提示发生NSTEMI。NSTEMI时不出现病理性Q波,但有持续性ST段压低≥0.1 mV(aVR导联有时还有V₁导联则ST段抬高),或伴对称性T波倒置,相应导联的R波电压进行性降低,ST段和T波的这种改变常持续存在(图4-2)。

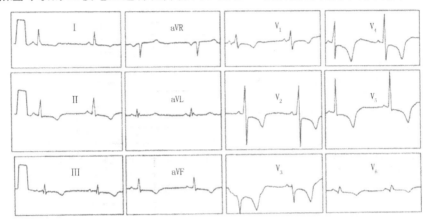

图4-2　急性非Q波性心肌梗死的心电图

图示除Ⅰ、aVL、aVR外各导联ST段压低伴T波倒置

(二)心脏标志物检查

UA时,心脏标志物一般无异常增高;NSTEMI时,血CK-MB或肌钙蛋白常有明显升高。肌钙蛋白T或I及C反应蛋白升高是协助诊断和提示预后较差的指标。

(三)其他

需施行各种介入性治疗时,可先行选择性冠状动脉造影,必要时行血管内超声或血管镜检查,明确病变情况。

六、诊断

对年龄>30岁的男性和年龄>40岁的女性(糖尿病患者更年轻)主诉符合上述临床表现的心绞痛时应考虑ACS,但须先与其他原因引起的疼痛相鉴别。随即进行一系列的心电图和心脏标志物的检测,以判别为UA、NSTEMI、STEMI。

七、鉴别诊断

(一)急性心包炎

急性心包炎,尤其是急性非特异性心包炎,可有较剧烈而持久的心前区疼痛,心电图有ST段和T波变化。但心包炎患者在疼痛的同时或以前已有发热和血白细胞计数增高,疼痛常于深呼吸和咳嗽时加重,坐位前倾时减轻。体检可发现心包摩擦音,心电图除aVR外,各导联均有ST段弓背向下的抬高,无异常 Q 波出现。

(二)急性肺动脉栓塞

肺动脉大块栓塞常可引起胸痛、咯血、气急和休克,但有右心负荷急剧增加的表现,如发绀、肺动脉瓣区第二心音亢进、三尖瓣区出现收缩期杂音、颈静脉充盈、肝大、下肢水肿等。发热和白细胞增多出现也较早,多在 24 小时内。心电图示电轴右偏,I 导联出现 S 波或原有的 S 波加深,III 导联出现 Q 波和 T 波倒置,aVR 导联出现高 R 波,胸导联过渡区向左移,右胸导联 T 波倒置。血乳酸脱氢酶总值增高,但其同工酶和肌酸磷酸激酶不增高,D-二聚体可升高,其敏感性高但特异性差。肺部 X 线检查、放射性核素肺通气-灌注扫描、X 线 CT 和必要时选择性肺动脉造影有助于诊断。

(三)急腹症

急性胰腺炎、消化性溃疡穿孔、急性胆囊炎、胆石症等,患者可有上腹部疼痛及休克,可能与ACS 患者疼痛波及上腹部者混淆。但仔细询问病史和体格检查,不难做出鉴别。心电图检查和血清肌钙蛋白、心肌酶等测定有助于明确诊断。

(四)主动脉夹层分离

主动脉夹层分离以剧烈胸痛起病,颇似 ACS。但疼痛一开始即达高峰,常放射到背、肋、腹、腰和下肢,两上肢血压及脉搏可有明显差别,少数有主动脉瓣关闭不全,可有下肢暂时性瘫痪或偏瘫。X 线胸片示主动脉增宽,X 线、CT 或 MRI 主动脉断层显像及超声心动图探测到主动脉壁夹层内的液体,可确立诊断。

(五)其他疾病

急性胸膜炎、自发性气胸、带状疱疹等心脏以外疾病引起的胸痛,依据特异性体征、X 线胸片和心电图特征不难鉴别。

八、预后

约 30% 的 UA 患者在发病 3 个月内发生 MI,猝死较少见,其近期死亡率低于 NSTEMI 或STEMI。但 UA 或 NSTEMI 的远期死亡率和非致死性事件的发生率高于 STEMI,这可能与其冠状动脉病变更严重有关。

九、治疗

ACS 是内科急症,治疗结局主要受是否迅速诊断和治疗的影响,因此应及早发现,及早住院,并加强住院前的就地处理。UA 或 NSTEMI 的治疗目标是稳定斑块、治疗残余心肌缺血、进行长期的二级预防。溶栓治疗不宜用于 UA 或 NSTEMI。

(一)一般治疗

UA 或 NSTEMI 患者应住入冠心病监护病室,卧床休息至少 12~24 小时,给予持续心电监护。病情稳定或血运重建后症状控制,应鼓励早期活动。下肢做被动运动可防止静脉血栓形成。活动量的增加应循序渐进。应尽量对患者进行必要的解释和鼓励,使其能积极配合治疗,解除焦虑和紧张,可以应用小剂量的镇静剂和抗焦虑药物,使患者得到充分休息和减轻心脏负担。保持大便通畅,便时避免用力,如便秘可给予缓泻剂。有明确低氧血症(动脉血氧饱和度低于 92%)或存在左心室功能衰竭时才需补充氧气。在最初 2~3 天饮食应以流质为主,以后随着症状减轻而逐渐增加粥、面条等以及其他容易消化的半流质,宜少量多餐,钠盐和液体的摄入量应根据汗

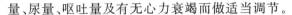

量、尿量、呕吐量及有无心力衰竭而做适当调节。

(二)抗栓治疗

抗栓治疗可预防冠状动脉内进一步血栓形成、促进内源性纤溶活性溶解血栓和减少冠状动脉狭窄程度,从而可减少事件进展的风险和预防冠状动脉完全阻塞的进程。

1.抗血小板治疗

(1)环氧化酶抑制剂:阿司匹林可降低 ACS 患者的短期和长期病死率。若无禁忌证,ACS 患者入院时都应接受阿司匹林治疗,起始负荷剂量为 160～325 mg(非肠溶制剂),首剂应嚼碎,加快其吸收,以便迅速抑制血小板激活状态,以后改用小剂量维持治疗。除非对阿司匹林过敏或有其他禁忌证,主张长期服用小剂量 75～100 mg/d 维持。

(2)二磷酸腺苷(ADP)受体拮抗剂:氯吡格雷和噻氯匹定能拮抗血小板 ADP 受体,从而抑制血小板聚集,可用于对阿司匹林不能耐受患者的长期口服治疗。氯吡格雷起始负荷剂量为 300 mg,以后 75 mg/d 维持;噻氯匹定起效较慢,不良反应较多,宜少用。对于非 ST 段抬高型 ACS 患者无论是否行介入治疗,阿司匹林加氯吡格雷均为常规治疗,应联合应用 12 个月,对于放置药物支架的患者,这种联合治疗时间应更长。

(3)血小板膜糖蛋白Ⅱb/Ⅲa(GPⅡb/Ⅲa)受体拮抗剂:激活的 GPⅡb/Ⅲa 受体与纤维蛋白原结合,形成在激活血小板之间的桥梁,导致血小板血栓形成。阿昔单抗是直接抑制 GPⅡb/Ⅲa 受体的单克隆抗体,在血小板激活起重要作用的情况下,特别是患者进行介入治疗时,该药多能有效地与血小板表面的 GPⅡb/Ⅲa 受体结合,从而抑制血小板的聚集;一般使用方法是先静脉注射 0.25 mg/kg,然后 10 μg/(kg·h)静脉滴注 12～24 小时。合成的该类药物还包括替罗非班和依替巴肽。以上 3 种 GPⅡb/Ⅲa 受体拮抗剂静脉制剂均适用于 ACS 患者急诊 PCI(首选阿昔单抗,因目前其安全性证据最多),可明显降低急性和亚急性血栓形成的发生率,如果在 PCI 前 6 小时内开始应用该类药物,疗效更好。若未行 PCI,GPⅡb/Ⅲa 受体拮抗剂可用于高危患者,尤其是心脏标志物升高或尽管接受合适的药物治疗症状仍持续存在或两者兼有的患者。GPⅡb/Ⅲa 受体拮抗剂应持续应用 24～36 小时,静脉滴注结束之前进行血管造影。不推荐常规联合应用 GPⅡb/Ⅲa 受体拮抗剂和溶栓药。近年来还合成了多种 GPⅡb/Ⅲa 受体拮抗剂的口服制剂,如西拉非班、珍米洛非班、拉米非班等,但其在剂量、生物利用度和安全性方面均需进一步研究。

(4)环核苷酸磷酸二酯酶抑制剂:近年来一些研究显示西洛他唑加阿司匹林与噻氯匹定加阿司匹林在介入治疗中预防急性和亚急性血栓形成方面有同等的疗效,可作为噻氯匹定的替代药物。

2.抗凝治疗

除非有禁忌证(如活动性出血或已应用链激酶或复合纤溶酶链激酶),所有患者应在抗血小板治疗的基础上常规接受抗凝治疗,抗凝治疗药物的选择应根据治疗策略及缺血和出血事件的风险进行。常用抗凝药包括普通肝素、低分子肝素、磺达肝癸钠和比伐芦定。需紧急介入治疗者,应立即开始使用普通肝素或低分子肝素或比伐卢定。对选择保守治疗且出血风险高的患者,应优先选择磺达肝癸钠。

(1)普通肝素和低分子肝素:普通肝素的推荐剂量是先给予 80 U/kg 静脉注射,然后以 18 U/(kg·h)的速度静脉滴注维持,治疗过程中需注意开始用药或调整剂量后 6 小时测定活化部分凝血活酶时间(APTT),根据 APTT 调整肝素用量,使 APTT 控制在 45～70 秒。但是,肝素对富含血小板的血栓作用较小,且肝素的作用可由于肝素结合血浆蛋白而受影响。未口服阿司匹林的患者停用肝素后可能使胸痛加重,与停用肝素后引起继发性凝血酶活性增高有关。因此,肝素以逐渐停用为宜。低分子肝素与普通肝素相比,具有更合理的抗Ⅹa因子及Ⅱa因子活性的作用,可以皮下应用,不需要实验室监测,临床观察表明,低分子肝素较普通肝素有疗效肯定、使用方便的优点。使用低分子肝素的参考剂量为依诺肝素 40 mg、那曲肝素 0.4 mL 或达肝素 5 000～7 500 U,皮下注射,每 12 小时一次,通常在急性期用 5～6 天。磺达肝癸钠是Ⅹa因子抑制剂,最近有研究表明在降低非 ST 段抬高型 ACS 的缺血事件方面效果和低分子肝素相当,但出血并发症明显减少,因此安全性较好,但不能单独用于介入治疗中。

(2)直接抗凝血酶的药物:在接受介入治疗的非 ST 段抬高型 ACS 人群中,用直接抗凝血酶药物比伐卢定较联合应用肝素/低分子肝素和 GPⅡb/Ⅲa 受体拮抗剂的出血并发症少,安全性更好,临床效益相当。但其远期效果尚缺乏随机双盲的对照研究。

(三)抗心肌缺血治疗

1.硝酸酯类药物

硝酸酯类药物可选择口服,舌下含服,经皮肤或经静脉给药。硝酸甘油为短效硝酸酯类,对有持续性胸部不适、高血压、急性左心衰竭的患者,在最初 24～48 小时的治疗中,静脉内应用有利于控制心肌缺血发作。先给予舌下含服 0.3～0.6 mg,继以静脉滴注,开始 5～10 μg/min,每 5～10 分钟增加 5～10 μg,直至症状缓解或平均压降低 10% 但收缩压不低于 12.0 kPa(90 mmHg)。目前推荐静脉应用硝酸甘油的患者症状消失 24 小时后,就改用口服制剂或应用皮肤贴剂。药物耐受现象可能在持续静脉应用硝酸甘油24～48 小时出现。由于在NSTEMI患者中未观察到硝酸酯类药物具有减少死亡率的临床益处,因此在长期治疗中此类药物应逐渐减量至停用。

2.镇痛剂

如硝酸酯类药物不能使疼痛迅速缓解,应立即给予吗啡,10 mg 稀释成 10 mL,每次 2～3 mL静脉注射。哌替啶 50～100 mg 肌内注射,必要时 1～2 小时后再注射 1 次,以后每 4～6 小时可重复应用,注意呼吸功能的抑制。给予吗啡后如出现低血压,可仰卧或静脉滴注生理盐水来维持血压,很少需要用升压药。如出现呼吸抑制,应给予纳洛酮 0.4～0.8 mg。有使用吗啡禁忌证(低血压和既往过敏史)者,可选用哌替啶替代。疼痛较轻者可用罂粟碱,30～60 mg 肌内注射或口服。

3.β 受体阻滞剂

β 受体阻滞剂可用于所有无禁忌证(如心动过缓、心脏传导阻滞、低血压或哮喘)的 UA 和 NSTEMI 患者,可减少心肌缺血发作和心肌梗死的发展。使用 β 受体阻滞剂的方案:①首先排除有心力衰竭、低血压[收缩压低于 12.0 kPa(90 mmHg)]、心动过缓(心率低于 60 次/分)或有房室传导阻滞(P-R 间期＞0.24 秒)的患者;②给予美托洛尔,静脉推注每次 5 mg,共 3 次;③每次推注后观察 2～5 分钟,如果心率低于 60 次/分或收缩压低于 13.3 kPa(100 mmHg),则停止给药,静脉注射美托洛尔的总量为 15 mg;④如血流动力学稳定,末次静脉注射后 15 分钟,开始改为口服给药,每 6 小时 50 mg,持续2天,以后渐增为 100 mg,2 次/天。作用极短的 β 受体阻滞剂艾司洛尔静脉注射 50～250 μg/(kg·min),安全而有效,甚至可用于左心功能减退的患者,药物作用在停药后 20 分钟内消失,用于有 β 受体阻滞剂相对禁忌证,而又希望减慢心率的患者。β 受体阻滞剂的剂量应调整到患者安静时心率 50～60 次/分。

4.钙通道阻滞剂

钙通道阻滞剂与 β 受体阻滞剂一样能有效地减轻症状。但所有的大规模临床试验表明,钙通道阻滞剂应用于UA,不能预防AMI的发生或降低病死率,目前仅推荐用于全量硝酸酯和β受体阻滞剂之后仍有持续性心肌缺血的患者或对β受体阻滞剂有禁忌的患者,应选用心率减慢型的非二氢吡啶类钙通道阻滞剂。对心功能不全的患者,应用β受体阻滞剂后再加用钙通道阻滞剂应特别谨慎。

5.血管紧张素转换酶抑制剂(ACEI)

近年来一些临床研究显示,对UA和NSTEMI患者,短期应用ACEI并不能获得更多的临床益处。但长期应用对预防再发缺血事件和死亡有益。因此除非有禁忌证(如低血压、肾衰竭、双侧肾动脉狭窄和已知的过敏),所有UA和NSTEMI患者都可选用ACEI。

6.调脂治疗

所有ACS患者应在入院24小时之内评估空腹血脂谱。近年的研究表明,他汀类药物可以稳定斑块,改善内皮细胞功能,因此如无禁忌证,无论血基线LDL-C水平和饮食控制情况如何,均建议早期应用他汀类药物,使LDL-C水平降至<800 g/L。常用的他汀类药物有辛伐他汀20~40 mg/d、普伐他汀10~40 mg/d、氟伐他汀40~80 mg/d、阿托伐他汀10~80 mg/d或瑞舒伐他汀10~20 mg/d。

(四)血运重建治疗

1.经皮冠状动脉介入术(PCI)

UA和NSTEMI的高危患者,尤其是血流动力学不稳定、心脏标志物显著升高、顽固性或反复发作心绞痛伴有动态ST段改变、有心力衰竭或危及生命的心律失常者,应早期行血管造影术和PCI(如可能,应在入院72小时内)。PCI能改善预后,尤其是同时应用GPⅡb/Ⅲa受体拮抗剂时。对中危患者及有持续性心肌缺血证据的患者,也有早期行血管造影的指征,可以识别致病的病变、评估其他病变的范围和左心室功能。对中高危患者,PCI或CABG具有明确的潜在益处。但对低危患者,不建议进行常规的介入性检查。

2.冠状动脉旁路移植术(CABG)

对经积极药物治疗而症状控制不满意及高危患者(包括持续ST段压低、cTnT升高等),应尽早(72小时内)进行冠状动脉造影,根据下列情况选择治疗措施:①严重左冠状动脉主干病变(狭窄>50%),危及生命,应及时外科手术治疗;②有多支血管病变,且有左心室功能不全(LVEF<50%)或伴有糖尿病者,应进行CABG;③有2支血管病变合并左前降支近段严重狭窄和左心室功能不全(LVEF<50%)或无创性检查显示心肌缺血的患者,建议施行CABG;④对PCI效果不佳或强化药物治疗后仍有缺血的患者,建议施行CABG;⑤弥漫性冠状动脉远端病变的患者,不适合行PCI或CABG。

(田媛媛)

第五节　ST段抬高型心肌梗死

心肌梗死(MI)是在冠状动脉病变的基础上,发生冠状动脉血供急剧减少或中断,使相应的心肌严重而持久地急性缺血所致的部分心肌急性坏死。临床表现为胸痛,急性循环功能障碍,反映心肌急性缺血、损伤和坏死一系列特征性心电图演变,以及血清心肌酶和心肌结构蛋白的变化。MI 的原因常是在冠状动脉粥样硬化病变的基础上继发血栓形成,NSTEMI 前已述及,本段阐述 ST 段抬高型心肌梗死(STEMI)。其他非动脉粥样硬化的原因如冠状动脉栓塞、主动脉夹层累及冠状动脉开口、冠状动脉炎、冠状动脉先天性畸形等所导致的 MI 在此不做介绍。

一、病理解剖

若冠状动脉管腔急性完全闭塞,血供完全停止,导致所供区域心室壁心肌透壁性坏死,临床上表现为典型的 STEMI,即传统的 Q 波型 MI。在冠状动脉闭塞后 20～30 分钟,受其供血的心肌即有少数坏死,开始了 AMI 的病理过程。1～2 小时后绝大部分心肌呈凝固性坏死,心肌间质则充血、水肿,伴多量炎性细胞浸润。以后,坏死的心肌纤维逐渐溶解,形成肌溶灶,随后渐有肉芽组织形成。坏死组织 1～2 周后开始吸收,并逐渐纤维化,在 6～8 周后进入慢性期形成瘢痕而愈合,称为陈旧性或愈合性 MI。瘢痕大者可逐渐向外凸出而形成室壁膨胀瘤。梗死附近心肌的血供随侧支循环的建立而逐渐恢复。病变可波及心包出现反应性心包炎,波及心内膜引起附壁血栓形成。在心腔内压力的作用下,坏死的心壁可破裂(心脏破裂),破裂可发生在心室游离壁、乳头肌或心室间隔处。

病理学上,MI 可分为透壁性和非透壁性(或心内膜下)两种。前者坏死累及心室壁全层,多由冠状动脉持续闭塞所致;后者坏死仅累及心内膜下或心室壁内,未达心外膜,多是冠状动脉短暂闭塞而持续开通的结果。不规则片状非透壁 MI 多见于 STEMI 在未形成透壁 MI 前早期再灌注(溶栓或 PCI 治疗)成功的患者。

尸解资料表明,AMI 患者 75% 以上有一支以上的冠状动脉严重狭窄;1/3～1/2 所有 3 支冠状动脉均存在有临床意义的狭窄。STEMI 发生后数小时所做的冠状动脉造影显示,90% 以上的 MI 相关动脉发生完全闭塞。少数 AMI 患者冠状动脉正常,可能为血管腔内血栓的自溶、血小板一过性聚集造成闭塞或严重的持续性冠状动脉痉挛的发作使冠状动脉血流减少所致。左冠状动脉前降支闭塞最多见,可引起左心室前壁、心尖部、下侧壁、前间隔和前内乳头肌梗死;左冠状动脉回旋支闭塞可引起左心室高侧壁、膈面及左心房梗死,并可累及房室结;右冠状动脉闭塞可引起左心室膈面、后间隔及右心室梗死,并可累及窦房结和房室结。右心室(简称"右室")及左心房、右心房(简称"右房")梗死较少见。左冠状动脉主干闭塞则引起左心室广泛梗死。

MI 时冠状动脉内血栓既有白血栓(富含血小板),又有红血栓(富含纤维蛋白和红细胞)。STEMI 的闭塞性血栓是白、红血栓的混合物,从堵塞处向近端延伸部分为红血栓。

二、病理生理

ACS 具有共同的病理生理基础(详见前文"不稳定性心绞痛和非 ST 段抬高型心肌梗死")。STEMI 的病理生理特征是心肌丧失收缩功能所产生的左心室收缩功能降低、血流动力学异常和左心室重构所致。

(一)左心室功能

冠状动脉急性闭塞时相关心肌依次发生 4 种异常收缩形式:①运动同步失调,即相邻心肌节段收缩时相不一致;②收缩减弱,即心肌缩短幅度减小;③无收缩;④反常收缩,即矛盾运动,收缩期膨出。于梗死部位发生功能异常的同时,正常心肌在早期出现收缩增强。由于非梗死节段发生收缩加强,梗死区产生矛盾运动。然而,非梗死节段出现代偿性收缩运动增强,对维持左室整体收缩功能的稳定有重要意义。若非梗死区有心肌缺血,即"远处缺血"存在,则收缩功能也可降低,主要见于非梗死区域冠状动脉早已闭塞,供血主要依靠此次 MI 相关冠状动脉者。同样,若 MI 区心肌在此次冠状动脉闭塞以前就已有冠状动脉侧支循环形成,则对于 MI 区乃至左室整体收缩功能的保护也有重要意义。

(二)心室重构

MI 致左室节段和整体收缩、舒张功能降低的同时,机体启动了交感神经系统兴奋、肾素-血管紧张素-醛固酮系统激活和 Frank-Starling 等代偿机制,一方面通过增强非梗死节段的收缩功能、增快心率、代偿性增加已降低的心搏量(SV)和心排血量(CO),并通过左室壁伸展和肥厚增加左室舒张末容积(LVEDV)进一步恢复 SV 和 CO,降低升高的左室舒张末期压(LVEDP);但另一方面,也同时开启了左心室重构的过程。

MI 发生后,左室腔大小、形态和厚度发生变化,总称为心室重构。重构过程反过来影响左室功能和患者的预后。重构是左室扩张和非梗死心肌肥厚等因素的综合结果,使心室变形(球形变)。除了梗死范围以外,另两个影响左室扩张的重要因素是左室负荷状态和梗死相关动脉的通畅程度。左室压力升高有导致室壁张力增加和梗死扩张的危险,而通畅的梗死区相关动脉可加快瘢痕形成,增加梗死区组织的修复,减少梗死扩展和心室扩大的危险。

1.梗死扩展

梗死扩展是指梗死心肌节段随后发生的面积扩大,而无梗死心肌量的增加。梗死扩展的原因:①肌束之间的滑动,致使单位容积内心肌细胞减少;②正常心肌细胞碎裂;③坏死区内组织丧失。梗死扩展的特征为梗死区不成比例的变薄和扩张。心尖部是心室最薄的部位,也是最容易受到梗死扩展损伤的区域。梗死扩展后,心力衰竭和室壁瘤等致命性并发症发生率增高,严重者可发生心室破裂。

2.心室扩大

心室心肌存活部分的扩大也与重构有重要关联。心室重构在梗死发生后立即开始,并持续数月甚至数年。在大面积梗死的情况下,为维持心搏量,有功能的心肌增加了额外负荷,可能会发生代偿性肥厚,这种适应性肥厚虽能代偿梗死所致的心功能障碍,但存活的心肌最终也受损,导致心室的进一步扩张,心脏整体功能障碍,最后发生心力衰竭。心室的扩张程度与梗死范围、梗死相关动脉的开放迟早和心室非梗死区的局部肾素-血管紧张素系统的激活程度有关。心室扩大及不同部位的心肌电生理特性的不一致,使患者有患致命性心律失常的危险。

三、临床表现

按临床过程和心电图的表现,本病可分为急性期、演变期和慢性期 3 期,但临床症状主要出现在急性期,部分患者还有一些先兆表现。

(一)诱发因素

本病在春、冬季发病较多,与气候寒冷、气温变化大有关,常在安静或睡眠时发病,以清晨 6 时至午间 12 时发病最多。大约有 1/2 的患者能查明诱发因素,如剧烈运动、过重的体力劳动、创伤、情绪激动、精神紧张或饱餐、急性失血、出血性或感染性休克,主动脉瓣狭窄、发热、心动过速等引起的心肌耗氧增加、血供减少都可能是 MI 的诱因。在变异型心绞痛患者中,反复发作的冠状动脉痉挛也可发展为 AMI。

(二)先兆

半数以上患者在发病前数天有乏力、胸部不适,活动时心悸、气急、烦躁、心绞痛等前驱症状,其中以新发生心绞痛(初发型心绞痛)或原有心绞痛加重(恶化型心绞痛)最为突出。心绞痛发作较以往频繁、性质较剧、持续较久、硝酸甘油疗效差、诱发因素不明显;疼痛时伴有恶心、呕吐、大汗和心动过速,或伴有心功能不全、严重心律失常、血压大幅度波动等;同时心电图示 ST 段一过性明显抬高(变异型心绞痛)或压低,T 波倒置或增高("假性正常化"),应警惕近期内发生 MI 的可能。发现先兆及时积极治疗,有可能使部分患者避免发生 MI。

(三)症状

随梗死的大小、部位、发展速度和原来心脏的功能情况等而轻重不同。

1.疼痛

疼痛是最先出现的症状,疼痛部位和性质与心绞痛相同,但常发生于安静或睡眠时,疼痛程度较重,范围较广,持续时间可长达数小时或数天,休息或含用硝酸甘油片多不能缓解,患者常烦躁不安、出汗、恐惧,有濒死之感。在我国,1/6~1/3 的患者疼痛的性质及部位不典型,如位于上腹部,常被误认为胃溃疡穿孔或急性胰腺炎等急腹症;位于下颌或颈部,常被误认为牙病或骨关节病。部分患者无疼痛,多为糖尿病患者或老年人,一开始即表现为休克或急性心力衰竭;少数患者在整个病程中都无疼痛或其他症状,而事后才发现患过 MI。

2.全身症状

全身症状主要是发热,伴有心动过速、白细胞计数增高和血细胞沉降率增快等,由坏死物质吸收所引起。一般在疼痛发生后 24~48 小时出现,程度与梗死范围常呈正相关,体温在38 ℃上下,很少超过39 ℃,持续1周左右。

3.胃肠道症状

约 1/3 有疼痛的患者,在发病早期伴有恶心、呕吐和上腹胀痛,与迷走神经受坏死心肌刺激和心排血量降低组织灌注不足等有关;肠胀气也不少见;重症者可发生呃逆(以下壁心肌梗死多见)。

4.心律失常

心律失常见于 75%~95% 的患者,多发生于起病后 2 周内,尤以 24 小时内最多见。各种心律失常中以室性心律失常为最多,尤其是室性期前收缩,如室性期前收缩频发(每分钟 5 次以上),成对出现,心电图上表现为多源性或落在前一心搏的易损期时,常预示即将发生室性心动过速或心室颤动。冠状动脉再灌注后可能出现加速性室性自主心律与室性心动过速,多数历时短暂,自行消失。室上性心律失常则较少,阵发性心房颤动比心房扑动和室上性心动过速更多见,多发生在心力衰竭患者中。窦性心动过速的发生率为 30%~40%,发病初期出现的窦性心动过速多为暂时性,持续性窦性心动过速是梗死面积大、心排血量降低或左心功能不全的反应。各种程度的房室传导阻滞和束支传导阻滞也较多,严重者发生完全性房室传导阻滞。发生完全性左束支传导阻滞时 MI 的心电图表现可被掩盖。前壁 MI 易发生室性心律失常。下壁(膈面)MI 易发生房室传导阻滞,其阻滞部位多在房室束以上,预后较好。前壁 MI 而发生房室传导阻滞时,往往是多个束支同时发生传导阻滞的结果,其阻滞部位在房室束以下,且常伴有休克或心力衰竭,预后较差。

5.低血压和休克

疼痛期血压下降常见,可持续数周后再上升,但常不能恢复以往的水平,未必是休克。如疼痛缓解而收缩压低于 10.7 kPa(80 mmHg),患者烦躁不安、面色苍白、皮肤湿冷、脉细而快、大汗淋漓、尿量减少(<20 mL/h)、反应迟钝,甚至昏厥者,则为休克的表现。休克多在起病后数小时至 1 周发生,见于 20% 的患者,主要是心源性,为心肌广泛(40%以上)坏死、心排血量急剧下降

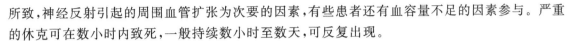

所致,神经反射引起的周围血管扩张为次要的因素,有些患者还有血容量不足的因素参与。严重的休克可在数小时内致死,一般持续数小时至数天,可反复出现。

6.心力衰竭

心力衰竭主要是急性左心衰竭,可在起病最初数天内发生或在疼痛、休克好转阶段出现,为梗死后心脏舒缩力显著减弱或不协调所致,发生率为20%～48%。患者出现呼吸困难、咳嗽、发绀、烦躁等,严重者可发生肺水肿或进而发生右心衰竭,出现颈静脉怒张、肝肿痛和水肿等。右心室 MI 者,一开始即可出现右心衰竭的表现。

发生于 AMI 时的心力衰竭称为泵衰竭,根据临床上有无心力衰竭及其程度,常按 Killip 分级法分级:第Ⅰ级为左心衰竭代偿阶段,无心力衰竭征象,肺部无啰音,但肺楔压可升高;第Ⅱ级为轻至中度左心衰竭,肺啰音的范围小于肺野的50%,可出现第三心音奔马律、持续性窦性心动过速、有肺淤血的 X 线表现;第Ⅲ级为重度心力衰竭,急性肺水肿,肺啰音的范围大于两肺野的50%;第Ⅳ级为心源性休克,血压12.0 kPa(90 mmHg),少尿,皮肤湿冷、发绀,呼吸加速,脉搏快。

AMI 时,重度左心室衰竭或肺水肿与心源性休克同样由左心室排血功能障碍引起。在血流动力学上,肺水肿以左心室舒张末期压及左房压与肺楔压的增高为主,而休克则心排血量和动脉压的降低更为突出,心排血指数比左心室衰竭时更低。因此,心源性休克较左心室衰竭更严重。此两者可以不同程度合并存在,是泵衰竭的最严重阶段。

(四)血流动力学分型

AMI 时心脏的泵血功能并不能通过一般的心电图、胸片等检查而完全反映出来,及时进行血流动力学监测,能为早期诊断和及时治疗提供重要依据。根据血流动力学指标肺楔压(PCWP)和心脏指数(CI)评估有无肺淤血和周围灌注不足的表现,可将 AMI 分为4个血流动力学亚型。

Ⅰ型:既无肺淤血又无周围组织灌注不足,心功能处于代偿状态。CI>2.2 L/(min · m^2),PCWP≤2.4 kPa(18 mmHg),病死率约为3%。

Ⅱ型:有肺淤血,无周围组织灌注不足,为常见临床类型。CI>2.2 L/(min · m^2),PCWP>2.4 kPa(18 mmHg),病死率约为9%。

Ⅲ型:有周围组织灌注不足,无肺淤血,多见于右心室梗死或血容量不足者。CI≤2.2 L/(min · m^2),PCWP≤2.4 kPa(18 mmHg),病死率约为23%。

Ⅳ型:兼有周围组织灌注不足与肺淤血,为最严重类型。CI≤2.2 L/(min · m^2),PCWP>2.4 kPa(18 mmHg),病死率约为51%。

由于 AMI 时影响心脏泵血功能的因素较多,因此以上分型基本反映了血流动力学变化的状况,不能包括所有泵功能改变的特点。AMI 血流动力学紊乱的临床表现主要包括低血压状态、肺淤血、急性左心衰竭、心源性休克等。

(五)体征

AMI 时心脏体征可在正常范围内,体征异常者大多数无特征性:心脏可有轻至中度增大;心率增快或减慢;心尖区第一心音减弱,可出现第三或第四心音奔马律。前壁心肌梗死的早期,可能在心尖区和胸骨左缘之间扪及迟缓的收缩期膨出,是心室壁反常运动所致,常在几天至几周内消失。10%～20%的患者在发病后2～3天出现心包摩擦音,多在2天内消失,少数持续1周以上。发生二尖瓣乳头肌功能失调者,心尖区可出现粗糙的收缩期杂音;发生心室间隔穿孔者,胸骨左下缘出现响亮的收缩期杂音,常伴震颤。右室梗死较重者可出现颈静脉怒张,深吸气时更为明显。除发病极早期可出现一过性血压增高外,几乎所有患者在病程中都会有血压降低,起病前有高血压者,血压可降至正常;起病前无高血压者,血压可降至正常以下,且可能不再恢复到起病之前的水平。

四、并发症

并发症可分为机械性、缺血性、栓塞性和炎症性。

(一)机械性并发症

1.心室游离壁破裂

3%的 MI 患者可发生心室游离壁破裂,是心脏破裂最常见的一种,占 MI 死亡患者的 10%。心室游离壁破裂常在发病 1 周内出现,早高峰在 MI 后 24 小时内,晚高峰在 MI 后 3～5 天。早期破裂与胶原沉积前的梗死扩展有关,晚期破裂与梗死相关室壁的扩展有关。心脏破裂多发生在第 1 次 MI、前壁梗死、老年和女性患者中。其他危险因素包括 MI 急性期的高血压、既往无心绞痛和心肌梗死、缺乏侧支循环、心电图上有 Q 波、应用糖皮质激素或非甾类体抗炎药、MI 症状出现后 14 小时以后的溶栓治疗。心室游离壁破裂的典型表现包括持续性心前区疼痛、心电图 ST-T 改变、迅速进展的血流动力学衰竭、急性心包填塞和电机械分离。心室游离壁破裂也可为亚急性,即心肌梗死区不完全或逐渐破裂,形成包裹性心包积液或假性室壁瘤,患者能存活数月。

2.室间隔穿孔

比心室游离壁破裂少见,有 0.5%～2% 的 MI 患者会发生室间隔穿孔,常发生于 AMI 后 3～7 天。AMI 后,胸骨左缘突然出现粗糙的全收缩期杂音或可触及收缩期震颤,或伴有心源性休克和心力衰竭,应高度怀疑室间隔穿孔,此时应进一步做 Swan-Ganz 导管检查与超声心动图检查。

3.乳头肌功能失调或断裂

乳头肌功能失调总发生率可高达 50%,二尖瓣乳头肌因缺血、坏死等使收缩功能发生障碍,造成不同程度的二尖瓣脱垂或关闭不全,心尖区出现收缩中晚期喀喇音和吹风样收缩期杂音,第一心音可不减弱,可引起心力衰竭。轻症者可以恢复,其杂音可以消失。乳头肌断裂极少见,多发生在二尖瓣后内乳头肌,故在下壁 MI 中较为常见。后内乳头肌大多是部分断裂,可导致严重二尖瓣反流伴有明显的心力衰竭;少数完全断裂者则发生急性二尖瓣大量反流,造成严重的急性肺水肿,约 1/3 的患者迅速死亡。

4.室壁膨胀瘤

室壁膨胀瘤或称室壁瘤。绝大多数并发于 STEMI,多累及左心室心尖部,发生率为 5%～20%。为在心室腔内压力影响下,梗死部位的心室壁向外膨出而形成。见于 MI 范围较大的患者,常于起病数周后才被发现。发生较小室壁瘤的患者可无症状与体征;但发生较大室壁瘤的患者,可出现顽固性充血性心力衰竭及复发性、难治的致命性心律失常。体检可发现心浊音界扩大,心脏搏动范围较广泛或心尖抬举样搏动,可有收缩期杂音。心电图上除了有 MI 的异常 Q 波外,约 2/3 的患者同时伴有持续性 ST 段弓背向上抬高。X 线透视和摄片、超声心动图、放射性核素心脏血池显像、磁共振成像及左心室选择性造影可见局部心缘突出,搏动减弱或有反常搏动。室壁瘤按病程可分为急性和慢性室壁瘤。急性室壁瘤在 MI 后数天内形成,易发生心脏破裂和形成血栓。慢性室壁瘤多见于 MI 愈合期,由于其瘤壁为致密的纤维瘢痕所替代,所以一般不会引起破裂。

(二)缺血性并发症

1.梗死延展

梗死延展指同一梗死相关冠状动脉供血部位的 MI 范围的扩大,可表现为心内膜下 MI 转变为透壁性 MI 或 MI 范围扩大到邻近心肌,多有梗死后心绞痛和缺血范围的扩大。梗死延展多发生在 AMI 后的 2~3 周,多数原梗死区相应导联的心电图有新的梗死性改变且 CK 或肌钙蛋白升高时间延长。

2.再梗死

再梗死指 AMI 4 周后再次发生的 MI,既可发生在原来梗死的部位,也可发生在任何其他心肌部位。如果再梗死发生在 AMI 后 4 周内,则其心肌坏死区一定受另一支有病变的冠状动脉支配。通常再梗死发生在与原梗死区不同的部位,诊断多无困难;若再梗死发生在与原梗死区相同的部位,尤其是 NSTEMI 的再梗死、反复多次的灶性梗死,常无明显的或特征性的心电图改变,可使诊断发生困难,此时迅速上升且又迅速下降的酶学指标如 CK-MB 比肌钙蛋白更有价值。CK-MB 恢复正常后又升高或超过原先水平的 50% 对再梗死具有重要的诊断价值。

(三)栓塞性并发症

MI 并发血栓栓塞主要是指心室附壁血栓或下肢静脉血栓破碎脱落所致的体循环栓塞或肺动脉栓塞。左心室附壁血栓形成在 AMI 患者中较多见,尤其在急性大面积前壁 MI 累及心尖部时,其发生率可高达 60%,而体循环栓塞并不常见,国外一般发生率在 10% 左右,我国一般在 2% 以下。附壁血栓的形成和血栓栓塞多发生在梗死后的第 1 周内。最常见的体循环栓塞为脑卒中,也可产生肾、脾或四肢等动脉栓塞;如栓子来自下肢深部静脉,则可产生肺动脉栓塞。

(四)炎症性并发症

1.早期心包炎

早期心包炎发生于 MI 后 1~4 天,发生率约为 10%。早期心包炎常发生在透壁性 MI 患者中,系梗死区域心肌表面心包并发纤维素性炎症所致。临床上可出现一过性的心包摩擦音,伴有进行性加重的胸痛,疼痛随体位而改变。

2.后期心包炎(心肌梗死后综合征或 Dressier 综合征)

后期心包炎发病率为 1%~3%,于 MI 后数周至数月内出现,并可反复发生。其发病机制尚不明确,推测为自身免疫反应所致;有研究认为它是一种变态反应,是机体对心肌坏死物质所形成的自身抗原的变态反应。临床上可表现为突然起病,发热,胸膜性胸痛,白细胞计数升高和血沉增快,心包或胸膜摩擦音持续 2 周以上,超声心动图发现心包积液,少数患者可伴有少量胸腔积液或肺部浸润。

五、危险分层

STEMI 的患者具有以下任何 1 项者可被确定为高危患者。

(1)年龄>70 岁。

(2)前壁 MI。

(3)多部位 MI(指 2 个部位以上)。

(4)伴有血流动力学不稳定如低血压、窦性心动过速、严重室性心律失常、快速心房颤动、肺水肿或心源性休克等。

(5)左、右束支传导阻滞源于 AMI。

(6)既往有 MI 病史。

(7)合并糖尿病和未控制的高血压。

六、辅助检查

(一)心电图检查

虽然一些因素限制了心电图对 MI 的诊断和定位的能力,如心肌损伤的范围、梗死的时间及其位置、传导阻滞的存在、陈旧性 MI 的存在、急性心包炎、电解质浓度的变化以及服用有影响的药物等,然而标准 12 导联心电图的系列观察(必要时 18 导联),仍然是临床上对 STEMI 检出和定位的有用方法。

1.特征性改变

在面向透壁心肌坏死区的导联上出现以下特征性改变:①宽而深的 Q 波(病理性Q波)。②ST 段抬高呈弓背向上型。③T 波倒置,往往宽而深,两支对称;在背向梗死区的导联上则出现相反的改变,即R 波增高,ST 段压低,T 波直立并增高。

2.动态性改变

(1)起病数小时内可无异常,或出现异常高大、两支不对称的 T 波。

(2)数小时后,ST 段明显抬高,弓背向上,与直立的 T 波连接,形成单向曲线。数小时到2 天出现病理性 Q 波(又称Q 波型 MI),同时 R 波减低,为急性期改变。Q 波在 3～4 内稳定不变,以后70％～80％永久存在。

(3)如不进行治疗干预,ST 段抬高持续数天至 2 周,逐渐回到基线水平,T 波则变为平坦或倒置,是为亚急性期改变。

(4)数周至数月以后,T 波呈"V"形倒置,两支对称,波谷尖锐,为慢性期改变,T 波倒置可永久存在,也可在数月到数年内逐渐恢复(图 4-3、图 4-4)。合并束支传导阻滞尤其左束支传导阻滞或在原来部位再次发生 AMI 时,心电图表现多不典型,不一定能反映 AMI。

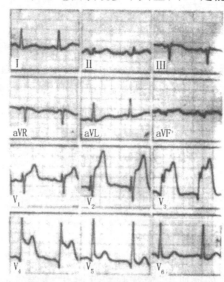

图 4-3 急性前壁心肌梗死的心电图

图示 V₃、V₄ 导联 QRS 波呈 qR 型,ST 段明显抬高,V₂ 导联呈

qRS 型,ST 段明显抬高,V₁ 导联 ST 段亦抬高

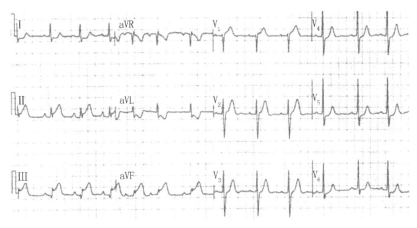

图 4-4 急性下壁心肌梗死的心电图

图示 Ⅱ、Ⅲ、aVF 导联 ST 段抬高，Ⅲ导联 QRS 波呈 qR 型，Ⅰ、aVL 导联 ST 段压低

微型的和多发局灶型 MI,心电图中既不出现 Q 波也始终无 ST 段抬高,但有心肌坏死的血清标志物升高,属 NSTEMI 范畴。

3.定位和定范围

STEMI 的定位和定范围可根据出现特征性改变的导联数来判断(表 4-8)。

表 4-8 ST 段抬高型心肌梗死的心电图定位诊断

导联	前间隔	局限前壁	前侧壁	广泛前壁下壁*	下间壁	下侧壁	高侧壁**	正后壁***
V₁	+			+	+			
V₂	+			+	+			
V₃	+	+		+	+			
V₄		+		+				
V₅		+	+	+			+	
V₆			+				+	
V₇			+				+	+
V₈								+
aVR								
AVL		±	+	±	−	−	−	+
aVF		…	…	…	+	+	+	−
Ⅰ		±	+	±	−	−	−	+
Ⅱ		…	…	…	+	+	+	−
Ⅲ		…	…	…	+	+	+	−

注:①+:正面改变,表示典型 Q 波、ST 段抬高及 T 波倒置等变化;②−:反面改变,表示与+相反的变化;③±:可能有正面改变;④…:可能有反面改变。

* 即膈面,右心室 MI 不易从心电图得到诊断,但此时 CR4R(或 V₄ᵣ)导联的 ST 段抬高,可作为下壁 MI 扩展到右心室的参考指标。

** 在 V₅、V₆、V₇ 导联高 1～2 肋间处有正面改变。

*** V₁、V₂、V₃ 导联 R 波增高。

（二）心脏标志物测定

1.血清酶学检查

以往用于临床诊断 MI 的血清酶学指标包括肌酸磷酸激酶（CK 或 CPK）及其同工酶 CK-MB、谷草转氨酶（GOT）、乳酸脱氢酶（LDH）及其同工酶，但因 GOT 和 LDH 分布于全身许多器官，对 MI 的诊断特异性较差，目前临床已不推荐应用。AMI 发病后，血清酶活性随时相而变化。CK 在起病 6 小时内增高，24 小时内达高峰，3～4 天恢复正常。

CK 的同工酶 CK-MB 诊断 AMI 的敏感性和特异性均极高，分别达到 100% 和 99%，在起病后 4 小时内增高，16～24 小时达高峰，3～4 天恢复正常。STEMI 静脉内溶栓治疗时，CK 及其同工酶 CK-MB 可作为阻塞的冠状动脉再通的指标之一。冠状动脉再通，心肌血流再灌注时，坏死心肌内积聚的酶被再灌注血流"冲刷"，迅速进入血液循环，从而使酶峰距 STEMI 发病时间提早出现，酶峰活性水平高于阻塞冠状动脉未再通者。用血清 CK-MB 活性水平增高和峰值前移来判断 STEMI 静脉溶栓治疗后冠状动脉再通，约有 95% 的敏感性和 88% 的特异性。

2.心肌损伤标志物测定

在心肌坏死时，除了血清心肌酶活性的变化外，心肌内含有的一些蛋白质类物质也会从心肌组织内释放出来，并出现在外周循环血液中，因此可作为心肌损伤的判定指标。这些物质主要包括肌钙蛋白和肌红蛋白。

肌钙蛋白（Tn）是肌肉组织收缩的调节蛋白，心肌肌钙蛋白（cTn）与骨骼肌中的 Tn 在分子结构和免疫学上是不同的，为心肌所独有，具有很高的特异性。cTn 共有 cTnT、cTnI、cTnC 3 个亚单位。

cTnT 在健康人血清中的浓度一般小于 0.06 ng/L。通常，在 AMI 后 3～4 小时开始升高，2～5天达到峰值，持续 10～14 天；其动态变化过程与 MI 时间、梗死范围大小、溶栓治疗及再灌注情况有密切关系。由于血清 cTnT 的高度敏感性和良好重复性，它对早期和晚期 AMI 及 UA 患者的灶性心肌坏死均具有很高的诊断价值。

cTnI 也是一种对心肌损伤和坏死具有高度特异性的血清学指标，其正常值上限为3.1 ng/L，在 AMI 后 4～6 小时或更早即可升高，24 小时后达到峰值，约 1 周后降至正常。

肌红蛋白在 AMI 发病后 2～3 小时即已升高，12 小时内多达峰值，24～48 小时恢复正常，由于其出现时间较 cTn 和 CK-MB 早，故它是目前能用来最早诊断 AMI 的生化指标。但是肌红蛋白广泛存在于心肌和骨骼肌中，两者在免疫学上也是相同的，而且又主要经肾脏代谢清除，因而与血清酶学指标相似，也存在特异性较差的问题，如慢性肾功能不全、骨骼肌损伤时，肌红蛋白水平均会增高，此时应予以仔细鉴别。

3.其他检查

组织坏死和炎症反应的非特异性指标：AMI 发病 1 周内白细胞可增至 $10\times10^9/L\sim$ $20\times10^9/L$，中性粒细胞多在 $75\%\sim90\%$，嗜酸性粒细胞减少或消失。血细胞沉降率增快，可持续1～3 周，能较准确地反映坏死组织被吸收的过程。血清游离脂肪酸、C 反应蛋白在 AMI 后均增高。血清游离脂肪酸显著增高者易发生严重室性心律失常。此外，AMI 时，由于应激反应，血糖可升高，糖耐量可暂降低，2～3 周后恢复正常。STEMI 患者在发病 24～48 小时血胆固醇保持或接近基线水平，但以后会急剧下降。因此所有 STEMI 患者应在发病 24～48 小时测定血脂谱，超过 24 小时者，要在 AMI 发病 8 周后才能获得更准确的血脂结果。

(三)放射性核素心肌显影

利用坏死心肌细胞中的钙离子能结合放射性锝焦磷酸盐或坏死心肌细胞的肌凝蛋白可与其特异性抗体结合的特点,静脉注射^{99m}Tc-焦磷酸盐或^{111}In-抗肌凝蛋白单克隆抗体进行"热点"显像,或者利用坏死心肌血供断绝和瘢痕组织中无血管以至^{201}Tl或^{99m}Tc-MIBI不能进入细胞的特点,静脉注射这些放射性核素进行"冷点"显像,均可显示 MI 的部位和范围。前者主要用于急性期,后者用于慢性期。用门电路 γ 闪烁显像法进行放射性核素心腔造影(常用^{99m}Tc-标记的红细胞或清蛋白),可观察心室壁的运动和左心室的射血分数,有助于判断心室功能,判断梗死后造成的室壁运动失调和室壁瘤。目前多用单光子发射计算机断层显像(SPECT)来检查,新的方法正电子发射计算机断层扫描(PET)可观察心肌的代谢变化,判断心肌是否存活。如心脏标志物或心电图阳性,做诊断时不需要做心肌显像。出院前或出院后不久,症状提示 ACS 但心电图无诊断意义和心脏标志物正常的患者应接受负荷心肌显像检查(药物或运动负荷的放射性核素或超声心动图心肌显像)。显像异常的患者提示在以后的3~6个月发生并发症的危险增加。

(四)超声心动图检查

根据超声心动图上所见的室壁运动异常可对心肌缺血区域做出判断。在评价有胸痛而无特征性心电图变化时,超声心动图有助于除外主动脉夹层。对 MI 患者,床旁超声心动图对发现机械性并发症很有价值,如评估心脏整体和局部功能、乳头肌功能不全、室壁瘤和室间隔穿孔等。多巴酚丁胺负荷超声心动图检查还可用于评价心肌存活性。

(五)选择性冠状动脉造影

需施行各种介入性治疗时,可先行选择性冠状动脉造影,明确病变情况,制定治疗方案。

七、诊断和鉴别诊断

WHO 的 AMI 诊断标准依据典型的临床表现、特征性的心电图改变、血清心肌坏死标志物水平动态改变,3 项中具备 2 项特别是后 2 项即可确诊,一般并不困难。无症状的患者,诊断较困难。凡年老患者突然发生休克、严重心律失常、心力衰竭、上腹胀痛或呕吐等表现而原因未明者,或原有高血压而血压突然降低且无原因可寻者,都应想到 AMI 的可能。此外有较重而持续较久的胸闷或胸痛者,即使心电图无特征性改变,也应考虑本病的可能,都宜先按 AMI 处理,并在短期内反复进行心电图观察和血清肌钙蛋白或心肌酶等测定,以确定诊断。当存在左束支传导阻滞图形时,MI 的心电图诊断较困难,因它与 STEMI 的心电图变化相类似,此时,与 QRS 波同向的 ST 段抬高和至少 2 个胸导联 ST 段抬高>5 mV,强烈提示 MI。一般来说,有疑似症状并新出现的左束支传导阻滞应按 STEMI 来治疗。无病理性 Q 波的心内膜下 MI 和小的透壁性或非透壁性或微型 MI,鉴别诊断参见前文"不稳定性心绞痛和非 ST 段抬高型心肌梗死"段。血清肌钙蛋白和心肌酶测定的诊断价值更大。

2007 年欧洲和美国心脏病学会对 MI 制定了新的定义,将 MI 分为急性进展性和陈旧性两类,把血清心肌坏死标志物水平动态改变列为诊断急性进展性 MI 的首要和必备条件。

(一)急性进展性 MI 的定义

(1)心肌坏死生化标志物典型的升高和降低,至少伴有下述情况之一:①心肌缺血症状;②心电图病理性 Q 波形成;③心电图 ST 段改变提示心肌缺血;④做过冠状动脉介入治疗,如血管成形术。

(2)病理发现 AMI。

(二)陈旧性 MI 的定义

(1)系列心电图检查提示新出现的病理性 Q 波,患者可有或可不记得有任何症状,心肌坏死生化标志物已降至正常。

(2)病理发现已经或正在愈合的 MI,然后将 MI 再分为 5 种临床类型。Ⅰ型:自发性 MI,与原发的冠状动脉事件如斑块糜烂、破裂、夹层形成等而引起的心肌缺血相关;Ⅱ型:MI 继发于心肌的供氧和耗氧不平衡所导致的心肌缺血,如冠状动脉痉挛、冠状动脉栓塞、贫血、心律失常、高血压或低血压;Ⅲ型:心脏性猝死,有心肌缺血的症状和新出现的 ST 段抬高或新的左束支传导阻滞,造影或尸检证实冠状动脉内有新鲜血栓,但未及采集血样之前或血液中心肌坏死生化标志物升高之前患者就已死亡;Ⅳa 型:MI 与 PCI 相关;Ⅳb 型:MI 与支架内血栓有关,经造影或尸检证实;Ⅴ型:MI 与 CABG 相关。

此外,还需与变异型心绞痛相鉴别。心绞痛几乎都在静息时发生,常呈周期性,多发生在午夜至上午 8 时,常无明显诱因,历时数十秒至 30 分钟。发作时心电图显示有关导联的 ST 段短时抬高、R 波增高,相对应导联的 ST 段压低,T 波可有高尖表现(图 4-5),常并发各种心律失常。本病是冠状动脉痉挛所引起,多发生在已有冠状动脉狭窄的基础上,但其临床表现与冠状动脉狭窄程度不成正比,少数患者冠状动脉造影可以正常。吸烟是本病的重要危险因素,麦角新碱或过度换气试验可诱发冠状动脉痉挛。药物治疗以钙通道阻滞剂和硝酸酯类最有效。病情稳定后根据冠状动脉造影结果再定是否需要血运重建治疗。

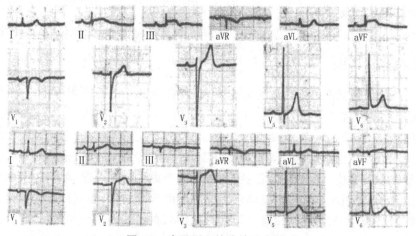

图 4-5 变异型心绞痛的心电图

上两行为心绞痛发作时,示Ⅱ、Ⅲ、aVF ST 段抬高,aVL ST 段稍压低,V_2、V_3、V_5、V_6、T 波增高。下两行心绞痛发作过后上述变化消失

八、预后

STEMI 的预后与梗死范围的大小、侧支循环产生的情况、有无其他疾病并存及治疗是否及时有关。总病死率约为 30%,住院死亡率约为 10%,发生严重心律失常、休克或心力衰竭者病死率尤高,其中休克患者病死率可高达 80%。死亡多在第 1 周内,尤其是在数小时内。出院前或出院 6 周内进行负荷心电图检查,运动耐量好不伴有心电图异常者预后良好,运动耐量差者预后不良。MI 长期预后的影响因素主要为患者的心功能状况、梗死后心肌缺血及心律失常、梗死的次数和部位及患者的年龄、是否合并高血压和糖尿病等。AMI 再灌注治疗后梗死相关冠状动脉

再通与否是影响 MI 急性期良好预后和长期预后的重要独立因素。

九、防治

治疗原则是保护和维持心脏功能,挽救濒死的心肌,防止梗死面积扩大,缩小心肌缺血范围,及时处理各种并发症,防止猝死,使患者不但能度过急性期,且康复后还能保持尽可能多的有功能的心肌。

(一)一般治疗

参见前文"不稳定性心绞痛和非 ST 段抬高型心肌梗死"。

(二)再灌注治疗

及早再通闭塞的冠状动脉,使心肌得到再灌注,挽救濒死的心肌或缩小心肌梗死的范围,是一种关键的治疗措施。它还可极有效地解除疼痛。

1.溶栓治疗

纤维蛋白溶解(纤溶)药物被证明能减小冠状动脉内血栓,早期静脉应用溶栓药物能提高 STEAMI 患者的生存率,其临床疗效已被公认,故明确诊断后应尽早用药,来院至开始用药时间应<30 分钟。而对于非 ST 段抬高型 ACS,溶栓治疗不仅无益反而有增加 AMI 的倾向,因此标准溶栓治疗目前仅用于 STEAMI 患者。

(1)溶栓治疗的适应证:①持续性胸痛超过 30 分钟,含服硝酸甘油片症状不能缓解。②相邻 2 个或更多导联 ST 段抬高>0.2 mV。③发病 6 小时以内者。若发病 6~24 小时,患者仍有胸痛,并且 ST 段抬高导联有 R 波者,也可考虑溶栓治疗。发病至溶栓药物给予的时间是影响溶栓治疗效果的最主要因素,最近有研究认为如果在发病 3 小时内给予溶栓药物,则溶栓治疗的效果和直接 PCI 治疗效果相当,但 3 小时后进行溶栓其效果不如直接 PCI 术,且出血等并发症增加。④年龄在 70 岁以下者。对于年龄>75 岁的 AMI 患者,溶栓治疗会增加脑出血的风险,是否溶栓治疗需权衡利弊,如患者为广泛前壁 AMI,具有很高的心源性休克和死亡的发生率,在无条件行急诊介入治疗的情况下仍应进行溶栓治疗。反之,如患者为下壁 AMI,血流动力学稳定,可不进行溶栓治疗。

(2)溶栓治疗的禁忌证:①近期(14 天内)有活动性出血(胃肠道溃疡出血、咯血、痔疮出血等),做过外科手术或活体组织检查,心肺复苏术后(体外心脏按压、心内注射、气管插管),不能实施压迫的血管穿刺及外伤史者;②高血压患者血压>24.0/14.7 kPa(180/110 mmHg),或不能排除主动脉夹层分离者;③有出血性脑血管意外史,或半年内有缺血性脑血管意外(包括 TIA)史者;④对扩容和升压药无反应的休克;⑤妊娠、感染性心内膜炎、二尖瓣病变合并心房颤动且高度怀疑左心房内有血栓者;⑥糖尿病合并视网膜病变者;⑦出血性疾病或有出血倾向者,严重的肝肾功能障碍及进展性疾病(如恶性肿瘤)者。

(3)治疗步骤:①溶栓前检查血常规、血小板计数、出凝血时间、APTT 及血型,配血备用;②即刻口服阿司匹林 300 mg,以后每天 100 mg,长期服用;③进行溶栓治疗。

(4)溶栓药物:①非特异性溶栓剂,对血栓部位或体循环中纤溶系统均有作用的尿激酶(UK 或 r-UK)和链激酶(SK 或 rSK);②选择性作用于血栓部位纤维蛋白的药物,有组织型纤维蛋白溶酶原激活剂(tPA),重组组织纤维蛋白溶酶原激活剂(rt-PA);③单链尿激酶型纤溶酶原激活剂(SCUPA)、甲氧苯基化纤溶酶原链激酶激活剂复合物(APSAC);④新的溶栓剂还有 TNK-组织型纤溶酶原激活剂(TNK-tPA)、瑞替普酶(rPA)、拉诺普酶(nPA)、葡激酶(SAK)等。

(5)给药方案。①UK:30 分钟内静脉滴注 $1×10^6～1.5×10^6$ U;或冠状动脉内注入 $4×10^4$ U,继以每分钟 $6×10^3～2.4×10^4$ U 的速度注入,血管再通后用量减半,继续注入 $30～60$ 分钟,总量 $5×10^5$ U 左右。②SK:$1.5×10^6$ U 静脉滴注,60 分钟内滴完;冠状动脉内给药先给 $2×10^4$ U,继以 $2×10^3～4×10^3$ U 注入,共 30 分钟,总量 $2.5×10^5～4.0×10^5$ U。对链激酶过敏者,宜于治疗前半小时用异丙嗪 25 mg 肌内注射,并与少量的地塞米松($2.5～5$ mg)同时滴注,可防止其引起的寒战、发热等不良反应。③rt-PA:100 mg 在 90 分钟内静脉给予,先静脉注射 15 mg,继而 30 分钟内静脉滴注 50 mg,其后 60 分钟内再给予 35 mg(国内有报道,用上述剂量的一半也能奏效)。冠状动脉内用药剂量减半。用 rt-PA 前,先用肝素 5 000 U,静脉推注;然后,$700～1 000$ U/h,静脉滴注 48 小时;以后改为皮下注射 7 500 U,每 12 小时 1 次,连用 $3～5$ 天,用药前注意出血倾向。④TNK-tPA:40 mg 静脉一次性注入,无须静脉滴注。溶栓药应用期间密切注意出血倾向,并需监测 APTT 或 ACT。冠状动脉内注射药物需通过周围动脉置入导管达冠状动脉口处才能实现,因此比较费时,只宜用于介入性诊治过程中并发的冠状动脉内血栓栓塞;而静脉注射药物可以迅速实行,故目前多选静脉注射给药。

(6)溶栓治疗期间的辅助抗凝治疗:UK 和 SK 为非选择性的溶栓剂,故在溶栓治疗后短时间内($6～12$ 小时)不存在再次血栓形成的可能,对于溶栓有效的 AMI 患者,可于溶栓治疗 $6～12$ 小时后开始给予低分子量肝素皮下注射。对于溶栓治疗失败者,辅助抗凝治疗则无明显临床益处。rt-PA 和葡激酶等为选择性的溶栓剂,故溶栓使血管再通后仍有再次血栓形成的可能,因此在溶栓治疗前后均应给予充分的肝素治疗。溶栓前先给予 5 000 U 肝素冲击量,然后以 1 000 U/h 的肝素持续静脉滴注 $24～48$ 小时,以出血时间延长 2 倍为基准,调整肝素用量。也可选择低分子量肝素替代普通肝素治疗,其临床疗效相同,如依诺肝素,首先静脉推注 30 mg,然后以 1 mg/kg 的剂量皮下注射,每 12 小时 1 次,用 $3～5$ 天为宜。

(7)溶栓再通的判断指标如下。

直接指征:冠状动脉造影观察血管再通情况,冠状动脉造影所示血流情况通常采用 TIMI 分级。TIMI 0 级者梗死相关冠状动脉完全闭塞,远端无造影剂通过。TIMI 1 级者少量造影剂通过血管阻塞处,但远端冠状动脉不显影。TIMI 2 级者梗死相关冠状动脉完全显影但与正常血管相比血流较缓慢。TIMI 3 级者梗死相关冠状动脉完全显影且血流正常。根据 TIMI 分级达到 2、3 级者表明血管再通,但 2 级者通而不畅。

间接指征:①心电图抬高的 ST 段于 2 小时内回降＞50％;②胸痛于 2 小时内基本消失;③2 小时内出现再灌注性心律失常(短暂的加速性室性自主节律,房室或束支传导阻滞突然消失,或下后壁心肌梗死的患者出现一过性窦性心动过缓、窦房传导阻滞)或低血压状态;④血清 CK-MB 峰值提前出现在发病 14 小时内。具备上述 4 项中 2 项或 2 项以上者,考虑再通,但②和③两项组合不能被判定为再通。

2.介入治疗

PCI 是指 AMI 的患者未经溶栓治疗直接进行冠状动脉血管成形术,其中支架植入术的效果优于单纯球囊扩张术。近年试用冠状动脉内注射自体干细胞希望有助于心肌的修复。目前直接 PCI 已被公认为首选的最安全有效的恢复心肌再灌注的治疗手段,梗死相关血管的开通率高于药物溶栓治疗,尽早应用可恢复心肌再灌注,降低近期病死率,预防远期的心力衰竭发生,尤其适用于来院时发病时间已超过 3 小时或对溶栓治疗有禁忌的患者。一般要求患者到达医院至球囊扩张时间＜90 分钟。在适宜于做 PCI 的患者中,PCI 之前应给予抗血小板药和抗凝治疗。施行

PCI 的适应证还包括血流动力学不稳定、有溶栓禁忌证、恶性心律失常、需要安装经静脉临时起搏或需要反复电复律及年龄＞75 岁。溶栓治疗失败者,即胸痛或 ST 段抬高在溶栓开始后持续≥60 分钟或胸痛和 ST 段抬高复发,则应考虑做补救性 PCI,但是只有在复发起病后 90 分钟内即能开始 PCI 者获益较大,否则应重复应用溶栓药,不过重复给予溶栓药物会增加严重出血风险。直接 PCI 后,尤其是放置支架后,可应用GPⅡb/Ⅲa受体拮抗剂辅助治疗,持续用 24～36 小时。直接 PCI 的开展需要有经验的介入心脏病医师、完善的心血管造影设备、抢救设施和人员配备。我国《急性心肌梗死诊断和治疗指南》提出具备施行 AMI 介入治疗条件的医院应:①能在患者来院 90 分钟内施行 PTCA;②其心导管室每年施行PTCA＞100 例并有心外科待命的条件;③施术者每年独立施行 PTCA＞30 例;④AMI 直接PTCA成功率在 90％以上;⑤在所有送到心导管室的患者中,能完成 PTCA 者在 85％以上。无条件施行介入治疗的医院宜迅速将患者送到测算能在患者起病 6 小时内施行介入治疗的医院治疗。如测算转送后患者无法在 6 小时内接受 PCI,则宜就地进行溶栓治疗或溶栓后转送。

发生 STEAMI 后再灌注策略的选择需要根据发病时间、施行直接 PCI 的能力(包括时间间隔)、患者的危险性(包括出血并发症)等综合考虑。优选溶栓的情况一般包括就诊早,发病≤3 小时,且不能及时进行 PCI;介入治疗不可行,如导管室被占用,动脉穿刺困难或不能转运到达有经验的导管室;介入治疗不能及时进行,如就诊至球囊扩张时间＞90 分钟。优选急诊介入治疗的情况:①就诊晚,发病＞3 小时;②有经验丰富的导管室,就诊至球囊扩张时间＜90 分钟,就诊至球囊扩张时间较就诊至溶栓时间延长＜60 分钟;③高危患者,如心源性休克,Killip 分级≥Ⅲ级;④有溶栓禁忌证,包括出血风险增加及颅内出血;⑤诊断有疑问。

3.冠状动脉旁路移植术(CABG)

下列患者可考虑进行急诊 CABG:①实行了溶栓治疗或 PCI 后仍有持续的或反复的胸痛;②冠状动脉造影显示高危冠状动脉病变(左冠状动脉主干病变);③有 MI 并发症如室间隔穿孔或乳头肌功能不全所引起的严重二尖瓣反流。

(三)其他药物治疗

1.抗血小板治疗

抗血小板治疗能减少 STEMI 患者的主要心血管事件(死亡、再发致死性或非致死性 MI 和卒中)的发生,因此除非有禁忌证,所有患者应给予本项治疗。其用法见前文"不稳定性心绞痛和非 ST 段抬高型心肌梗死"段。

2.抗凝治疗

除非有禁忌证,所有 STEMI 患者无论是否采用溶栓治疗,都应在抗血小板治疗的基础上常规接受抗凝治疗。抗凝治疗能建立和维持梗死相关动脉的通畅,并能预防深静脉血栓形成、肺动脉栓塞及心室内血栓形成。其用法见前文"不稳定性心绞痛和非 ST 段抬高型心肌梗死"段。

3.硝酸酯类药物

对于有持续性胸部不适、高血压、大面积前壁 MI、急性左心衰竭的患者,在最初24～48 小时的治疗中,静脉内应用硝酸甘油有利于控制心肌缺血发作,缩小梗死面积,降低短期甚至长期病死率。其用法见前文"不稳定性心绞痛和非 ST 段抬高型心肌梗死"段。有下壁 MI,可疑右室梗死或明显低血压的患者[收缩压低于 12.0 kPa(90 mmHg)],尤其合并明显心动过缓或心动过速时,硝酸酯类药物能降低心室充盈压,引起血压降低和反射性心动过速,应慎用或不用。无并发症的 MI 低危患者不必常规给予硝酸甘油。

4.镇痛剂

选择用药和用法见"不稳定性心绞痛和非 ST 段抬高型心肌梗死"段。

5.β 受体阻滞剂

MI 发生后最初数小时内静脉注射 β 受体阻滞剂可通过缩小梗死面积、降低再梗死率、降低室颤的发生率和病死率而改善预后。无禁忌证的 STEMI 患者应在 MI 发病的 12 小时内开始使用 β 受体阻滞剂治疗。其用法见"不稳定性心绞痛和非 ST 段抬高型心肌梗死"段。

6.血管紧张素转换酶抑制剂(ACEI)

近来大规模临床研究发现,ACEI 如卡托普利、雷米普利等有助于改善恢复期心肌的重构,减少 AMI 的病死率,减少充血性心力衰竭的发生,特别是对前壁 MI、心力衰竭或心动过速的患者。因此,除非有禁忌证,所有 STEMI 患者都可选用 ACEI。给药时应从小剂量开始,逐渐增加至目标剂量。对于高危患者,ACEI 的最大益处在恢复期早期即可获得,故可在溶栓稳定后24 小时以上使用,由于 ACEI 具有持续的临床益处,可长期应用。对于不能耐受 ACEI 的患者(如咳嗽反应),血管紧张素 Ⅱ 受体拮抗剂可能也是一种有效的选择,但目前不是 MI 后的一线治疗。

7.调脂治疗

见"不稳定性心绞痛和非 ST 段抬高型心肌梗死"段。

8.钙通道阻滞剂

非二氢吡啶类钙通道阻滞剂维拉帕米或地尔硫䓬用于急性期 STEMI,除了能控制室上性心律失常,对减少梗死范围或心血管事件并无益处。因此不建议对 STEMI 患者常规应用非二氢吡啶类钙通道阻滞剂。但非二氢吡啶类钙通道阻滞剂可用于硝酸酯和 β 受体阻滞剂之后仍有持续性心肌缺血或心房颤动伴心室率过快的患者。血流动力学表现在 Killip Ⅱ 级以上的 MI 患者应避免应用非二氢吡啶类钙通道阻滞剂。

9.葡萄糖-胰岛素-钾溶液(GIK)

应用 GIK 能降低血浆游离脂肪酸浓度和改善心脏做功,GIK 还给缺血心肌提供必要的代谢支持,对大面积 MI 和心源性休克患者尤为重要。氯化钾 1.5 g,普通胰岛素8 U加入 10% 的葡萄糖液 500 mL 中静脉滴注,每天 1~2 次,1~2 周为 1 个疗程。近年,还有建议在上述溶液中再加入硫酸镁 5 g,但不主张常规补镁治疗。

(四)抗心律失常治疗

1.室性心律失常

应寻找和纠正导致室性心律失常可纠治的原因。血清钾低者推荐用氯化钾,通常可静脉滴注10 mmol/h 以保持血钾在 4.0 mmol/L 以上,但对于严重的低钾血症(K$^+$<2.5 mmol/L),可通过中心静脉滴注 20~40 mmol/h。在 MI 早期静脉注射 β 受体阻滞剂继以口服维持,可降低室性心律失常(包括心室颤动)的发生率和无心力衰竭或低血压患者的病死率。预防性应用其他药物(如利多卡因)会增加死亡危险,故不推荐应用。室性异位搏动在心肌梗死后较常见,不需做特殊处理。非持续性(<30 秒)室性心动过速在最初 24~48 小时常不需要治疗。多形性室速、持续性(≥3 秒)单形室速或任何伴有血流动力学不稳定(如心力衰竭、低血压、胸痛)症状的室速都应给予同步心脏电复律。血流动力学稳定的室速可给予静脉注射利多卡因、普鲁卡因胺或胺碘酮等药物治疗。

(1)利多卡因:50~100 mg 静脉注射(如无效,5~10 分钟后可重复),控制后静脉滴注,1~3 mg/min 维持(利多卡因 100 mg 加入 5% 葡萄糖液 100 mL 中滴注,1~3 mL/min)。情况稳定后可考虑改用口服美西律 $150\sim200$ mg，每 $6\sim8$ 小时一次维持。

（2）胺碘酮：静脉注射，首剂 $75\sim150$ mg 稀释于 20 mL 生理盐水中，于 10 分钟内注入；如有效继以 1.0 mg/min 维持静脉滴注 6 小时后改为 0.5 mg/min，总量 <1200 mg/d；静脉用药 $2\sim3$ 天后改为口服，口服负荷量为 $600\sim800$ mg/d，7 天后酌情改为维持量 $100\sim400$ mg/d。

（3）索他洛尔：静脉注射，首剂用 $1.0\sim1.5$ mg/kg，用 5%葡萄糖液 20 mL 稀释，于 15 分钟内注入，疗效不明显时可再注射一剂 1.5 mg/kg，后可改为口服，$160\sim640$ mg/d。

无论血清镁是否降低，均可用硫酸镁（5 分钟内静脉注射 2 g）来治疗复杂性室性心律失常。发生心室颤动时，应立即进行非同步直流电除颤，用最合适的能量（一般 300 J），争取一次除颤成功。在无电除颤条件时可立即做胸外心脏按压和口对口人工呼吸，心腔内注射利多卡因 $100\sim200$ mg，并施行其他心脏复苏处理。急性期过后，仍有复杂性室性心律失常或非持续性室速尤其是伴有显著左心室收缩功能不全者，死亡危险增加，应考虑安装 ICD，以预防猝死。在 ICD 治疗前，应行冠状动脉造影和其他检查以了解有无复发性心肌缺血，若有则需要行 PCI 或 CABG。加速的心室自主心律一般无须处理，但如由于心房输送血液入心室的作用未能发挥而引起血流动力学失调，则可用阿托品以加快窦性心律而控制心脏搏动，仅在偶然情况下需要用人工心脏起搏或抑制异位心律的药物来治疗。

2.缓慢的窦性心律失常

除非存在低血压或心率 <50 次/分，一般不需要治疗。对于伴有低血压的心动过缓（可能减少心肌灌注），可静脉注射硫酸阿托品 $0.5\sim1$ mg，如疗效不明显，几分钟后可重复注射。最好是多次小剂量注射，因大剂量阿托品会诱发心动过速。虽然静脉滴注异丙肾上腺素也有效，但由于它会增加心肌的氧需量和心律失常的危险，因此不推荐使用。药物无效或发生明显不良反应时也可考虑应用人工心脏起搏器。

3.房室传导阻滞

二度 Ⅰ 型和 Ⅱ 型房室传导阻滞 QRS 波不宽者及并发于下壁 MI 的三度房室传导阻滞，心率 >50 次/分且 QRS 波不宽者，无须处理，但应严密监护。下列情况是安置临时起搏器的指征：①二度 Ⅱ 型或三度房室传导阻滞 QRS 波增宽者；②二度或三度房室传导阻滞出现过心室停搏；③三度房室传导阻滞心率 <50 次/分，伴有明显低血压或心力衰竭，经药物治疗效果差；④二度或三度房室传导阻滞合并频发室性心律失常。AMI 后 $2\sim3$ 周进展为三度房室传导阻滞或阻滞部位在希氏束以下者应安置永久起搏器。

4.室上性快速心律失常

如窦性心动过速、频发房性期前收缩、阵发性室上性心动过速、心房扑动和心房颤动等，可选用 β 受体阻滞剂、洋地黄类、维拉帕米、胺碘酮等药物治疗。对后三者治疗无效时可考虑应用同步直流电复律器或人工心脏起搏器复律，尽量缩短快速心律失常持续的时间。

5.心脏停搏

立即做胸外心脏按压和人工呼吸，注射肾上腺素、异丙肾上腺素、乳酸钠和阿托品等，并施行其他心脏复苏处理。

（五）抗低血压和心源性休克治疗

根据休克纯属心源性，抑或尚有周围血管舒缩障碍，或血容量不足等因素存在，而分别处理。

1.补充血容量

约 20%的患者由于呕吐、出汗、发热、使用利尿药和不进饮食等原因而有血容量不足，需要补充血容量来治疗,但又要防止补充过多而引起心力衰竭。可根据血流动力学监测结果来决定输液量。如中心静脉压低,在 $0.5\sim1.0$ kPa（$5\sim10$ cmH$_2$O），肺楔压在 0.8 kPa（6 mmHg）以下，心排血量低，提示血容量不足，可静脉滴注右旋糖酐-4 或 $5\%\sim10\%$ 葡萄糖液，输液后如中心静脉压上升 >1.8 kPa（18 cmH$_2$O），肺楔压 $>2.0\sim2.4$ kPa（$15\sim18$ mmHg），则应停止。右心室梗死时，中心静脉压的升高则未必是补充血容量的禁忌。

2.应用升压药

补充血容量，血压仍不升，而肺楔压和心排血量正常时，提示周围血管张力不足，可选用血管收缩药。①多巴胺：$10\sim30$ mg 加入 5% 葡萄糖液 100 mL 中静脉滴注，也可和间羟胺同时滴注。②多巴酚丁胺：$20\sim25$ mg 溶于 5% 葡萄糖液 100 mL 中，以 $2.5\sim10.0$ μg/(kg·min) 的剂量静脉滴注，作用与多巴胺相类似，但增加心排血量的作用较强，增快心率的作用较轻，无明显扩张肾血管的作用。③间羟胺：$10\sim30$ mg 加入 5% 葡萄糖液 100 mL 中静脉滴注，或 $5\sim10$ mg 肌内注射。但对长期服用胍乙啶或利血平的患者疗效不佳。④去甲肾上腺素：作用与间羟胺相同，但较快、较强而较短，对长期服用胍乙啶或利血平的人仍有效。$1\sim2$ mg 重酒石酸盐加入 5% 葡萄糖液 100 mL 中静脉滴注。渗出管外易引起局部损伤及坏死，如同时加入 $2.5\sim5.0$ mg 酚妥拉明可减轻局部血管收缩的作用。

3.应用血管扩张剂

经上述处理，血压仍不升，而肺楔压增高，心排血量低，或周围血管显著收缩，以致四肢厥冷，并有发绀时，可用血管扩张药以减低周围循环阻力和心脏的后负荷，降低左心室射血阻力，增强收缩功能，从而增加心排血量，改善休克状态。血管扩张药要在血流动力学严密监测下谨慎应用，可选用硝酸甘油（$50\sim100$ μg/min 静脉滴注）或单硝酸异山梨酯（$2.5\sim10.0$ mg/次，舌下含服或 $30\sim100$ μg/min 静脉滴注）、硝普钠（$15\sim400$ μg/min 静脉滴注）、酚妥拉明（$0.25\sim1.00$ mg/min 静脉滴注）等。

4.治疗休克的其他措施

其他措施包括纠正酸中毒、纠正电解质紊乱、避免脑缺血、保护肾功能，必要时应用糖皮质激素和洋地黄制剂。

上述治疗无效时可用主动脉内球囊反搏术（IABP）以增高舒张期动脉压而不增加左心室收缩期负荷，并有助于增加冠状动脉灌流，使患者获得短期的循环支持。对持续性心肌缺血、顽固性室性心律失常、血流动力学不稳定或休克的患者如存在合适的冠状动脉解剖学病变，应尽早做选择性冠状动脉造影，随即施行 PCI 或 CABG，可挽救一些患者的生命。

5.中医中药治疗

中医学用于"回阳救逆"的四逆汤（熟附子、干姜、炙甘草）、独参汤或参附汤，对治疗本病伴血压降低或休克者有一定疗效。患者如兼有阴虚表现时可用生脉散（人参、五味子、麦冬）。这些方剂均已制成针剂，紧急使用也较方便。

（六）心力衰竭治疗

心力衰竭治疗主要是治疗左心室衰竭。治疗取决于病情的严重性。病情较轻者，给予袢利尿药（如静脉注射呋塞米 $20\sim40$ mg，每天 1 次或 2 次），它可降低左心室充盈压，一般即可见效。病情严重者，可应用血管扩张剂（如静脉注射硝酸甘油）以降低心脏前负荷和后负荷。治疗期间，常通过带球囊的右心导管（Swan-Ganz 导管）监测肺动脉楔压。只要体动脉收缩压持续 >13.3 kPa（100 mmHg），即可用 ACEI。开始治疗最好给予小剂量的短效 ACEI（如口服卡托普利 3.125~6.25 mg,每 4~6 小时 1 次;如能耐受,则逐渐增加剂量)。一旦达到最大剂量(卡托普利的最大剂量为 50 mg,每天 3 次),即用长效 ACEI(如福辛普利、赖诺普利、雷米普利)取代作为长期应用。如心力衰竭持续在 NYHA 心功能分级Ⅱ级或Ⅱ级以上,应加用醛固酮拮抗剂(如依普利酮、螺内酯)。严重心力衰竭者给予动脉内球囊反搏可提供短期的血流动力学支持。若血管重建或外科手术修复不可行时,应考虑心脏移植。永久性左心室或双心室植入式辅助装置可用作心脏移植前的过渡;如不可能做心脏移植,左心室辅助装置有时可作为一种永久性治疗。这种装置偶可使患者康复并可在 3~6 个月去除。

(七)并发症治疗

对于有附壁血栓形成者,抗凝治疗可减少栓塞的危险,如无禁忌证,治疗开始即静脉应用足量肝素,随后给予华法林 3~6 个月,使 INR 维持在 2~3。当左心室扩张伴弥漫性收缩活动减弱、存在室壁膨胀瘤或慢性心房颤动时,应长期应用抗凝药和阿司匹林。室壁膨胀瘤形成伴左心室衰竭或心律失常时可行外科切除术。AMI 时 ACEI 的应用可减轻左心室重构和降低室壁膨胀瘤的发生率。并发心室间隔穿孔、急性二尖瓣关闭不全都可导致严重的血流动力改变或心律失常,宜积极采用手术治疗,但手术应延迟至 AMI 后 6 周以上,因此时梗死心肌可得到最大限度的愈合。如血流动力学不稳定持续存在,尽管手术死亡危险很高,也宜早期进行。急性的心室游离壁破裂外科手术的成功率极低,几乎都是致命的。假性室壁瘤是左心室游离壁的不完全破裂,可通过外科手术修补。心肌梗死后综合征严重病例必须用其他非甾体抗炎药(NSAIDs)或皮质类固醇短程冲击治疗,但大剂量 NSAIDs 或皮质类固醇的应用不宜超过数天,因它们可能干扰 AMI 后心室肌的早期愈合。肩手综合征可用理疗或体疗。

(八)右室心肌梗死的处理

治疗措施与左心室 MI 略有不同,右室 MI 时常表现为下壁 MI 伴休克或低血压而无左心衰竭的表现,其血流动力学检查常显示中心静脉压、右心房和右心室充盈压增高,而肺楔压、左心室充盈压正常甚至下降。治疗宜补充血容量,从而增高心排血量和动脉压。在血流动力学监测下,静脉滴注输液,直到低血压得到纠治,但肺楔压如达 2.0 kPa(15 mmHg),即应停止。如此时低血压未能纠正,可用正性肌力药物。不能用硝酸酯类药和利尿药,它们可降低前负荷(从而减少心排血量),引起严重的低血压。伴有房室传导阻滞时,可予以临时起搏。

(九)康复和出院后治疗

出院后最初 3~6 周体力活动应逐渐增加。鼓励患者恢复中等量的体力活动(步行、体操、太极拳等)。如 AMI 后 6 周仍能保持较好的心功能,则绝大多数患者都能恢复其所有正常的活动。与生活方式、年龄和心脏状况相适应的有规律的运动计划可降低缺血事件发生的风险,增强总体健康状况。对患者的生活方式提出建议,进一步控制危险因素,可改善患者的预后。

十、出院前评估

(一)出院前的危险分层

出院前应对 MI 患者进行危险分层以决定是否需要进行介入性检查。对早期未行介入性检查而考虑进行血运重建治疗的患者,应及早评估左心室射血分数和进行负荷试验,根据负荷试验的结果发现心肌缺血者应进行心导管检查和血运重建治疗。仅有轻微或无缺血发作的患者只需给予药物治疗。

（二）左心室功能的评估

左心室功能状况是影响 ACS 预后最主要的因素之一，也是心血管事件最准确的预测因素之一。评估左心室功能包括患者症状（劳力性呼吸困难等）的评估、物理检查结果（如肺部啰音、颈静脉压升高、心脏扩大、第三心音奔马律等）及心室造影、放射性核素心室显像和超声心动图。MI 后左心室射血分数<40% 是一项比较敏感的指标。无创性检查中以核素测值最为可靠，超声心动图的测值也可作为参考。

（三）心肌存活的评估

MI 后左室功能异常部分是由坏死和瘢痕形成所致，部分是由存活但功能异常的心肌细胞即冬眠或顿抑心肌所致，后者通过血管重建治疗可明显改善左室功能。因此鉴别纤维化但功能异常的心肌细胞所导致的心室功能异常具有重要的预后和治疗意义。评价心肌存活力常用的无创性检查包括核素成像和多巴酚丁胺超声心动图负荷试验等，这些检查能准确评估节段性室壁运动异常的恢复。近几年正逐渐广泛应用的正电子发射体层摄影及造影剂增强 MRI 能更准确预测心肌局部功能的恢复。

（田媛媛）

第六节　限制型心肌病

限制型心肌病（restrictive cardiomyopathy，RCM）以一侧或双侧心室充盈受限和舒张期容量降低为特征，收缩功能和室壁厚度正常或接近正常，可见间质纤维化。其病因为特发性、心肌淀粉样变性、心内膜病变伴或不伴嗜酸性细胞增多症。无论在西方国家或我国，RCM 都是少见的。男女之比为 3∶1，发病年龄多在 15～50 岁。

一、病因

RCM 的病因目前仍未阐明，可能与非化脓性感染、体液免疫反应异常、变态反应和营养代谢不良等有关。最近报道本病可以呈家族性发病，可伴有骨骼肌疾病和房室传导阻滞。心肌淀粉样变性是继发性限制型心肌病的常见原因。

二、病理

在疾病早期阶段，心肌活检可见心内膜增厚，内膜下心肌细胞排列紊乱、间质纤维化。随着病情的进展，患者的心内膜明显增厚，外观呈珍珠样白色，质地较硬，致使心室壁轻度增厚。这种损害首先累及心尖部，继而向心室流出道蔓延，可伴有心室内附壁血栓形成。患者心脏的心室腔可无增大，心房增大与心室顺应性减低有关。冠状动脉很少受累。在病变发展到严重阶段，心内膜增厚和间质纤维化显著，组织学变化为非特异性。

三、临床表现

临床表现可分为左心室型、右心室型和混合型，以左心室型最常见。在早期阶段，患者可无症状，随着病情进展出现运动耐量降低、倦怠、乏力、劳力性呼吸困难和胸痛等症状，这主要是由于 RCM 患者心排血量不能随着心率加快而增加。左心室型早期可出现左心功能不全的表现，如易疲劳、呼吸困难、咳嗽及肺部湿性啰音等。右心室型及混合型则以右心功能不全为主，如颈静脉怒张、吸气时颈静脉压增高(Kussmaul 征)、肝大、腹水、下肢或全身水肿。心脏可闻及第三心音奔马律。当二尖瓣或三尖瓣受累时，可出现相应部位的收缩期反流性杂音，心房压力增高和心房扩大可导致心房颤动。发生栓塞者并不少见。此外，血压常偏低，脉压小。除有心力衰竭和栓塞表现外，可发生猝死。

四、辅助检查

(一)心电图

ST 段及 T 波非特异性改变。部分患者可见 QRS 波群低电压、病理性 Q 波、束支传导阻滞、心房颤动和病窦综合征等心律失常。

(二)X 线胸片

心影正常或轻中度增大，可有肺淤血表现，偶见心内膜钙化影。

(三)超声心动图

心室壁增厚和重量增加，心室腔大致正常，心房扩大。约 1/3 的病例有少量心包积液。较严重的病例可有附壁血栓形成。Doppler 心动图的典型表现是舒张期快速充盈随之突然终止。

(四)心导管检查

心房压力曲线出现右房压升高和快速的 Y 下陷；左心充盈压高于右心充盈压；心室压力曲线上表现为舒张早期下降和中晚期高原波；肺动脉高压。

(五)心内膜心肌活检

右心室活检可证实嗜酸性细胞增多症患者的心内膜心肌损害，对心内膜弹力纤维增生症和原发性限制型心肌病的组织学诊断具有重要价值。

五、诊断和鉴别诊断

RCM 临床诊断比较困难。对于出现倦怠、乏力、劳力性呼吸困难、胸痛、腹水、水肿等症状，心室没有明显扩大而心房扩大的患者，应考虑本病。心内膜心肌活检有助于确定限制型心肌病，属原发性和继发性。本病主要与缩窄性心包炎鉴别诊断。

六、治疗

限制型心肌病缺乏特异性治疗方法，其治疗原则包括缓解临床症状，改善心脏舒张功能，纠正心力衰竭，针对原发病的治疗。

(一)对症治疗

1.改善心室舒张功能

钙通道阻滞剂药可以防止心肌细胞钙超负荷引起的细胞僵直，改善心室舒张期顺应性，降低心室舒张末压，从而改善心室舒张功能。可试用地尔硫䓬 30 mg，每天 3 次；或氨氯地平 5 mg，每天1次；或尼群地平10 mg，每天 2 次。

β受体阻滞药能减慢心率，延长心室充盈时间，减少心肌耗氧量，降低室壁张力，从而有利于改善心室舒张功能。美托洛尔从小剂量开始(6.25 mg，每天 2 次)，酌情逐渐增加剂量。

ACEI 可以常规应用，如卡托普利 12.5 mg，每天 2 次；培哚普利 4 mg，每天 1 次；或贝那普利 5～10 mg,每天 1 次。

利尿药能有效地降低心脏前负荷,减轻肺循环和体循环淤血,降低心室充盈压,改善患者气急和易疲乏等症状。

2.洋地黄类药物

对于伴有快速性房颤或心力衰竭的患者,可选用洋地黄制剂,使用时必须小剂量和谨慎观察。

3.抗心律失常治疗

发生房颤者较常见,可选用胺碘酮转复和维持心律。对于严重的缓慢性心律失常患者,可置入永久性心脏起搏器。

4.抗凝治疗

为防止血栓形成,应给予阿司匹林抗血小板药物治疗。心腔内附壁血栓形成者,应尽早给予华法林或肝素治疗。

(二)特殊治疗

对嗜酸性细胞增多症及其引起的心内膜心肌病变,皮质激素(泼尼松)和羟基脲或其他细胞毒性药物,能有效地减少嗜酸性粒细胞,阻止内膜心肌纤维化进展。最近报道,联合应用美法仑、泼尼松和秋水仙碱对淀粉样变性有一定疗效,心、肾功能损害较小。

(三)手术治疗

对严重的内膜心肌纤维化可行心内膜剥脱术,切除纤维性心内膜。伴有瓣膜反流者,可行人工瓣膜置换术。对于附壁血栓者,行血栓切除术。

七、预后

本病预后不良。有报道认为,手术后难治性心力衰竭可显著好转,术后随访 2～7 年未见纤维化病变复发。

(田媛媛)

第七节　扩张型心肌病

扩张型心肌病(dilated cardiomyopathy,DCM)是以一侧或双侧心腔扩大,收缩性心力衰竭为主要特征的一组疾病。病因不明者称为原发性扩张型心肌病,由于主要表现为充血性心力衰竭,以往又被称为充血性心肌病,该病常伴心律失常,五年存活率低于 50%,发病率为 5/10 万～10/10 万,近年来有增高的趋势,男多于女,比例为 2.5:1。

一、病因

(一)遗传因素

遗传因素包括单基因遗传和基因多态性。前者包括显性和隐性两种,根据基因所在的染色体进一步分为常染色体和性染色体遗传。致病基因已经清楚者归为家族性心肌病,未清楚而又有希望的基因是编码 dystrophin 和 cardiotrophin-1 的基因。基因多态性目前以 ACE 的 DD 型研究较多,但与原发性扩张型心肌病的关系尚有待进一步证实。

(二)病毒感染

病毒感染主要是柯萨奇病毒,此外尚有巨细胞病毒、腺病毒(小儿多见)和埃柯病毒等。以柯萨奇病毒研究较多。病毒除直接引起心肌细胞损伤外,尚可通过免疫反应,包括细胞因子和抗体损伤心肌细胞。

(三)免疫障碍

免疫障碍分两大部分:一是引起机体抵抗力下降,机体易于感染,尤其是嗜心肌病毒如柯萨奇病毒感染;二是以心肌为攻击靶位的自身免疫损伤,目前已知的有抗β受体抗体、抗 M 受体抗体、抗线粒体抗体、抗心肌细胞膜抗体、抗 ADP/ATP 载体蛋白抗体等。有些抗体具强烈干扰心肌细胞功能作用,如抗β受体抗体的儿茶酚胺样作用较去甲肾上腺素强 100 倍以上,抗 ADP/ATP 抗体严重干扰心肌能量代谢等。

(四)其他

某些营养物质、毒物的作用或叠加作用应注意。

二、病理及病理生理

(一)大体解剖

心腔大、室壁相对较薄、附壁血栓,瓣膜及冠状动脉正常,随着病情发展,心腔逐渐变为球形。

(二)组织病理

心肌细胞肥大、变长、变性坏死、间质纤维化。组化染色(抗淋巴细胞抗体)淋巴细胞增多,约46%符合 Dallas 心肌炎诊断标准。

(三)细胞病理(超微结构)

(1)收缩单位变少,排列紊乱。

(2)线粒体增多变性,细胞化学染色示线粒体嵴排列紊乱、脱失及融合;线粒体分布异常,膜下及核周分布增多,而肌纤维间分布减少。

(3)脂褐素增多。

(4)严重者心肌细胞空泡变性,脂滴增加。

在上述病理改变的基础上,原发扩张型心肌病的病理生理特点可用一句话概括:收缩功能障碍为主,继发舒张功能障碍。扩张型心肌病的可能发生机制见图 4-6。

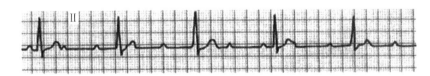

图 4-6　扩张型心肌病发病机制

三、临床表现

(1)充血性心力衰竭的临床表现。

(2)心律失常:快速、缓慢心律失常及各种传导阻滞,以室内阻滞较有特点。

(3)栓塞:以肺栓塞多见。绝大部分是细小动脉多次反复栓塞,表现为少量咯血或痰中带血。肺动脉高压等。周围动脉栓塞在国内较少见,可表现为脑、脾、肾、肠系膜动脉及肢体动脉栓塞。

有栓塞者预后一般较差。

四、辅助检查

(一)超声心动图

房室腔内径扩大,瓣膜正常,室壁搏动减弱、呈"大腔小口"样改变是其特点。早期仅左室和左房大,晚期全心大。可伴二尖瓣、三尖瓣功能性反流,很少见附壁血栓。

(二)ECG

QRS 可表现为电压正常、增高(心室大)和减低。有室内阻滞者 QRS 增宽。可见病理性 Q 波,多见于侧壁和高侧壁。左室极度扩大者,胸前导联 R 波呈马鞍形改变,即 V_3、V_4 呈 rS,$V_{1R} > V_{2R}$,$V_{5R} > V_{4R} > V_{3R}$。可见继发 ST-T 改变。有各种心律失常,常见的有室性期前收缩、室性心动过速、房室传导阻滞、室内传导阻滞、心房颤动、心房扑动等。

(三)X 线

普大心影,早期肺淤血明显,晚期由于肺动脉高压和(或)右心衰竭,肺野透亮度可增加,肺淤血不明显,左、右室同时衰竭者肺淤血亦可不明显。伴有心衰者常有胸腔积液,以右侧或双侧多见,单左侧胸腔积液十分少见。

(四)SPECT

核素心血池显像示左室舒张末容积(EDV)扩大,严重者可达 800 mL,EF 下降 <40%,严重者仅 3%～5%,心肌显像左室大或左、右室均大,左室壁显影稀疏不均,呈花斑样。

(五)心肌损伤标志

CK-MB、cTnT、cTnI 可增高。心肌损伤标志阳性者往往提示近期疾病活动、心衰加重,亦提示有病毒及免疫因素参加心肌损伤。

(六)其他检查

其他检查包括肝功、肾功、血常规、电解质、血沉异常等。

五、诊断及鉴别诊断

原发性扩张型心肌病目前尚无公认的诊断标准。可采用下列顺序:①心脏大、心率快、奔马律等心衰表现;②EF <40%(UCG、SPECT、LVG);③超声心动图表现为"大腔小口"样改变,左室舒张末内径指数 ≥27 mm/m²,瓣膜正常;④SPECT 示 EDV 增大,心肌显像呈花斑样改变;⑤以上表现用其他原因不能解释,即除外继发性心脏损伤。在临床上遇到难以解释的充血性心力衰竭首先应想到本病,通过病史询问、查体及上述检查符合①～④,且仍未找到可解释的原因即可诊断本病。

鉴别诊断:①应与所有引起心脏普大的原因鉴别;②ECG 有病理性 Q 波者应与陈旧性心梗鉴别。

六、治疗

与心力衰竭治疗基本相同,但强调 β 受体阻滞剂及保护心肌药物(如辅酶 Q_{10}、B 族维生素)的应用。

(田媛媛)

第八节 肥厚型心肌病

肥厚型心肌病(hypertrophic cardiomyopathy,HCM)是指心室壁明显肥厚而又不能用血流动力学负荷解释,或无引起心室肥厚原因的一组疾病。肥厚可发生在心室壁的任何部位,可以是对称性,也可以是非对称性,室间隔、左室游离壁及心尖部较多见,右室壁罕见。根据有无左室内梗阻,可分为梗阻性和非梗阻性。根据梗阻部位又可分为左心室中部梗阻和左室流出道梗阻,后者又称为特发性肥厚型主动脉瓣下狭窄(idiopathic hypertrophic subaortic stenosis,IHSS),以室间隔明显肥厚、左室流出道梗阻为其特点,此种类型约占肥厚型心肌病的1/4。

一、病因

本病30%～40%有明确家族史,其余为散发。梗阻性肥厚型心肌病有家族史者更多见,可高达60%。目前认为系常染色体显性遗传疾病,收缩蛋白基因突变是主要的致病因素。儿茶酚胺代谢异常、高血压和高强度体力活动可能是本病的促进因素。

二、病理生理

收缩功能正常乃至增强、舒张功能障碍为其共同特点。梗阻性肥厚型心肌病在心室和主动脉之间可出现压力阶差,在心室容量和外周阻力减小、心脏收缩加强时压力阶差增大。

三、临床表现

临床表现与发病年龄有关,发病年龄越早,临床表现越严重。部分可无任何临床表现,仅在体检或尸检时才发现。心悸、劳力性呼吸困难、心绞痛、劳力性晕厥、猝死是常见的临床表现。目前认为,晕厥及猝死的主要原因是室性心律失常,剧烈活动是其常见诱因。心脏查体可见心界轻度扩大,有病理性第四心音。晚期由于心房扩大,可发生心房颤动。也有少数演变为扩张型心肌病者,出现相应的体征。梗阻性肥厚型心肌病可在胸骨左缘3～4肋间和心尖区听到粗糙混合性杂音,该杂音既具喷射性杂音的性质,亦有反流性杂音的特点。目前认为,该杂音系不对称肥厚的室间隔造成左室流出道梗阻,血液高速流过狭窄的左室流出道,由于Venturi效应(流体的流速越快,压力越低)将二尖瓣前叶吸引至室间隔,加重梗阻,同时造成二尖瓣关闭不全。该杂音受心肌收缩力、左心室容量和外周阻力影响明显。凡能增加心肌收缩力、减少左心室容量和外周阻力的因素均可使杂音加强,反之则减弱。如含服硝酸甘油片或体力活动使左室容量减少或增加心肌收缩力,均可使杂音增强,使用β受体阻滞剂或下蹲位,使心肌收缩力减弱或左室容量增加,均可使杂音减弱。

四、辅助检查

(一)心电图检查

最常见的表现为左心室肥大和继发性ST-T改变,病理性Q波亦较常见,多出现在Ⅱ、Ⅲ、aVF、aVL、V_5、V_6导联,偶有V_{1R}增高。上述改变可出现在超声心动图发现室壁肥厚之前,其机制不清。以 V_3、V_4 为中心的巨大倒置 T 波是心尖肥厚型心肌病的常见心电图表现。此外,尚有室内阻滞、心房颤动及期前收缩等表现。

(二)超声心动图检查

对本病具诊断意义,且可以确定肥厚的部位。梗阻性肥厚型心肌病室间隔厚度与左室后壁之比≥1.3(图 4-7A、图 4-7B、图 4-7D);室间隔肥厚部分向左室流出道突出,二尖瓣前叶在收缩期前向运动(systolic anterior motion,SAM)(图 4-7C)。主动脉瓣在收缩期呈半开放状态。二尖瓣多普勒超声血流图示 A 峰＞E 峰,提示舒张功能低下。

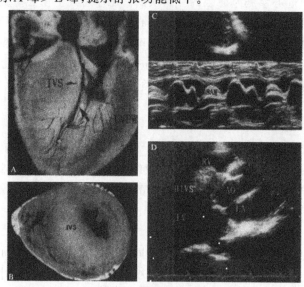

图 4-7 肥厚型心肌病

A:心脏纵切面观,室间隔厚度与之比＞1.3;B:梗阻性肥厚型心肌病横断面;C:梗阻性肥厚心肌病 M 超声心动图 SAM 征;D:左室游离壁梗阻性肥厚心肌病 B 型超声心动图 HIVS 征象。HIVS:室间隔肥厚 RV:右心室,LV:左心室,IVS:室间隔,AO:主动脉 LVPW:左室后壁,SAM:收缩期前向运动

(三)心导管检查和心血管造影

左室舒张末压升高,左室腔与左室流出道压力阶差大于 2.7 kPa(20 mmHg)者则可诊断梗阻存在。Brockenbrough 现象为梗阻性肥厚型心肌病的特异性表现。该现象系指具完全代偿期间的室性期前收缩后心搏增强、心室内压增高而主动脉内压降低的反常现象。这是由于心搏增强加重左室流出道梗阻。心室造影显示左室腔变形,呈香蕉状(室间隔肥厚)、舌状或黑桃状(心尖肥厚)。冠状动脉造影多为正常,供血肥厚区域的冠状动脉分支常较粗大。

(四)同位素心肌显像

同位素心肌显像可显示肥厚的心室壁及室壁显影稀疏,提示心肌代谢异常。此与心脏淀粉样变性心室壁厚而显影密度增高相鉴别。

(五)心肌 MRI

心肌 MRI 可显示心室壁肥厚和心腔变形。

(六)心内膜心肌活检(病理改变)

心肌细胞肥大、畸形、排列紊乱。

五、诊断及鉴别诊断

临床症状、体征及心电图可提供重要的诊断线索。诊断主要依靠超声心动图、同位素心肌显像、心脏 MRI 等影像学检查,心导管检查对梗阻性肥厚型心肌病亦具诊断意义,而 X 线心脏拍片对肥厚型心肌病诊断帮助不大。心绞痛及心电图 ST-T 改变需与冠心病鉴别。心室壁肥厚需与负荷过重引起的室壁肥厚及心脏淀粉样变性室壁肥厚鉴别。冠心病缺乏肥厚型心肌病心室壁肥厚的影像特征,通过冠状动脉造影可显示冠状动脉狭窄。后负荷过重引起的心室壁肥厚可查出后负荷过重疾病,如高血压、主动脉狭窄、主动脉缩窄等;心脏淀粉样变性心室壁肥厚时,心电图表现为低电压,可资鉴别。

六、治疗及预后

基本治疗原则为改善舒张功能,防止心律失常的发生。可用 β 受体阻滞剂及主要作用于心脏的钙通道阻滞剂。对重症梗阻性肥厚型心肌病[左室腔与左室流出道压力阶差≥8.0 kPa (60 mmHg)]患者可安装 DDD 型起搏器,室间隔化学消融及手术切除肥厚的室间隔心肌等方法治疗。本病的预后因人而异。一般而言,发病年龄越早,预后越差。成人多死于猝死,小儿多死于心力衰竭,其次是猝死。家族史阳性者猝死率较高。应指导患者避免剧烈运动、持重及屏气,以减少猝死发生。

(田媛媛)

第九节　急性心包炎

急性心包炎是一种以心包膜急性炎症病变为特点的临床综合征。

一、病因

(一)性质
急性非特异性。

(二)感染
细菌(包括结核杆菌)、病毒、真菌、寄生虫、立克次体。

(三)肿瘤
原发性、继发性。

(四)自身免疫和结缔组织病
风湿热及其他结缔组织病如系统性红斑狼疮、结节性动脉炎、类风湿性关节炎等,心脏损伤后(心肌梗死后综合征、心包切开后综合征)、血清病。

(五)内分泌、代谢异常
尿毒症、黏液性水肿、胆固醇性痛风。

(六)邻近器官疾病
急性心肌梗死、胸膜炎。

(七)先天性异常
心包缺损、心包囊肿。

(八)其他

外伤、放疗、药物等。

二、病理

急性心包炎根据病理变化可分为纤维蛋白性和渗液性心包炎。心包渗出液体无明显增加时为急性纤维蛋白性心包炎,渗出液增多时称渗液性心包炎。渗液可分为浆液纤维蛋白性、浆液血性、化脓性和出血性几种,多为浆液纤维蛋白性。液体量100~500 mL,也可多达2~3 L。心包渗液一般在数周至数月吸收,但也可发生脏层和壁层的粘连。增厚而逐渐形成慢性心包炎。

三、诊断

(一)症状

1.胸痛

心前区呈锐痛或钝痛,随体位改变、深呼吸、吞咽而加剧,常放射到左肩、背部或上腹部。病毒性者多伴胸膜炎,心前区疼痛剧烈。

2.呼吸困难

呼吸困难是心包渗液时最突出的症状。在心脏压塞时,可有端坐呼吸、呼吸浅而快、身躯前倾、发绀等。

3.全身症状

全身症状随病变而异。结核性者起病缓慢,有低热、乏力、食欲减退等。化脓性者起病急,高热及中毒症状严重。病毒性者常有上呼吸道感染及其他病毒感染的表现。

(二)体征

1.心包摩擦音

心包摩擦音是纤维蛋白性心包炎的重要体征,呈抓刮样音调,粗糙,以胸骨左缘3、4肋间及剑突下最显著,前倾坐位较易听到。心包摩擦音是一种由心房、心室收缩和心室舒张早期三个成分所组成的三相摩擦音,也可仅有心室收缩早期所组成的双相摩擦音。心包渗液增多时消失,但如心包两层之间仍有摩擦,则仍可听到摩擦音。

2.心包积液引起的相应体征

心包积液在300 mL以上者心浊音界向两侧扩大,且随体位而改变。平卧时心底浊音区增宽,坐位时下界增宽,心尖冲动减弱或消失,或位于心浊音界左缘之内侧,心音遥远,心率快。大量心包积液可压迫左肺引起左下肺不张,于左肩胛下叩诊浊音,并可听到支气管呼吸音,即左肺受压征(Ewart征)。如积液迅速积聚,可发生急性心脏压塞。患者气促加剧、面色苍白、发绀、心排血量显著下降,产生休克。若不及时解除心脏压塞,可迅速致死;如积液较慢,可形成慢性心脏压塞,表现为发绀、颈静脉怒张、肝大、腹水、皮下水肿、脉压小,常有奇脉。

四、辅助检查

(一)化验检查

感染性者常有白细胞计数增加及血沉增快等炎性反应。

(二)X线检查

一般渗液>200 mL时可出现心影;向两侧扩大,积液多时心影呈烧瓶状,心脏搏动减弱或消失,肺野清晰。

(三)心电图

心电图异常表现主要由心外膜下心肌受累而引起。

(1)常规 12 导联(除 aVR 及 V_1 外)皆出现 ST 抬高,呈弓背向下。

(2)一至数天后 ST 段回到基线,出现 T 波低平以至倒置。

(3)T 波改变持续数周至数月,逐渐恢复正常,有时保留轻度异常。

(4)心包积液时可有 QRS 波群低电压。

(5)心脏压塞或大量渗液时可见电交替。

(6)无病理性 Q 波。

(四)超声心动图

M 型超声心动图中,右室前壁与胸壁之间或左室后壁之后与肺组织之间均可见液性暗区。二维超声心动图中很容易见有液性暗区,还有助于观察心包积液量的演变。

(五)放射性核素心腔扫描

用 ^{99m}Tc 静脉注射后进行心脏血池扫描,正常人心血池扫描图示心影大小与 X 线心影基本相符,心包积液时心血池扫描心影正常而 X 线心影明显增大。二者心影横径的比值小于 0.75。

(六)心包穿刺

(1)证实心包积液的存在,检查其外观和进行有关的实验室检查,如细菌培养、寻找肿瘤细胞、渗液的细胞分类、解除心脏压塞症状等。

(2)心包腔内注入抗生素、化疗药物。心包穿刺主要指征是心脏压塞和未能明确病因的渗液性心包炎。

(七)心包活检

主要指征为病因不明确而持续时间较长的心包积液,可以通过心包组织学、细菌学等检查以明确病因。

五、鉴别诊断

(一)心脏扩大

心包积液与心脏扩大的鉴别见表 4-9。

表 4-9 心包积液与心脏扩大的鉴别

项目	心包积液	心脏扩大
心尖冲动	不明显或于心浊音内侧	与心浊音界一致
奇脉	常有	无
心音及杂音	第一心音远,一般无杂音(风湿性例外)	心音较清晰,常有杂音或奔马律
X 线检查	心影呈三角形,肺野清晰	心影呈球形,肺野淤血
心电图	Q-T 间期多正常或缩短或有电交替	Q-T 间期延长,心肌病变者常伴有室内阻滞,左室肥大,心律失常多见
超声心动图	有心包积液征象,心腔大小正常	无心包积液征象,心腔多扩大
放射性核素扫描	心腔扫描大小正常,而 X 线片心影大	心腔大小与 X 线片心影大体一致
心包穿刺	见心包积液	不宜心包穿刺

（二）急性心肌梗死

心包炎者年龄较轻，胸痛之同时体温、白细胞计数升高，血沉加快；而急性心肌梗死常在发病后期 48～72 小时出现体温、白细胞计数升高，血沉加快。此外，心包炎时多数导联 ST 段抬高，且弓背向下，无对应导联 ST 段压低，ST 段恢复等电位线后 T 波才开始倒置，亦无 Q 波。心肌酶谱仅轻度升高且持续时间较长。

（三）早期复极综合征

本综合征心电图中抬高的 ST 段与急性心包炎早期的心电图改变易混淆，前者属正常变异。鉴别：早期复极时 ST 段抬高很少超过 2 mm，在 aVR 及 V_1 导联中 ST 段常不压低，运动后抬高的 ST 段可转为正常，在观察过程中不伴有 T 波演变。

六、治疗

（一）一般对症治疗

患者卧床休息，直至疼痛及发热等症状消退；解除心脏压迫和对症处理，疼痛剧烈时可给予镇痛剂如阿司匹林 325 mg，每 4 小时一次，吲哚美辛 25 mg，每 4 小时一次。心包积液量多时，行心包穿刺抽液以解除压迫症状。

（二）心包穿刺

心包穿刺可用以解除心脏压塞症状和减轻大量渗液引起的压迫症状，并向心脏内注入治疗药物。

（三）心包切开引流

心包切开引流用于心包穿刺引流不畅的化脓性心包炎。

（四）心包切除术

心包切除术主要指征为急性非特异性心包炎有反复发作，以致长期致残。

七、常见几种不同病因的急性心包炎

（一）急性非特异性心包炎

急性非特异性心包炎是一种浆液纤维蛋白性心包炎，病因尚未完全肯定。病毒感染和感染后发生变态反应可能是主要病因，起病前 1～8 周常有呼吸道感染史。

1.临床表现

起病多急骤，表现为心前区或胸骨后疼痛，为剧烈的刀割样痛，也可有压榨痛或闷痛。有发热，体温在 4 小时内达 39 ℃或更高，为稽留热或弛张热。其他症状有呼吸困难、咳嗽、无力、食欲缺乏等。心包摩擦音是最重要的体征。心包渗液少量至中等量，很少发生心脏压塞。部分患者合并肺炎或胸膜炎。

2.实验室检查

白细胞计数正常或中度升高，心包积液呈草黄色或血性，以淋巴细胞居多，心包液细菌培养阴性。X 线检查示有心影增大或伴有肺浸润或胸膜炎改变。心电图有急性心包炎表现。病毒所致者，血清或心包积液的补体结合实验效价常增高。

3.治疗

本病能自愈，但可多次反复发作。无特异性治疗方法，以对症治疗为主，如休息，止痛剂给予水杨酸钠制剂或吲哚美辛，肾上腺皮质激素可抑制本病急性期，如有反复发作，应考虑心包切除。

(二)结核性心包炎

5%～10%的结核患者发生结核性心包炎,占所有急性心包炎的7%～10%,在缩窄性心包炎的比例更大。结核性心包炎常由纵隔淋巴结结核、肺或胸膜结核直接蔓延而来,或经淋巴、血行播散而侵入心包。

1.临床表现

(1)起病缓慢,不规则发热。

(2)胸痛不明显,心包摩擦音较少见,心包积液量较多,易致心脏压塞。

(3)病程长,易演变为慢性缩窄性心包炎。

2.实验室检查

(1)心包积液多呈血性,内淋巴细胞占多数。

(2)涂片、培养及动物接种有时可发现结核杆菌。

(3)结核菌素试验阳性对本病诊断有一定帮助。

3.治疗

(1)急性期卧床,增加营养。

(2)抗结核治疗一般用链霉素、异烟肼及对氨基水杨酸钠联合治疗,疗程1.5～2.0年,亦可用异烟肼5 mg/(kg·d)、乙胺丁醇25 mg/(kg·d)及利福平10 mg/(kg·d)联合治疗。

(3)常用肾上腺皮质激素4～6周,逐渐停药,减少渗出或粘连。

(4)有心脏压塞征象者,应进行心包穿刺,抽液后可向心包腔内注入链霉素及激素。

(5)若出现亚急性渗液缩窄性心包炎表现或有心包缩窄趋势者,应尽早做心包切除。

(三)化脓性心包炎

化脓性心包炎主要致病菌为葡萄球菌、革兰阳性杆菌、肺炎球菌等。多为邻近的胸内感染直接蔓延如肺炎、脓胸、纵隔炎等,也可由血行细菌播散,如败血症等,或心包穿刺性损伤带入细菌。偶可因膈下脓肿或肝脓肿蔓延而来。

1.临床表现

高热伴严重毒血症,胸痛,心包摩擦音,部分患者可出现心脏压塞。发病后2～12周易发展为缩窄性心包炎。

2.实验室检查

白细胞计数明显升高,血和心包液细菌培养阳性,心包液呈脓性,中性粒细胞占多数。

3.治疗

(1)针对病原菌选择抗生素,抗生素用量要足,并在感染被控制后维持2周。

(2)应及早心包切开引流。

(四)肿瘤性心包炎

心包的原发性肿瘤主要为间皮瘤,且较少见。转移性肿瘤较多见,主要来自支气管和乳房的肿瘤,淋巴瘤和白血病也可侵犯心包。

1.临床表现

患者可有心包摩擦音、心包渗液,渗液为血性,渗液抽走后又迅速产生,可引起心脏压塞。预后极差。

2.实验室检查

心包渗液中寻找肿瘤细胞可以确诊。

3.治疗

治疗包括用心包穿刺术、心包切开术,甚至心包切除术解除心脏压塞以及心包内滴注抗癌药。

(五)急性心肌梗死并发心包炎

透壁性心肌梗死累及心包时可引起心包炎,多呈纤维蛋白性,偶有少量渗液。临床发生率7％～16％,常在梗压后2～4小时发生,出现胸痛及短暂而局限的心包摩擦音,心电图示 ST 段再度升高,但无与心肌梗压部位方向相反的导联 ST 段压低。治疗以对症处理为主,予以吲哚美辛、阿司匹林等,偶需要用肾上腺皮质激素。

(六)心脏损伤后综合征

心脏损伤后综合征包括心包切开术后综合征、心脏创伤后综合征及心肌梗死后综合征,一般症状于心脏损伤后2～3周或数月出现,反复发作,每次发作1～4周,可能为自身免疫性疾病,亦可能与病毒感染有关。

1.临床表现

临床表现有发热、胸痛、心包炎、胸膜炎渗液和肺炎等。白细胞计数增高,血沉加快,半数患者有心包摩擦音,亦可有心包渗液。症状有自限性,预后良好,但易复发,每次1周至数周。心脏压塞常见。

2.治疗

合并有心包积液或胸腔积液者,需穿刺抽液。发热胸痛者可用吲哚美辛,重症患者可予以肾上腺皮质激素,有较好效果。

(七)风湿性心包炎

风湿性心包炎为风湿性全心炎的一部分,常伴有其他风湿病的临床表现,胸痛及心包摩擦音多见,心脏可有杂音,心包积液量少,多呈草绿色。抗链"O"滴定度及血清黏蛋白增高,血沉增快,抗风湿治疗有效。愈后可有心包粘连,一般不发展为缩窄性心包炎。

(徐　帝)

第十节　慢性心包炎

急性心包炎以后,可在心包上留下瘢痕粘连和钙质沉着。多数患者只有轻微的瘢痕形成和疏松的或局部的粘连,心包无明显的增厚,不影响心脏的功能,称为慢性粘连性心包炎。部分患者心包渗液长期存在,形成慢性渗出性心包炎,主要表现为心包积液,预后良好。少数患者由于形成坚厚的疤痕组织,心包失去伸缩性,明显地影响心脏的收缩和舒张功能,称为缩窄性心包炎,它包括典型的慢性缩窄性心包炎和在心包渗液的同时已发生心包缩窄的亚急性渗液性缩窄性心包炎,后者在临床上既有心包堵塞又有心包缩窄的表现,并最终演变为典型的慢性缩窄性心包炎。

一、病因

部分由结核性、化脓性和非特异性心包炎引起,也见于心包外伤后或类风湿性关节炎的患者。有许多缩窄性心包炎患者虽经心包病理组织检查也不能确定其病因。心包肿瘤和放射治疗（简称"放疗"）也偶可引起本病。

二、发病机制及病理改变

在慢性缩窄性心包炎中，心包脏层和壁层广泛粘连增厚和钙化，心包腔闭塞成为一个纤维瘢痕组织外壳，紧紧包住和压迫整个心脏和大血管根部，也可以局限在心脏表面的某些部位，如在房室沟或主动脉根部形成环状缩窄。在心室尤其在右心室表面，瘢痕往往更坚厚，常为 $0.2\sim2$ cm或更厚。在多数患者中，疤痕组织主要由致密的胶原纤维构成，呈斑点状或片状玻璃样变性，因此不能找到提示原发病变的特征性变化。有些患者心包内尚可找到结核性或化脓性的肉芽组织。

由于时常发现外有纤维层包裹、内为浓缩血液成分和体液存在，提示心包内出血是形成心包缩窄的重要因素。心脏外形正常或较小，心包病变常累及贴近其下的心肌。缩窄的心包影响心脏的活动和代谢，有时导致心肌萎缩、纤维变性、脂肪浸润和钙化。

三、临床表现

缩窄性心包炎的起病常隐袭。心包缩窄的表现出现于急性心包炎后数月至数十年，一般为 $2\sim4$ 年。在缩窄发展的早期，体征常比症状显著，即使在后期，已有明显的循环功能不全的患者亦可能仅有轻微的症状。

（一）症状

劳累后呼吸困难常为缩窄性心包炎的最早期症状，是心排血量相对固定，在活动时不能相应增加所致。后期可因大量的胸腔积液、腹水将膈抬高和肺部充血，以致休息时也发生呼吸困难，甚至出现端坐呼吸。大量腹水和肿大的肝脏压迫腹内脏器，产生腹部膨胀感。此外可有乏力、胃纳减退、眩晕、衰弱、心悸、咳嗽、上腹疼痛、水肿等。

（二）体征

1.心脏本身的表现

心浊音界正常或稍增大。心尖冲动减弱或消失，心音轻而远，这些表现与心脏活动受限制和心排血量减少有关。第二心音的肺动脉瓣成分可增强。部分患者在胸骨左缘第 $3\sim4$ 肋间可听到一个在第二心音后 0.1 秒左右的舒张早期额外音（心包叩击音），性质与急性心包炎有心脏压塞时相似。心率常较快。心律一般是窦性，可出现期前收缩、心房颤动、心房扑动等异位心律。

2.心脏受压的表现

颈静脉怒张、肝大、腹水、胸腔积液、下肢水肿等与心脏舒张受阻，使心排血量减少，导致水、钠潴留，从而使血容量增加，以及静脉回流受阻使静脉压升高有关。缩窄性心包炎常有大量腹水，而且较皮下水肿出现得早，与一般心力衰竭有所不同。一些患者可发生胸腔积液，有时出现奇脉，心排血量减少使动脉收缩压降低，静脉淤血，反射性引起周围小动脉痉挛使舒张压升高，因此脉压变小。

四、影像心电图及导管

（一）X 线检查

心脏阴影大小正常或稍大，心影增大可能由于心包增厚或伴有心包积液，左右心缘正常弧弓消失,呈平直僵硬,心脏搏动减弱,上腔静脉明显增宽,部分患者心包有钙化呈蛋壳状,此外,可见心房增大。

(二)心电图

多数有低电压,窦性心动过速,少数可有心房颤动,多个导联 T 波平坦或倒置。有时 P 波增宽或增高呈"二尖瓣型 P 波"或"肺型 P 波"表现,左、右心房扩大,也可有右心室肥厚。

(三)超声心动图

超声心动图可见右心室前壁或左心室后壁振幅变小,如同时有心包积液,则可发现心包壁层增厚程度。

(四)心导管检查

右心房平均压升高,压力曲线呈"M"形或"W"形,右心室压力升高,压力曲线呈舒张早期低垂及舒张晚期高原图形,肺毛细楔嵌压也升高。

五、诊断

患者有急性心包炎病史,伴有体、肺循环淤血的症状和体征,而无明显心脏增大,脉压小,有奇脉,X 线显示心包钙化,诊断并不困难。

六、鉴别诊断

本病应与肝硬化门静脉高压症及充血性心力衰竭相鉴别。肝硬化有腹水及下肢水肿,但无静脉压增高及颈静脉怒张等。充血性心力衰竭者多有心瓣膜病的特征性杂音及明显心脏扩大而无奇脉,超声心动图及 X 线检查有助鉴别。

限制型心肌病的血流动力学改变与缩窄性心包炎相似,故其临床表现与钙化的缩窄性心包炎极为相似,很难鉴别,其鉴别要点可参见表 4-10。

表 4-10　缩窄性心包炎和限制性心肌病的鉴别

鉴别项目	缩窄性心包炎	限制型心肌病
疲劳和呼吸困难	逐渐发生,后来明显	一开始就明显
吸气时颈静脉扩张	有	无
心尖冲动	常不明显	常扪及
奇脉	常有	无
二尖瓣与三尖瓣关闭不全杂音	无	常有
舒张期杂音	在第二心音之后较早出现,较响,为舒张早期额外音(心包叩击音)	在第二心音之后较迟出现,较轻,为第三心音,常可听到第四心音
X 线	心脏轻度增大,常见心包钙化	心脏常明显增大,无心包钙化,可有心内膜钙化
心电图	QRS 波群低电压和广泛性 T 波改变,可有心房颤动或提示左房肥大的 P 波改变	可有波群低电压和广泛性 T 波改变,有时出现异常 Q 波,常有房室和心室内传导阻滞(特别是左束支传到阻滞)和心室肥大劳损,也有心房颤动
收缩时间间期测定	正常	异常(PEP 延长,LVET 缩短,PEP/LVET 比值增大)
超声心电图		

鉴别项目	缩窄性心包炎	限制型心肌病
心房显著扩大	不常见	常见
舒张早期二尖瓣血流速率	有明显的呼吸变化	随呼吸变化极小
彼此相反的心室充盈	有	无
血流动力学检查		
左、右室舒张末期压	相等,相差≤0.7 kPa(5 mmHg)	>0.7 kPa(5 mmHg)
右室收缩压	≤0.7 kPa(5 mmHg)	>6.7 kPa(50 mmHg)
右室舒张末期压	大于1/3右室收缩压	<1/3右室收缩压
计算机化断层显像	心包增厚	心包正常
心内膜心肌活组织检查	正常	异常
洋地黄治疗反应	静脉压不变	静脉压下降

七、治疗

应及早施行心包剥离术。如病程过久,心肌常有萎缩和纤维变性,影响手术的效果。因此,只要临床表现为心脏进行性受压,用单纯心包渗液不能解释,或在心包渗液吸收过程中心脏受压重征象越来越明显,或在进行心包腔注气术时发现壁层心包显著增厚,或磁共振显像显示心包增厚和缩窄,如心包感染已基本控制,就应及早争取手术。结核性心包炎患者应在结核活动已静止后考虑手术,以免过早手术造成结核的播散。如结核尚未稳定,但心脏受压症状明显加剧时,可在积极抗结核治疗下进行手术。手术中心包应尽量剥离,尤其两心室的心包必须彻底剥离。因心脏长期受到束缚,心肌常有萎缩和纤维变性,所以手术后心脏负担不应立即过重,应逐渐增加活动量。静脉补液必须谨慎,否则会导致急性肺水肿。由于萎缩的心肌恢复较慢。因此手术成功的患者常在术后4～6月才逐渐出现疗效。

手术前应改善患者一般情况,严格休息,低盐饮食,使用利尿药或抽除胸腔积液和腹水,必要时给以少量多次输血。有心力衰竭或心房颤动的患者可适应应用洋地黄类药物。

八、预后

如能及早进行心包的彻底剥离手术,大部分患者可获满意的效果。少数患者因病程较久,有明显心肌萎缩和心源性肝硬化等严重病变,则预后较差。

(徐启兰)

第五章 内分泌科疾病的诊疗

第一节 甲状腺功能亢进症

甲状腺功能亢进症(简称"甲亢")是指由甲状腺本身或甲状腺以外的多种原因引起的甲状腺激素增多,进入循环血中,作用于全身的组织和器官,造成机体的神经、循环、消化等各系统的兴奋性增高和代谢亢进的疾病的总称。甲亢是内分泌系统的常见病和多发病。本病可发生于任何年龄,从新生儿到老年人均可能患甲亢,但最多见于中青年女性。

甲亢的病因较复杂,其中以 Graves 病(GD)最多见,又称毒性弥漫性甲状腺肿,是一种伴甲状腺激素分泌增多的器官特异性自身免疫病,约占所有甲亢患者的 85%;其次为亚急性甲状腺炎伴甲亢和结节性甲状腺肿伴甲亢;其他少见的病因有垂体性甲亢、碘甲亢等。本节主要讨论 Graves 病。

一、病因及发病机制

GD 的发病机制和病因未明,一般认为它是以遗传易患性为背景,在精神创伤、感染等应激因素作用下,诱发体内的免疫系统功能紊乱,"禁忌株"细胞失控,Ts 细胞减弱了对 Th 细胞的抑制,特异 B 细胞在特异 Th 细胞辅助下产生异质性免疫球蛋白(自身抗体)而致病。可作为这些自身抗体的组织抗原或抗原成分很多,主要有 TSH、TSH 受体、Tg、甲状腺 TPO 等。

二、病理

(一)甲状腺

甲状腺多呈不同程度的弥漫性、对称性肿大,或伴峡部肿大。质软至韧,包膜表面光滑、透亮,也可不平或呈分叶状。甲状腺内血管增生、充血,使其外观呈鲜牛肉色或猪肝色。滤泡增生明显,呈立方形或高柱状,并可形成乳头状皱褶突入滤泡腔内,腔内胶质常减少或消失。细胞核位于底部,可有分裂象。高尔基器肥大,内质网发育良好,有较多核糖体,线粒体常增多。凡此均提示滤泡上皮功能活跃,处于 TH 合成和分泌功能亢进状态。

(二)眼

浸润性突眼者的球后组织中常有脂肪浸润,纤维组织增生,黏多糖和糖胺聚糖沉积,透明质酸增多,淋巴细胞及浆细胞浸润。眼肌纤维增粗、纹理模糊,肌纤维透明变性、断裂及破坏,肌细胞内黏多糖亦增多。

（三）双下肢对称性胫前黏液性水肿

双下肢对称性胫前黏液性水肿少见。病变皮肤切片在光镜下可见黏蛋白样透明质酸沉积，伴多数带颗粒的肥大细胞、吞噬细胞和内质网粗大的成纤维细胞浸润；电镜下可见大量微纤维伴糖蛋白及酸性糖胺聚糖沉积。

（四）其他

骨骼肌、心肌有类似上述眼肌的改变，但较轻。久病者或重度甲亢患者肝内可有脂肪浸润、灶状或弥漫性坏死、萎缩，门静脉周围纤维化乃至肝硬化。颈部、支气管及纵隔淋巴结增大较常见，脾亦可增大。少数病例可有骨质疏松。

三、临床表现

女性多见，男女之比为 $1:(4\sim6)$，各年龄组均可发病，以 $20\sim40$ 岁为多。临床表现不一，老年和儿童患者的临床表现常不典型，典型病例表现三联症。

（一）甲状腺激素分泌过多综合征

1.高代谢综合征

由于 T_3、T_4 分泌过多和交感神经兴奋性增高，促进物质代谢，氧化加速使产热、散热明显增多，患者常有疲乏无力、怕热多汗，皮肤温暖潮湿、体重锐减、低热（危象时可有高热）等。

2.心血管系统

患者可有心悸、胸闷、气短、心动过速，严重者可导致甲亢性心脏病。查体时可见：①心动过速，常为窦性，休息及熟睡时心率仍快。②心尖区第一心音亢进，常有收缩期杂音，偶在心尖部可听到舒张期杂音。③心律失常以期前收缩、房颤多见，房扑及房室传导阻滞少见。④可有心脏肥大、扩大及心力衰竭。⑤由于收缩压上升、舒张压下降、脉压增大，有时出现水冲脉、毛细血管搏动等周围血管征。

3.精神、神经系统

患者易激动、烦躁、失眠、多言多动、记忆力减退。有时出现幻觉，甚而表现为亚躁狂症或精神分裂症。偶尔表现为寡言、抑郁者，以老年人多见。可有双手及舌平伸细震颤，腱反射亢进。

4.消化系统

患者常有食欲亢进、多食消瘦、大便频繁。老年患者可有食欲缺乏、厌食。重者可有肝大及肝功能异常，偶有黄疸。

5.肌肉骨骼系统

部分患者可有甲亢性肌病、肌无力及肌萎缩，多见于肩胛与骨盆带肌群。周期性瘫痪多见于青年男性患者，原因不明。

6.内分泌系统

早期血 ACTH、皮质醇及 24 小时尿 17-羟皮质类固醇（17-OHCS）升高，继而受过多 T_3、T_4 抑制而下降，皮质醇半衰期缩短。

7.生殖系统

女性常有月经减少或闭经，男性有阳痿，偶有乳腺发育。

8.血液和造血系统

周围血液中，淋巴细胞绝对值和百分比及单核细胞增多，但白细胞计数偏低。血小板寿命缩短。有时可出现皮肤紫癜或贫血。

(二)甲状腺肿

绝大多数患者有程度不等的弥漫性、对称性甲状腺肿大,随吞咽动作上下运动;质软、无压痛、久病者较韧;肿大程度与甲亢轻重无明显关系;左、右叶上下极可扪及细震颤,可闻及收缩期吹风样或连续性收缩期增强的血管杂音,为诊断本病的重要体征。极少数无甲状腺肿大或甲状腺位于胸骨后纵隔内。甲状腺肿大压迫气管、食管及喉返神经时,出现气短、进食哽噎及声音嘶哑。

(三)眼征

GD患者中,有25%～50%伴有眼征,其中突眼为重要而较特异的体征之一。突眼多与甲亢同时发生,但亦可在甲亢症状出现前或甲亢经药物治疗后出现,少数仅有突眼而缺少其他临床表现。按病变程度可分为单纯性(干性、良性、非浸润性)和浸润性(水肿性、恶性)突眼两类。

1.非浸润性突眼

非浸润性突眼占大多数,无症状,主要与交感神经兴奋和TH的β肾上腺素能样作用致眼外肌群和提上睑肌张力增高有关,球后及眶内软组织改变不大,突眼度<18 mm,经治疗常可恢复,预后良好。眼征有以下几种。①Dalrymple征:眼裂增大。②Stellwag征:瞬目减少。③Mobius征:双眼聚合能力欠佳。④Von Graefe征:眼向下看时巩膜外露。⑤Joffroy征:眼向上看时前额皮肤不能皱起。

2.非浸润性突眼

非浸润性突眼较少见,症状明显,多发生于成年患者,由眼球后软组织水肿和浸润所致,预后较差。除上述眼征更明显外,往往伴有眼睑肿胀肥厚,结膜充血水肿。患者畏光、复视、视力减退、阅读时易疲劳、异物感、眼胀痛或刺痛、流泪,眼球肌麻痹而视野缩小、斜视、眼球活动度减少甚至固定。突眼度一般>19 mm,左右突眼度常不等。由于突眼明显,不能闭合,结膜及角膜经常暴露,尤其是睡眠时易受外界刺激而引起充血、水肿,继而感染。

四、实验室检查

(一)血清甲状腺激素测定

1.血清总三碘甲状腺原氨酸(TT_3)

TT_3浓度常与TT_4的改变平行,但在甲亢初期与复发早期,TT_3上升往往很快,约4倍于正常值;而TT_4上升较缓,仅为正常值的2.5倍,故测定TT_3为早期GD、治疗中疗效观察及停药后复发的敏感指标,亦是诊断T_3型甲亢的特异指标。但应注意老年淡漠型甲亢或久病者TT_3可不高。

2.血总甲状腺素(TT_4)

TT_4是判定甲状腺功能最基本的筛选指标,在估计患者甲状腺激素结合球蛋白TBG正常情况下,TT_4的增高提示甲亢。甲亢患者TT_4升高受TBG影响,而TBG又受雌激素、妊娠、病毒性肝炎等影响而升高,受雄激素、低蛋白血症(严重肝病、肾病综合征)、泼尼松等的影响而下降,分析时必须注意。

3.血清游离甲状腺素(FT_4)及游离T_3(FT_3)

FT_4、FT_3不受血TBG影响,能直接反映甲状腺功能。其敏感性和特异性均明显高于TT_4和TT_3,含量极微,正常值因检查机构而有不同。

4.血清反 $T_3(rT_3)$

rT_3 无生物活性,是 T_4 在外周组织的降解产物,其血浓度的变化与 T_3、T_4 维持一定比例,尤其是与 T_4 的变化一致,可作为了解甲状腺功能的指标。

(二)促甲状腺激素(TSH)

甲状腺功能改变时,TSH 的波动较 T_3、T_4 更迅速而显著,故血中 TSH 是反映下丘脑-垂体-甲状腺轴功能的敏感指标。尤其是对亚临床型甲亢和亚临床型甲减的诊断有重要意义。垂体性甲亢升高,甲状腺性甲亢正常或降低。

(三)甲状腺摄¹³¹I率

本法诊断甲亢的符合率达 90%。正常值:3 小时,5%～25%;24 小时,20%～45%,高峰出现在 24 小时。甲亢患者摄¹³¹I率增强,3 小时>25%,24 小时>45%,且高峰前移。缺碘性甲状腺肿摄¹³¹I率也可增高,但一般无高峰前移,可做 T_3 抑制试验鉴别。影响摄¹³¹I率的因素如下。①使摄¹³¹I率升高的因素:长期服用女性避孕药。②使摄¹³¹I率降低的因素:多种食物及含碘药物(包括中药)、抗甲状腺药物、溴剂、利血平、保泰松、对氨基水杨酸、甲苯磺丁脲等。做本测定前应停用上述药物、食物 2 个月以上。孕妇和哺乳期妇女禁用。

(四)促甲状腺激素释放激素(TRH)兴奋试验

GD 时血 T_3、T_4 增高,反馈抑制 TSH,故 TSH 细胞不被 TRH 兴奋。如静脉注射 TRH 200 μg 后 TSH 有升高反应,可排除甲亢;如 TSH 不增高(无反应)则支持甲亢的诊断。本试验因在体外进行测定 TSH,无须将核素引入人体,故不良反应少,对年老有冠心病或甲亢性心脏病者较 T_3 抑制试验安全。

(五)T_3 抑制试验

T_3 抑制试验主要用于鉴别甲状腺肿伴摄¹³¹I率增高系由甲亢或是单纯性甲状腺肿所致;也曾用于长期抗甲状腺药物治疗后,预测停药后复发可能性的参考。方法:先测定基础摄¹³¹I率后,口服 $T_3$20 μg,每天 3 次,连续 6 天(或甲状腺片 60 mg,每天 3 次,连服 8 天),然后再测摄¹³¹I率。对比两次结果,正常人及单纯性甲状腺肿患者摄¹³¹I率下降>50%;甲亢患者不被抑制,故摄¹³¹I的下降<50%。伴有冠心病、甲亢性心脏病或严重甲亢者禁用本项试验,以免诱发心律失常、心绞痛或甲状腺危象。

(六)甲状腺自身抗体测定

未经治疗的 GD 患者血 TSAb 阳性检出率可达 80%～100%,有早期诊断意义,对判断病情活动、是否复发也有价值;还可以作为治疗后停药的重要指标。50%～90%的 GD 患者血中可检出 TGAb 和(或)TPOAb,但滴度较低。如长期持续阳性且滴度较高,提示患者有进展为自身免疫性甲减的可能。

(七)影像学检查

超声、放射性核素扫描、CT、MRI 等可根据需要选用。

五、诊断及鉴别诊断

(一)诊断

根据临床表现三联征及实验室检查,诊断并不困难。但早期轻型、老年人、小儿表现不典型,尤其是淡漠型甲亢应特别注意。

(二)鉴别诊断

1.单纯性甲状腺肿

单纯性甲状腺肿患者无甲亢症状。摄^{131}I率虽也增高但高峰不前移。T_3抑制试验可被抑制。T_3正常或偏高,T_4正常或偏低,TSH正常或偏高。TRH兴奋试验正常。血TSAb、TGAb和TPOAb阴性。

2.神经官能症

神经、精神症状相似,但无高代谢症状群、突眼及甲状腺肿,甲状腺功能正常。

3.其他疾病

以消瘦、低热为主要表现者,应与结核、恶性肿瘤鉴别;腹泻者应与慢性结肠炎鉴别;心律失常应与冠心病、风湿性心脏病鉴别;淡漠型甲亢应与恶性肿瘤、消耗病鉴别;突眼应与眶内肿瘤、慢性肺心病等相鉴别。

六、治疗

一般治疗是解除精神紧张和负担、避免情绪波动。确诊后应适当卧床休息并给予对症、支持疗法。忌碘饮食,补充足够热量和营养如蛋白、糖类及各种维生素。有交感神经兴奋、心动过速者可用普萘洛尔、利血平等;如失眠可给地西泮、氯氮䓬。

甲亢的治疗,常用方法如下。

(一)控制甲亢的基本方法

(1)抗甲状腺药物治疗。

(2)放射性碘治疗。

(3)手术治疗。

(二)抗甲状腺药物治疗

疗效较肯定;一般不引起永久性甲减;方便、安全、应用最广。

1.常用药物

(1)硫脲类:甲硫氧嘧啶和丙硫氧嘧啶(PTU)。

(2)咪唑类:甲巯咪唑(MMI)和卡比马唑。

2.作用机制

通过抑制过氧化物酶活性,使无机碘氧化为活性碘而作用于碘化酪氨酸减少,阻止甲状腺激素合成,丙硫氧嘧啶还可以抑制T_4在周围组织中转化为T_3,故首选用于严重病例或甲状腺危象。

3.适应证

病情轻、甲状腺呈轻至中度肿大者;年龄在20岁以下,或孕妇、年迈体弱或合并严重心、肝、肾疾病等而不宜手术者;术前准备;作为放射性^{131}I治疗前后的辅助治疗;甲状腺次全切除后复发而不宜用^{131}I治疗者。

4.剂量用法与疗程

长程治疗分为初治期、减量期及维持期,按病情轻重决定剂量。

(1)初治期:丙硫氧嘧啶或甲硫氧嘧啶300～450 mg/d,甲巯咪唑或卡比马唑30～40 mg/d,分2～3次口服。至症状缓解或T_3、T_4恢复正常时即可减量。

(2)减量期:每2～4周减量1次,丙硫氧嘧啶或甲硫氧嘧啶每次减50～100 mg/d,甲巯咪唑或卡比马唑每次减5～10 mg/d,待症状完全消除,体征明显好转后再减至最小维持量。

（3）维持期：丙硫氧嘧啶或甲硫氧嘧啶 50～100 mg/d，甲巯咪唑或卡比马唑 5～10 mg/d，维持1.5～2 年，必要时还可以在停药前将维持量减半。疗程中除非有较严重的反应，一般不宜中断，并定期随访疗效。

5.治疗中注意事项

（1）如经治疗症状缓解但甲状腺肿大及突眼却加重时，抗甲状腺药物应酌情减量，并加用甲状腺片，每天 30～60 mg。可能由于抗甲状腺药物过量，T_3、T_4 减少后对 TSH 反馈抑制减弱，故 TSH 分泌增多促使甲状腺增生、肥大。

（2）注意抗甲状腺药物不良反应：粒细胞减少与药疹甲巯咪唑较丙硫氧嘧啶常见，初治时每周化验白细胞计数、白细胞分类，以后每 2～4 周 1 次。常见于开始服药 2～3 个月。当白细胞低于 $4×10^9/L$ 时应注意观察，试用升白细胞药物如维生素 B_4、利血生、鲨肝醇、脱氧核糖核酸，必要时可采用泼尼松。如出现突发的粒细胞缺乏症（对药物的变态反应），常表现为咽痛、发热、乏力、关节酸痛等时，应紧急处理并停药。有些患者用抗甲状腺药物后单有药疹，一般不必停药，可给抗组胺药物，必要时可更换抗甲状腺药物种类，目前临床用药中丙硫氧嘧啶出现药疹者较少，但应该特别警惕出现剥脱性皮炎、中毒性肝炎等，一旦出现应停药抢救。

（3）停药问题：近年认为完成疗程后尚须观察，TRAb 或 TSI 免疫抗体明显下降者方可停药以免复发。

（三）放射性碘治疗

1.放射性碘治疗甲亢作用机制

利用甲状腺高度摄取和浓集碘的能力及 ^{131}I 释放出 β 射线对甲状腺的毁损效应（β 射线在组织内的射程约 2 mm，电离辐射仅限于甲状腺局部而不累及毗邻组织），破坏滤泡上皮而减少 TH 分泌。另外，也抑制甲状腺内淋巴细胞的抗体生成，加强治疗效果。

2.适应证

（1）中度甲亢、年龄在 25 岁以上者。

（2）对抗甲状腺药有过敏等反应而不能继用，或长期治疗无效，或治疗后复发者。

（3）合并心、肝、肾等疾病不宜手术，或术后复发，或不愿手术者。

（4）非自身免疫性家族性毒性甲状腺肿者。

（5）某些高功能结节者。

3.禁忌证

（1）妊娠、哺乳期妇女（^{131}I 可透过胎盘和进入乳汁）。

（2）年龄在 25 岁以下者。

（3）严重心、肝、肾衰竭或活动性肺结核者。

（4）外周血白细胞计数在 $3×10^9/L$ 以下或中性粒细胞计数低于 $1.5×10^9/L$ 者。

（5）重症浸润性突眼症。

（6）甲状腺不能摄碘者。

（7）甲状腺危象。

4.方法与剂量

根据甲状腺估计重量和最高摄 ^{131}I 率推算剂量。一般主张每克甲状腺组织一次给予 ^{131}I 70～100 μCi（$1\ Ci=3.7×10^{10}Bq$）放射量。甲状腺重量的估计有 3 种方法：①触诊法。②X 线检查。③甲状腺显像。

5.治疗前注意事项

不能机械采用公式计算剂量,应根据病情轻重、过去治疗情况、年龄、甲状腺有无结节、^{131}I在甲状腺的有效半衰期长短等全面考虑;服^{131}I前 2～4 周应避免用碘剂及其他含碘食物或药物;服^{131}I前如病情严重,心率超过 120 次/分,血清 T_3、T_4 明显升高者宜先用抗甲状腺药物及普萘洛尔治疗,待症状减轻方可用放射性^{131}I治疗。最好服抗甲状腺药物直到服^{131}I前 2～3 天再停,然后做摄^{131}I率测定,接着采用^{131}I治疗。

6.疗效

一般治疗后 2～4 周症状减轻,甲状腺缩小,体重增加,3～4 个月 60% 以上的患者可治愈。如半年后仍未缓解,可进行第二次治疗,且于治前先用抗甲状腺药物控制甲亢症状。

7.并发症

(1)甲状腺功能减退:分暂时性和永久性甲减两种。早期由腺体破坏,后期由自身免疫反应所致。一旦发生均需用 TH 替代治疗。

(2)突眼的变化不一:多数患者的突眼有改善,部分患者无明显变化,极少数患者的突眼恶化。

(3)放射性甲状腺炎:见于治疗后 7～10 天,个别可诱发危象。故必须在^{131}I治疗前先用抗甲状腺药物治疗。

(4)致癌问题:^{131}I治疗后癌发生率并不高于一般居民的自然发生率。但由于年轻患者对电离辐射敏感,有报道婴儿和儿童时期颈都接受过 X 线治疗者甲状腺癌的发生率高,故年龄在 25 岁以下者应选择其他治疗方法。

(5)遗传效应:经^{131}I治疗后有报道可引起染色体变异,但仍在探讨中,并须长期随访观察方能得出结论。为保证下一代及隔代子女的健康,将妊娠期列为^{131}I治疗的禁忌证是合理的。

(四)手术治疗

甲状腺次全切除术的治愈率可达 70% 以上,但可引起多种并发症,有的病例于术后多年仍可复发,或出现甲状腺功能减退症。

1.适应证

(1)中、重度甲亢,长期服药无效,停药后复发,或不愿长期服药者。

(2)甲状腺巨大,有压迫症状者。

(3)胸骨后甲状腺肿伴甲亢者

(4)结节性甲状腺肿伴甲亢者。

2.禁忌证

(1)较重或发展较快的浸润性突眼者。

(2)合并较重的心、肝、肾、肺疾病,不能耐受手术者。

(3)妊娠早期(第 3 个月前)及晚期(第 6 个月后)。

(4)轻症可用药物治疗者。

3.术前准备

先抗甲状腺药物治疗达下列指标者方可进行术前服药:①症状减轻或消失;②心率恢复到 80～90 次/分以下;③T_3、T_4 恢复正常;④BMR＜＋20%。达到上述指标者开始进行术前服用复方碘溶液。服法:3～5 滴/次,每天服 3 次,逐日增加 1 滴直至 10 滴/次,维持 2 周。作用:减轻甲状腺充血、水肿,使甲状腺质地变韧,方便手术并减少出血。近年来,使用普萘洛尔或普萘洛尔与碘化物联合使用作术前准备,疗效迅速,一般于术前及术后各服 1 周。

4.手术并发症

(1)出血:须警惕引起窒息,严重时须气管切开。

(2)局部伤口感染。

(3)喉上与喉返神经损伤,引起声音嘶哑。

(4)甲状旁腺损伤或切除,引起暂时性或永久性手足抽搐。

(5)突眼加重。

(6)甲状腺功能减退症。

(7)甲状腺危象。

(五)高压氧治疗

1.治疗机制

(1)高压氧治疗可以迅速增加各组织供氧,甲亢患者因甲状腺素增多,机体各组织代谢旺盛、耗氧量增加,要求心脏收缩力增强、心率加快,增加心排血量为组织运送更多氧气和营养物质。心率加快、血压升高结果增加心肌的耗氧量。患者进行高压氧治疗可以迅速增加各组织的氧气供应,减轻心脏负担;高压氧治疗可以减慢心率,降低心肌耗氧量。

(2)高压氧治疗可以减低机体的免疫能力,减少抗体的产生、减少淋巴细胞的数量。

(3)高压氧治疗可以改善大脑皮质的神经活动,改善自主神经功能,稳定患者情绪。调整机体免疫功能。

(4)有实验证明,高压氧治疗可以调整甲状腺素水平,无论甲状腺素水平高或低,经高压氧治疗均有恢复正常水平的趋势。

2.治疗方法

(1)治疗压力不宜过高,1.8～2 ATA、每次吸氧 60 分钟、每天 1 次、连续 1～2 疗程。

(2)配合药物治疗。

(3)甲状腺危象患者可在舱内进行高压氧治疗同时配合药物治疗。

(4)甲状腺手术前准备,行高压氧治疗可减少甲状腺血流量。

七、应急措施

(1)当患者出现明显呼吸困难、发绀、抽搐、昏迷、血压下降、心律失常等情况时,提示有急性呼吸衰竭的可能,立即建立人工气道,行气管插管或气管切开,保持呼吸道通畅,加压给氧,监测生命体征的变化,同时保持静脉液路通畅。

(2)一旦呼吸停止应立即行人工呼吸、气管插管,调用呼吸机进行合理的机械通气。

八、健康教育

(1)给患者讲述疾病的有关知识,如药物、输血治疗的目的、氧气吸入的重要性,使患者主动配合治疗。

(2)保持良好的情绪,保证充足的休息和睡眠,以促进身体恢复。

(3)康复期注意营养,适当户外活动,提高机体抵抗力。

(4)对恶性肿瘤坚持化疗者和病理产科患者再次怀孕者,应特别注意监测 DIC 常规,血小板计数,注意出血倾向,及时就诊。

(孔行锋)

第二节　甲状腺功能减退症

甲状腺功能减退症简称"甲减",是组织的甲状腺激素作用不足或缺如的一种病理状态,即甲状腺激素合成、分泌或生物效应不足所致的一组内分泌疾病。甲减的发病率有地区及种族的差异。碘缺乏地区的发病率明显较碘供给充分地区高。女性甲减较男性多见,且随年龄增加,其患病率上升。新生儿甲减发生率约为 1/4 000,青春期甲减发病率降低,其患病率随着年龄上升,在年龄＞65 岁的人群中,显性甲减的患病率为 2%～5%。甲减为较常见的内分泌疾病,且常首先求治于非专科医师。

一、病因

99% 以上的甲减为原发性甲减,仅不足 1% 的病例为 TSH 缺乏引起。原发性甲减绝大多数由自身免疫性(桥本)甲状腺炎、甲状腺放射性碘治疗或甲状腺手术导致。

二、分类

临床上,按甲减起病时年龄分类可分下列三型。

(1)功能减退始于胎儿期或出生不久的新生儿者,称呆小病(又称克汀病)。

(2)功能减退始于发育前儿童期者,称幼年甲状腺功能减退症,严重时称幼年黏液性水肿。

(3)功能减退始于成人期者,称甲状腺功能减退症,严重者称黏液性水肿。

三、发病机制

(一)呆小病(克汀病)

呆小病有地方性及散发性两种。

1.地方性呆小病

地方性呆小病多见于地方性甲状腺肿流行区,因母体缺碘,供应胎儿的碘不足,以致甲状腺发育不全和激素合成不足。此型甲减对迅速生长中胎儿的神经系统特别是大脑发育危害极大,造成不可逆性的神经系统损害。

2.散发性呆小病

散发性呆小病见于各地,病因不明。母亲既无缺碘又无甲状腺肿等异常,推测其原因有以下几方面。

(1)甲状腺发育不全或缺如:①患儿甲状腺本身生长发育缺陷;②母体在妊娠期患某种自身免疫性甲状腺病,血清中存在抗甲状腺抗体,经血行通过胎盘而入胎儿破坏胎儿部分或全部甲状腺;③母体妊娠期服用抗甲状腺药物或其他致甲状腺肿物质,阻碍了胎儿甲状腺发育和激素合成。

(2)甲状腺激素合成障碍,常有家族史,激素合成障碍主要有五型。①甲状腺摄碘功能障碍,可能由于参与碘进入细胞的"碘泵"发生障碍影响碘的浓集。②碘的有机化过程障碍,又可包括过氧化物酶缺陷,此型甲状腺摄碘力强,但碘化物不能被氧化为活性碘,致不能碘化酪氨酸和碘

177

化酶缺陷。③碘化的酪氨酸不能形成单碘及双碘酪氨酸。碘化酪氨酸耦联缺陷：甲状腺已生成的单碘及双碘酪氨酸发生耦联障碍，以致甲状腺素（T_4）及三碘甲状腺原氨酸（T_3）合成减少。④碘化酪氨酸脱碘缺陷，由于脱碘酶缺乏，游离的单碘及双碘酪氨酸不能脱碘而大量存在于血中不能再被腺体利用，并从尿中大量排出，间接引起碘的丢失过多。甲状腺球蛋白合成与分解异常：酪氨酸残基的碘化及由碘化酪氨酸残基形成 T_3、T_4 的过程，都是在完整的甲状腺球蛋白分子中进行。⑤甲状腺球蛋白异常，可致 T_3、T_4 合成减少。并可产生不溶于丁醇的球蛋白，影响 T_3、T_4 的生物效能。甲状腺球蛋白的分解异常可使周围血液中无活性的碘蛋白含量增高。

未经治疗的呆小病造成儿童期和青春期的生长迟滞、智力受损和代谢异常，显然，早期诊断和治疗是极为重要的。

(二)幼年甲状腺功能减退症

病因与成人患者相同。

(三)成年甲状腺功能减退症

病因可分为甲状腺激素缺乏、促甲状腺激素缺乏和末梢组织对甲状腺激素不应症三大类。

1.由于甲状腺本身病变致甲状腺激素缺乏

由于甲状腺本身病变致甲状腺激素缺乏即原发性甲减。其中部分病例病因不明，又称"特发性"，较多发生甲状腺萎缩，约为甲减发病率的 5%。大部分病例有以下比较明确的原因。①甲状腺的手术切除，或放射性碘或放射线治疗后。②甲状腺炎：与自身免疫有关的慢性淋巴细胞性甲状腺炎后期为多，亚急性甲状腺炎引起者罕见。③伴甲状腺肿或结节的功能减退：慢性淋巴细胞性甲状腺炎多见，偶见于侵袭性纤维性甲状腺炎，可伴有缺碘所致的结节性地方性甲状腺肿和散在性甲状腺肿。④腺内广泛病变：多见于晚期甲状腺癌和转移性肿瘤，较少见于甲状腺结核、淀粉样变、甲状腺淋巴瘤等。⑤药物：抗甲状腺药物治疗过量；摄入碘化物(有机碘或无机碘)过多；使用阻碍碘化物进入甲状腺的药物如过氯酸钾、硫氰酸盐、间苯二酚、对氨基水杨酸钠(PAS)、保泰松、碘胺类药物、硝酸钴、碳酸锂等，甲亢患者经外科手术或 [131]I 治疗后对碘化物的抑制甲状腺激素合成及释放作用常较敏感，故再服用含碘药物则易发生甲减。

2.促甲状腺激素不足

由于促甲状腺激素不足可分为垂体性与下丘脑性两种。

(1)由腺垂体功能减退使促甲状腺激素(TSH)分泌不足所致，又称为垂体性(或继发性)甲减。

(2)由下丘脑疾病使促甲状腺激素释放激素(TRH)分泌不足所致，又称为下丘脑性(或三发性)甲减。

3.末梢性(周围性)甲减

末梢性甲减是指末梢组织甲状腺激素不应症，即甲状腺激素抵抗。临床上常可见一些有明显的甲减的症状，但甲状腺功能检查结果则与之相矛盾。病因有二：①血中存在甲状腺激素结合抗体，从而导致甲状腺激素不能发挥正常的生物效应。②周围组织中的甲状腺激素受体数目减少、受体对甲状腺激素的敏感性减退导致周围组织对甲状腺激素的效应减少。

甲状腺激素抵抗的主要原因是外周组织对甲状腺激素的敏感性降低。正常情况下，T_3 和 T_4 可抑制性地反馈作用于垂体，具有活性的 T_3 抵达外周组织与甲状腺激素受体结合产生生物效应。甲状腺激素抵抗时由于垂体对甲状腺激素的敏感性降低，其负反馈受抑，导致 TSH 升高，结果甲状腺激素分泌增加，作用于外周不敏感的组织出现甲减症状，而抵抗不明显的组织则出现甲亢表现。

四、病理

(一)呆小病

散发性者除激素合成障碍一类甲状腺呈增生肿大外,多数在甲状腺部位或舌根仅有少许滤泡组织,甚至完全缺如。地方性甲状腺肿呈萎缩或肿大,腺体内呈局限性上皮增生及退行性变。腺垂体常较大,部分病例示蝶鞍扩大,切片中 TSH 细胞肥大。此外,可有大脑发育不全、脑萎缩、骨成熟障碍等。

(二)黏液性水肿

原发性者甲状腺呈显著萎缩,腺泡大部分被纤维组织替代,兼有淋巴细胞浸润,残余腺泡上皮细胞矮小,泡内胶质含量极少。放射线治疗后甲状腺的改变与原发性者相似。慢性甲状腺炎者腺体大多有淋巴细胞、浆细胞浸润且增大,后期可纤维化而萎缩,服硫脲类药物者腺体增生肥大,胶质减少而充血。继发于垂体功能减退者垂体有囊性变或纤维化,甲状腺腺体缩小,腺泡上皮扁平,腔内充满胶质。

甲状腺外组织的病理变化包括皮肤角化,真皮层有黏液性水肿,细胞间液中积聚多量透明质酸、黏多糖、硫酸软骨素和水分,引起非凹陷性水肿。内脏细胞间液中有相似情况,称内脏黏液性水肿。浆膜腔内有黏液性积液。全身肌肉无论骨骼肌、平滑肌或心肌都可有肌细胞肿大、苍白,肌浆纤维断裂且有空泡变性和退行性病灶,心脏常扩大,间质水泡伴心包积液。肾脏可有基底膜增厚从而出现蛋白尿。

五、临床表现

甲减可影响全身各系统,其临床表现并不取决于甲减的病因而是与甲状腺激素缺乏的程度有关。

(一)呆小病

病因繁多,于出生时常无特异表现,出生后数周内出现症状。共同的表现有皮肤苍白、增厚、多皱褶,多鳞屑。口唇厚,舌大且常外伸,口常张开多流涎,外貌丑陋,面色苍白或蜡黄,鼻短且上翘,鼻梁塌陷,前额多皱纹,身材矮小,四肢粗短,手常呈铲形,脐疝多见,心率缓慢,体温偏低,其生长发育均低于同年龄者,当成年后常身材矮小。各型呆小病可有的特殊表现如下。

1.先天性甲状腺发育不全

腺体发育异常的程度决定其症状出现的早晚及轻重。腺体完全缺如者,症状可出现于出生后 1～3 个月且较重,无甲状腺肿。如尚有残留或异位腺体时,多数在 6 个月到 2 岁出现典型症状,且可伴代偿性甲状腺肿大。

2.先天性甲状腺激素合成障碍

病情因各种酶缺乏的程度而异。一般在新生儿期症状不显,后逐渐出现代偿性甲状腺肿,且多为显著肿大。典型的甲状腺功能低下可出现较晚,可称为甲状腺肿性呆小病,可能为常染色体隐性遗传。在碘有机化障碍过程中除有甲状腺肿和甲状腺功能低下症状外,常伴有先天性神经性聋哑,称 Pendred 综合征。这两型多见于散发性呆小病者,其母体不缺碘且甲状腺功能正常,胎儿自身虽不能合成甲状腺激素但能从母体得到补偿。故不致造成神经系统严重损害,出生后 3 个月以上,母体赋予的甲状腺激素已耗竭殆尽,由于本身甲状腺发育不全或缺如或由于激素合成障碍,使体内甲状腺激素缺乏处于很低水平,出现显著的甲状腺功能低下症状,但智力影响却较轻。

3.先天性缺碘

先天性缺碘多见于地方性呆小病。因母体患地方性甲状腺肿,造成胎儿期缺碘,在胎儿及母体的甲状腺激素合成均不足的情况下,胎儿神经系统发育所必需的酶[如尿嘧啶核苷二磷酸(UDP)等]生成受阻或活性降低,造成胎儿神经系统严重且不可逆的损害和出生后永久性的智力缺陷和听力、语言障碍,但出生后患者的甲状腺在供碘好转的情况下,能加强甲状腺激素合成,故甲状腺功能低下症状不明显,这种类型又称为神经型呆小病。

4.母体怀孕期服用致甲状腺肿制剂或食物

母体怀孕期服用致甲状腺肿制剂或食物如卷心菜、大豆、对氨基水杨酸、硫脲类、间苯二酚、保泰松及碘等,这些食物中致甲状腺肿物质或药物能通过胎盘,影响甲状腺功能,出生后引起一过性甲状腺肿大,甚至伴有甲状腺功能低下,此型临床表现轻微,短暂,常不被发现,如妊娠期口服大量碘剂且历时较长,碘化物通过胎盘可导致新生儿甲状腺肿,巨大者可产生初生儿窒息死亡,故妊娠妇女不可用大剂量碘化物。哺乳期中碘亦可通过乳汁进入婴儿体内引起甲状腺肿伴甲减。

(二)幼年黏液性水肿

临床表现随起病年龄而异,幼儿发病者除体格发育迟缓和面容改变不如呆小病显著外,余均和呆小病相似。较大儿童及青春期发病者,大多似成人黏液性水肿,但伴有不同程度的生长阻滞,青春期延迟。

(三)成人甲状腺功能减退及黏液性水肿

临床表现取决于起病的缓急、激素缺乏的速度及程度,且与个体对甲状腺激素减少的反应差异性有一定关系,故严重的甲状腺激素缺乏有时临床症状也可轻微。轻型者症状较轻或不典型;重型者累及的系统广泛,称黏液性水肿。现今严重甲减患者较以往少见,该术语常用以描述甲减表现的皮肤和皮下组织黏液性水肿这一体征。临床型甲减的诊断标准应具备不同程度的临床表现及血清 T_3、T_4 的降低,尤其是血清 T_4 和 FT_4 的降低为临床型甲减的一项客观实验室指标。临床上无或仅有少许甲减症状,血清 FT_3 及 FT_4 正常而 TSH 水平升高,此种情况称为"亚临床甲减",需根据 TSH 测定和(或)TRH 试验确诊,可进展至临床型甲减,伴有甲状腺抗体阳性和(或)甲状腺肿者进展机会较大。

成人甲状腺功能减退最早的症状是出汗减少、怕冷、动作缓慢、精神萎靡、疲乏、嗜睡、智力减退、胃口欠佳、体重增加、大便秘结等。当典型症状出现时有下列表现。

1.低基础代谢率症状群

疲乏、行动迟缓、嗜睡、记忆力明显减退且注意力不集中,因周围血液循环差和能量产生降低以致异常怕冷、无汗及体温低于正常。

2.黏液性水肿面容

面部表情可描写为"淡漠""愚蠢""假面具样""呆板",甚至"白痴"。面颊及眼睑虚肿,垂体性黏液性水肿有时颜面胖圆,犹如满月。面色苍白,贫血,带黄色或陈旧性象牙色。有时可有颜面皮肤发绀。由于交感神经张力下降对 Müller 肌的作用减弱,故眼睑常下垂形或眼裂狭窄。部分患者有轻度突眼,可能和眼眶内球后组织有黏液性水肿有关,但对视力无威胁。鼻、唇增厚,舌大而发声不清,言语缓慢,音调低嘎,头发干燥、稀疏、脆弱,睫毛和眉毛脱落(尤以眉梢为甚),男性胡须生长缓慢。

3.皮肤

苍白或因轻度贫血及甲状腺激素缺乏使皮下胡萝卜素变为维生素 A 及维生素 A 生成视黄醛的功能减弱,以致高胡萝卜素血症,加以贫血肤色苍白,因而常使皮肤呈现特殊的蜡黄色,且粗糙少光泽,干而厚、冷、多鳞屑和角化,尤以手、臂、大腿为明显,且可有角化过度的皮肤表现。有非凹陷性黏液性水肿,有时下肢可出现凹陷性水肿。皮下脂肪因水分的积聚而增厚,致体重增加,指甲生长缓慢、厚脆,表面常有裂纹。腋毛和阴毛脱落。

4.精神神经系统

精神迟钝,嗜睡,理解力和记忆力减退。目力、听觉、触觉、嗅觉均迟钝,伴有耳鸣,头晕。有时可呈神经质或可发生妄想、幻觉、抑郁或偏狂。严重者可有精神失常,呈木僵、痴呆、昏睡状。偶有小脑性共济失调。还可有手足麻木,痛觉异常,腱反射异常。脑电图可异常。脑脊液中蛋白质可增加。

5.肌肉和骨骼

肌肉松弛无力,主要累及肩、背部肌肉,也可有肌肉暂时性强直、痉挛、疼痛或出现齿轮样动作,腹背肌及腓肠肌可因痉挛而疼痛,关节也常疼痛,骨质密度可增高。少数病例可有肌肉肥大。发育期间骨龄常延迟。

6.心血管系统

心率降低,心音低弱,心排血量减低,由于组织耗氧量和心排血量的减低相平行,故心肌耗氧量减少,很少发生心绞痛和心力衰竭。一旦发生心力衰竭,因洋地黄在体内的半衰期延长,且由于心肌纤维延长伴有黏液性水肿故疗效常不佳且易中毒。心电图可见 ST-T 改变等表现。严重甲减者全心扩大,常伴有心包积液。久病者易并发动脉粥样硬化及冠心病,发生心绞痛和心律不齐。如没有合并器质性心脏病,甲减本身的心脏表现可以在甲状腺激素治疗后得到纠正。

7.消化系统

胃纳不振、厌食、腹胀、便秘、鼓肠,甚至发生巨结肠症及麻痹性肠梗阻。因有抗胃泌素抗体存在,患者可伴胃酸缺乏。

8.呼吸系统

由于肥胖、黏液性水肿、胸腔积液、贫血及循环系统功能差等综合因素可导致肺泡通气量不足及二氧化碳麻醉现象。阻塞性睡眠呼吸暂停常见,可以在甲状腺激素治疗后得到纠正。

9.内分泌系统

血皮质醇常正常、尿皮质醇可降低,ACTH 分泌正常或降低,ACTH 兴奋反应延迟,但无肾上腺皮质功能减退的临床表现。长期患本病且病情严重者,可能发生垂体和肾上腺功能降低,在应激或快速甲状腺激素替代治疗时加速产生。长期患原发性甲减者垂体常常增大,可同时出现催乳素增高及溢乳。交感神经的活性降低,可能与血浆环腺苷酸对肾上腺素反应降低有关,肾上腺素的分泌率及血浆浓度正常,而去甲肾上腺素的相应功能增加,β-肾上腺素能的受体在甲减时可能会减少。胰岛素降解率下降且患者对胰岛素敏感性增强。黄体生成素(LH)分泌量及频率峰值均可下降,血浆睾酮和雌二醇水平下降。严重时可致性欲减退和无排卵。

10.泌尿系统及水电解质代谢

肾血流量降低,肾小球基底膜增厚可出现少量蛋白尿,水利尿试验差,水利尿作用不能被可的松而能被甲状腺激素所纠正。由于肾脏排水功能受损,导致组织水潴留。Na^+ 交换增加,可出现低血钠,但 K^+ 的交换常属正常。血清 Mg^{2+} 可增高,但交换的 Mg^{2+} 和尿 Mg^{2+} 的排出率降低。血清钙、磷正常,尿钙排泄下降,粪钙排泄正常,粪、尿磷排泄正常。

11.血液系统

甲状腺激素缺乏使造血功能遭到抑制,红细胞生成素减少,胃酸缺乏使铁及维生素 B_{12} 吸收障碍,加之月经过多以致患者中 2/3 可有轻、中度正常色素或低色素小红细胞型贫血,少数有恶性贫血(大红细胞型)。血沉可增快。Ⅷ 和 Ⅸ 因子的缺乏导致机体凝血机制减弱,故易有出血倾向。

12.昏迷

昏迷为黏液性水肿最严重的表现,多见于年老长期未获治疗者。大多在冬季寒冷时发病,受寒及感染是最常见的诱因,其他如创伤、手术、麻醉、使用镇静剂等均可促发。昏迷前常有嗜睡病史,昏迷时四肢松弛,反射消失,体温很低(可在 33 ℃以下),呼吸浅慢,心动过缓,心音微弱,血压降低,休克,并可伴发心、肾衰竭,常威胁生命。

六、辅助检查

(一)间接依据

1.基础代谢率降低

基础代谢率常在 45%～35%,有时可达 70%。

2.血脂

患者常伴高胆固醇血症和高 LDL 血症。甘油三酯也可增高。

3.心电图检查

心电图检查示低电压、窦性心动过缓、T 波低平或倒置,偶有 P-R 间期延长及 QRS 波时限增加。

4.X 线检查

骨龄的检查有助于呆小病的早期诊断。X 线片上骨骼的特征:成骨中心出现和成长迟缓(骨龄延迟);骨骺与骨干的愈合延迟;成骨中心骨化不均匀呈斑点状(多发性骨化灶)。95% 呆小病患者蝶鞍的形态异常。7 岁以上患儿蝶鞍常呈圆形增大,经治疗后蝶鞍可缩小;7 岁以下患儿蝶鞍表现为成熟延迟,呈半圆形,后床突变尖,鞍结节扁平。心影于胸片上常弥漫性为双侧增大,超声波检查示心包积液,治后可完全恢复。

5.脑电图检查

某些呆小病者脑电图有弥漫性异常,频率偏低,节律不齐,有阵发性双侧 Q 波,无 α 波,表现为脑中枢功能障碍。

(二)直接依据

1.血清 TSH 和 T_3、T_4

血清 TSH 和 T_3、T_4 是最有用的检测项目,测定 TSH 对甲减有极重要意义,较 T_4、T_3 为大。甲状腺性甲减,TSH 可升高;而垂体性或下丘脑性甲减常偏低,也可在正常范围或轻度升高,可伴有其他腺垂体激素分泌低下。除消耗性甲减及甲状腺激素抵抗外,不管何种类型甲减,血清总 T_4 和 FT_4 均低下。轻症患者血清 T_3 可在正常范围,重症患者可以降低。部分患者血清 T_3 正常而 T_4 降低,这可能是甲状腺在 TSH 刺激下或碘不足情况下合成生物活性较强的 T_3 相对增多,或周围组织中的 T_4 较多地转化为 T_3 的缘故。因此 T_4 降低而 T_3 正常可视为较早期诊断甲减的指标之一。亚临床型甲减患者血清 T_3、T_4 可均正常。此外,在患严重疾病且甲状腺功能正常的患者及老年正常人中血清 T_3 可降低,故 T_4 浓度在诊断上比 T_3 浓度更为重要。由于总 T_3、T_4 可受 TBG 的影响,故可测定 FT_3、FT_4 协助诊断。

2.甲状腺吸[131]碘率

甲状腺吸[131]碘率明显低于正常,常为低平曲线,而尿中[131]I 排泄量增加。

3.反 T_3(rT_3)

在甲状腺性及中枢性甲减中降低,在周围性甲减中可能增高。

4.促甲状腺激素(TSH)兴奋试验

进行 TSH 兴奋试验以了解甲状腺对 TSH 刺激的反应。如用 TSH 后摄碘率不升高,提示病变原发于甲状腺,故对 TSH 刺激不发生反应。

5.促甲状腺激素释放激素试验(TRH 兴奋试验)

如 TSH 原来正常或偏低者,在 TRH 刺激后引起升高,并呈延迟反应,表明病变在下丘脑。如 TSH 为正常低值至降低,正常或略高而 TRH 刺激后血中 TSH 不升高或呈低(弱)反应,表明病变在垂体或为垂体 TSH 贮备功能降低。如 TSH 原属偏高,TSH 刺激后更明显,表示病变在甲状腺。

6.抗体测定

怀疑甲减由自身免疫性甲状腺炎所引起时,可测定甲状腺球蛋白抗体(TGA)、甲状腺微粒体抗体(MCA)和甲状腺过氧化酶抗体(TPOAb),其中,以 TPOAb 的敏感性和特异性较高。

七、诊断

甲减的诊断包括确定功能减退、病变定位及查明病因 3 个步骤。

呆小病的早期诊断和治疗可避免或尽可能减轻永久性智力发育缺陷。婴儿期诊断本病较困难,应细微观察其生长、发育、面貌、皮肤、饮食、睡眠、大便等各方面情况,及时做有关实验室检查。尽可能行新生儿甲状腺功能筛查。黏液性水肿典型病例诊断不难,但早期轻症及不典型者常与贫血、肥胖、水肿、肾病综合征、月经紊乱等混淆,需做测定甲状腺功能以鉴别。一般来说,TSH 增高伴 FT_4 低于正常即可诊断原发性甲减,T_3 价值不大。下丘脑性和垂体性甲减则靠 FT_4 降低诊断。TRH 兴奋试验有助于定位病变在下丘脑还是垂体。中枢性甲减的患者常可合并垂体其他激素分泌缺乏,如促性腺激素及促肾上腺皮质激素缺乏。明确 ACTH 缺乏继发的肾上腺皮质功能低下症尤其重要,甲状腺激素替代治疗不可先于可的松替代治疗。

对于末梢性甲减的诊断有时不易,患者有临床甲减征象而血清 T_4 浓度增高为主要实验室特点,甲状腺摄[131]I 率可增高,用 T_4、T_3 治疗疗效不显著,提示受体不敏感。部分患者可伴有特征性面容、聋哑、点彩样骨骺,不伴有甲状腺肿大。

八、治疗

(一)呆小病

及时诊断,治疗越早,疗效越好。初生期呆小病最初口服三碘甲状腺原氨酸 5 μg 每 8 小时 1 次及左甲状腺素钠(LT_4)25 μg/d,3 天后,LT_4 增加至 37.5 μg/d,6 天后 T_3 改至 2.5 μg,每 8 小时 1 次。在治疗进程中 LT_4 逐渐增至每天 50 μg,而 T_3 逐渐减量至停用。或单用 LT_4 治疗,首量 25 μg/d 以后每周增加 25 μg/d,3～4 周后为 100 μg/d,以后进增缓慢,使血清 T_4 保持 9～

12 μg/dL,如临床疗效不满意,可剂量略加大。年龄为 9 月至 2 岁的婴幼儿每天需要 50～150 μg LT$_4$,如果其骨骼生长和成熟没有加快,甲状腺激素应增加。TSH 值有助于了解治疗是否适当,从临床症状改善来了解甲减治疗的情况比测定血清 T$_4$ 更为有效。治疗应持续终身。儿童甲减完全替代 LT$_4$ 剂量可达 4 μg/(kg·d)。

(二)幼年黏液性水肿

幼年黏液性水肿治疗与较大的呆小病患儿相同。

(三)成人黏液性水肿

成人黏液性水肿用甲状腺激素替代治疗效果显著,并需终身服用。使用的药物制剂有合成甲状腺激素及从动物甲状腺中获得的含甲状腺激素的粗制剂。

1.左甲状腺素钠(LT$_4$)

LT$_4$ 替代治疗的起始剂量及随访间期可因患者的年龄、体重、心脏情况以及甲减的病程及程度而不同。一般应从小剂量开始,常用的起始剂量为 LT$_4$ 每天 1～2 次,每次口服 25 μg,之后逐步增加,每次剂量调整后一般应在 6～8 周后检查甲状腺功能以评价剂量是否适当,原发性甲减患者在 TSH 降至正常范围后 6 个月复查一次,之后随访间期可延长至每年一次。一般每天维持量为 100～150 μg LT$_4$,成人甲减完全替代 LT$_4$ 剂量为 1.6～1.8 μg/(kg·d)。甲状腺激素替补尽可能应用 LT$_4$,LT$_4$ 在外周脱碘持续产生 T$_3$,更接近生理状态。

2.干甲状腺片

从每天 20～40 mg 开始,根据症状缓解情况和甲状腺功能检查结果逐渐增加。因其起效较LT$_4$ 快,调整剂量的间隔时间可为数天。已用至 240 mg 而不见效者,应考虑诊断是否正确或为周围型甲减。干甲状腺片由于含量不甚稳定,故一般不首先推荐。

3.三碘甲状腺原氨酸(T$_3$)

T$_3$ 20～25 μg 相当于干甲状腺片 60 mg。T$_3$ 每天剂量为 60～100 μg。T$_3$ 的作用比 LT$_4$ 和甲状腺片制剂快而强,但作用时间较短。不宜作为甲减的长期治疗,且易发生医源性甲亢,老年患者对 T$_3$ 的有害作用较为敏感。

4.T$_4$ 和 T$_3$ 的混合制剂

T$_4$ 和 T$_3$ 按 4∶1 的比例配成合剂或片剂,其优点是有近似内生性甲状腺激素的作用。年龄较轻不伴有心脏疾病者,初次剂量可略偏大,剂量递增也可较快。

由于血清 T$_3$、T$_4$ 浓度的正常范围较大,甲减患者病情轻重不一,对甲状腺激素的需求及敏感性也不一致,故治疗应个体化。甲状腺激素替补疗法的原则要强调"早""适量起始""正确维持""注意调整"等。

甲减应早期使用甲状腺激素治疗,包括绝大多数的亚临床期患者。甲状腺功能的纠正有助于改善血脂。对甲减伴有甲状腺肿大者还有助于抑制其肿大。甲状腺激素替补要力求做到"正确"维持剂量。轻度不足不利于症状完全消除和生化指标的改善;轻度过量可致心、肝、肾、骨骼等靶器官的功能改变。随着甲减病程的延长,甲状腺激素的替补量会有所变化,应及时评估,酌情调整剂量。

腺垂体功能减退且病情较重者,为防止发生肾上腺皮质功能不全,甲状腺激素的治疗应在皮质激素替代治疗后开始。

老年患者剂量应酌情减少。伴有冠心病或其他心脏病史以及有精神症状者,甲状腺激素更应从小剂量开始,并应更缓慢递增。如导致心绞痛发作,心律不齐或精神症状,应及时减量。周围型甲减治疗较困难可试用较大剂量 T_3。

甲减导致心脏症状者除非有充血性心力衰竭一般不必使用洋地黄,在应用甲状腺制剂后心脏体征及心电图改变等均可逐渐消失。

黏液性水肿患者对胰岛素、镇静剂、麻醉剂甚敏感,可诱发昏迷,故使用宜慎。

对于治疗效果不佳的患者以及 18 岁以下、妊娠、伴其他内分泌疾病、伴心血管疾病、伴甲状腺肿大或结节等情况的患者建议转至内分泌专科治疗。

(四)黏液性水肿昏迷的治疗

(1)甲状腺制剂:由于甲状腺片及 T_4 作用太慢,故必须选用快速作用的三碘甲状腺原氨酸(T_3)。开始阶段,最好用静脉注射制剂(D,L-三碘甲状腺原氨酸),首次 $40\sim120$ μg,以 T_3 每 6 小时静脉注射 $5\sim15$ μg,直至患者清醒改为口服。如无此剂型,可将三碘甲状腺原氨酸片剂研细加水鼻饲,每 $4\sim6$ 小时 1 次,每次 $20\sim30$ μg。无快作用制剂时可采用 T_4,首次剂量 $200\sim500$ μg静脉注射,以后静脉注射 25 μg,每 6 小时 1 次或每天口服 100 μg。也有人主张首次剂量 T_4 200 μg 及 T_3 50 μg 静脉注射,以后每天静脉注射 T_4 100 μg 及 T_3 25 μg。也可采用干甲状腺片,每 $4\sim6$ 小时 1 次,每次 $40\sim60$ mg,初生儿剂量可稍大,以后视病情好转递减,有心脏病者,起始宜用较小量,为一般用量的 $1/5\sim1/4$。

(2)给氧保持气道通畅:必要时可气管切开或插管,保证充分的气体交换。

(3)保暖:用增加被褥及提高室温等办法保暖,室内气温调节要逐渐递增,以免耗氧骤增对患者不利。

(4)肾上腺皮质激素:每 $4\sim6$ 小时给氢化可的松 $50\sim100$ mg,清醒后递减或撤去。

(5)积极控制感染。

(6)升压药:经上述处理血压不升者,可用少量升压药,但升压药和甲状腺激素合用易发生心律失常。

(7)补给葡萄糖液及复合维生素 B,但补液量不能过多,以免诱发心力衰竭。

经以上治疗,24 小时左右病情有好转,则 1 周后可逐渐恢复。如 24 小时后不能逆转,多数不能挽救。

(五)特殊情况处理

1.老年患者

老年甲减患者可无特异性的症状和体征,且症状极轻微或不典型,包括声音嘶哑、耳聋、精神错乱、痴呆、运动失调、抑郁、皮肤干燥或脱发等。60 岁以上女性甲减发生率甚高,建议对可疑者常规测定 TSH。

2.妊娠

多数甲减患者在妊娠期需增加 LT_4 剂量。孕期应密切监测以确保 TSH 浓度适当,并根据 TSH 浓度调整 LT_4 用量。分娩后 LT_4 即应恢复妊娠前水平,并应对其血清 TSH 浓度进行随访。

3.亚临床甲减

对于 TSH>10 $\mu U/mL$ 的患者宜使用小剂量 LT_4 使 TSH 控制在 $0.3\sim3.0$ $\mu U/mL$,TSH 升高但不超过 10 $\mu U/mL$ 患者的替代治疗尚存在不同意见,但一般认为对甲状腺自身抗体阳性和(或)甲状腺肿大者也应当治疗。若不应用 LT_4,则应定期随访。

九、预防

预防极其重要。地方性甲状腺肿流行区,孕妇应供应足够碘化物。妊娠合并 Graves 病用硫脲类药物治疗者,应尽量避免剂量过大。妊娠合并甲亢禁用放射性[131]I 治疗,诊断用的示踪剂避免口服,但可做体外试验。目前在国内地方性甲状腺肿流行区,由于大力开展了碘化食盐及碘油等防治工作,呆小病已非常少见。

(孔行锋)

第三节 原发性醛固酮增多症

一、概述

原发性醛固酮增多症(简称"原醛症")是指肾上腺皮质发生病变(大多为腺瘤,少数为增生)使醛固酮分泌增多,导致水、钠潴留,血容量扩张,从而抑制了肾素-血管紧张素系统,以高血压、低血钾、肌无力、夜尿多为主要临床表现的一种综合征。

原醛症的主要病理生理变化为醛固酮分泌增多,肾素活性被抑制,引起高血压、低血钾、肌无力、周期性瘫痪,血钠浓度升高,细胞外液增多,尿钾排出相对过多,二氧化碳结合力升高,尿 pH 为中性或碱性。原醛症患者之所以醛固酮分泌增多,肾上腺皮质腺瘤是一个主要原因,而且占原醛症病因的大多数,其次是增生,再次是癌。有研究为 95 例原醛症患者做手术探查,发现 82 例(86%)为腺瘤,13 例(14%)为双侧肾上腺皮质增生。

二、诊断要点

(一)临床表现

1.高血压

高血压为最早出现的症状,一般不呈恶性演变,但随病情进展血压渐高,大多数在 22.7/13.3 kPa(170/100 mmHg)左右,高时可达 28.0/17.3 kPa(210/130 mmHg)。

2.神经肌肉功能障碍

(1)肌无力及周期性瘫痪较为常见,一般说来,血钾越低,肌肉受累越重,常见诱因为劳累,或服用氯噻嗪、呋塞米等促进排钾的利尿药。瘫痪多累及下肢,严重时累及四肢,也可发生呼吸、吞咽困难。瘫痪时间短者数小时,长者数天或更久;补钾后瘫痪即暂时缓解,但常复发。

(2)肢端麻木、手足抽搐。在低钾严重时,由于神经肌肉应激性降低,手足抽搐可较轻或不出现,而在补钾后,手足抽搐往往明显。

3.肾脏表现

(1)因大量失钾,肾小管上皮细胞空泡变性,浓缩功能减退,伴多尿,尤其是夜尿多,继发口渴、多饮。

(2)常易并发尿路感染。

4.心脏表现

(1)心电图呈低血钾图形:R-T 间期延长,T 波增宽、降低或倒置,U 波明显,T、U 波相连或呈驼峰状。

(2)心律失常:较常见者为期前收缩或阵发性室上性心动过速,严重时可发生心颤。

(二)实验室检查

1.血、尿生化检查

(1)低血钾:大多数患者血钾低于正常值,一般在 2~3 mmol/L,严重者更低。低血钾往往呈持续性,也可为波动性,少数患者血钾正常。

(2)高血钠:血钠一般在正常高限或略高于正常。

(3)碱血症:血 pH 和 CO_2 结合力为正常高限或略高于正常。

(4)尿钾高:在低血钾条件下(低于 3.5 mmol/L),每天尿钾仍在 25 mmol 以上。

(5)尿钠排出量较摄入量为少或接近平衡。

2.尿液检查

(1)尿 pH 为中性或偏碱性。

(2)尿常规检查可有少量蛋白质。

(3)尿比重较为固定而减低,往往在 1.010~1.018,少数患者呈低渗尿。

3.醛固酮测定

(1)尿醛固酮排出量:正常人在普食条件下,均值为 21.4 mmol/24 h,范围为 9.4~35.2 nmol/L(放免法),本症中高于正常值。

(2)血浆醛固酮:正常人在普食条件下(含 Na 160 mmol/d,K 60 mmol/d)平衡 7 天后,上午 8 时卧位血浆醛固酮为(413.3±180.3)pmol/L,患者明显升高。

醛固酮分泌的多少与低血钾程度有关,血钾甚低时,醛固酮增高常不明显,此因低血钾对醛固酮的分泌有抑制作用。另一特征是血浆肾素-血管紧张素活性降低,而且在用利尿药和直立体位兴奋后也不能显著升高。若为继发性醛固酮增多症,则以肾素、血管紧张素活性高于正常为特征。

4.肾素、血管紧张素 Ⅱ 测定

患者血肾素、血管紧张素 Ⅱ 基础值降低,有时在可测范围下。正常参考值前者为(0.55±0.09)pg/(mL·h),后者为(26.0±1.9)pg/mL。经肌内注射呋塞米(0.7 mg/kg 体重)并在取立位 2 小时后,正常人血肾素、血管紧张素 Ⅱ 较基础值增加数倍,兴奋参考值分别为(3.48±0.52)pg/(mL·h)及(45.0±6.2)pg/mL。原醛症患者兴奋值较基础值只有轻微增加或无反应。醛固酮瘤中肾素、血管紧张素受抑制程度较特发性原醛症更显著。

5.24 小时尿 17-酮类固醇及 17-羟皮质类固醇

24 小时尿 17-酮类固醇及 17-羟皮质类固醇一般正常。

6.螺内酯试验

螺内酯可拮抗醛固酮对肾小管的作用,每天 320~400 mg(微粒型),分 3~4 次口服,历时 1~2 周,可使本症患者的电解质紊乱得到纠正,血压往往有不同程度的下降。如低血钾和高血压是由肾脏疾病所引起者,则螺内酯往往不起作用。此试验有助于证实高血压、低血钾是醛固酮过多所致,但不能据之鉴别为原发性或继发性。

7.低钠、高钠试验

(1)对疑有肾脏病的患者,可做低钠试验(每天钠摄入限制在 20 mmol),本症患者在数天内尿钠下降到接近摄入量,同时低血钾、高血压减轻,而肾脏患者因不能有效潴钠,可出现失钠、脱水。低血钾、高血压则不易纠正。

(2)对病情轻、血钾降低不明显的疑似本症患者,可做高钠试验,每天摄入钠 240 mmol/L。如为轻型原发性醛固酮增多症,则低血钾变得更明显。对血钾已明显降低的本症患者,不宜行此试验。

三、诊断标准

(一)临床症状

(1)高血压。

(2)低钾血症。

(3)四肢麻痹、手足抽搐、多饮多尿。

(二)检查所见

(1)血浆肾素活性(PRA)受抑制及下述①②任何一项刺激试验无反应。①呋塞米 40～60 mg静脉注射,立位 30～120 分钟。②减盐食(10 mmol/d)4 天,再保持立位 4 小时。

(2)血浆醛固酮浓度(PAC)或尿醛固酮排泄量增多。

(3)尿 17-羟皮质类固醇及 17-酮类固醇排泄量正常。

(4)肾上腺肿瘤定位诊断:腹膜后充气造影、肾上腺静脉造影、肾上腺扫描([131]I-胆固醇、CT)、肾上腺或肾静脉血中醛固酮含量测定。

四、鉴别诊断

对于有高血压、低血钾的患者,除本症外,还要考虑以下一些疾病。

(1)原发性高血压患者因其他原因如服用氯噻嗪、呋塞米或慢性腹泻等而导致低血钾者。

(2)肾缺血而引起的高血压,如急进性原发性高血压、肾动脉狭窄性高血压,患这些疾病的一部分患者可因继发性醛固酮增多而合并低血钾,但患者的血压一般较本症患者更高,进展更快,可伴有明显的视网膜损害。此外,此组高血压患者往往有急进性肾衰竭的临床表现,伴氮质血症、酸中毒等。肾动脉狭窄患者中部分可听到肾区血管杂音,放射性肾图、静脉肾盂造影、分测肾功能显示一侧肾功能减退。这类患者血浆肾素活性高,对鉴别诊断甚为重要。

(3)失盐性肾病(失钾性肾病):通常由慢性肾盂肾炎所致,往往有高血压、低血钾,患者肾功能损害较明显,尿钠排出量较高,常伴有脱水。血钠不高反而偏低,无碱中毒,往往呈酸中毒。低钠试验显示肾不能保留钠。

(4)分泌肾素的肾小球旁细胞的肿瘤(肾素瘤):分泌大量肾素,可引起高血压、低血钾。但患者的年龄较轻,而高血压严重,血浆肾素活性甚高,血管造影可显示肿瘤。

(5)肾上腺其他疾病:库欣综合征,尤其是腺癌和异位 ACTH 综合征所致者,可伴明显低血钾,临床症状可助鉴别诊断。

(6)先天性 11β 羟类固醇脱氢酶(11βHSD)缺陷为近年确认的一种新病种。临床表现近似原发性醛固酮增多症,包括严重高血压、明显的低血钾性碱中毒,多见于儿童和青年人。可发生抗维生素 D 的佝偻病,病因为盐皮质激素所致高尿钙。此病用螺内酯治疗有效,用地塞米松治疗也可奏效。发病机制为先天性 11β 羟类固醇脱氢酶缺陷。患者 17-羟及游离皮质醇排量远较正常为低,但血浆皮质醇正常。此外,尿中可的松代谢物/皮质醇代谢物比值降低。

五、诊断提示

(1)因早期症状常表现为单一血压升高而易误诊,此病所致高血压占所有高血压症的0.4%～2.0%,多为轻至中度高血压。它可早于低血钾症状2～4年出现。做出原发性高血压诊断应慎重,凡是小于40岁的高血压患者或用一般降压药物治疗效果不佳,或伴有肌无力时应警惕本病的可能性。应常规检查血钾、24小时尿钾排泄量、肾上腺B超检查。

(2)低钾所致发作性肌无力、肌麻痹易与周期性瘫痪混淆,对于低血钾者,应仔细寻找低钾原因,在确立周期性瘫痪诊断时应慎重。尤其是在补钾过程中出现抗拒现象者应警惕此病。

(3)原醛症的定位诊断CT准确性更高;B超强调采用多个切面探查,CT扫描时则强调薄层增强扫描(3～5 mm),范围应包括整个肾上腺。

六、治疗

原发性醛固酮增多症的治疗分手术治疗及药物治疗两方面。

(一)手术治疗

如系醛固酮瘤,单侧腺瘤者术后可使65%患者完全治愈,其余患者也可获好转。如系双侧肾上腺皮质增生患者,螺内酯治疗效果不佳,则肾上腺全切除或次全切除也不能使血压下降。临床上诊断为特醛症的,经肾上腺手术后其醛固酮分泌过多可能得到纠正,低肾素活性仍存在,血压可能有所下降,但达不到正常水平。有时高血压仍持续不降。因此不少人主张,这一类型的醛固酮增多症不适合肾上腺外科手术。

(二)药物治疗

对肾上腺皮质增生所致的原醛症,近年来趋向于用药物治疗。

(1)螺内酯可能是治疗醛固酮分泌增多症患者最有效的药,它作为竞争抑制剂,竞争与醛固酮有关的细胞溶质受体,因此,在靶组织上有对抗盐皮质激素的作用。螺内酯也是一种抗雄激素和孕激素的药物,这可以解释它的许多不良反应,性欲减退、乳房痛和男子女性型乳房可发生在50%或更多的男性。而月经过多和乳房痛可发生于服药妇女。这样,不良反应将有碍于螺内酯的长期使用,特别是年轻的男女,螺内酯的剂量范围从每天50 mg一次到每天100 mg两次。

(2)药物如咪吡嗪或氨苯蝶啶也可以对抗醛固酮对肾小管的作用,这些制剂抑制钠的重吸收和钾的排泄,对肾小管细胞直接作用,而不是竞争醛固酮的受体。这可以解释为什么氨苯蝶啶和咪吡嗪比螺内酯的抗高血压作用要小。

(3)钙通道阻滞剂,如硝基吡啶也是醛固酮增多症患者有效的药物,它除了抗高血压作用外,还可减少醛固酮的生成。

(4)氨鲁米特也可抑制醛固酮的合成,治疗原醛症有一定疗效。

(孔行锋)

第四节　继发性醛固酮增多症

继发性醛固酮增多症(继醛症)是指由于肾上腺以外的疾病引起肾素-血管紧张素系统兴奋,

肾素分泌增加,导致醛固酮继发性的分泌增多,引起的临床症状,如高血压、低血钾和水肿等。

一、病因

(一)有效循环血量下降所致肾素活性增多的继醛症

(1)各种失盐性肾病:如多种肾小球肾炎、肾小管酸中毒等。

(2)肾病综合征。

(3)肾动脉狭窄性高血压和恶性高血压。

(4)肝硬化合并腹水以及其他肝脏疾病。

(5)充血性心力衰竭。

(6)特发性水肿。

(二)肾素原发性分泌增多所致继醛症

(1)Bartter 综合征、Gitelman 综合征。

(2)肾素瘤(球旁细胞瘤)。

(3)血管周围细胞瘤。

(4)肾母细胞瘤。

二、病理生理特点

(一)肾病综合征、失盐性肾脏疾病

由于缺钠和低蛋白血症,有效循环血量减少,球旁细胞压力下降,使肾素-血管紧张素系统激活,导致肾上腺皮质球状带分泌醛固酮增加。

(二)肾动脉狭窄

肾动脉狭窄时,入球小动脉压力下降,刺激球旁细胞分泌肾素。

(三)醛固酮

85%在肝脏代谢分解,当患有肝硬化时,对醛固酮的清除能力下降,血浆醛固酮半衰期延长,由30分钟延长至60~90分钟。同时由于腹水的存在,刺激球旁细胞肾素分泌增多,两者均可导致患者醛固酮水平明显增高。

(四)特发性水肿

特发性水肿由不明原因的水盐代谢紊乱所致,水肿所产生的有效循环血量下降刺激肾素分泌增多,导致醛固酮水平增高。

(五)心力衰竭

心力衰竭可以使醛固酮的清除能力下降,且有效循环血量不足,均可兴奋肾素-血管紧张素系统,使醛固酮的分泌增加。

(六)Batter 综合征(BS)

BS 系常染色体显性遗传疾病,是巴顿尔(Batter)于1969年首次报道的一组综合征,主要表现为高血浆肾素活性、高血浆醛固酮水平、低血钾、低血压或正常血压、水肿、碱中毒等。病理显示患者的肾小球旁细胞明显增多,主要是肾近曲小管或髓袢升支对氯离子的吸收发生障碍,并伴有镁、钙的吸收障碍,使钠、钾离子重吸收被抑制,引起体液和钾离子丢失,导致肾素分泌增加和继发性醛固酮增多,前列腺素产生过盛,血管壁对血管紧张素Ⅱ反应缺陷,肾源性失钠、失钾,血管活性激素失调。目前临床上将 BS 分为3型,具体如下。

1.经典型

幼年或儿童期发病,有多尿、烦渴、乏力、遗尿(夜尿增多)、呕吐、脱水、肌无力、肌肉痉挛、手足搐搦、生长发育障碍。不治疗者可出现身材矮小。尿钙正常或增高,肾脏无钙质沉着。

2.新生儿型

新生儿型多发病于新生儿,也可在出生前被诊断。胎儿羊水过多,胎儿生长受限,大多婴儿为早产。出生后几周可有发热、脱水,严重时可危及生命。部分患儿伴有面部畸形,生长发育障碍,肌无力,癫痫,低血压,多饮,多尿。儿童早期被诊断前通常有严重的电解质紊乱和相应的症状。常因高尿钙,早期即有肾脏钙质沉着。

3.变异型

变异型即 Gitelman 综合征(GS)。发病年龄较晚,多在青春期后或成年起病,症状轻。有肌无力,肌肉麻木,心悸,手足搐搦。生长发育不受影响。部分患者无症状,可有多饮、多尿症状,但不明显。部分患者有软骨钙质沉积,表现为受累关节肿胀疼痛。GS 是 BS 的一个亚型,但目前也有人认为 GS 是一个独立的疾病。

(七)Gitelman 综合征(GS)

1966 年,吉特尔曼(Gitelman)等报道了 3 例不同于 BS 的生化特点的一种疾病,除了有低血钾性代谢性碱中毒等外,还伴有低血镁、低尿钙、高尿镁。血总钙和游离钙正常。尿钙肌酐比(尿钙/尿肌酐)≤0.12,而 BS 患者尿钙肌酐比大于 0.12。GS 患者 100% 有低血镁,尿镁增多,绝大多数 PGE_2 为正常。

(八)肾素瘤

肿瘤起源于肾小球旁细胞,也称血管周细胞瘤。肿瘤分泌大量肾素,可引起高血压和低血钾。本病的特点:①患者年龄轻,但高血压严重。②有醛固酮增多症的表现,有低血钾。③肾素活性明显增加,尤其是肿瘤一侧肾静脉血中。④血管造影可显示肿瘤。

(九)药源性醛固酮增多症

甘草内含有甘草次酸,具有潴钠排钾作用。服用大量甘草者,可并发高血压,低血钾,血浆肾素低,醛固酮的分泌受抑制。

三、临床表现

继发性醛固酮增多症由多种疾病引起,各有其本身疾病的临床表现,下述为本症相关的表现。

(一)水肿

原有疾病无水肿,出现继醛症时一般不引起水肿,因为有钠代谢"脱逸"现象。原有疾病有水肿(如肝硬化),发生继醛症可使水肿和钠潴留加重,因为这些患者钠代谢不出现"脱逸"现象。

(二)高血压

因各种原因引起肾缺血,导致肾素-血管紧张素-醛固酮增加,高血压发生。分泌肾素的肿瘤患者,血压高为主要的临床表现。而肾小球旁细胞增生的患者,血压不高为其特征。其他继醛症患者血压变化不恒定。

(三)低血钾

继醛症的患者往往都有低血钾。

四、实验室检查与特殊检查

(1)血清钾为 1.0～3.0 mmol/L,血浆肾素活性多数明显增高,在 27.4～45.0 ng/(dL·h) [正常值1.02～1.75 ng/(dL·h)];血浆醛固酮明显增高。

(2)24 小时尿醛固酮增高。

(3)肾上腺动脉造影,目的是了解有否肿瘤压迫情况。

(4)B 型超声波探查对肾上腺增生或肿瘤有价值。

(5)肾上腺 CT 扫描,磁共振检查是目前较先进的方法,可以了解肿瘤的部位及大小。

(6)肾穿刺,了解细胞形态,能确定诊断。

五、治疗

(一)手术治疗

手术切除肾素分泌瘤后,可使血浆高肾素活性、高醛固酮症、高血压和低血钾性碱中毒所致的临床症状恢复正常。

(二)药物治疗

1.维持电解质的稳定

低钾的患者补充钾盐是简单易行的方法,可口服或静脉输注或肛内注入。手足搐搦或肌肉痉挛者可给予补钙、补镁。

2.抗醛固酮药物

螺内酯剂量根据病情调整,一般每天用量为 60～200 mg。螺内酯可以拮抗醛固酮作用,在远曲小管和集合管竞争抑制醛固酮受体,增加水和 Na^+、Cl^- 的排泄,从而减少 K^+、H^+ 的排出。

3.血管紧张素转换酶抑制剂

ACEI 应用较广,它可有效抑制肾素-血管紧张素-醛固酮系统,阻断 AT_1 向 AT_2 转化,有效抑制血管收缩,减少醛固酮分泌,帮助预防 K^+ 丢失。同时还可降低蛋白尿与血压。

4.非类固醇抗炎药

吲哚美辛应用较广,它可抑制 PG 的排泄,并有效抑制 PG 刺激的肾素增高,保持血压对血管紧张素的反应性。另外,还有改善患儿生长发育的作用。GS 患者 PGE_2 正常,故吲哚美辛无效。

六、预后

BS 和 GS 两者均不可治愈,多数患者预后较好,可正常生活,但需长期服药。

(孔行锋)

第五节 糖 尿 病

糖尿病(DM)是一组由遗传和环境因素相互作用而引起的临床综合征。因胰岛素分泌绝对或相对不足以及靶组织细胞对胰岛素敏感性降低,引起糖、蛋白质、脂肪、水和电解质等一系列代谢紊乱。临床以高血糖为主要表现,多数情况下会同时合并脂代谢异常和高血压等,久病可引起多个系统损害。病情严重或应激时可发生急性代谢紊乱如酮症酸中毒等。

糖尿病患者的心血管危险是普通人群的 4 倍,超过 75% 的糖尿病患者最终死于心血管疾病。NCEP ATPⅢ认为,糖尿病是冠心病的等危症;有学者甚至认为糖尿病是"代谢性血管病"。

一、分类

(一)胰岛素依赖型糖尿病

该型多发生于青幼年。临床症状较明显,有发生酮症酸中毒的倾向,胰岛素分泌缺乏,需终身用胰岛素治疗。

(二)非胰岛素依赖型糖尿病

非胰岛素依赖型糖尿病多发生于 40 岁以后的中老年人。临床症状较轻,无酮症酸中毒倾向,胰岛素水平可正常、轻度降低或高于正常,分泌高峰延迟。部分肥胖患者可出现高胰岛素血症,非肥胖者有的胰岛素分泌水平低,需用胰岛素治疗。

(三)其他特殊类型的糖尿病

其他特殊类型的糖尿病包括以下 3 种。

(1)B 细胞遗传性缺陷:①家族有 3 代或更多代的成员在 25 岁以前发病,呈常染色体显性遗传,临床症状较轻,无酮症酸中毒倾向,称青年人中成年发病型糖尿病(简称"MODY")。②线粒体基因突变糖尿病。

(2)内分泌病。

(3)胰腺外分泌疾病等。

(四)妊娠期糖尿病(GDM)

GDM 指在妊娠期发生的糖尿病。

二、临床表现

(一)代谢紊乱综合征

大部分患者表现为多尿、多饮、多食、体重减轻(三多一少),部分患者外阴瘙痒、视物模糊。胰岛素依赖型 DM 起病急,病情较重,症状明显;非胰岛素依赖型 DM 起病缓慢,病情相对较轻或出现餐后反应性低血糖。反应性低血糖是由于糖尿病患者进食后胰岛素分泌高峰延迟,餐后 3~5 小时血浆胰岛素水平不适当地升高,其引起的反应性低血糖可成为这些患者的首发表现。患者首先出现多尿,继而出现口渴、多饮,食欲亢进,但体重减轻,形成典型的"三多一少"表现。患者可有皮肤瘙痒,尤其是外阴瘙痒。高血糖可使眼房水、晶状体渗透压改变而引起屈光改变致视物模糊。患者可出现诸多并发症和伴发病、反应性低血糖等。

(二)糖尿病自然病程

1.胰岛素依赖型糖尿病

胰岛素依赖型糖尿病多于 30 岁以前的青少年期起病,起病急,症状明显,有酮症倾向,患者对胰岛素敏感。在患病初期经胰岛素治疗后,部分患者胰岛功能有不同程度的改善,胰岛素用量可减少甚至停用,称蜜月期。蜜月期一般不超过 1 年。10 年以上长期高血糖患者,可出现慢性并发症。强化治疗可减低或延缓并发症的发生。

2.非胰岛素依赖型糖尿病

非胰岛素依赖型糖尿病多发生于 40 岁以上中老年人,患者多肥胖,起病缓慢,病情轻,口服降糖药物有效,对胰岛素不敏感;但在长期的病程中,胰岛 β 细胞功能逐渐减退,以至需要胰岛素治疗。

(三)并发症

1.急性并发症

(1)糖尿病酮症酸中毒(DKA)是糖尿病的急性并发症,多发生于胰岛素依赖型糖尿病患者,也可发生在非胰岛素依赖型糖尿病血糖长期控制不好者。其病因有感染,饮食不当,胰岛素治疗中断或不足,应激情况如创伤、手术、脑血管意外、麻醉、妊娠和分娩等。有时可无明显的诱因,多见于胰岛素的作用下降。患者表现为原有的糖尿病症状加重,尤其是口渴和多尿明显,胃肠道症状、乏力、头痛、萎靡、酸中毒、深大呼吸、严重脱水、血压下降、心率加快、嗜睡、昏迷。少数患者既往无糖尿病史,还有少数患者有剧烈腹痛、消化道出血等表现。

(2)糖尿病非酮症高渗性昏迷(HNDC):简称"高渗性昏迷",是糖尿病急性代谢紊乱的表现之一,多发生在老年人。可因各种原因导致大量失水,发生高渗状态,病情危重。患者易出现脑血管意外、心肌梗死、心律失常等并发症,病死率高达 40%～70%。有些患者发病前无糖尿病史。常见的诱因有感染、急性胃肠炎、胰腺炎、血液或腹膜透析、不合理限制水分、脑血管意外、某些药物如糖皮质激素、利尿、输入大量葡萄糖液或饮用大量含糖饮料等。患者的早期表现为原有糖尿病症状逐渐加重,可有呕吐,腹泻,轻度腹痛,食欲缺乏,恶心,尿量减少(甚至无尿),呼吸加速,表情迟钝,神志淡漠,不同程度的意识障碍;随后可出现嗜睡、木僵、幻觉、定向障碍、昏睡以至昏迷。患者体重明显下降,皮肤黏膜干燥,皮肤弹性差,眼压低,眼球软,血压正常或下降,脉搏细速,腱反射可减弱。并发脑卒中时,有不同程度的偏瘫,失语,眼球震颤,斜视,癫痫样发作,反射常消失,前庭功能障碍,有时有幻觉。

(3)感染:糖尿病患者常发生疖、痈等皮肤化脓性感染,可反复发生,有时可引起败血症或脓毒血症;尿路感染中以肾盂肾炎和膀胱炎最常见,尤其多见于女性患者,反复发作可转为慢性;皮肤真菌感染,如足癣也常见;真菌性阴道炎和巴氏腺炎是女性糖尿病患者常见并发症,多为白色念珠菌感染所致;糖尿病合并肺结核的发生率较高,易扩展播散形成空洞,下叶病灶较多见。

2.慢性并发症

(1)大血管病变:大、中动脉粥样硬化主要侵犯主动脉、冠状动脉、大脑动脉、肾动脉和肢体外周动脉等,临床上引起冠心病、缺血性或出血性脑血管病、高血压;肢体外周动脉粥样硬化常以下肢动脉病变为主,表现为下肢疼痛、感觉异常和间歇性跛行,严重者可导致肢体坏疽。

(2)糖尿病视网膜病变:常见的并发症,其发病率随年龄和糖尿病的病程增长而增加,病史超过10年者,半数以上有视网膜病变,是成年人失明的主要原因。此外,糖尿病还可引起白内障、屈光不正、虹膜睫状体炎。

(3)糖尿病肾病:又称肾小球硬化症,病史常超过 10 年。胰岛素依赖型 DM 患者30%～40%发生肾病,是主要死因;非胰岛素依赖型糖尿病患者约 20%发生肾病,在死因中列在心、脑血管病变之后。

(4)糖尿病神经病变:糖尿病神经病变常见于 40 岁以上血糖未能很好控制和病程较长的糖尿病患者。但有时糖尿病神经病变也可以是糖尿病的首发症状,也可在糖尿病初期或经治疗后血糖控制比较满意的情况下发生。

(5)糖尿病足(肢端坏疽):在血管、神经病变的基础上,肢端缺血,在外伤、感染后可发生肢端坏疽。糖尿病患者的截肢率是非糖尿病者的 25 倍。

三、诊断

(一)辅助检查

1.尿糖测定

尿糖阳性是诊断线索,肾糖阈升高时(并发肾小球硬化症)尿糖可阴性。肾糖阈降低时(妊娠),尿糖可阳性。尿糖定性检查和24小时尿糖定量检查可判断疗效,指导调整降糖药物。

2.血葡萄糖(血糖)测定

血糖测定常用葡萄糖氧化酶法。空腹静脉正常血糖 3.3～5.6 mmol/L(全血)或3.9～6.4 mmol/L(血浆、血清)。血浆、血清血糖比全血血糖高1.1 mmol/L。

3.葡萄糖耐量试验

葡萄糖耐量试验有口服和静脉注射2种。当血糖高于正常值但未达到诊断糖尿病标准者,须进行口服葡萄糖耐量试验(OGTT)。成人口服葡萄糖75 g,溶于250～300 mL 水中,5分钟内饮完,2小时后再测静脉血血糖含量。儿童按1.75 g/kg 计算。

4.糖化血红蛋白 A1(GHbA1)

其量与血糖浓度呈正相关,且为不可逆反应,正常人 HbA1 物质的量浓度在 3%～6%。病情控制不良的 DM 患者 GHbA1 物质的量浓度较高。因红细胞在血液循环中的寿命约为120 天,因此 GHbA1 测定反映取血前8～12 周的血糖状况,是糖尿病患者病情监测的指标。

5.血浆胰岛素和 C-肽测定

血浆胰岛素和 C-肽测定有助于了解胰岛 B 细胞功能和指导治疗。①血胰岛素水平测定:正常人口服葡萄糖后,血浆胰岛素在 30～60 分钟达高峰,为基础值的 5～10 倍,3～4 小时恢复基础水平。②C-肽:正常人基础血浆 C-肽水平约为 0.4 nmol/L。C-肽水平在刺激后则升高5～6 倍。

6.尿酮体测定

尿酮体测定对新发病者尿酮体阳性胰岛素依赖型糖尿病的可能性大。

7.其他

血脂、肾功能、电解质及渗透压、尿微量清蛋白测定等应列入常规检查。

(二)诊断要点

1.糖尿病的诊断标准

首先确定是否患糖尿病,然后对被做出糖尿病诊断者在排除继发性等特殊性糖尿病后,做出胰岛素依赖型或非胰岛素依赖型的分型,并对有无并发症及伴发病做出判定。1999年10月我国糖尿病学会采纳的诊断标准如下。①空腹血浆葡萄糖(FBG):低于6.0 mmol/L为正常,FBG 不低于 6.1 mmol/L 且低于 7.0 mmol/L(126 mg/dL)为空腹葡萄糖异常(IFG),FBG 不低于7.0 mmol/L暂时诊断为糖尿病。②服糖后 2 小时血浆葡萄糖水平(P2hBG):低于 7.8 mmol/L 为正常,P2hBG 不低于7.8 mmol/L且低于 11.1 mmol/L 为糖耐量减低(IGT),P2hBG 不低于11.1 mmol/L暂时诊断为糖尿病。③糖尿病的诊断:标准症状+随机血糖不低于 11.1 mmol/L,或 FPG 不低于 7.0 mmol/L,或 OGTT 中 P2hBG 不低于11.1 mmol/L;症状不典型者,需另一天再次证实。

作为糖尿病和正常血糖之间的中间状态,糖尿病前期(中间高血糖)人群本身即是糖尿病的高危人群。及早发现和处置糖尿病和糖尿病前期高危人群的心血管危险,对预防糖尿病和心血管疾病具有双重价值。因此，OGTT 应是具有心血管危险因素和已患心血管病个体的必查项目，以便早期发现糖尿病前期和糖尿病，早期进行干预治疗，以减少心血管事件发生。

2.糖尿病酮症酸中毒的诊断条件

(1)尿糖、尿酮体强阳性。

(2)血糖水平明显升高，多数患者的血糖在 28.9 mmol/L(500 mg/dL)左右，有的高达33.3～55.6 mmol/L(600～1 000 mg/dL)。

(3)血酮体升高，多大于4.8 mmol/L(50 mg/dL)，有时高达 300 mg/dL。

(4)CO_2 结合力降低，pH 小于 7.35，碳酸氢盐降低，阴离子间隙增大，碱剩余负值增大。

(5)血钾正常或偏低，血钠、氯偏低，血尿素氮和肌酐常偏高。血浆渗透压正常或偏高。

(6)白细胞计数升高，如合并感染时则更高。

3.鉴别诊断

(1)其他原因所致的尿糖阳性：肾性糖尿由肾糖阈降低致尿糖阳性，血糖及 OGTT 正常；甲亢、胃空肠吻合术后，因碳水化合物在肠道吸收快，餐后 0.5～1 小时血糖过高，出现糖尿，但 FBG 和 P2hBG 正常；弥漫性肝病，肝糖原合成、储存减少，进食后 0.5～1 小时血糖高，出现糖尿，但 FBG 偏低，餐后2～3 小时血糖正常或低于正常；急性应激状态时胰岛素对抗激素分泌增加，糖耐量降低，出现一过性血糖升高，尿糖阳性，应激过后可恢复正常；非葡萄糖的糖尿，如果糖、乳糖、半乳糖可与班氏试剂中的硫酸铜呈阳性反应，但葡萄糖氧化酶试剂特异性较高，可加以区别；大量维生素 C、水杨酸盐、青霉素、丙磺舒也可引起尿糖假阳性反应。

(2)药物对糖耐量的影响：噻嗪类利尿药、呋塞米、糖皮质激素、口服避孕药、阿司匹林、吲哚美辛、三环类抗抑郁药等可抑制胰岛素释放或对抗胰岛素的作用，引起糖耐量降低，血糖升高，尿糖阳性。

(3)继发性糖尿病：肢端肥大症或巨人症、库欣综合征、嗜铬细胞瘤分别因生长激素、皮质醇、儿茶酚胺分泌过多，对抗胰岛素而引起继发性糖尿病。久用大量糖皮质激素可引起类固醇糖尿病。通过病史、体检、实验室检查，不难鉴别。

(4)除外其他原因所致的酸中毒或昏迷，才能诊断糖尿病酮症酸中毒或糖尿病非酮症高渗性昏迷。

四、治疗

治疗原则为早期、长期、综合、个体化。基本措施为糖尿病教育，饮食治疗，体育锻炼，降糖药物治疗和病情监测。

(一)饮食治疗

饮食治疗是糖尿病治疗的基础疗法，也是糖尿病治疗成功与否的关键。目前主张平衡膳食，掌握好每天进食的总热量、食物成分、规律的餐次安排等，应严格控制和长期执行。饮食治疗的目标是维持标准体重，纠正已发生的代谢紊乱，减轻胰腺负担。饮食控制的方法如下。

1.制定总热量

理想体重(kg)=身高(cm)-105。计算每天所需总热量(成年人)，根据休息、轻度、中度、重度体力活动分别给予 104.6～125.52 kJ/kg，125.52～146.44 kJ/kg，146.44～167.36 kJ/kg，不低于 167.36 kJ/kg(40 kcal/kg)的热量。儿童、孕妇、乳母、营养不良和消瘦及伴消耗性疾病者应酌情增加，肥胖者酌减，使患者体重恢复至理想体重的±5%。

2.按食品成分转为食谱三餐分配

根据生活习惯、病情和药物治疗的需要安排。可按每天分配为1/5、2/5、2/5或1/3、1/3、1/3;也可按4餐分为1/7、2/7、2/7、2/7。在使用降糖药过程中,按血糖变化再做调整,但不能因降糖药物剂量过大,为防止发生低血糖而增加饮食的总热量。

3.注意事项

(1)糖尿病患者食物选择原则:少食甜食、油腻食品,多食含纤维多的蔬菜、粗粮,在血糖控制好的前提下可适当进食一些新鲜水果,以补充维生素,但应将热量计算在内。

(2)糖尿病与饮酒:非糖尿病患者长期饮酒易发生神经病变,糖尿病患者长期饮酒可加重神经病变,并可引起肝硬化、胰腺炎及多脏器损坏。对戒酒困难者在血糖控制好和无肝肾病变的前提下可少量饮酒,一般白酒低于100 g(2两),啤酒低于200 mL。

(二)体育锻炼

运动能促进血液循环,降低非胰岛素依赖型糖尿病患者的体重,提高胰岛素敏感性,改善胰岛素抵抗,改善糖代谢,降低血脂,减少血栓形成,改善心肺功能,促进全身代谢。运动形式有行走、慢跑、爬楼梯、游泳、骑自行车、跳舞、打太极拳等有氧运动,每周至少3次,每次30分钟以上。胰岛素依赖型糖尿病患者接受胰岛素治疗时,常波动于相对胰岛素不足和胰岛素过多之间。在胰岛素相对不足时进行运动可使肝葡萄糖输出增多,血糖升高,游离脂肪酸(FFA)和酮体生成增加;在胰岛素相对过多时,运动使肌肉摄取和利用葡萄糖增加,肝葡萄糖生成降低,甚至诱发低血糖。因此胰岛素依赖型糖尿病患者宜在餐后运动,运动量不宜过大。总之,体育锻炼应个体化。

(三)药物治疗

目前临床应用的药物有六大类,即磺酰脲类(SU)、双胍类、α-葡萄糖苷酶抑制药、噻唑烷二酮类(TZD)、苯甲酸衍生物类、胰岛素。

1.治疗原则

胰岛素依赖型糖尿病一经诊断,则需用胰岛素治疗。非胰岛素依赖型糖尿病患者经饮食控制后如血糖仍高,则需用药物治疗。出现急性并发症者则需急症处理;出现慢性并发症者在控制血糖的情况下对症处理。

2.磺酰脲类

目前因第一代药物不良反应较大,低血糖发生率高,已较少使用,主要选用第二代药物。

(1)用药方法:一般先从小剂量开始,1~2片/天,根据病情可逐渐增量,最大剂量为6~8片/天,宜在餐前半小时服用。格列本脲作用较强,发生低血糖反应较重,老年人、肾功不全者慎用。格列齐特和格列吡嗪有增强血纤维蛋白溶解活性、降低血液黏度等作用,有利于延缓糖尿病血管并发症的发生。格列喹酮的代谢产物由胆汁排入肠道,很少经过肾排泄,适用于糖尿病肾病患者。格列苯脲是新一代磺酰脲类药物,作用可持续1天,服用方便,1次/天;它不产生低血糖,对心血管系统的影响较小。格列吡嗪控释片1次/天口服,该药可促进胰岛素按需分泌,提高外周组织对胰岛素的敏感性,显著抑制肝糖的生成,有效降低全天血糖,不增加低血糖的发生率,不增加体重,不干扰脂代谢,不影响脂肪分布;与二甲双胍合用疗效增强。

(2)药物剂量:格列本脲,每片2.5 mg,2.5~15.0 mg/d,分2~3次服;格列吡嗪,每片5 mg,5~30 mg/d,分2~3次服;格列吡嗪控释片,每片5 mg,5~20 mg/d,1次/天;格列齐特,每片80 mg,80~240 mg/d,分2~3次服;格列喹酮,每片30 mg,30~180 mg/d,分2~3次服;格列

苯脲,每片 1 mg,1~4 mg/d,1 次/天。

3.双胍类

(1)常用的药物剂量:肠溶二甲双胍,每片 0.25 g,0.5~1.5 g/d,分 2~3 次口服;二甲双胍,每片 0.5 g,0.85~2.55 g/d,分 1~2 次口服,剂量超过 2.55 g/d 时,最好随三餐分次口服。

(2)用药方法:二甲双胍开始时用小剂量,餐中服,告知患者有可能出现消化道反应,经一段时间有可能减轻、消失;按需逐渐调整剂量,以不超过 2 g/d 肠溶二甲双胍或 2.55 g/d 二甲双胍(格华止)为度;老年人减量。

4.α-葡萄糖苷酶抑制药

用药方法:常用药物如阿卡波糖,开始剂量 50 mg,3 次/天,75~300 mg/d;倍欣 0.2 mg,3 次/天,与餐同服。合用助消化药、制酸药、胆盐等可削弱效果。

5.胰岛素增敏(效)药

胰岛素增敏(效)药包括吡格列酮、罗格列酮等,属于噻唑烷二酮类口服降糖药。

(1)吡格列酮。①用药方法:口服 1 次/天,初始剂量为 15 mg,可根据病情加量直至 45 mg/d。肾功能不全者不必调整剂量。②本品不适于胰岛素依赖型糖尿病、糖尿病酮症酸中毒的患者,禁用于对本品过敏者。活动性肝病者不应使用本品。水肿和心功能分级 NYHA Ⅲ~Ⅳ 患者不宜使用本品。本品不宜用于儿童。用药过程中若 ALT 水平持续超过 3 倍正常上限或出现黄疸,应停药。联合使用其他降糖药有发生低血糖的危险。③常见不良反应有头痛、背痛、头晕、乏力、恶心、腹泻等,偶有增加体重和肌酸激酶升高的报道。

(2)罗格列酮。①用药方法:起始剂量为 4 mg/d,单次服用;经 12 周治疗后,如需要可加量至 8 mg/d,1 次/天或 2 次/天服用。②临床适应证及注意事项同吡格列酮,但本品的肝不良反应少。

6.胰岛素

(1)适应证:胰岛素依赖型糖尿病;糖尿病酮症酸中毒、高渗性昏迷和乳酸性酸中毒伴高血糖时;合并重症感染、消耗性疾病、视网膜病变、肾病变、神经病变、急性心肌梗死、脑血管意外;因伴发病需外科治疗的围术期;妊娠和分娩;非胰岛素依赖型糖尿病患者经饮食及口服降糖药治疗未获得良好控制;全胰腺切除引起的继发性糖尿病。

(2)临床常用胰岛素制剂包括超短效胰岛素、人胰岛素类似物,无免疫原性,低血糖发生率低;短效胰岛素(R);中效胰岛素(中性鱼精蛋白锌胰岛素 NPH);预混胰岛素(30R、50R);长效胰岛素(鱼精蛋白锌胰岛素 PZI)。

五、糖尿病酮症酸中毒

(一)概述

糖尿病酮症酸中毒(DKA)为最常见的糖尿病急症。酮体包括 β 羟丁酸、乙酰乙酸和丙酮。糖尿病加重时,胰岛素绝对缺乏,三大代谢紊乱,不但血糖明显升高,而且脂肪分解增加,脂肪酸在肝脏经 β 氧化产生大量乙酰辅酶 A,由于糖代谢紊乱,草酰乙酸不足,乙酰辅酶 A 不能进入三羧酸循环氧化供能而缩合成酮体;同时由于蛋白合成减少,分解增加,血中生糖、生酮氨基酸均增加,使血糖、血酮进一步升高。DKA 分为几个阶段:①早期血酮升高称酮血症,尿酮排出增多称酮尿症,统称为酮症。②酮体中 β 羟丁酸和乙酰乙酸为酸性代谢产物,消耗体内储备碱,初期血 pH 正常,属代偿性酮症酸中毒,晚期血 pH 下降,为失代偿性酮症酸中毒。③病情进一步发展,出现神志障碍,称糖尿病酮症酸中毒昏迷。目前本症延误诊断和缺乏合理治疗而造成死亡的情况仍较常见。

1.诱因

T1DM 患者有自发 DKA 倾向,T1DM 患者在一定诱因作用下也可发生 DKA。常见诱因有感染、胰岛素治疗中断或不适当减量、饮食不当,以及各种应激如创伤、手术、妊娠和分娩等,有时无明显诱因。其中20%~30%无糖尿病病史。

2.病理生理

(1)酸中毒:β羟丁酸、乙酰乙酸以及蛋白质分解产生的有机酸增加,循环衰竭、肾脏排出酸性代谢产物减少导致酸中毒。酸中毒可使胰岛素敏感性降低;组织分解增加,K^+从细胞内逸出;抑制组织氧利用和能量代谢。严重酸中毒使微循环功能恶化,降低心肌收缩力,导致低体温和低血压。当血 pH 降至 7.2 以下时,刺激呼吸中枢引起呼吸加深加快;低至 7.0~7.1 时,可抑制呼吸中枢和中枢神经功能、诱发心律失常。

(2)严重失水:严重高血糖、高血酮和各种酸性代谢产物引起渗透压性利尿,大量酮体从肺排出又带走大量水分,厌食、恶心、呕吐使水分大量减少,从而引起细胞外失水;血浆渗透压增加,水从细胞内向细胞外转移引起细胞内失水。

(3)电解质平衡紊乱:渗透性利尿同时使钠、钾、氯、磷酸根等大量丢失,厌食、恶心、呕吐使电解质摄入减少,引起电解质代谢紊乱。胰岛素作用不足,物质分解增加、合成减少,钾离子(K^+)从细胞内逸出导致细胞内失钾。由于血液浓缩、肾功能减退时 K^+ 滞留以及 K^+ 从细胞内转移到细胞外,因此血钾浓度可正常甚或增高,掩盖体内严重缺钾。随着治疗过程中补充血容量(稀释作用),尿量增加、K^+ 排出增加,以及纠正酸中毒及应用胰岛素使 K^+ 转入细胞内,可发生严重低血钾,诱发心律失常,甚至心脏骤停。

(4)携带氧系统失常:红细胞向组织供氧的能力与血红蛋白和氧的亲和力有关,可由血氧离解曲线来反映。DKA 时红细胞糖化血红蛋白(GHb)增加以及 2,3-二磷酸甘油酸(2,3-DPG)减少,使血红蛋白与氧亲和力增高,血氧离解曲线左移。酸中毒时,血氧离解曲线右移,释放氧增加(Bohr 效应),起代偿作用。若纠正酸中毒过快,失去这一代偿作用,而血 GHb 仍高,2,3-DPG仍低,可使组织缺氧加重,引起脏器功能紊乱,尤以脑缺氧加重、导致脑水肿最为重要。

(5)周围循环衰竭和肾功能障碍:严重失水,血容量减少和微循环障碍未能及时纠正,可导致低血容量性休克。肾灌注量减少引起少尿或无尿,严重者发生急性肾衰竭。

(6)中枢神经功能障碍:严重酸中毒、失水、缺氧、体循环及微循环障碍可导致脑细胞失水或水肿、中枢神经功能障碍。此外,治疗不当如纠正酸中毒时给予碳酸氢钠不当导致反常性脑脊液酸中毒加重,血糖下降过快或输液过多过快、渗透压不平衡可引起继发性脑水肿并加重中枢神经功能障碍。

(二)临床表现

早期"三多一少"症状加重;酸中毒失代偿后,病情迅速恶化,疲乏、食欲缺乏、恶心、呕吐、多尿、口干、头痛、嗜睡,呼吸深快,呼气中有烂苹果味(丙酮);后期严重失水,尿量减少、眼眶下陷、皮肤黏膜干燥、血压下降、心率加快、四肢厥冷;晚期不同程度意识障碍,反射迟钝、消失,昏迷。感染等诱因引起的临床表现可被 DKA 的表现掩盖。少数患者表现为腹痛,酷似急腹症。

(三)诊断

1.辅助检查

(1)尿:尿糖强阳性、尿酮阳性,当肾功能严重损害而肾阈增高时尿糖和尿酮可减少或消失。

可有蛋白尿和管型尿。

(2)血:血糖增高,一般为 16.7~33.3 mmol/L(300~600 mg/dL),有时可在 55.5 mmol/L(1 000 mg/dL)以上。血酮体升高,正常低于 0.6 mmol/L,高于 1.0 mmol/L 为高血酮,高于 3.0 mmol/L 提示酸中毒。血 β 羟丁酸升高。血实际 HCO_3^- 和标准 HCO_3^- 降低,CO_2 结合力降低,酸中毒失代偿后血 pH 下降;剩余碱负值增大,阴离子间隙增大,与 HCO_3^- 降低大致相等。血钾初期正常或偏低,尿量减少后可偏高,治疗后若补钾不足可严重降低。血钠、血氯降低,血尿素氮和肌酐常偏高。血浆渗透压轻度上升。部分患者即使无胰腺炎存在,也可出现血清淀粉酶和脂肪酶升高,治疗后数天内降至正常。即使无合并感染,也可出现白细胞计数及中性粒细胞比例升高。

2.诊断要点

早期诊断是决定治疗成败的关键,临床上对于原因不明的恶心、呕吐、酸中毒、失水、休克、昏迷的患者,尤其是呼吸有酮味(烂苹果味)、血压低而尿量多者,无论有无糖尿病病史,均应想到本病的可能性。立即查末梢血糖、血酮、尿糖、尿酮,同时抽血查血糖、血酮、β 羟丁酸、尿素氮、肌酐、电解质、血气分析等以肯定或排除本病。

3.鉴别诊断

(1)其他类型糖尿病昏迷:低血糖昏迷、高血糖高渗状态、乳酸性酸中毒。

(2)其他疾病所致昏迷:脑膜炎、尿毒症、脑血管意外等。部分患者以 DKA 作为糖尿病的首发表现,某些病例因其他疾病或诱发因素为主诉,有些患者 DKA 与尿毒症或脑卒中共存等使病情更为复杂,应注意辨别。

(四)防治

治疗糖尿病,使病情得到良好控制,及时防治感染等并发症和其他诱因,是主要的预防措施。

对早期酮症患者,仅需给予足量短效胰岛素及口服补充液体,严密观察病情,定期查血糖、血酮,调整胰岛素剂量;对酮症酸中毒甚至昏迷患者应立即抢救,根据临床情况和末梢血糖、血酮、尿糖、尿酮测定做出初步诊断后即开始治疗,治疗前必须同时抽血送生化检验。

治疗原则:尽快补液以恢复血容量、纠正失水状态,降低血糖,纠正电解质及酸碱平衡失调,同时积极寻找和消除诱因,防治并发症,降低病死率。

1.补液

补液是治疗的关键环节。只有在有效组织灌注改善、恢复后,胰岛素的生物效应才能充分发挥。通常使用生理盐水。输液量和速度的掌握非常重要,DKA 失水量可达体重 10%,一般根据患者体重和失水程度估计已失水量,开始时输液速度较快,在 1~2 小时输入 0.9% 氯化钠 1 000~2 000 mL,前 4 小时输入所计算失水量 1/3 的液体,以便尽快补充血容量,改善周围循环和肾功能。如治疗前已有低血压或休克,快速输液不能有效升高血压,应输入胶体溶液并采用其他抗休克措施。以后根据血压、心率、每小时尿量、末梢循环情况及有无发热、吐泻等决定输液量和速度,老年患者及有心肾疾病患者必要时监测中心静脉压,一般每 4~6 小时输液 1 000 mL。24 小时输液量应包括已失水量和部分继续失水量,一般为 4 000~6 000 mL,严重失水者可有 6 000~8 000 mL。开始治疗时不能给予葡萄糖液,当血糖下降至13.9 mmol/L(250 mg/dL)时改用 5% 葡萄糖液,并按每 2~4 g 葡萄糖加入 1 U 短效胰岛素。有建议配合使用胃管灌注温 0.9% 氯化钠或温开水,但不宜用于有呕吐、胃肠胀气或上消化道出血者。

2.胰岛素治疗

目前,均采用小剂量(短效)胰岛素治疗方案,即每小时给予每千克体重 0.1 U 胰岛素,使血清胰岛素浓度恒定达到 $100\sim200$ μU/mL,这已有抑制脂肪分解和酮体生成的最大效应以及相当强的降低血糖效应,而促进钾离子运转的作用较弱。通常将短效胰岛素加入生理盐水中持续静脉滴注(应另建输液途径),亦可间歇静脉注射,剂量均为每小时每千克体重 0.1 U。重症患者[指有休克和(或)严重酸中毒和(或)昏迷者]应酌情静脉注射首次负荷剂量 $10\sim20$ U 胰岛素。血糖下降速度一般以每小时降低 $3.9\sim6.1$ mmol/L($70\sim110$ mg/dL)为宜,每 $1\sim2$ 小时复查血糖,若在补足液量的情况下 2 小时后血糖下降不理想或反而升高,提示患者对胰岛素敏感性较低,胰岛素剂量应加倍。当血糖降至 13.9 mmol/L 时开始输入 5% 葡萄糖溶液,并按比例加入胰岛素,此时仍需每 $4\sim6$ 小时复查血糖,调节输液中胰岛素的比例,每 $4\sim6$ 小时皮下注射一次胰岛素 $4\sim6$ U,使血糖水平稳定在较安全的范围内。病情稳定后过渡到胰岛素常规皮下注射。

3.纠正电解质及酸碱平衡失调

DKA 主要由酮体中酸性代谢产物引起,经输液和胰岛素治疗后,酮体水平下降,酸中毒可自行纠正,一般不必补碱。严重酸中毒影响心血管、呼吸和神经系统功能,应给予相应治疗,但补碱不宜过多、过快,补碱指征为血 pH 小于 7.1,$HCO_3^-<5$ mmol/L。应采用等渗碳酸氢钠($1.25\%\sim1.4\%$)溶液。给予碳酸氢钠50 mmol/L,即将 5% 碳酸氢钠 84 mL 加注射用水至300 mL 配成 1.4% 等渗溶液,一般仅给 $1\sim2$ 次。若不能通过输液和应用胰岛素纠正酸中毒,而补碱过多过快,可产生不利影响,包括脑脊液反常性酸中毒加重、组织缺氧加重、血钾下降和反跳性碱中毒等。

DKA 患者有不同程度失钾,失钾总量达 $300\sim1\,000$ mmoL。如上所述,治疗前的血钾水平不能真实反映体内缺钾程度,补钾应根据血钾和尿量进行:治疗前血钾低于正常,立即开始补钾,头 $2\sim4$ 小时通过静脉输液每小时补钾 $13\sim20$ mmol/L(相当于氯化钾 $1.0\sim1.5$ g);血钾正常、尿量大于 40 mL/h,也立即开始补钾;血钾正常、尿量低于 30 mL/h,暂缓补钾,待尿量增加后再开始补钾;血钾高于正常,暂缓补钾。头 24 小时内可补氯化钾 $6\sim8$ g 或以上,部分稀释后静脉输入、部分口服。治疗过程中定时监测血钾和尿量,调整补钾量和速度。病情恢复后仍应继续口服钾盐数天。

4.处理诱发病和防治并发症

在抢救过程中要注意治疗措施之间的协调以及从一开始就重视防治重要并发症,特别是脑水肿和肾衰竭,维持重要脏器功能。

(1)休克:如休克严重且经快速输液后仍不能纠正,应详细检查并分析原因,例如确定有无合并感染或急性心肌梗死,给予相应措施。

(2)严重感染:本症常见诱因,亦可继发于本症之后。因 DKA 可引起低体温和血白细胞计数升高,故不能以有无发热或血常规改变来判断,应积极处理。

(3)心力衰竭、心律失常:年老或合并冠状动脉病变(尤其是急性心肌梗死),补液过多可导致心力衰竭和肺水肿,应注意预防。可根据血压、心率、中心静脉压、尿量等调整输液量和速度,酌情应用利尿药和正性肌力药。血钾过低、过高均可引起严重心律失常,宜用心电图监护,及时治疗。

(4)肾衰竭:本症主要死亡原因之一,与原来有无肾病变、失水和休克程度、有无延误治疗等密切相关。强调注意预防,治疗过程中密切观察尿量变化,及时处理。

(5)脑水肿:病死率甚高,应着重预防、早期发现和治疗。脑水肿常与脑缺氧、补碱不当、血糖下降过快等有关。如经治疗后,血糖有所下降,酸中毒改善,但昏迷反而加重,或虽然一度清醒,但烦躁、心率快、血压偏高、肌张力增高,应警惕脑水肿的可能。可给予地塞米松(同时观察血糖,必要时加大胰岛素剂量)、呋塞米。在血浆渗透压下降过程中出现的可给予清蛋白。慎用甘露醇。

(6)胃肠道表现:因酸中毒引起呕吐或伴有急性胃扩张者,可用1.25%碳酸氢钠溶液洗胃,清除残留食物,预防吸入性肺炎。

(孔行锋)

第六节 低血糖症

低血糖症是一组由于各种病因导致的血浆葡萄糖浓度过低所致的临床症候群。一般认为在非糖尿病患者的血糖浓度低于 2.8 mmol/L(约为 50 mg/dL)时可认为是低血糖,在糖尿病患者中,目前倾向于血糖浓度低于 3.8 mmol/L(约为 70 mg/dL)时就可以定义为低血糖症。但在低血糖症患者中是否会出现临床症状个体差异非常大。血糖过低时可对机体的各个器官造成损害,尤其是神经系统,主要是自主神经兴奋性增高和中枢神经系统功能障碍,早期给予葡萄糖或食物可迅速缓解,抢救不及时可致中枢神经系统不可逆性损害,甚至死亡。导致低血糖症的病因复杂,在非糖尿病者中最常见者为不明原因功能性低血糖症,胰岛素瘤是器质性低血糖症中最常见病因,其他较常见病因有内分泌疾病性低血糖症、肝源性低血糖症、遗传性肝酶系异常等。

一、病因分类

(一)空腹低血糖症

1.胰岛功能亢进

(1)胰岛素瘤(胰岛 β 细胞瘤)、胰岛腺瘤、胰岛微腺瘤等。

(2)胰岛 β 细胞增生(特发性、婴幼儿、胰管细胞新生胰岛)。

(3)多发性内分泌腺瘤Ⅰ型伴胰岛细胞瘤。

2.内分泌源性低血糖症

内分泌源性低血糖症主要原因是拮抗胰岛素的激素分泌不足所致,包括:①垂体前叶功能减退;②肾上腺皮质功能不全;③甲状腺功能减退症;④胰岛 α 细胞功能低下。

3.肝病源性低血糖症

(1)各种获得性肝病,包括重型肝炎(病毒性、中毒性)、肝硬化晚期、肝淤血、肝内瘀胆型肝炎。

(2)肝酶系缺乏,包括肝糖原累积病、肝糖异生酶缺乏、磷酸烯醇或丙酮酸激酶缺乏、肝糖原合成酶缺乏、遗传性果糖不耐受症、半乳糖血症。

4.肿瘤源性低血糖症

(1)来自中胚层间质细胞组织的肿瘤,包括梭状细胞肉瘤、平滑肌肉瘤、横纹肌肉瘤、脂肪肉瘤、间质细胞瘤、神经纤维瘤、网状细胞肉瘤。

(2)各种腺癌,包括肝细胞癌、胆管细胞癌、胃癌、结肠癌、肺癌、乳腺癌、胰腺癌、肾上腺皮质癌、卵巢癌。

（3）其他肿瘤，包括类癌、嗜铬细胞瘤、神经母细胞瘤、交感神经节瘤、肾母细胞瘤（Wilms 瘤）。

5.肾源性低血糖症

肾源性低血糖症包括家族性肾性糖尿、肾小管酸中毒、慢性肾功能不全尿毒症期。

6.特发性低血糖症

特发性低血糖症包括自体免疫性低血糖症、酮症性低血糖症、Reye 综合征。

7.葡萄糖摄入不足、利用（丧失）过多

葡萄糖摄入不足、利用（丧失）过多包括哺乳、妊娠、剧烈运动、发热、年老衰弱、神经性厌食、长期慢性腹泻。

（二）餐后（反应性）低血糖症

1.滋养性低血糖症

滋养性低血糖症包括胃大部切除术及胃肠吻合术后、迷走神经切断术后。

2.原因不明的反应性低血糖

原因不明的反应性低血糖包括功能性低血糖症、2 型糖尿病早期、遗传性果糖不耐受症、半乳糖血症、家族性亮氨酸过敏性低血糖症等。

（三）药物性低血糖症

（1）糖尿病患者治疗过程中，降糖药使用不当。

（2）对葡萄糖代谢有影响的药物，包括抗微生物药物（抗疟疾药、喹诺酮类、β 内酰胺类、治疗病毒性肝炎的药物、异烟肼等）、$β_2$ 受体兴奋剂、治疗心律失常的药物（利多卡因、奎尼丁、酚妥拉明等）及对氨基水杨酸钠、可乐定、乙醇、某些中药。

（四）其他原因

1.中枢神经系统疾病

某些中枢性疾病，包括下丘脑病变、脑干病变、大脑发育不全、交通性脑积水等，可以导致低血糖症。

2.感染性疾病

某些感染性疾病如恶性疟疾、流行性出血热、绿脓杆菌败血症等，有可能导致低血糖症。

二、临床特点

（一）临床表现

低血糖典型的症状以自主神经系统表现为主，尤其是交感神经兴奋为主，表现为发病时可有心慌、心悸、饥饿、软弱、手足颤抖、皮肤苍白、出汗、心率增快、血压轻度升高等。更严重的或没有得到有效治疗的低血糖常伴有中枢神经系统功能障碍的表现，如精力不集中，思维和语言迟钝，头晕、嗜睡，视物不清，步态不稳，可出现幻觉、躁动、易怒、行为怪异等精神失常表现。病情进一步加重，可出现神志不清，动作幼稚，肌肉震颤及运动障碍，甚至出现癫痫样抽搐，瘫痪，并出现病理反射，昏迷、体温降低、瞳孔对光反射消失等。

在非糖尿病患者中，低血糖多起病缓慢，早期症状较轻，可自然进食后缓解，以后发作次数增多，症状逐步加重。

在胰岛素瘤（胰岛 β 细胞瘤）中，可以有 Whipple 三联征：①自发性反复发作的低血糖症状，包括一般的症状到严重的脑功能障碍的表现,每天单次或多次在空腹或劳动后发作;②发作时血糖低于 2.8 mmol/L;③口服含糖食物或葡萄糖,以及静脉注射葡萄糖后,上述症状可以迅速消失。

(二)导致血糖过低的相关疾病的病史及体征

糖尿病患者应用各种降糖药,包括胰岛素和口服降血糖药治疗过程中出现低血糖反应,是临床最常见的低血糖症,其症状轻重与药物剂量或病情轻重有关,也与是否合并有糖尿病自主神经病变有关,很多患者可以无任何交感神经兴奋表现,直接进入昏迷或猝死。但一般可以问到糖尿病病史或应用各种降糖药物的病史。

非糖尿病者中以功能性(餐后、反应性)低血糖最常见,低血糖症发作病史可较长,但症状轻、持续时间短,常在餐后 2~4 小时发作,虽多次发作但无进行性加重,无昏迷病史。部分患者有胃肠手术史。如低血糖症病史较久,进行性加重,常在空腹期或运动后发作,以脑功能障碍为主,多为器质性低血糖症。胰岛素瘤是器质性低血糖症中最常见病因。

还要注意患者有无肝病史、内分泌疾病史、饮食情况及饮酒史、慢性消耗性疾病(肿瘤、结核史、长期发热等)、胃肠疾病及手术史等。

体态较胖的中年女性应注意功能性低血糖症。如有全身皮肤色素加深,暴露处、摩擦处、乳晕、瘢痕等处尤为明显,黏膜色素沉着,体重减轻、四肢无力等要高度怀疑艾迪生病;如体态消瘦、皮肤色素减少、毛发脱落、性腺及乳房萎缩常提示垂体前叶功能低下;黏液性水肿体征提示甲状腺功能减退的存在;阵发性或持续性高血压伴阵发性加剧应除外嗜铬细胞瘤的存在;皮肤、淋巴结、胸腹部检查对肝源性低血糖、胰腺内或外肿瘤等的诊断常提供重要依据。

三、实验室检查、功能试验及影像学检查

(一)血糖测定(血浆葡萄糖)

非糖尿病患者多次测定空腹或发作时血糖等于或低于 2.8 mmol/L(约 50 mg/dL);糖尿病患者血糖等于或低于 3.8 mmol/L(约 70 mg/dL)。

(二)常规或延长口服葡萄糖耐量试验(OGTT)

于清晨空腹时,采血检测静脉血浆葡萄糖。将 75 g 无水葡萄糖(或 82.5 g 含 1 分子水的葡萄糖)溶于 250~300 mL 温开水中,嘱患者于 5 分钟内饮完。从饮用第一口糖水开始计时,于饮糖水后 1~5 小时每小时采血一次检测静脉血浆葡萄糖。儿童患者的葡萄糖量按每公斤体重 1.75 g 计算,总量不超过 75 g。结果判断见表 5-1。

表 5-1　几种常见低血糖病因的口服葡萄糖耐量试验结果比较

病因	空腹血糖	血糖高峰	曲线下降情况
2 型糖尿病早期	高	高	服糖后 2 小时仍高,至 3~5 小时可出现低血糖反应
胰岛素瘤	低	低	服糖后 2 小时,血糖低
滋养性低血糖症	正常	较高	服糖后 2 小时左右可出现低血糖反应
功能性低血糖症	正常	正常	服糖后 2~3 小时可有低血糖反应
肝源性低血糖症	较低或很低	高	服糖后 2 小时后较高

(三)血浆胰岛素测定

不同实验室有不同的正常参考值。胰岛素瘤患者胰岛素分泌呈自主性,其浓度常高于正常,

可达 160 mU/L。高胰岛素血症也见于肥胖症、2 型糖尿病早期(肥胖者)、肢端肥大症、皮质醇增多症、妊娠后期等,故血糖及胰岛素须同时采血反复测定才有助鉴别。

可以计算胰岛素释放指数＝胰岛素(μU/mL)/血糖(mg/dL),或[胰岛素释放修正指数＝血清胰岛素(μU/mL)×100/血浆血糖(μU/mL)－30(mg/dL)]。当血浆血糖值＜2.8 mmol/L 时,正常人胰岛素释放指数＜0.3 μU/mg;胰岛素瘤者则＞0.4 μU/mg。对某些血糖很低而胰岛素不很高的患者,应计算修正指数:正常人＜50 μU/mg,胰岛素瘤者＞85 μU/mg。

(四)饥饿试验

协助诊断胰岛素瘤。适用于疑诊胰岛素瘤,临床无发作且空腹血糖又不低者。

1.具体方法

禁食 72 小时法:从晚餐开始后禁食至 72 小时止,若无低血糖发作,可运动 2 小时诱发低血糖发作。低血糖发作时,抽静脉血测血糖并同时测胰岛素、C 肽,计算胰岛素释放指数,对某些血糖很低而胰岛素不很高的患者,应计算胰岛素释放修正指数。

2.结果分析

当血浆血糖低于 2.8 mmol/L 时,正常人血浆免疫反应胰岛素释放指数＜0.3 μU/mg;胰岛素瘤者则＞0.4 μU/mg。也可用胰岛素释放修正指数。正常值＜50 μU/mg,胰岛素瘤者＞85 μU/mg。若 C 肽水平低,而胰岛素水平高,则外源性胰岛素所致低血糖可能性大。

(五)肝功能、肾功能、有关内分泌腺功能检测

对肝源性、肾源性、内分泌性低血糖症诊断有帮助。血钙、磷、碱性磷酸酶、尿钙、尿磷检测对 MEN-1 伴有胰岛素瘤的诊断有帮助。各种肿瘤标志物的检测对非胰岛素瘤的肿瘤性疾病导致的低血糖症的诊断有一定的作用。

(六)遗传性酶系异常的检测

(1)糖原累积症中Ⅰ、Ⅲ、Ⅵ、Ⅸ型伴发低血糖症。①胰高糖素 0.5～1.0 mg 肌内注射后,除Ⅲ型(脱支酶缺乏)于高糖饮食后有升糖反应外,其余反应均较差或无反应。②肝活检及各种相应的酶测定有阳性发现。③界限糊精试验:肝脏、肌肉、红细胞、白细胞中有界限糊精存在(Ⅲ型)。

(2)其他肝糖酶的异常,包括肝糖异生酶(果糖 1,6-二磷酸酶、丙酮酸羧化酶、磷酸烯醇式丙酮酸羧激酶)缺乏;肝糖原合成酶缺乏;果糖 1-磷酸醛缩酶缺乏导致的遗传性果糖不耐受;半乳糖 1-磷酸尿嘧啶核苷转换酶或半乳糖激酶缺乏导致的半乳糖血症等,都可以用分子诊断的方法,发现患者有关酶系的基因突变位点或缺失,帮助诊断相关疾病。

(七)影像学检查

1.一般检查

B 超、CT、MRI、ECT、X 线拍片及胃肠造影等有助于肿瘤定位诊断。胰岛素瘤定位诊断困难时也可以选用超声内镜进行无创性的检查,以提高胰岛素瘤的定位准确性。

2.特殊检查

胰岛素瘤定位诊断困难时选用下列检查。

(1)腹腔动脉和胰动脉造影:有学者认为胰岛素瘤血运丰富,血管造影可显示瘤直径＞0.5 cm 的肿瘤,阳性率 80%。借此可显示肿瘤数目、大小、位置。

(2)经肝门静脉穿刺插管(PTPC),从胰、脾、门静脉分段取血测定胰岛素,以确定胰岛素的来源。

(3)选择性动脉钙刺激静脉取血(ASVS)测定胰岛素:选择性腹腔动脉造影后,可行胃十二指肠动脉、肠系膜上动脉和脾动脉插管注射葡萄糖酸钙（Ca^{2+} 1 mg/kg），分别于注射后 30 秒、60 秒、120 秒时从肝静脉取血测胰岛素，一般到 120 秒时胰岛素含量已开始下降，胰岛素瘤患者血清胰岛素含量仍明显增高。

四、诊断

低血糖症的诊断分为低血糖的诊断、低血糖的病因诊断及有关肿瘤的定位诊断。①低血糖症的诊断：非糖尿病患者多次测定空腹或发作时血糖等于或低于 2.8 mmol/L（约 50 mg/dL）；糖尿病患者血糖等于或低于 3.8 mmol/L（约 70 mg/dL）。②低血糖的病因诊断：参见低血糖症病因。其中，糖尿病低血糖症需要有糖尿病的确定诊断；胰岛素瘤需要有胰岛素不适当分泌增加的依据；其他各种肿瘤导致的低血糖症，需要有关肿瘤的诊断依据。

（一）胰岛素瘤

胰岛素瘤为成人器质性低血糖症较常见病因，多为良性腺瘤，90% 为单个，少数为多个。腺癌次之，体积较大，诊断时多有局部淋巴结及肝脏转移。低血糖多在晨空腹发作，饥饿、劳累、精神刺激、饮酒、月经来潮、发热等均可诱发。症状由轻渐重，由偶发到频发。早期以交感神经兴奋及肾上腺素分泌过多症群为主，病情随病程延长而加重，后期多以脑功能障碍为主。久病者血糖可降至 2.24 mmol/L 以下，甚至 1.1 mmol/L（20 mg/dL）。给予葡萄糖后症状很快消失。久病多次发作常影响智力及记忆力、定向力等。腺癌者低血糖症更严重，伴消瘦、肝大、腹块、腹痛等。多发性内分泌腺瘤Ⅰ型（MEN-Ⅰ型）伴胰岛素瘤者，除低血糖症外常伴有甲状旁腺功能亢进、肢端肥大症、皮质醇增多症、甲状腺腺瘤、胰岛 D 细胞瘤等症状和体征。本病诊断依据：①存在 Whipple 三联征；②空腹（基础）血浆胰岛素（放射免疫法，IRI）＞30 mU/L；③发作时血糖 ＜1.6 mmol/L（30 mg/dL）；④胰岛素释放指数＞0.4，修正指数＞85 μU/mg（正常＜50 μU/mg）；⑤胰岛素原和胰岛素类似物（PLC）值超过所测胰岛素浓度的 25%。定位诊断借助于 B 超、CT、MRI、ECT 等。

（二）内分泌性低血糖症

1.垂体前叶功能减退症

诊断依据：①有垂体前叶功能减退的病史及体征；②垂体前叶激素测定值低于正常；③甲状腺激素（T_3、T_4）、血尿皮质醇、性激素（E_2、T）低于正常；④低血糖症诊断确立。

2.甲状腺功能减退症

诊断依据：①甲状腺功能减退病史及体征存在；②T_3、T_4 测定值低于正常，TSH 水平增高；③发作时血糖＜2.8 mmol/L，给予葡萄糖后症状消失。

3.慢性肾上腺皮质功能减退症

诊断依据：①低血糖症诊断明确；②艾迪生病病史及体征；③血、尿皮质醇低于正常；④血浆 ACTH 增高；⑤有结核病史或自身免疫性疾病史等。

4.嗜铬细胞瘤伴低血糖症

本病时释放大量儿茶酚胺，诱发高血糖，后者又刺激胰岛素分泌过多而致低血糖症。恶性嗜铬细胞瘤伴有肝转移时，产生一种胰岛素样活性物质（NSILA），引起低血糖发作，其发作程度酷似胰岛素所致低血糖危象，病死率较高。诊断依据：①有阵发性高血压或者持续性高血压阵发性加重等病史及体征；②24 小时尿 VMA 增高；③血尿儿茶酚胺水平增高；④糖耐量异常或糖尿病曲线；⑤B 超、CT 等检查证实肾上腺（髓质）肿瘤或双侧增生。

5.胰岛 α 细胞功能减退

胰岛 α 细胞分泌胰高血糖素不足,使胰岛素的降糖作用缺少了拮抗激素而致低血糖症。临床表现类似于胰岛素瘤。本病诊断有赖于胰腺组织病理检查:α/β 细胞比例低于正常。

(三)胰岛素自身免疫综合征性低血糖症

体内出现针对胰岛素抗体,抗胰岛素抗体可逆性地结合大量胰岛素,与抗体结合的胰岛素可逐渐解离出来发挥其生物活性,引起严重的低血糖症。部分患者体内出现胰岛素受体抗体,具有模拟胰岛素样作用,比胰岛素的降血糖作用强,引起严重低血糖症。诊断依据:血浆胰岛素测定(放射免疫法,IRI)总胰岛素明显升高,常在 1 000 mU/L 以上,甚至超过 10 000 mU/L。伴有自身免疫性疾病,如毒性弥漫性甲状腺肿、红斑狼疮、肾炎、自身免疫性血小板减少、恶性贫血、萎缩性胃炎、黑棘皮病等。部分可由药物诱发,如抗甲状腺药物甲巯咪唑等。

五、鉴别诊断

低血糖症的鉴别诊断:由于低血糖症时可以出现各种精神神经症状,因此要与脑血管痉挛、脑血管意外、偏瘫、精神分裂症、癔症、癫痫等鉴别。也需要与糖尿病急性并发症,如糖尿病酮症酸中毒、乳酸性酸中毒昏迷、糖尿病高渗综合征等鉴别。

六、治疗

出现自主神经功能症状和早期中枢神经系统症状时给予口服葡萄糖或含葡萄糖食物时通常能够缓解。在糖尿病患者中,使用胰岛素或磺脲药治疗时若突然出现意识混乱,行为异常,建议饮用一杯果汁或加 3 匙糖的糖水。也可食用任何含糖较高的食物。建议胰岛素治疗患者随时携带糖果或含有葡萄糖的其他食物。接受促胰岛分泌药物治疗的患者,尤其是服用长效药物者,可在数小时或数天内反复发生低血糖。当口服葡萄糖不足以缓解低血糖时,可静脉推注葡萄糖,或使用糖皮质激素及胰高血糖素。

当症状严重或患者不能口服葡萄糖时,应静脉推注 50% 葡萄糖 50~100 mL,继而 10% 葡萄糖持续静脉滴注(可能需要 20% 或 30% 葡萄糖)。开始 10% 葡萄糖静脉滴注几分钟后应用血糖仪监测血糖,以后要反复多次测血糖,调整静脉滴注速率以维持正常血糖水平 24~48 小时。对有中枢神经系统症状的儿童,开始治疗用 10% 葡萄糖,以每分钟 3~5 mg/kg 速率静脉滴注,根据血糖水平调整滴速,保持血糖水平正常。

也可以采用胰高血糖素治疗。对急症治疗很有效。成人常用剂量是 0.5~1.0 U,皮下、肌肉或静脉注射;儿童为 0.025~0.100 U/kg(最大剂量 1 U)。若胰高血糖有效,低血糖症的临床症状通常在 10~25 分钟内缓解。若患者对 1 U 胰高血糖素在 25 分钟内无反应,再次注射有效的可能性较小,故不主张第二次注射。主要不良反应是恶心、呕吐。胰高血糖素的疗效主要取决于肝糖原储存量,胰高血糖素对饥饿或长期低血糖患者几乎没有疗效。

如果仍不能够维持血糖的平稳,可以考虑加用糖皮质激素,并反复多次测定血糖,维持正常血糖水平 24~48 小时。

自身免疫综合征性低血糖症者,可使用糖皮质激素,剂量依患者反应而定,原则为用最小有效剂量。

由于摄入果糖、半乳糖或亮氨酸激发的低血糖症,治疗方法是限制或阻止这些物质的摄入。发生在胃肠道术后或特发性饮食性低血糖需要少量、多餐高蛋白、低碳水化合物饮食。荤素兼吃,合理搭配膳食,保证摄入全面充足的营养物质;宜适当多吃富含蛋白质食物;伴有食少食欲缺乏者,宜适当食用能刺激食欲的食物和调味品。

其他导致低血糖的肿瘤疾病手术切除是最好的方法。最多见单个胰岛素瘤,切除可治愈,但肿瘤定位困难(约14%胰岛素瘤为多发性),常需再次手术或胰腺部分切除。术前使用二氮嗪和奥曲肽可用于抑制胰岛素分泌。有胰岛素分泌的胰岛细胞癌患者一般预后差。

(孔行锋)

第七节　高催乳素血症

高催乳素血症是指各种原因引起的垂体催乳素细胞分泌过多,导致血循环中催乳素(PRL)升高,表现为非妊娠期或非哺乳期溢乳,月经紊乱或闭经。高催乳素血症在生殖功能失调中占9%～17%。

一、病因

(一)下丘脑疾病

下丘脑分泌的催乳素抑制因子(PIF)对催乳素分泌有抑制作用,PIF主要是多巴胺。颅咽管瘤压迫第三脑室底部,影响PIF输送,导致催乳素过度分泌。其他肿瘤如胶质细胞瘤、脑膜炎症、颅外伤引起垂体柄被切断、脑部放疗治疗破坏、下丘脑功能失调性假孕等影响PIF的分泌和传递都可引起催乳素的增高。

(二)垂体疾病

垂体疾病是高催乳素血症最常见的原因。垂体泌乳细胞肿瘤最多见,空蝶鞍综合征、肢端肥大症、垂体腺细胞增生都可致催乳素水平的异常增高。按肿瘤直径大小分微腺瘤(肿瘤直径<1 cm)和大腺瘤(肿瘤直径≥1 cm)。

(三)其他内分泌、全身疾病

原发性和(或)继发性甲状腺功能减退症,如假性甲状旁腺功能减退、桥本甲状腺炎、多囊卵巢综合征、肾上腺瘤、GH腺瘤、ACTH腺瘤等,以及异位PRL分泌增加如未分化支气管肺癌、胚胎癌、子宫内膜异位症、肾癌可能有PRL升高。肾功能不全、肝硬化影响到全身内分泌稳定时也会出现PRL升高。乳腺手术、乳腺假体手术后、长期乳头刺激、妇产科手术如人工流产、引产、死胎、子宫切除术、输卵管结扎术、卵巢切除术等PRL也可异常增高。

(四)药物影响

长期服用多巴胺受体拮抗剂。吩噻嗪类镇静药:氯丙嗪、奋乃静。儿茶酚胺耗竭剂抗高血压药:利血平、甲基多巴。甾体激素类:口服避孕药、雌激素。阿片类药物:吗啡。抗胃酸药:H_2受体拮抗剂西咪替丁。这些药物均可抑制多巴胺转换,促进PRL释放。药物引起的高PRL血症多数血清PRL水平在100 μg/L以下,但也有报道长期服用一些药物使血清PRL水平升高达500 μg/L而引起大量泌乳、闭经。

(五)胸部疾病

胸壁的外伤、手术、烧伤、带状疱疹等也可能通过反射引起PRL升高。

(六)特发性高催乳激素血症

催乳素多为 60～100 μg/L,无明确原因。此类患者与妊娠、服药、垂体肿瘤或其他器质性病变无关,多因患者的下丘脑-垂体功能紊乱,从而导致 PRL 分泌增加。其中大多数 PRL 轻度升高,长期观察可恢复正常。血清 PRL 水平明显升高而无症状的特发性高 PRL 血症患者中,部分患者可能是巨分子 PRL 血症,这种巨分子 PRL 有免疫活性而无生物活性。临床上当无病因可循时,包括 MRI 或 CT 等各种检查后未能明确催乳素异常增高原因的患者可诊断为特发性高催乳素血症,但应注意对其长期随访,对部分伴月经紊乱而 PRL 高于 100 μg/L 者,需警惕潜隐性垂体微腺瘤的可能,应密切随访,脑部 CT 检查发现许多此类疾病患者数年后常发展为垂体微腺瘤。

二、临床表现

(一)溢乳

患者在非妊娠和非哺乳期出现溢乳或挤出乳汁,或断奶数月仍有乳汁分泌,轻者挤压乳房才有乳液溢出,重者自觉内衣有乳渍。分泌的乳汁通常是乳白、微黄色或透明液体,非血性。仅出现溢乳的较少,同时出现闭经及溢乳者占 75.4%。这些患者血清 PRL 水平一般都显著升高。部分患者催乳素水平较高但无溢乳表现,可能与其分子结构有关。

(二)闭经或月经紊乱

高水平的催乳素可影响下丘脑-垂体-卵巢轴的功能,导致黄体期缩短或无排卵性月经失调、月经稀发甚至闭经,后者与溢乳表现合称为闭经-溢乳综合征。

(三)不育或流产

卵巢功能异常、排卵障碍或黄体不健可导致不育或流产。

(四)头痛及视觉障碍

微腺瘤一般无明显症状;大腺瘤可压迫蝶鞍隔出现头痛、头胀等;当腺瘤向前侵犯或压迫视交叉或影响脑脊液回流时,也可出现头痛、呕吐和眼花,甚至视野缺损和动眼神经麻痹。肿瘤压迫下丘脑可以表现为肥胖、嗜睡、食欲异常等。

(五)性功能改变

部分患者因卵巢功能障碍,表现为低雌激素状态,阴道壁变薄或萎缩,分泌物减少,性欲减低。

三、辅助检查

(一)血清学检查

血清 PRL 水平持续异常升高,＞1.14 nmol/L(25 μg/L),需除外由于应激引起的 PRL 升高。FSH 及 LH 水平通常偏低。必要时测定 TSH、FT_3、FT_4、肝、肾功能。

(二)影像学检查

当血清 PRL 水平高于 4.55 nmol/L(100 μg/L)时,应注意是否存在垂体腺瘤,CT 和 MRI 可明确下丘脑、垂体及蝶鞍情况,是有效的诊断方法。其中 MRI 对软组织的显影较 CT 清晰,因此对诊断空蝶鞍症最为有效,也可使视神经、海绵窦及颈动脉清楚显影。

(三)眼底、视野检查

垂体肿瘤增大可侵犯和(或)压迫视交叉,引起视盘水肿;也可因肿瘤损伤视交叉不同部位而有不同类型视野缺损,因而眼底、视野检查有助于确定垂体腺瘤的部位和大小。

四、诊断

根据血清学检查 PRL 持续异常升高,同时出现溢乳、闭经及月经紊乱、不育、头痛、眼花、视觉障碍及性功能改变等临床表现,可诊断为高催乳素血症。诊断时应注意某些生理状态如妊娠、哺乳、夜间睡眠、长期刺激乳头、性交、过饱或饥饿、运动和精神应激等,PRL 会有轻度升高。因此,临床测定 PRL 时应避免生理性影响,在 10～11 时取血测定较为合理。PRL 水平显著高于正常者一次检查即可确定,当 PRL 测定结果在正常上限 3 倍以下时至少检测 2 次,以确定有无高 PRL 血症。诊断高泌乳激素血症后必须根据需要做必要的辅助检查,以进一步明确发病原因及病变程度,便于治疗。

五、治疗

应该遵循对因治疗原则。控制高 PRL 血症,恢复女性正常月经和排卵功能,减少乳汁分泌,改善其他症状(如头痛和视功能障碍等)。

(一)随访

对特发性高催乳素血症、催乳素轻微升高、月经规律、卵巢功能未受影响、无溢乳且未影响正常生活的患者,可不必治疗,应定期复查,观察临床表现和 PRL 的变化。

(二)药物治疗

垂体 PRL 大腺瘤及伴有闭经、泌乳、不孕不育、头痛、骨质疏松等表现的微腺瘤都需要治疗,首选多巴胺激动剂治疗。

1.溴隐亭

溴隐亭为麦角类衍生物,为非特异性多巴胺受体激动剂,可直接作用于垂体催乳素细胞,与多巴胺受体结合,抑制肿瘤增生,从而抑制 PRL 的合成分泌,是治疗高催乳素血症最常用的药物。为了减少药物不良反应,溴隐亭治疗从小剂量开始渐次增加,即从睡前 1.25 mg 开始,递增到需要的治疗剂量。如果反应不大,可在几天内增加到治疗量。常用剂量为每天 2.5～10.0 mg,分 2～3 次服用,大多数病例每天 5.0～7.5 mg 已显效。剂量的调整依据是血 PRL 水平。达到疗效后可分次减量到维持量,通常每天1.25～2.50 mg。溴隐亭治疗可以使 70%～90% 的患者获得较好疗效,表现为血 PRL 降至正常、泌乳消失或减少、垂体腺瘤缩小、恢复规则月经和生育。若 PRL 大腺瘤在多巴胺激动剂治疗后血 PRL 正常而垂体大腺瘤不缩小,应重新审视诊断是否为非 PRL 腺瘤或混合性垂体腺瘤、是否需改用其他治疗(如手术治疗)。溴隐亭治疗高 PRL 血症、垂体 PRL 腺瘤无论降低血 PRL 水平还是肿瘤体积缩小,都是可逆性的,只是使垂体 PRL 腺瘤可逆性缩小,长期治疗后肿瘤出现纤维化,但停止治疗后垂体 PRL 腺瘤会恢复生长,导致高 PRL 血症再现,因此需长期用药维持治疗。

溴隐亭不良反应主要有恶心、呕吐、眩晕、疲劳和直立性低血压等,故治疗应从小剂量开始,逐渐增加至有效维持剂量,如患者仍无法耐受其胃肠道反应,可改为阴道给药,经期则经肛门用药。阴道、直肠黏膜吸收可达到口服用药同样的治疗效果。约 10% 的患者对溴隐亭不敏感、疗效不满意,对于药物疗效欠佳,不能耐受药物不良反应及拒绝接受药物治疗的患者可以更换其他药物或手术治疗。

新型溴隐亭长效注射剂(ParlodelLAR)克服了因口服造成的胃肠道功能紊乱,用法是 50～100 mg,每 28 天一次,是治疗催乳素大腺瘤安全有效的方法,可长期控制肿瘤的生长并使瘤体缩小,不良反应较少,用药方便。

2.卡麦角林和喹高利特

若溴隐亭不良反应无法耐受或无效时可改用具有高度选择性的多巴胺 D_2 受体激动剂卡麦角林和喹高利特,它们抑制 PRL 的作用更强大而不良反应相对减少,作用时间更长。对溴隐亭抵抗(每天 15 mg 溴隐亭效果不满意)或不耐受溴隐亭治疗的 PRL 腺瘤患者改用这些新型多巴胺激动剂仍有 50% 以上有效。喹高利特每天服用一次 75～300 μg;卡麦角林每周只需服用 1～2 次,常用剂量 0.5～2.0 mg,患者顺应性较溴隐亭更好。

3.维生素 B_6

作为辅酶在下丘脑中多巴向多巴胺转化时加强脱羟及氨基转移作用,与多巴胺受体激动剂起协同作用。临床用量可达 60～100 mg,每天 2～3 次。

(三)手术治疗

若溴隐亭等药物治疗效果欠佳者,有观点认为由于多巴胺激动剂能使肿瘤纤维化形成粘连,可能增加手术的困难和风险,一般建议用药 3 个月内实施手术治疗。经蝶窦手术是最为常用的方法,开颅手术少用。手术适应证包括以下几点。

(1)药物治疗无效或效果欠佳者。

(2)药物治疗反应较大不能耐受者。

(3)巨大垂体腺瘤伴有明显视力视野障碍,药物治疗一段时间后无明显改善者。

(4)侵袭性垂体腺瘤伴有脑脊液鼻漏者。

(5)拒绝长期服用药物治疗者。

(6)复发的垂体腺瘤也可以手术治疗。

手术后,需要进行全面的垂体功能评估,存在垂体功能低下的患者需要给予相应的内分泌激素替代治疗。

(四)放疗

放疗分为传统放疗和立体定向放射外科治疗。传统放疗因照射野相对较大,易出现迟发性垂体功能低下等并发症,目前仅用于有广泛侵袭的肿瘤术后的治疗。立体定向放射外科治疗适用于边界清晰的中小型肿瘤。放疗主要适用于大的侵袭性肿瘤、术后残留或复发的肿瘤;药物治疗无效或不能坚持和耐受药物治疗不良反应的患者;有手术禁忌或拒绝手术的患者以及部分不愿长期服药的患者。放疗疗效评价应包括肿瘤局部控制以及异常增高的 PRL 下降的情况。通常肿瘤局部控制率较高,而 PRL 恢复至正常则较为缓慢。即使采用立体定向放射外科治疗后,2 年内也仅有 25%～29% 的患者 PRL 恢复正常,其余患者可能需要更长时间随访或需加用药物治疗。传统放疗后 2～10 年,有 12%～100% 的患者出现垂体功能低下;1%～2% 的患者可能出现视力障碍或放射性颞叶坏死。部分可能会影响瘤体周围的组织而影响垂体的其他功能,甚至诱发其他肿瘤,损伤周围神经,因此,放疗一般不单独使用。

(五)其他治疗

由甲状腺功能减退、肾衰竭、手术、外伤、药物等因素引起的高催乳素血症,则对因进行治疗。

六、高催乳素血症患者的妊娠相关处理

(一)基本的原则

基本的原则是将胎儿对药物的暴露限制在尽可能少的时间内。

(二)妊娠期间垂体肿瘤生长特点

妊娠期间95％微腺肿瘤患者、70％～80％大腺瘤患者瘤体并不增大,虽然妊娠期催乳素腺瘤增大情况少见,但仍应该加强监测,垂体腺瘤患者怀孕后未用药物治疗者,约5％的微腺瘤患者会发生视交叉压迫,而大腺瘤出现这种危险的可能性在25％以上,因此,于妊娠20周、28周、38周定期复查视野,若有异常,应该及时行MRI检查。

(三)垂体肿瘤妊娠后处理

在妊娠前有微腺瘤的患者应在明确妊娠后停用溴隐亭,因为肿瘤增大的风险较小。停药后应定期测定血PRL水平和视野检查。正常人怀孕后PRL水平可以升高10倍左右,患者血PRL水平显著超过治疗前的PRL水平时要密切监测血PRL及增加视野检查频度;对于有生育要求的大腺瘤妇女,需在溴隐亭治疗腺瘤缩小后再妊娠较为安全。目前认为溴隐亭对妊娠是安全的,但仍主张一旦妊娠,应考虑停药。所有患垂体PRL腺瘤的妊娠患者,在妊娠期需要每2个月评估一次。妊娠期间肿瘤再次增大者给予溴隐亭仍能抑制肿瘤生长,一旦发现视野缺损或海绵窦综合征,立即加用溴隐亭可望在1周内改善缓解,但整个孕期须持续用药直至分娩。对于药物不能控制者及视力视野进行性恶化时,应该经蝶鞍手术治疗需要,并根据产科原则选择分娩方式。高PRL血症、垂体PRL腺瘤妇女应用溴隐亭治疗,怀孕后自发流产、胎死宫内、胎儿畸形等发生率在14％左右,与正常妇女妊娠情况相似。

(四)垂体肿瘤哺乳期处理

没有证据支持哺乳会刺激肿瘤生长。对于有哺乳意愿的妇女,除非妊娠诱导的肿瘤生长需要治疗,一般要到患者想结束哺乳时再使用DA激动剂。

临床特殊情况的思考和建议如下。

(1)溴隐亭用药问题:在初始治疗时,血PRL水平正常、月经恢复后原剂量可维持不变3～6个月。微腺瘤患者即可开始减量;大腺瘤患者此时复查MRI,确认PRL肿瘤已明显缩小(通常肿瘤越大,缩小越明显),PRL正常后也可开始减量。减量应缓慢分次(2个月左右一次)进行,通常每次1.25 mg,用保持血PRL水平正常的最小剂量为维持量。每年至少2次血PRL随诊,以确认其正常。在维持治疗期间,一旦再次出现月经紊乱或PRL不能被控制,应查找原因,如药物的影响、怀孕等,必要时复查MRI,决定是否调整用药剂量。对小剂量溴隐亭维持治疗PRL水平保持正常、肿瘤基本消失的病例5年后可试行停药,若停药后血PRL水平又升高者,仍需长期用药,只有少数病例在长期治疗后达到临床治愈。

(2)视野异常治疗问题:治疗前有视野缺损的患者,治疗初期即复查视野,视野缺损严重的在初始治疗时可每周查2次视野(已有视神经萎缩的相应区域的视野会永久性缺损)。药物治疗满意,通常在2周内可改善视野;但是对药物反应的时间存在个体差异,视力视野进行性恶化时应该经蝶鞍手术治疗。

(3)手术治疗后随访问题:手术后3个月应行影像学检查,结合内分泌学变化,了解肿瘤切除程度。视情况每半年或一年再复查一次。手术的关键在于手术者的经验和肿瘤的大小,微腺瘤的手术效果较大腺瘤好,60％～90％的微腺瘤患者术后PRL水平可达到正常,而大腺瘤患者达到正常的比例则较低。手术后仍有肿瘤残余的患者,手术后PRL水平正常的患者中,长期观察有20％患者会出现复发,需要进一步采用药物或放疗。

(孔行锋)

第八节 库欣综合征

一、概述

库欣综合征是由于肾上腺皮质分泌过量的糖皮质激素(主要是皮质醇)所致,主要临床表现为满月脸、多血质、向心性肥胖、皮肤紫纹、痤疮、高血压和骨质疏松等。病因有多种,因垂体分泌ACTH过多所致者称为库欣病。

二、病因与发病机制

(一)垂体性库欣综合征

垂体性库欣综合征即库欣病,因垂体分泌过量的 ACTH 引起。库欣病患者约占库欣综合征患者总数的 70%。70%~80%患者存在垂体 ACTH 微腺瘤(直径<10 mm),大部分病例发病位置在垂体,切除微腺瘤可治愈;其余为下丘脑功能失调,切除微腺瘤后仍可复发。ACTH 微腺瘤并非完全自主性,此组肿瘤分泌皮质醇可被大剂量地塞米松抑制。约 10%患者存在 ACTH大腺瘤,可有蝶鞍破坏,并可侵犯邻近组织,极少数为恶性肿瘤,伴远处转移。少数患者垂体无腺瘤,而呈 ACTH 细胞增生,增生的原因尚不清楚,有些可能为下丘脑功能紊乱,CRH 分泌过多所致。此型患者肾上腺增生为双侧性,极少数为单侧性。

(二)异位 ACTH 综合征

垂体以外的肿瘤组织分泌过量有生物活性的 ACTH,使肾上腺皮质增生并分泌过量皮质醇,由此引起的库欣综合征为异位 ACTH 综合征。异位 ACTH 综合征占库欣综合征患者总数的 10%~20%。随着人们对本病认识的提高,本病的发生率会更高。异位分泌 ACTH 的肿瘤可分为缓慢发展型和迅速进展型两种。迅速进展型肿瘤瘤体大,恶性程度高,发展快,肿瘤较易发现。但常常因病程太短,典型的库欣综合征临床表现尚未显现患者已死亡。缓慢发展型肿瘤瘤体小,恶性程度低,发展慢,这类患者有足够的时间显现出典型的库欣综合征临床表现,临床上难以和垂体性库欣综合征鉴别。最常见的是肺癌(约占 50%),其次为胸腺癌和胰腺癌(各约占 10%)。

(三)原发性肾上腺皮质肿瘤

原发性肾上腺皮质肿瘤可为腺瘤(约占 20%)或腺癌(约占 5%)。这些肿瘤的生长和分泌功能为自主性,不受垂体 ACTH 的控制,此组肿瘤分泌皮质醇一般不被大剂量地塞米松抑制。肿瘤分泌大量皮质醇,反馈抑制垂体 ACTH 的释放,患者血中 ACTH 降低,肿瘤外同侧及对侧肾上腺皮质萎缩。引起皮质醇增多症的腺瘤一般较引起原发性醛固酮增多症者为大,直径多为2~5 cm。引起皮质醇增多症的皮质腺癌一般体积较大,晚期可转移至淋巴结、肝、肺等处。切面常具坏死、出血,往往也有核异型和核分裂,但是不能只根据细胞的形态来决定肿瘤是否为恶性,而必须看肿瘤细胞是否浸润或穿过包膜,或侵入淋巴结、血管中。

(四)肾上腺皮质结节样增生

根据发病机制及病理变化特点可分为以下几种。

1.不依赖 ACTH 性双侧肾上腺皮质小结节样增生

此病又称原发性色素性结节性肾上腺病或皮质增生不良症。此病少见,患者多为儿童或青年,一部分为家族性。肾上腺皮质总重量不大,有多个小结节。皮质醇分泌过量,超大剂量地塞米松不能将其抑制;血 ACTH 低或测不到。目前认为此病是一种肾上腺的自身免疫性疾病。

2.不依赖 ACTH 性双侧肾上腺皮质大结节样增生

不依赖 ACTH 性双侧肾上腺皮质大结节样增生又称腺瘤样增生。表现为双侧性,体积可大于腺瘤,多个结节融合在一起。原因不明,多数学者认为是由于 ACTH 的过量分泌导致肾上腺皮质在增生的基础上形成结节。这些结节往往具有很强的自主性,血 ACTH 低或测不到,皮质醇的分泌一般不被大剂量地塞米松抑制。

三、临床表现与并发症

典型的病例比较容易诊断。患者有特殊的外貌,望诊即可明确诊断。有些病例需经过比较详细的实验室检查才能确诊。有些患者可在疾病早期以严重的生殖系统功能障碍为主,如女性出现闭经,男性出现勃起功能障碍。大多数患者因肥胖、乏力就诊。少数患者以高血压及糖尿病起病。以下分述各系统的表现。

(一)特征性外貌

患者大多呈特征性外观:满月面,向心性肥胖,腹部膨出,而四肢显得相对细小,锁骨上及颈背部有脂肪堆集,形成所谓水牛背。本病患者呈向心性肥胖者约占 60%,其余患者虽有不同程度肥胖,但不呈典型向心性,少数患者体形正常。大多数患者面部红润光泽,皮脂溢出现象明显,呈多血质外观。多血质外观的主要原因是由于蛋白质分解过度,皮肤变薄,血色易于显露。蛋白质分解过度使毛细血管壁抵抗力减低,皮肤容易发生瘀点及瘀斑。紫纹也为本病特征性表现之一,发生部位多见于下侧腹部、臀部、大腿。紫纹的形状为中央宽、两端细,呈紫红或淡红色,常为对称性分布。

(二)心血管系统

约 75%的库欣综合征患者有高血压。高血压的严重程度不一,50%以上患者舒张压超过16.0 kPa(100 mmHg)。一般在疾病早期,血压只轻微升高。病程长者,高血压的发生率增加,且严重程度也成比例增加。长期高血压可导致心、肾、视网膜的病理变化,心脏可肥大或扩大,但心力衰竭并不多见。经适当治疗,病愈之后,血压下降或恢复正常。

(三)精神症状

约有 2/3 患者有精神症状。轻者表现为情绪不稳定、烦躁易怒、焦虑、抑郁、注意力不集中及记忆力减退,欣快感较常见,偶尔出现躁狂。患者大多有失眠或早醒。严重者可出现精神变态,包括严重忧郁、幻觉、幻想、妄想狂,甚至企图自杀。

(四)性腺功能障碍

女性多数有月经紊乱或闭经,且多伴有不孕。男性患者睾丸小而软,男性特征减少,性欲减退,勃起功能障碍及前列腺缩小。如肾上腺皮质雄性激素分泌增多,可导致痤疮、女子多毛,严重者表现为女性男性化。

(五)糖代谢紊乱

糖代谢紊乱为本病重要表现之一,约 70%病例有不同程度的糖代谢紊乱。其中一部分患者空腹血糖即高于正常,其余患者糖耐量试验显示糖耐量减退。糖皮质激素过多所致糖尿病的特点是,即使血糖很高,发生酮症者甚少,患者对胰岛素不敏感,微血管病变极罕见。皮质醇增多症被控制后,糖耐量可恢复正常。

(六)电解质紊乱

大量的皮质醇有潴钠排钾作用,从而引起高血压、水肿、多尿、低血钾。但明显的低血钾性碱中毒主要见于肾上腺皮质癌和异位 ACTH 综合征,可能与其分泌大量具有盐皮质激素作用的去氧皮质酮有关。

(七)骨质疏松

由于皮质醇促进蛋白分解,骨基质减少,钙沉着受影响,导致骨质疏松。骨质疏松以胸椎、腰椎及骨盆最为明显,患者常诉腰痛及全身疼痛。骨质疏松严重者,可出现脊椎压缩性骨折。

(八)对感染抵抗力减弱

皮肤真菌感染多见。化脓性细菌感染不易局限化,感染后炎症反应往往不显著,发热不高,易于漏诊。

(九)皮肤色素沉着

皮肤色素沉着多见于异位 ACTH 综合征患者,因肿瘤产生大量的 ACTH、人 β-促脂解素、ACTH 前身物氨基端肽,其内均包含有促黑色素细胞活性的肽段,使皮肤色素明显加深。

四、诊断与鉴别诊断

(一)临床诊断

库欣综合征的诊断一般分两步:①确定是否为库欣综合征,必须有高皮质醇血症的实验室依据;②进一步检查明确库欣综合征的病因。患者若有满月面、向心性肥胖、水牛背、皮肤紫纹、多血质、皮肤薄等典型临床表现,则可为库欣综合征的诊断提供重要线索。有典型临床表现者约占80%,其余的可只有其中的几项。有些患者表现不典型,须和其他疾病如单纯性肥胖、高血压、糖尿病、多囊性卵巢综合征等相鉴别。有典型临床表现者,亦应除外因长期应用糖皮质激素或饮用乙醇饮料引起的类库欣综合征。

影像检查对库欣综合征的病因鉴别及肿瘤定位是必不可少的。首先应确定肾上腺是否有肿瘤。目前,肾上腺 CT 薄层扫描及 B 超检查已为首选。肾上腺放射性核素[131]I-胆固醇扫描对区别双侧肾上腺增生还是单侧肾上腺肿瘤有较大价值。若影像学检查提示肾上腺双侧增生,则应检查是否有垂体瘤或垂体以外的异位 ACTH 分泌瘤的可能。垂体 ACTH 瘤中 80%～90% 为微腺瘤,目前分辨率最好的蝶鞍 CT 的微腺瘤发现率为 60%,蝶鞍 MRI 检查优于 CT。放射介入技术的引入对库欣综合征的病因和定位诊断更为精确。选择性双侧岩下窦取血测定 ACTH、肾上腺静脉取血测定皮质醇和醛固酮,以及分段取血测定 ACTH 技术能更加明确垂体 ACTH 瘤、异位 ACTH 瘤或肾上腺肿瘤的诊断。

(二)检验诊断

各型库欣综合征均有糖皮质激素分泌异常、皮质醇分泌增多,失去昼夜分泌节律,且不能被小剂量地塞米松抑制。24 小时尿游离皮质醇和尿 17-羟皮质类固醇排泄升高。血尿常规和生化测定可为本病的诊断提供线索,但确诊依赖皮质醇与 ACTH 的实验室结果与动态试验。

1.血液常规

库欣综合征患者的红细胞和血红蛋白增多,中性粒细胞增高,嗜酸性粒细胞、淋巴细胞减少。

2.血糖、电解质

库欣综合征患者的血清钾偏低,血糖偏高,葡萄糖耐量试验减退。

3.血、唾液皮质醇的测定及其昼夜节律变化

(1)测定方法:放射免疫分析、化学发光免疫分析。

(2)标本:血清、血浆、唾液。血清标本在室温下放置不宜超过 8 小时;如血清标本 8 小时内不能进行检测,则应置 2~8 ℃保存,2~8 ℃冷藏不宜超过 48 小时。超过 48 小时不能检测的标本应置 -20 ℃以下保存。避免反复冻融。

(3)参考范围:①血皮质醇在上午 8 时的参考值为 140~690 nmol/L,下午 4 时的参考值为 80~330 nmol/L;②唾液皮质醇为 8.39~8.99 nmol/L;午夜超过 7.5 nmol/L(0.27 μg/dL),清晨超过 26.7 nmol/L(1.0 μg/dL)即可诊断;但各实验室应建立自己的正常值范围。

(4)临床诊断价值和评价:①库欣综合征患者血浆皮质醇水平增高。②血皮质醇浓度的变化有节律,一般上午最高,下午逐渐下降,夜间及清晨最低。库欣综合征时血中皮质醇虽基本维持正常的昼夜节律形式,但波动甚大,而基础水平高于正常。③因唾液中只存在游离状态的皮质醇,并与血中游离皮质醇浓度平行,且不受唾液流率的影响,故唾液皮质醇水平的昼夜节律改变和午夜皮质醇低谷消失是库欣综合征患者较稳定的生化改变。④血浆皮质醇水平实际上反映体内 ACTH 的水平。因此除近期服用氢化可的松或可的松外,影响血 ACTH 水平的因素如昼夜节律、应激状态、生活事件及激素类用药均可导致血浆皮质醇水平的异常波动。而血浆皮质醇的半衰期为 80 分钟,长于 ACTH,因此血浆皮质醇对外来刺激反应稍滞后于 ACTH。这可影响血浆皮质醇和 ACTH 同步测定的意义。⑤由于雌激素可诱导肝脏皮质醇结合蛋白合成增加,因此孕妇和口服避孕药者日间皮质醇水平往往可达 50 μg/dL,但皮质醇和皮质类固醇结合球蛋白解离速度很快,故应以入睡后 1 小时皮质醇测定值为准。⑥甲状腺素可调节皮质醇的代谢速度,但不影响下丘脑-腺垂体-肾上腺轴的反馈,因此甲亢和甲减时均不影响血浆皮质醇的水平。⑦体重对皮质醇无很大影响,但严重营养不良可影响皮质醇的代谢,使血浆皮质醇水平升高。年龄与血浆皮质醇水平无关,但出生 9 个月到 1 年的婴儿体内尚未建立昼夜节律,且刚出生几天内血皮质醇水平低于皮质酮,故此时血浆皮质醇水平偏低。

4.24 小时尿游离皮质醇

(1)检测方法:同血皮质醇。

(2)标本:24 小时尿液。塑料容器中预先加入 33%乙酸或盐酸 20 mL,置冰块上,准确留取 24 小时尿,记录尿量,混合后用有盖试管取约 10 mL 置冰盒内送检。

(3)参考范围:88.3~257.9 nmol/24 h。

(4)临床诊断价值和评价:①体内的游离型和结合型皮质激素及它们的代谢产物 90%以上从尿中排泄,未被蛋白结合的部分(包括葡萄糖醛酸苷、硫酸酯和游离皮质醇)都从尿排出。尿游离皮质醇测定对诊断高皮质醇血症的患者灵敏度高,且患者与健康人的数值几乎没有重叠,仅 1%~2%可能有重叠,尿游离皮质醇排出与血皮质醇呈正比。增多见于皮质醇增多症、甲状腺功能亢进、部分单纯性肥胖者及先天性肾上腺增多症。减少则见于肾上腺皮质功能减退、垂体前叶功能减退、甲状腺功能减退、全身消耗性疾病、恶病质和肝硬化等,结果<27.6 nmol/24 h 可排除库欣综合征,但低值不能诊断皮质功能低下,因留取标本、肾脏疾病等因素可导致错误结果,应做兴奋试验。②24 小时尿游离皮质醇在诊断皮质醇症方面,其特异性及准确性远较 17-羟类固醇及 17-酮类固醇为优。24 小时尿游离皮质醇测定可以避免血皮质醇的瞬时变化,也可以避免血

中皮质类固醇结合球蛋白浓度的影响,对库欣综合征的诊断有较大的价值,诊断符合率达90%～100%。值得注意的是,非库欣综合征中也有7%～8%患者的24小时尿游离皮质醇升高,且利尿剂和进高盐饮食,也可使尿游离皮质醇增高。

5.血浆ACTH

(1)测定方法:放射免疫分析、化学发光免疫分析。

(2)标本:血清、血浆。血浆标本应用塑料管分装,不应用玻璃试管,血清标本在室温下保存不应超过8小时,2～8 ℃冷藏不应超过48小时,可在−20 ℃以下长期保存,避免反复冻融。血浆ACTH的半衰期仅为8分钟左右,在室温下不稳定,可被血细胞和血小板的酶降解,并可黏附于玻璃和塑料表面致使所测值偏低。

(3)参考范围:0～18.9 pmol/L。

(4)临床诊断价值和评价:库欣综合征可引起血中ACTH升高。患者处于如发热、疼痛、外伤等急性应激状态时,ACTH分泌均会升高。而严重抑郁症,尤其是老年患者体内的ACTH水平也高于健康人。

6.尿17-羟皮质类固醇(17-OHCS)

(1)方法:液相色谱法。

(2)标本:24小时尿,以醋酸或盐酸10 mL防腐,记录尿量。

(3)参考范围:8岁以下<4.1 μmol/24 h尿(1.5 mg/24 h尿);8～12岁<12.4 μmol/24 h尿(4.5 mg/24 h尿);12～18岁为6.4～29.7 μmol/24 h尿(2.3～10.9 mg/24 h尿);成年男性为8.3～33.2 μmol/24 h尿(3.1～12 mg/24 h尿);成年女性为6.9～27.6 μmol/24 h尿(2.5～10.0 mg/24 h尿)。

(4)临床诊断价值和评价。

17-OHCS增多见于:①库欣病、库欣综合征、异位ACTH肿瘤;②肾上腺性征异常综合征、11-β羟化酶缺乏症;③甲状腺功能亢进症、肥胖症、手术、各种应激。

17-OHCS减少见于:①肾上腺皮质功能减退(原发或继发)、艾迪生病,血浆ACTH升高,ACTH刺激试验无反应或反应减低;②垂体功能减退症,如ACTH单独缺乏症、希恩综合征;③先天性肾上腺皮质增生症如21-羟化酶缺陷症、17-羟化酶缺陷症;④医源性皮质功能减退症,如长期使用类固醇皮质激素、肾上腺皮质失用性萎缩;⑤其他原因,如甲状腺功能减退症、肝硬化、肾功能不全等。

(三)鉴别诊断

1.单纯性肥胖

肥胖可伴有原发性高血压、糖耐量减低、月经稀少或闭经,皮肤也可能出现皮纹、痤疮、多毛,24小时尿17-OHCS和17-KS排出量比正常升高,与库欣综合征表现相似。但单纯性肥胖脂肪分布不是向心性,而是分布对称均匀,无皮肤菲薄及多血质改变,皮纹大多为白色,有时可为淡红色,但一般较细。血浆皮质醇、24小时尿游离皮质醇、24小时尿检查均在正常范围;小剂量地塞米松抑制试验大多能被抑制;X线检查蝶鞍无扩大,亦无骨质疏松;B超检查双侧肾上腺无异常发现。

2.2型糖尿病性肥胖

2型糖尿病可有肥胖、高血压,检查有糖耐量降低、24小时尿17-OHCS偏高,需与之鉴别。但与库欣综合征有下列不同:血浆皮质醇正常,正常昼夜节律存在;24小时尿游离皮质醇正常;

其肥胖亦非向心性。

3.颅骨内板增生症

多见于女性,临床表现有肥胖、多毛症、高血压及神经精神症状,需与之鉴别。但与库欣综合征不同在于:其肥胖以躯干及四肢显著;无皮质醇分泌过多引起的代谢紊乱表现;颅骨 X 线片显示额骨及其他颅骨内板增生,而无蝶鞍扩大改变;无骨质疏松改变。

五、治疗

库欣综合征治疗的目标:①将每天皮质醇分泌量降至正常范围;②切除任何有害健康的肿瘤;③不产生永久性内分泌缺陷;④避免长期激素替代。

库欣综合征是由脑垂体 ACTH 分泌过多造成的,直接处理垂体似乎更合理,以使库欣综合征患者的临床征象、ACTH 和皮质醇的水平恢复到正常。实际上,除肾上腺皮质腺瘤手术切除有良好的效果外,还没有一种疗法是完美无缺的。当前的主要治疗手段包括手术、放疗及药物治疗。

(一)垂体性库欣综合征

垂体切除术主要用于那些具有较大垂体瘤的库欣综合征患者。如果保留垂体,可能会侵犯视神经或由于压迫周围组织造成神经学上的损伤。全垂体切除的不利之处为常规通过前额途径,是一个大手术,而且随着垂体的切除会导致垂体其他功能的低下。早在 1970 年经蝶垂体瘤摘除术开展前已广泛开展,该手术如果由有经验的外科医师施行,治愈率提高,并发症非常小,而且很少复发。

垂体手术前应先行垂体 CT 检查,做好垂体肿瘤的定位诊断。部分垂体较大腺瘤及可由 CT、MRI 定位的微腺瘤均可通过经鼻经蝶鞍垂体微腺瘤摘除。有人报道 CT 扫描未能找到垂体微腺瘤者,经鼻经蝶手术探查时,90%患者仍能发现微腺瘤。术前测定岩窦下静脉血和周围静脉血 ACTH 比值,以及进一步测定双侧岩窦静脉血 ACTH 的差别,则能帮助确定是否存在垂体微腺瘤及定位垂体腺瘤。患者术后可能出现激素撤退症状,需补充生理剂量的肾上腺糖皮质激素直到下丘脑-垂体-肾上腺(HPA)轴恢复正常;对于症状严重者,可短期静脉内使用超生理剂量的肾上腺糖皮质激素治疗。建议在术后第 1 周内停用肾上腺糖皮质激素或改用小剂量地塞米松,测定上午的血清皮质醇浓度以评估手术效果。如停用激素,必须密切观察患者是否出现肾上腺皮质功能不全症状。

垂体放疗一直是作为库欣综合征行肾上腺切除术后,对垂体肿瘤的一种补充治疗。对怀疑垂体肿瘤手术切除不彻底或晚期垂体肿瘤合并心肾功能不全、糖尿病、年老体弱者,也可考虑放疗。垂体放疗的类型有两种,一种是外照射,通常采用高能直线加速器治疗,也可应用 ^{60}Co 行大剂量垂体照射,此法虽然有一定的疗效,但远期并发症多,如放射性脑病、脑软化等;另一种是内照射,将 ^{198}Au 或 ^{90}Y 植入垂体内行内照射,有效率为 65%,一般对垂体功能无明显不良影响。总之,垂体放疗照射定位不精确,照射剂量无法准确控制,容易损伤垂体周围组织,疗程长,疗效出现慢,并发症多,常不被患者所接受。近年来,国内外兴起的立体定向放射外科治疗技术为垂体腺瘤的治疗开辟了新途径。立体定向放射外科是利用立体定向的方法,选择性地确定正常及病变组织的颅内靶点,使用大剂量管束电离射线,精确地集中照射靶点而产生局灶性组织破坏,达到治疗疾病的目的。

对库欣综合征,在有条件的地区应首选针对垂体 ACTH 瘤进行治疗,可采用经鼻、经蝶手术或立体定向放疗。对垂体手术疗效不满意者或影像学无垂体瘤表现的患者,可针对 ACTH 的靶器官肾上腺进行手术治疗,通常采取一侧肾上腺全切、另一侧大部切除＋垂体放疗。这样一方面去除皮质醇的来源,使库欣综合征得到缓解;另一方面保留的部分肾上腺仍具有分泌功能,可免除长期替代治疗。垂体肿瘤的积极治疗或放疗又可以预防术后 Nelson 综合征的发生。常将两侧肾上腺手术分两期进行,先行病变明显的一侧肾上腺全切除,再观察随访。此法既明确了诊断,又可经腰部切口手术,手术风险小。如术后内分泌症状基本缓解,可继续随访;如临床症状和实验室检查指标显示皮质醇增多仍很明显,则应择期对另一侧肾上腺再行大部切除(80%)。有学者主张,在双侧肾上腺全切除后再行部分肾上腺组织自体移植术。但因难以做到带血管蒂移植,往往以组织块种植为主,所以成活率不高。随着临床移植技术的提高,近年来肾上腺组织自体种植的成活率已有所提高。有报道显示,种植成活的肾上腺组织也能有效地分泌部分皮质激素,至少能减少糖皮质激素的替代治疗量。

(二)肾上腺病变的处理

1.肾上腺肿瘤

肾上腺肿瘤包括肾上腺皮质腺瘤和腺癌。

腺瘤的治疗方法简单,只要诊断明确,可行腺瘤切除。术前定位明确者经腰部第 10 或 11 肋间切口,术前定位不明确者可经腹切口行双侧肾上腺探查。腺瘤大多有包膜,容易分离,可完整摘除。如边界不清,可行同侧肾上腺切除术。目前,大多数肾上腺腺瘤可行经腹或经后腹腔途径的腹腔镜手术。腹腔镜手术具有创伤小、恢复快等优点,已逐步替代开放性手术成为肾上腺手术的金标准。腺瘤多数为单侧性,而对侧肾上腺往往是萎缩的,所以术后恢复期激素的调整非常重要。由于术中解决应激状态及术后的替代治疗常使用大剂量糖皮质激素,使下丘脑及垂体进一步遭受抑制,所以术后在了解肾上腺皮质功能的条件下,逐渐减少激素用量。单侧肾上腺切除者术中给予氢化可的松 100 mg 静脉滴注,术后维持 1～2 天。若对侧肾上腺萎缩者,则在补充皮质激素的同时应用 ACTH。一侧全切另一侧部分切除者,应用氢化可的松从 300 mg/d 逐步减量,一周后改为口服泼尼松,25 mg/d,逐步减量到 12.5 mg/d,视情况维持 2～3 周。在停止替代治疗前应全面了解肾上腺皮质功能,如化验尿 17-OHCS、17-KS 及血尿皮质醇等。如一年以上肾上腺功能仍不能恢复者,恐怕需要终身替代治疗。双侧肾上腺全切除者需终身服用皮质激素。

肾上腺皮质腺癌也以手术治疗为主,越早越好,早期尚未转移者疗效为佳。对肿瘤局限于肾上腺区域者,行单侧肾上腺根治性切除术;若肿瘤已发生远处转移,原发肿瘤组织和转移处均应尽力切除,这样可提高药物治疗和局部放疗的效果。对肿瘤小、边界清晰者,可经腰背切口。肿瘤较大、界限不清或有浸润者,可取胸腹联合切口或单侧肋缘下弧形切口,将肿瘤、肾上腺、同侧淋巴结一并切除。对侵犯肾脏、下腔静脉壁或腔静脉有瘤栓者,应做同侧肾切除、腔静脉壁的部分切除和腔静脉瘤栓取出术。肾上腺皮质癌发展快,淋巴转移早,发现时约 2/3 患者已有周围组织的浸润,患者术后 5 年存活率仅 25%,预后差。

2.原发性肾上腺皮质增生

这类患者往往血 ACTH 降低,而影像学检查又无法发现肾上腺区域明显的占位性病变。有学者认为对这类患者应首先行病变严重(即体积较大侧)一侧肾上腺全切术,如症状缓解满意,则可继续随访观察;如症状仍较严重,可再行另一侧肾上腺大部切除术。此类患者术后预后比较好,常不需终身激素替代措施。

（三）异位 ACTH 综合征

对于异位 ACTH 综合征,首选的治疗方法是切除原发肿瘤,切断异位 ACTH 分泌的来源。但往往明确诊断时,肿瘤已无法切除。此时,一方面可行肿瘤的化疗、放疗,另一方面可应用药物治疗减轻库欣综合征的症状。在以下情况,也可选用双侧肾上腺全切或一侧全切、另一侧次全切以缓解症状:①异位 ACTH 综合征诊断明确,但未找到原发肿瘤;②异位 ACTH 肿瘤已广泛转移,无法切除,而高皮质醇血症症状严重;③异位 ACTH 肿瘤已经找到,但无法切除,患者情况尚能接受肾上腺手术。

（四）药物治疗

药物治疗是库欣综合征治疗的一个重要方面,但只是一种辅助治疗,适用于衰弱或新近心肌梗死不能手术者,以及垂体、异位 ACTH 肿瘤或肾上腺肿瘤未能成功切除者。影响肾上腺分泌的有酮康唑、氨鲁米特、美替拉酮和米妥坦;影响 ACTH 分泌的有赛庚啶和溴隐亭。无论是作用于垂体或肾上腺,均需长期服药,且有一定的不良反应,不能达到完全治愈的效果。

1.皮质醇合成抑制剂

(1)酮康唑:是咪唑类似物,对碳链酶及 17-羟化酶均有抑制作用。用法为每次 0.3 g,每天 3 次口服。皮质醇水平降至正常后适当减量。不良反应包括肾上腺皮质功能不足、肝功能异常和肝脏毒性反应。

(2)氨鲁米特:是格鲁米特的衍生物,主要作用是阻断胆固醇向孕烯醇酮的转变,同时也阻断甲状腺素的合成。用法为每次 0.25 g,每天 3 次口服。用药 1 周后,库欣综合征的临床表现可获得不同程度的缓解。不良反应包括头痛、头晕、皮疹及胃不适等。

(3)美替拉酮:甲吡酮,为 11β-羟化酶的抑制剂。价格昂贵,国内很少应用。用法为每天 $1\sim2$ g,分 4 次口服。

2.ACTH 抑制剂

(1)赛庚啶:为 5-羟色胺受体拮抗剂。垂体性库欣综合征患者 ACTH 分泌增加可能与 5-羟色胺的紊乱有关。Krieger 等首先提出用赛庚啶治疗库欣综合征,每天服用 24 mg,$3\sim6$ 个月后可见血浆 ACTH 及皮质醇下降,临床症状缓解,但不是全部患者都有效。文献曾报道 40 例,取得满意缓解的达 60%。在体外已证实,该药对肿瘤或分泌 ACTH 的异位肿瘤有直接效应。用法为每次 8 mg,每天 3 次口服,连续 6 个月以上。不良反应包括嗜睡、口干、恶心、眩晕等,大剂量时可出现精神错乱和共济失调。

(2)甲磺酸溴隐亭:为多巴胺受体激动剂,大剂量能抑制 CRF、ACTH 分泌。一项研究中,口服 2.5 mg 溴隐亭之后,13 例患者中有 6 例血浆 ACTH 和皮质醇明显下降,1 例异位 ACTH 分泌的支气管类癌患者的 ACTH 亦被抑制。用法为 $5\sim10$ mg,每天分 $3\sim4$ 次口服。不良反应包括口干、恶心、呕吐、便秘、头晕、直立性低血压、失眠、小血管痉挛等。

（孔行锋）

第九节　肥　胖　症

肥胖症是指身体脂肪的过度堆积,以及体重的超重。在健康的个体中,女性身体脂肪约为体重量25％,男性约为18％。体重指数(BMI),即体重(kg)/[身高(m)]²,与身体脂肪高度相关,因此目前国际上常常使用 BMI 来作为评估肥胖症水平的指标,一般认为 BMI 为 20～25 代表健康体重,轻度超重的定义是 BMI 为 25～30,或者体重在正常体重的上限与高于正常体重上限(根据标准身高一体重表)的20％;而 BMI 高于30,或者体重高于正常体重上限的20％,被定义为肥胖症。BMI 高于30意味着患病风险极大增高。肥胖症与神经性厌食和神经性贪食相比较不属于精神类疾病,但是属于医学类疾病。

在美国大约35％的女性和31％的男性显著超重(BMI≥27);如果以 BMI 超过25来定义肥胖症,可能现在肥胖的美国人多于不肥胖的;如果以 BMI 超过30来定义肥胖症,则有11％的女性和8％的男性有肥胖症。目前在美国,肥胖症的患病率至少是20世纪早期的3倍。

社会经济地位与肥胖症密切相关,在美国,社会经济地位低的女性肥胖症的患病率是社会经济地位高的女性的6倍。无论男性还是女性,体重在25～44岁增加是最明显的。怀孕可能导致女性体重大大增加,如果一个女性接连怀孕,她们的体重平均会比上一次怀孕有2.5 kg的增长。在50岁以后,男性的体重趋于稳定,在60～74岁,甚至会出现轻微下降;女性则相反,体重的持续增长会持续到60岁,在60岁以后才会开始下降。

一、病因学

肥胖症是一个复杂的多因素疾病,涉及生物、社会、心理等多方面因素。在今天,大多数研究者认为肥胖者存在能量平衡障碍,即能量摄入与消耗的障碍;肥胖症也是与某个基因结构有关的疾病,而这个基因结构是通过文化和环境的影响来调整的。

(一)生物学因素

1.遗传因素

遗传因素在肥胖症中起着重要作用。双生子研究和寄养子研究均显示遗传因素对患肥胖症有重要影响。大约80％的肥胖患者都有肥胖症家族史;80％的肥胖父母的下一代都是肥胖子女,父母其中之一是肥胖者,他们中40％的下一代有肥胖,而父母都很苗条的,只有10％的下一代是肥胖者。这些均提示了遗传的作用。虽然有研究发现肥胖基因能调节体重和身体脂肪的储存,但迄今为止,还未发现肥胖症特异的遗传标志物。

2.神经生物学

中枢神经系统,特别是外侧下丘脑存在"摄食中枢"或者"饥饿中枢",可以根据能量需求的改变来调节食物摄取的量,并以此来维持体内脂肪的基线储存量。动物试验发现,用电刺激动物的外侧下丘脑,已经吃饱了的动物又重新开始吃食物;损毁了大白鼠两侧的外侧下丘脑,结果发现动物拒绝吃东西。

饱足感与饥饿感对食物摄取起着调控作用,参与肥胖症的发病。饱足感是一种当饥饿被满足后的感觉。人会在就餐结束时停止进食是因为他们已经补充了那些耗尽的营养,来自己经被吸收的食物的新陈代谢的信号通过血液被携带到大脑,大脑信号激活了可能位于下丘脑的受体细胞,从而产生了饱足感。5-羟色胺、多巴胺和去甲肾上腺素的功能紊乱通过下丘脑参与调节进食行为,其他涉及的激素因子可能包括促肾上腺皮质激素释放因子(CRF)、神经肽 Y、促性腺激素释放激素和促甲状腺激素。当重要营养物质耗尽,新陈代谢信号强度下降,便产生饥饿感。嗅觉系统对饱足感可能起着重要作用,实验显示通过使用一个充满特殊气味的吸入器使鼻子里的嗅球受到食物气味的强烈刺激,可产生出对食物的饱足感。

有一种脂肪细胞产生的激素称为瘦素，是脂肪的自动调节器。当血液瘦素浓度低时，更多的脂肪被消耗，而当瘦素浓度高时，脂肪消耗较少。

(二)心理社会因素

尽管心理、社会因素是肥胖症发展的重要因素，但是这些因素如何导致肥胖症至今尚不清楚。饮食调节机制易受环境影响，文化、家庭和个体心理活动因素都影响着肥胖症的发展。

肥胖症与文化有着密切的关系，随着全球化的进展和经济飞速发展，生活节奏加快、人们压力增大、活动锻炼时间明显减少，而快餐文化的迅速发展及餐馆餐饮消费的增多，使得当今社会肥胖症日益增多。躯体活动明显减少是作为公共卫生问题的肥胖症日趋增多的一个主要因素，原因是躯体活动不足限制了能量的消耗，而摄食却不一定会相应减少。

特殊的家族史、生活事件、人格结构或是潜意识冲突都可能导致肥胖症。有很多肥胖的患者因为在他们的成长环境里可以看到很多的过量进食例子，所以他们学会了用过量摄食作为应对情绪紊乱及各种心理问题的一种方式。

(三)其他因素

有很多临床疾病会导致肥胖症。肾上腺皮质功能亢进与特征性的脂肪分配有关(水牛型肥胖症)；黏液水肿与体重增加有关，尽管并非恒定；其他神经内分泌障碍，包括脑性肥胖症，以肥胖症和性与骨骼的异常为特征。

不少精神药物会导致体重增加。在非典型抗精神药物中，奥氮平、氯氮平、利培酮和喹硫平常见的不良反应即为体重增加；在心境稳定剂中，锂盐、丙戊酸盐和卡马西平也会引起体重增加；长期使用选择性 5-羟色胺再摄取抑制剂也能导致体重增加。

二、临床特征

(一)心理和行为障碍

肥胖症的心理和行为障碍分成两类：进食行为紊乱和情绪紊乱。肥胖症患者的进食模式存在很大的差异，最常见的是，肥胖者经常抱怨他们不能限制自己进食，并且很难获得饱足感。一些肥胖者甚至不能区分饥饿和其他烦躁不安的状态，并且当他们心情不好时就会吃东西。

肥胖症患者不会出现明显的或者过度的病理心理学。通过对那些已经做过胃旁路术的严重肥胖患者的研究，发现对他们最多见的精神科诊断是重性抑郁障碍。但是，在肥胖症患者中重性抑郁障碍的患病率并不高于普通人群。自我贬低多见于那些从童年期就开始肥胖的人，这可能是对肥胖人群长期的社会偏见所致。有些研究反映肥胖者因病感觉羞耻和社会偏见，在教育和就业问题上遭遇到不公正待遇。很多肥胖者在试图节食的过程中会出现焦虑和抑郁。

(二)生理障碍

肥胖会对生理功能产生很大的影响，产生一系列医学并发症。

当体重增加时血液循环会负担过重，严重肥胖者可能会发生充血性心力衰竭；高血压和肥胖症高度关联；肥胖症患者的低密度脂蛋白水平升高，而高密度脂蛋白水平下降，低水平高密度脂蛋白可能是增加肥胖症心血管疾病风险的机制之一。如果一个人是上半身体脂肪增加、而非下半身，很可能与糖尿病的发生相关联。严重肥胖症患者肺功能受损非常严重，包括肺换气不足、高碳酸血症、缺氧症和嗜睡(肥胖肺心综合征)，且肥胖肺心综合征的病死率很高。肥胖症可能会恶化骨关节炎及因皮肤伸张、擦烂和棘皮症而引起皮肤病问题。肥胖妇女存在产科风险，易患毒血症和高血压。

肥胖症还与一些癌症有关联。肥胖男性患前列腺癌和结肠直肠癌的比率更高,肥胖女性患胆囊癌、乳腺癌、宫颈癌、子宫癌和卵巢癌的比率更高。研究发现肥胖症通过影响雌激素分泌而导致子宫内膜癌和乳腺癌的产生和恶化。

三、诊断与鉴别诊断

(一)诊断

肥胖症的诊断主要根据 BMI 或体重:BMI 高于 30,或者体重高于正常体重上限的 20%,可诊断为肥胖症。

(二)鉴别诊断

1.其他综合征

夜间进食综合征的患者会在晚餐后过度进食,他们是被充满压力的生活环境而促发的,一旦得了就会每天反复发生,直到压力缓解。

暴食综合征(贪食症)被定义为在短时间里突然强迫性地摄取大量食物,通常随后伴有严重的不安和自责。暴食也可以表现为是一种应激反应。与夜间进食综合征比起来,暴食综合征的暴食发作并不是定时的,而且常常与特定的促发环境紧密相连。

肥胖肺心综合征(匹克威克综合征)是指一个人的体重超过理想体重的 100%,并伴有呼吸和心血管疾病。

2.躯体变形障碍(畸形恐惧症)

一些肥胖者感觉他们的身体畸形、令人厌恶,并且感觉他人对他们带有敌意和厌恶。这种感觉与他们的自我意识以及社会功能受损紧密相连。情绪健康的肥胖者没有体像障碍,只有少数神经质的肥胖者才有体像障碍。其主要局限于从儿童期就已经肥胖的人,而在这些儿童期就肥胖的人中间,也仅有少于一半的人患躯体变形障碍。

四、病程和预后

肥胖症的病程是进展性的。减轻体重的预后很差,那些体重明显减轻的患者,90%最终体重再增加;儿童期就开始肥胖的患者预后特别差;青少年发病的肥胖症患者,往往更严重,更难治,与情绪紊乱的联系也比成人肥胖更紧密。肥胖症的预后取决于肥胖产生的医学并发症。

肥胖症对患者健康有着不良影响,与心血管疾病、高血压〔血压高于 21.3/12.7 kPa(160/95 mmHg)〕、高胆固醇血症(血胆固醇高于 6.5 mmol/L)、由遗传决定的糖尿病特别是 2 型糖尿病(成年起病或非胰岛素依赖型糖尿病)等一系列疾病有关。根据美国健康协会的资料,肥胖的男性无论抽不抽烟,都会由于结肠、直肠和前列腺癌症而比正常体重的男性有更高的病死率。肥胖的女性会由于胆囊、胆管、乳腺、子宫(包括子宫颈和子宫内膜)和卵巢的癌症而比正常女性有更高的病死率。研究指出一个超重的人其体重越重,死亡的概率就越大。对那些极端肥胖的人,即体重为理想体重的 2 倍,减轻体重可能是挽救他们生命的方法,这些患者可能会出现心肺衰竭,特别是在睡觉的时候(睡眠呼吸暂停综合征)。

五、治疗

存在广泛的精神病理学如焦虑障碍、抑郁障碍的肥胖者,在节食过程中有过情绪紊乱病史的以及正处于中年危机的肥胖者,应该尝试减肥,并最好在专业人员严格的督导下进行。

(一)节食

减肥的基础很简单——通过摄入低于消耗,减少热量摄入。减少热量摄入的最简单方式就是建立一个低热量的饮食方式,包含那些易获得食物的均衡节食计划可获得最佳长期效果。对大多数人来说,最满意的节食计划通常的食物数量参照标准的节食书上可获得的食物营养价值表,这样节食可以长期保持体重的持续减少。

禁食计划一般用于短期减肥,但经常会引发一些疾病,包括直立性低血压、钠利尿和氮平衡的破坏。酮体生成节食是高蛋白、高脂肪的节食方式,用于促进减肥,但这种节食会增高胆固醇浓度并且会导致酮症,产生恶心、高血压和嗜睡等反应。无论各种节食方式多么有效,他们大多数都很乏味,所以当一个节食者停止节食并回到以前的饮食习惯,会刺激他们加倍地过度进食。

一般而言,减肥的最好方式就是有一个含有 4 602～5 021 kJ 的均衡饮食方案。这种节食方案可以长期执行,但必须另外补充铁、叶酸、锌和维生素 B_6 等。

(二)锻炼

增加躯体活动常常被推荐为一种减肥养生法。因为多数形式的躯体活动所消耗的热量直接与体重成一定比例,所以做同样多的运动肥胖的人比正常体重的人消耗更多的热量。而且,以前不活动的人增加躯体活动事实上可能还会减少食物摄入。锻炼也有助于维持体重的减低。

(三)药物疗法

各种用于治疗肥胖症的药物中,有些药物效果较好,如安非他明、右旋安非他明、苄非他明、苯二甲吗啡、苯丁胺、马吲哚等。药物治疗有效是因为它会抑制食欲,但是在使用几周后可能会产生耐受。

奥利斯特是一个选择性胃和胰腺脂肪酶抑制剂减肥药,这种抑制剂用于减少饮食中脂肪(这种脂肪会通过粪便排泄出来)的吸收。它通过外围机制起作用,所以一般不影响中枢神经系统(心跳加快、口干、失眠等),而大多数减肥药都会影响中枢神经系统。奥斯利特主要的不良反应是肠胃道不良反应。该药可以长期使用。

西布曲明是一种 β 苯乙胺,它抑制 5-羟色胺和去甲肾上腺素的再摄取(在一定范围内还抑制多巴胺),用于减肥,长期使用可以维持体重减轻。

(四)外科手术

那些可引发食物吸收不良或者减少胃容量的外科手术方法已经用于显著肥胖者。胃旁路术是一个通过横切或者固定胃大弯或胃小弯而使胃变小的手术。胃成形术使胃的入口变小从而使食物通过变慢。尽管会出现呕吐、电解质紊乱和梗阻,但是手术的结果还是成功的。抽脂术(脂肪切除术)一般是为了美容,而对长期的减肥并没有用。

(五)心理治疗

精神动力性心理治疗以内省为取向,可能对一些患者有效,但没有证据表明揭示过度进食的无意识原因可以改变肥胖者以过度进食来应对压力的症状。在成功的心理治疗和成功减肥后的几年里,多数患者在遇到压力时还会继续过度进食,而且,许多肥胖者似乎特别容易过度依赖一个治疗师,在心理治疗结束过程中可能会发生紊乱的退行。

行为矫正已经是最成功的心理治疗法,并被认为是治疗肥胖症的选择。患者通过指导会认识到与吃有关的外界线索,并且在特定环境中保持每天的进食量,比如在看电影、看电视或处于焦虑、抑郁等某种情绪状态之下时。患者也会通过教导发展出新的进食模式,比如慢吃,细嚼慢咽,吃饭时不看书,两餐间不吃东西或不坐下就不吃东西。操作性条件治疗通过奖励比如表扬或新衣服来强化减肥,也已经使减肥获得成功。

团体治疗有助于保持减肥动机,有助于提高对已经减肥成功的成员的认同,并且可以提供有关营养方面的教育。

(六)综合治疗

一个管理肥胖症患者的真正全面的方法是以设备(如新陈代谢测量室)和人(如营养学家和锻炼生理学家)为核心;但是这些都很难获得。设计高质量的项目时,要有容易获得的资源(如治疗手册),以及合理运用锻炼、心理治疗和药物治疗相结合的综合方法。决定使用哪种心理治疗或体重管理方法是一项重要环节,并且与患者一起来决定哪些资源的结合可以控制体重将是最合适的方式。

(孔行锋)

第六章 血液内科疾病的诊疗

第一节 缺铁性贫血

缺铁性贫血(iron deficiency anemia,IDA)是指由体内赖以合成血红蛋白的功能性铁缺乏引起的一种小细胞低色素性贫血。在红细胞的产生受到限制之前,体内功能性铁缺乏,称为缺铁。可发生于任何年龄,但以生育期青壮年妇女和儿童为多见。

一、发病机制与病因

(一)铁的代谢

人体铁主要存在于血红蛋白、肌红蛋白和各种酶类中;而所有其他剩余铁几乎均储藏于单核-吞噬细胞系统,尤其是骨髓、肝和脾中。

1.铁的储存

铁是人体必需的微量元素,存在于所有细胞内。包括血红蛋白铁、储存铁(铁蛋白、含铁血黄素)、肌血红蛋白铁、各种酶及辅酶中铁、组织铁和转运铁。

2.铁的来源

人体内的铁主要来自食物在十二指肠和空肠上段黏膜的吸收,以二价铁离子形式或与铁螯合物结合而被吸收入肠黏膜细胞内。

3.铁的代谢

肠黏膜细胞内,二价铁离子被铜蓝蛋白及其他亚铁氧化酶氧化为三价铁,与转铁蛋白结合。与转铁蛋白(Tf)结合的铁随血液进入全身组织以用于细胞活动。多余的铁以铁蛋白和含铁血黄素形式储存于骨髓、肝和脾的单核-巨噬细胞中以备用。正常人每天自胃肠道、泌尿道及皮肤上皮细胞丢失的铁约为1 mg。成人男性每天铁的需要量约为 1 mg;育龄妇女及发育期青少年的需要量为 1.5～2.0 mg/d;妊娠中晚期需3 mg/d以上;哺乳期需增加铁 0.5～1.0 mg/d;月经周期及量正常的妇女,约需铁 1.5 mg/d。每天摄入铁和消耗铁达到平衡。此平衡丧失可引起缺铁。储存铁先耗尽,继之红细胞内铁减少,最终出现 IDA。

(二)常见病因

1.铁摄入不足

膳食不足,药物的应用(如镓、镁的摄入)或胃肠疾病(如胃酸缺乏性疾病、胃部手术后)引起吸收减少。

2.失铁增加

(1)慢性失血:①胃肠道出血,成年男子和绝经妇女胃肠道的慢性出血是引起缺铁的最常见原因,如肿瘤、溃疡性胃炎、溃疡性结肠炎等。②月经过多。

(2)妊娠、哺乳:一次正常妊娠约平均失铁 900 mg;于哺乳期,每月需耗铁 30 mg。

3.慢性血管内溶血病

阵发性睡眠性血红蛋白尿、心瓣膜修补术和心内膜黏液瘤等引起的红细胞破坏过度,引起含铁血黄素、铁蛋白和血红蛋白尿的排泄,而致缺铁。

4.献血

每次献血 400 mL 相当于失铁 200 mg。如在短期内多次献血,情况会加重。

二、临床表现

(1)起病缓慢而隐匿。

(2)原发病的临床表现。

(3)贫血的表现:如苍白、乏力、头昏、心悸。

(4)由于含铁酶活力降低,致组织与器官内呼吸障碍而引起的症状。①上皮组织损害:口角炎、舌乳突萎缩、舌炎、反甲、食欲减退、恶心和便秘。欧洲患者常有 Plummer-Vinson 综合征,即口角炎与舌异常、吞咽时梗塞感。②神经精神症状:15%～30%的 IDA 患者表现为神经痛(以头痛为主)、感觉异常及舌面烧灼感。严重者可有颅内压增高和视盘水肿,这与组织细胞内的缺铁有关。8%～50%的患者有精神、行为方面的异常,例如注意力不集中、易激动、精神迟滞和异食癖(冷饮癖与食土癖)等。③脾大:缺铁性贫血儿童常有轻度脾大,而成人少见。这与红细胞寿命缩短(46～85 天)导致持续溶血过度有关。一旦缺铁纠正后,脾大即消失。

三、实验室检查

(一)血常规

典型者呈小细胞低色素性贫血(MCV<80 fL,MCH<27 pg,MCHC<30%)。血涂片示红细胞中心淡染区扩大,重则为环形。网织红细胞正常或轻度增高。白细胞计数及分类正常。血小板计数正常,亦可增高。

(二)骨髓象

增生活跃,幼红细胞明显增生,体小,胞质少,核染色质致密。粒系和巨核系正常。成熟红细胞中心淡染区扩大。铁染色示细胞外铁缺如,铁粒幼细胞少(<10%)或无。

(三)生化检查

(1)血清铁降低:小于 8.95 μmol/L。

(2)血清铁蛋白减低:小于 14 μg/L。

(3)总铁结合力(TIBC)增高:大于 64.44 μmol/L。

(4)转铁蛋白饱和度减低:小于 15%。

(5)红细胞游离原卟啉(FEP)增高:大于 0.9 μmol/L。

四、诊断

临床上将缺铁和缺铁性贫血分为缺铁、缺铁性红细胞生成及缺铁性贫血 3 个阶段。其诊断标准如下。

(一)缺铁

缺铁指仅体内储存铁消耗,(1)＋(2)或(1)＋(3)即可诊断。

(1)明确的缺铁病因和临床表现。

(2)血清铁蛋白小于 14 μg/L。

(3)骨髓铁染色示细胞外铁缺如,铁粒幼细胞＜10％或无。

(二)缺铁性红细胞生成

缺铁性红细胞生成指红细胞摄入铁较正常时少,但细胞内血红蛋白的减少不明显。符合缺铁＋以下一条即可诊断。

(1)转铁蛋白饱和度减低,小于 15％。

(2)红细胞 FEP 大于 0.9 μmol/L。

(三)缺铁性贫血

缺铁性贫血指红细胞内血红蛋白减少明显,呈小细胞低色素性贫血,依据如下。

(1)符合缺铁和缺铁性红细胞生成的诊断。

(2)小细胞低色素性贫血。

(3)铁剂治疗有效。

五、鉴别诊断

需进一步与非缺铁性小细胞低色素性贫血鉴别,后者往往与铁的利用障碍有关,包括珠蛋白生成障碍性贫血、慢性病引起的贫血及 MDS 中的难治性贫血(RA)或伴环形铁粒幼细胞增多的RA(RARs)。

六、治疗

(1)病因治疗:去除导致缺铁的病因。

(2)铁剂的补充:口服亚铁制剂,忌与影响铁吸收的茶(鞣酸)、钙盐及镁盐同服。为减少口服铁剂的胃肠道反应,可在进食或餐后服用。补铁后网织红细胞于 3～5 天上升,8～10 天达高峰后下降,Hb 开始上升,2 周后上升明显,1～2 个月达正常。此反应有助于确诊 IDA。血红蛋白正常后,应继续服用铁剂 3～6 个月以补充储存铁,或待血清铁蛋白至少恢复至 50 μg/L 时再停药。

口服铁剂有顾忌者可用右旋糖酐铁或山梨醇铁肌内注射,用药总量按以下公式计算:需补铁量(mg)＝[150－患者 Hb 数(g/L)]×体重(kg)×0.33。有 5％～13％的患者于注射铁后发生变态反应,2.6％的患者可出现过敏性休克,故注射时应有急救设备。

七、预防和预后

预防工作主要从病因着手。如提倡母乳喂养、及时添加辅食,生育期妇女、胃大部切除术者、无贫血的钩虫感染者和献血员适当补铁,根治慢性消化道出血疾病和月经量过多。

其预后取决于原发病是否能被治疗,如原发病及缺铁病因已被纠正,补铁治疗后可使贫血纠正。

(赵 楠)

第二节 巨幼细胞贫血

巨幼细胞贫血是由于细胞 DNA 合成障碍引起骨髓和外周血细胞特异性的巨幼细胞性改变。这种改变可涉及红细胞、粒细胞及巨核细胞三系。在我国,因叶酸缺乏所致的巨幼细胞贫血散见各地,在山西、陕西、河南、山东等地较多见,患病率可达 5.3%;而由维生素 B_{12} 缺乏所致者则很少见。本病预后良好,若是原发性营养素缺乏所致或合并严重感染、重度营养不良则预后较差。神经系统症状较严重者不易完全恢复。主要临床类型有以下几种。

营养性巨幼细胞贫血:以叶酸缺乏为主,我国以西北地区较多见,主要见于山西、陕西、河南,常有营养缺乏的病史,新鲜蔬菜摄入少又极少荤食,加上不良饮食和烹调习惯,因此常伴有复合性营养不良的表现,如缺铁,缺乏维生素 B_1、维生素 B_2、维生素 C 及蛋白质。本病好发于妊娠期和婴儿期。1/3 的妊娠妇女有叶酸缺乏,妊娠期营养不良性巨幼细胞贫血常发生于妊娠中末期和产后,感染、饮酒、妊娠期高血压疾病以及合并溶血、缺铁及分娩时出血过多均可诱发本病。婴儿期营养不良性巨幼细胞贫血好发于 6 个月到 2 岁的婴幼儿,尤其应用山羊乳及煮沸后的牛奶喂养者,母亲有营养不良、患儿并发感染及维生素 C 缺乏易发生本病,维生素 C 有保护叶酸免受破坏的作用。

恶性贫血:系原因不明的胃黏膜萎缩导致的内因子分泌障碍,维生素 B_{12} 缺乏。好发于北欧斯堪的纳维亚人。多数病例发生在 40 岁以上,发病率随年龄而增高,但也有少数幼年型恶性贫血,后者可能和内因子先天性缺乏或异常及回肠黏膜受体缺陷有关。恶性贫血的发病可能和自身免疫有关,90% 左右的患者血清中有壁细胞抗体,60% 的患者血清及胃液中可找到内因子抗体,有的可找到甲状腺抗体,恶性贫血可见于甲状腺功能亢进、慢性淋巴细胞性甲状腺炎、类风湿关节炎等,胃镜检查可见胃黏膜显著萎缩,有大量淋巴、浆细胞的炎性浸润。本病和遗传也有一定关系,患者家族中患病率比一般人群高 20 倍。脊髓后侧索联合变性和周围神经病变发生于 70%~95% 的病例,也可先于贫血出现。胃酸缺乏显著,注射组胺后仍无游离酸。

药物性巨幼细胞贫血:这组药物包括前述干扰叶酸或维生素 B_{12} 吸收和利用的药物以及抗代谢药等。

维生素 C 缺乏性贫血:缺乏维生素 C 时,叶酸不能形成有活性的四氢叶酸而引起巨幼红细胞性贫血。

一、营养性巨幼细胞贫血

(一)病因与发病机制

1.维生素 B_{12} 缺乏

(1)摄入不足:严格素食者缺乏维生素 B_{12}。

(2)吸收不良:①老年胃肠功能低下;②内因子缺乏;③慢性胰腺病;④竞争性寄生物;⑤肠道疾病。

(3)利用不良:先天性酶缺陷。

2.叶酸缺乏

(1)摄入不足:饮食质量差,缺乏新鲜蔬菜食物。

(2)吸收不良：①肠道短路；②热带性口炎性腹泻、腹病；③先天性吸收不良。

(3)利用障碍：先天性缺陷。

(4)需要增加叶酸摄入量大的人群如下。①妊娠者、婴幼儿；②甲状腺功能亢进者；③慢性溶血病者；④肿瘤性疾病、脱落性皮肤病者；⑤丢失增多者如血液透析。

(二)临床表现

(1)健康状况：长期营养缺乏史。

(2)一般的贫血症状：严重者可有轻度黄疸。可同时有白细胞和血小板减少，出现感染及出血倾向。

(3)胃肠道症状：舌面光滑，味觉消失，食欲缺乏。腹胀、腹泻及便秘偶见。

(4)神经系统症状：主要是脊髓后、侧索和周围神经受损所致。表现为四肢发麻、软弱无力、共济失调、站立和行走不稳，深部知觉减退至消失，可有健忘、易激动甚至精神失常。其中共济失调、站立和行走不稳、深部知觉异常主要见于维生素 B_{12} 缺乏者。有时可发生于贫血之前。

(三)实验室检查

(1)血常规：大细胞正色素性贫血，血常规往往呈现全血细胞减少，中性粒细胞分叶过多，网织红细胞计数正常或轻度增高。

(2)骨髓象：骨髓呈增生活跃，红系细胞增生明显增多，各系细胞均有巨幼变，以红系细胞最为显著。

(3)生化检查：血清叶酸和(或)维生素 B_{12} 低于正常范围。

(4)其他：血清间接胆红素轻度增多，血清铁及转铁蛋白饱和度增高。

(四)诊断

根据病史、临床表现、血常规和骨髓象可诊断。

(1)贫血症状：表现为乏力、头晕、心悸、耳鸣等，面色苍白逐渐加重。

(2)消化道症状：表现为舌痛、舌面光滑、舌乳头萎缩、口角炎、口腔黏膜小溃疡、食欲缺乏、食后腹胀。

(3)神经系统症状：如四肢发麻、软弱无力、共济失调、站立和行走不稳、深部知觉减退至消失等。

(4)大细胞性贫血：多数红细胞呈大细胞正色素性贫血。

(5)白细胞和血小板常减少：中性粒细胞核分叶过多，5 叶者＞5%或 6 叶者＞1%。

(6)骨髓中有核细胞明显增多，红系呈典型巨幼红细胞生成，巨幼红细胞＞10%。粒细胞系及巨核细胞系亦有巨型变。特别是晚幼粒细胞改变明显，巨核细胞有核分叶过多、血小板生成障碍。

(7)血清叶酸和(或)维生素 B_{12} 低于正常范围。

(五)治疗

1.治疗

(1)治疗基础疾病，去除病因。

(2)纠正偏食和不良的烹调习惯。

(3)补充叶酸或维生素 B_{12}。

补充叶酸：口服叶酸 5～10 mg，每天 3 次。胃肠道不能吸收者可肌内注射四氢叶酸钙 5～10 mg，每天 1 次，直至血红蛋白恢复正常。一般不需维持治疗。

补充维生素 B_{12}：①肌内注射维生素 B_{12} 100 μg 每天 1 次（或 200 μg 隔天 1 次）直至血红蛋白恢复正常。②需终生治疗者，每月注射 100 μg 1 次。③对于伴有神经症状者，有时需加大剂量每周每次 500～1 000 μg，长时间（半年以上）治疗。

（4）补充钾盐。

2.疗效评价

（1）治愈：①临床表现为贫血及消化道症状、神经系统症状消失。②血常规，血红蛋白恢复正常。白细胞＞4×10^9/L，粒细胞分叶过多及核肿胀等现象消失。血小板在 100×10^9/L 左右。③骨髓象，粒细胞核肿胀、巨型变及红系巨型变消失，巨核细胞形态正常。

（2）好转：①临床症状明显改善。②血红蛋白增高 30 g/L 以上。③骨髓中粒系、红系的巨幼变基本消失。

（3）无效：经充分治疗后，临床症状、血常规及骨髓象无改变。

（六）预防

注重婴幼儿的喂养，妊娠、产褥期的饮食调整。注意改进营养，防止偏食，懂得正确的烹煮方法。胃大部切除、慢性萎缩性胃炎，老年人患急慢性胃肠炎后易出现维生素 B_{12}、叶酸缺乏而引起本病，应注意合理的饮食，补充适当量维生素 B_{12}。对已治愈的患者应定期随访，以防停药后复发。

二、药物所致巨幼细胞贫血

药物所致巨幼细胞贫血是指药物抑制或阻断 DNA 合成，有时同时影响 RNA 或蛋白质合成，从而导致骨髓和外周血细胞特异的巨幼细胞性改变。最常见的药物：苯妥英钠、羟基脲、复方磺胺甲噁唑、苯巴比妥、扑痫酮、地西泮、乙胺嘧啶、甲氨蝶呤、阿糖胞苷、氟尿嘧啶和酒精等。

（一）病因

根据作用机制的不同，可将此组药物分成以下几类。

（1）抑制 DNA 的聚合：如阿糖胞苷、环磷酰胺。

（2）核糖核苷酸还原抑制剂：如羟基脲。

（3）抑制脱氧胸腺嘧啶核苷酸的生物合成：如氟尿嘧啶、甲氨蝶呤、抗惊厥药、口服避孕药、酒精。

（4）干扰嘧啶的生物合成：如 5-氟-2-脱氧尿嘧啶核苷。

（5）干扰嘌呤的生物合成：如巯基嘌呤和 6-硫鸟嘌呤。

（6）机制不明：如四环素、砷剂等。

（二）临床表现

（1）有明确用药史。

（2）出现巨幼细胞贫血临床表现和实验室检查，贫血轻重不一。

（3）停药后巨幼细胞贫血改善。

（三）治疗

（1）停用致病药物。

（2）叶酸和维生素 B_{12} 治疗。

（3）合理调整饮食。

（赵　楠）

第三节 再生障碍性贫血

再生障碍性贫血(aplastic anemia,AA)简称再障,是一组最常见的获得性骨髓造血功能衰竭症,导致骨髓造血干/祖细胞和三系血细胞产生减少,外周血呈全血细胞减少,但骨髓中无恶性细胞浸润,无广泛网硬蛋白纤维增生。各年龄组均可发病,发病年龄有两个高峰:15~25 岁和60~65 岁。

一、病因和类型

(一)自身免疫性再障

绝大多数临床诊断原发性的获得性再障是属于自身免疫性疾病,其靶器官为骨髓,最终引起骨髓衰竭。获得性再障应用抗淋巴细胞球蛋白和(或)环孢素等免疫抑制剂治疗后,至少有50%的患者获得缓解;患者骨髓祖细胞体外培养去除 T 淋巴细胞可使集落生长恢复;再障骨髓寡克隆 T 细胞内及患者血清中均可检出含高浓度 IFN-γ 和 TNF-α。由于骨髓中 IFN-γ 和 TNF-α 产生过多,诱导骨髓 CD34$^+$ 细胞大量凋亡,从而引起造血干/祖细胞减少。自身寡克隆抑制性T 淋巴细胞产生的机制尚不清楚,可能和调节性 T 细胞(CD4$^+$、CD25$^+$ 和 FoxP3$^+$)功能丧失有关。此外再障可继发于胸腺瘤、系统性红斑狼疮、嗜酸性筋膜炎和类风湿关节炎等,患者血清中可找到抑制造血干细胞的抗体。药物的特异质反应及病毒性肝炎相关性再障也是自身免疫性再障。

(二)药物性再障

1.和药物剂量有关

此种药物性再障由药物毒性作用导致,药物达到一定剂量就会引起骨髓抑制,如各种抗肿瘤药。其中细胞周期特异性药物主要作用于容易分裂的细胞,因此发生全血细胞减少时骨髓仍保留一定量的多能干细胞,停药后再障可以恢复;白消安和亚硝脲类不仅作用于进入增殖周期的细胞,而且也作用于非增殖周期的细胞,常导致长期骨髓抑制难以恢复。此外,无机砷、雌激素、苯妥英钠、吩噻嗪、硫尿嘧啶及氯霉素等也可以引起与剂量有关的骨髓抑制。

2.和药物剂量关系不大

仅个别患者发生造血障碍,多为药物的特异质反应,是自身免疫性的,常导致持续性再障。常见的有氯(合)霉素、有机砷、米帕林、三甲双酮、保泰松、金制剂、氨基比林、吡罗昔康、磺胺、甲砜霉素、卡比马唑、甲巯咪唑、氯磺丙脲等。最常见是由氯霉素引起的,氯(合)霉素的化学结构含有一个硝基苯环,其骨髓毒性作用与亚硝基-氯霉素有关,它可抑制骨髓细胞内线粒体 DNA 聚合酶,导致 DNA 及蛋白质合成减少,也可抑制血红素的合成,幼红细胞质内可出现空泡及铁粒幼细胞增多。

(三)病毒性肝炎相关性再障

病毒性肝炎相关性再障简称肝炎相关性再障(HAAA),是病毒性肝炎最严重的并发症之一,发生率不到1.0%,占再障患者的3.2%。80%病例引起再障的病毒性肝炎亚型至今尚未明确(非甲、乙、丙、丁、戊),但20%病例明确由乙型肝炎引起。临床上有两种类型:急性型居多数,起病急,肝炎和再障发病间期平均10周左右,肝炎已处于恢复期,但再障病情重,生存期短,发病年龄轻,大多病毒性肝炎亚型不明确;慢性型属少数,大多在慢性乙型肝炎基础上发病,病情轻,肝炎和再障发病间期长,生存期也长。肝炎病毒对造血干细胞有直接抑制作用,也可通过病毒介导的自身免疫异常,尚可破坏骨髓微循环。其他病毒如人类微小病毒 B19、EB 病毒等也有报道。

(四)苯中毒所致再障

苯及其衍化物和再障的关系已为许多实验研究所肯定,苯进入人体易固定于富含脂肪的组织,慢性苯中毒时苯主要固定于骨髓,苯的骨髓毒性作用与其代谢产物(苯二酚、邻苯二酚)有关,酚类为原浆毒,可直接抑制细胞核分裂,所形成的半抗原可刺激免疫反应。

(五)造血干/祖细胞自身缺陷

阵发性睡眠性血红蛋白尿(PNH)和再障的关系相当密切,PNH 系获得性造血干/祖细胞自身缺陷引起造血衰竭,约 30%PNH 患者有再障病史,再障患者采用流式细胞术检测 PNH 克隆阳性率可达 25%～67%,甚至临床上有 AA-PNH 综合征,两者可先后或同时发生。再障患者出现 PNH 克隆的机制仍不清楚,可能和再障患者造血干/祖细胞"逃逸"免疫攻击而自身选择的结果。近年研究还发现某些获得性再障患者白细胞染色体端粒长度缩短,这些患者常对免疫抑制剂无效。

(六)其他因素

1.电离辐射

X 线、γ 线或中子可直接损害造血干细胞和骨髓微环境。长期超允许量放射线照射(如放射源事故)可致再障。全身照射超过 1 000 cGy 可致持久性再障,＞4 000 cGy 骨髓微环境被破坏,骨髓不能支持造血。

2.妊娠

罕有病例报告,再障在妊娠期发病,分娩或人工流产后缓解,第二次妊娠时再发,是否与妊娠激活了免疫反应有关。

二、临床表现

再障可按严重度不同分为重型、极重型和非重型。重型再障(severe aplastic anemia,SAA)的诊断标准(Camitta 标准)。①骨髓细胞增生程度＜正常的 25%;如≥正常的 25%但＜50%,则残存的造血细胞应＜30%。②血常规须具备以下三项中的两项:中性粒细胞绝对值＜$0.5×10^9$/L;血小板数＜$20×10^9$/L;网织红细胞绝对值＜$20×10^9$/L。其中中性粒细胞＜$0.2×10^9$/L 者称极重型再障(very severe aplastic anemia,VSAA)。我国早年以急性或慢性再障(chronic aplastic anemia,CAA)分型。

(一)SAA

起病急,进展迅速,常以出血和感染、发热为首发及主要表现。病初贫血常不明显,但随着病程呈进行性进展。几乎均有出血倾向,60% 以上有内脏出血,主要表现为消化道出血、血尿、眼底出血(常伴有视力障碍)和颅内出血。皮肤、黏膜出血广泛而严重,且不易控制。病程中几乎均有发热,系感染所致,常在口咽部和肛门周围发生坏死性溃疡,从而导致败血症。肺炎也很常见。感染和出血互为因果,使病情日益恶化,如仅采用一般性治疗多数在 1 年内死亡。

(二)CAA

起病缓慢,以贫血为首发和主要表现;出血多限于皮肤黏膜,且不严重;可并发感染,但常以呼吸道为主,容易控制。若治疗得当、坚持不懈,不少患者可获得长期缓解甚至痊愈,但也有部分患者迁延多年不愈,甚至病程长达数十年,少数到后期出现 SAA 的临床表现。

三、辅助检查

(一)血常规

全血细胞减少,贫血属正常细胞型,亦可呈轻度大红细胞型。外周血片手工分类十分重要,红细胞形态应基本正常,仅见轻度大小不一,但无明显畸形及多染现象,无幼红幼粒细胞出现。网织红细胞显著减少。

(二)骨髓象

应做多部位骨髓穿刺涂片检查并同时进行骨髓小粒分类计数。SAA 呈多部位增生减低或重度减低,三系造血细胞明显减少,尤其是巨核细胞和幼红细胞;非造血细胞增多,尤为淋巴细胞增多。CAA 不同部位穿刺所得的骨髓象很不一致,可从增生不良到增生象,但至少要有一个部位增生不良;如增生良好,晚幼红细胞(炭核)比例常增多,其核为不规则分叶状,呈现脱核障碍,但巨核细胞明显减少。CAA 可有轻度红系病态造血,但绝对不会出现粒系和巨核细胞病态造血。骨髓涂片肉眼观察油滴增多,骨髓小粒镜检非造血细胞和脂肪细胞增多,一般在 60% 以上。

(三)骨髓活组织检查和放射性核素骨髓扫描

由于骨髓涂片易受周围血液稀释的影响,有时一两次涂片检查难以正确反映造血情况,而骨髓活组织检查(至少取 2 cm 骨髓组织)估计增生情况优于涂片,可提高诊断的正确性,应作为诊断再障必备条件。

再障骨髓病变的特点是造血组织减少,造血组织与脂肪组织比例多在 2:3 以上。造血灶中造血细胞(指粒、红和巨核细胞系统)减少,而"非造血细胞"(指淋巴、浆、组织嗜碱和网状细胞)增多。骨髓中有血浆渗出、出血及间质水肿。SAA 骨髓病变发展迅速而广泛;CAA 则呈渐进性向心性萎缩,先累及髂骨,然后是棘突与胸骨。CAA 尚存在代偿性增生灶,后者主要是幼红细胞增生伴成熟障碍。硫化锝-99m 或氯化铟全身骨髓 γ 照相可反映功能性骨髓的分布,可以间接反映造血组织减少的程度和部位。

(四)其他检查

流式细胞术检测骨髓 $CD34^+$ 细胞数对鉴别再障和骨髓增生异常综合征(myelodysplastic syndrome,MDS)有重要意义,再障显著降低(<0.5%),低增生 MDS 则明显增高。造血祖细胞培养不仅有助于诊断,而且有助于检出有无抑制性淋巴细胞或血清中有无抑制因子。成熟中性粒细胞碱性磷酸酶活力增高,血清溶菌酶活力减低。抗碱血红蛋白量增多。染色体检查除 Fanconi 贫血染色体畸变较多外,一般再障属正常,如有核型异常须除外 MDS。

四、诊断和鉴别诊断

(一)阵发性睡眠性血红蛋白尿(PNH)

尤其是血红蛋白尿不发作者极易误诊为再障。本病出血和感染较少见,网织红细胞增高,骨髓幼红细胞增生,尿中含铁血黄素、糖水试验、Ham 试验及蛇毒因子溶血试验呈阳性反应,成熟中性粒细胞碱性磷酸酶活力低于正常,外周血红细胞、中性粒细胞或淋巴细胞 CD59 和 CD55 标记率测定至少有二系血细胞 CD59/CD55 缺失率>10% 及 Flaer 检测等,均有助于鉴别。

(二)骨髓增生异常综合征(MDS)

其中难治性贫血型极易和不典型再障相混淆,尤其是低增生 MDS(骨髓活检造血细胞面积

60 岁以下＜30％,60 岁以上＜20％)。MDS 虽有全血细胞减少,但骨髓三系细胞均增生,巨核细胞也增多,三系均可见病态造血,染色体检查核型异常占 31.2％,骨髓组织切片检查可见"幼稚前体细胞异常定位"(ALIP)现象。低增生 MDS 骨髓增生减低,染色体检查出现典型 MDS 异常核型,但原始细胞数已＞20％,再障不应发现原始细胞。

(三)低增生性急性白血病

低增生性急性白血病多见于老年人,病程缓慢或急进,肝、脾、淋巴结一般不肿大,外周呈全血细胞减少,未见或偶见少量原始细胞。骨髓灶性增生减低,但原始细胞百分比已达白血病诊断标准。

(四)纯红细胞再生障碍性贫血

溶血性贫血的再障危象和急性造血停滞,可呈全血细胞减少,起病急,有明确诱因,去除后可自行缓解,后者骨髓象中可出现巨原红细胞。慢性获得性纯红再障如有白细胞和血小板轻度减少,需注意和 CAA 作鉴别。

五、治疗

包括病因治疗、支持疗法和促进骨髓造血功能恢复的各种措施。以自身免疫性再障为例,非重型如不必依赖输血者治疗可以雄激素为主,辅以其他综合治疗,不少病例血红蛋白恢复正常,但血小板长期处于较低水平,临床无出血表现。输血依赖的非重型再障首选环孢素(CsA)＋雄激素治疗,6 个月治疗无效者亦可选用 ATG/ALG＋CsA 治疗。SAA 预后差,一旦确诊宜及早(3 周内)选用骨髓移植或 ATG/ALG＋CsA 治疗。

(一)免疫抑制剂治疗(IST)

免疫抑制剂治疗适用于年龄大于 50 岁或无 HLA 相配同胞供髓者的 SAA。大于 60 岁患者慎用 ATG。最常用的是抗胸腺球蛋白(ATG)和抗淋巴细胞球蛋白(ALG)。其机制主要通过去除抑制性 T 淋巴细胞对骨髓造血的抑制,其对 B 细胞无作用。剂量因来源不同而异,马源 ALG/ATG 10～15mg/(kg·d),兔源 ALG/ATG 2.5～3.75 mg/(kg·d),猪源 ATG 20～30 mg/(kg·d),共 5 天;用生理盐水稀释后先做过敏试验(单支 ATG/ALG 的 1/10 量加入生理盐水 100 mL 静脉滴注 1 小时),如无反应,缓慢从大静脉内滴注,每天分 2 次,每次 6～8 小时;同时静脉滴注氢化可的松 4 mg/(kg·d),经另一静脉通道与 ATG/ALG 同步输注。患者应给予保护性隔离。为预防血清病,宜在第 5 天后口服泼尼松 1 mg/(kg·d),第 15 天后每 5 天减半,第 30 天停用。起效时间一般在用药后 6～9 个月,无效确认后可进行第 2 次 ALG/ATG 治疗,须换用其他动物来源的制剂。单用治疗 SAA 的有效率可达 40％～60％,有效者 50％可获长期生存。不良反应有发热、寒战、皮疹等变态反应,以及中性粒细胞和血小板减少引起的感染和出血,滴注静脉可发生静脉炎,血清病在治疗后 7～10 天出现。用药期间维持血小板＞10×10^9/L。因 ALG/ATG 具有抗血小板活性作用,故不能在输注 ALG/ATG 的同时输注血小板悬液。

环孢素(CsA)的作用机制主要通过阻断 IL-2 受体表达来阻止细胞毒性 T 淋巴细胞的激活和增殖,抑制产生 IL-2 和 γ 干扰素。剂量为 3～5 mg/(kg·d),分两次口服。多数病例需要长期维持治疗,减量要缓慢,减量过快会增加复发风险。一般推荐疗效达平台期后持续服药至少 12 个月,以后逐渐减量,总疗程 2～3 年。对 SAA 的有效率也可达 40％～60％,出现疗效的时间至少要 3 个月。不良反应有消化道症状、肝肾毒性作用、多毛、牙龈肿胀、肌肉震颤,因安全血药浓度范围较窄宜采用血药浓度监测,过去常采用测定全血 CsA 谷浓度(C0)来指导用药,安全有效谷浓度范围成人为 150～250 μg/L，儿童为 100～150 μg/L，近年多采用 CsA 的峰值(用药后 2 小时的血浓度 C2)，C2 要比 C0 高 5～10 倍。

现代强烈免疫抑制治疗(指 ALG/ATG 和 CsA 联合治疗，CsA 口服可与 ALG/ATG 同时应用或 ALG/ATG 开始后 4 周用)已成为 SAA 的标准治疗，有效率可达 70%～80%，并且有效速度略快于单用 ATG，强烈免疫抑制治疗的疗效已可和骨髓移植相近，但前者不能根治，且有远期并发症，如出现克隆性疾病，包括 MDS、PNH 和白血病等。伴有明显 PNH 克隆(>50%)的再障患者慎用 ALG/ATG 治疗；妊娠期不推荐使用 ALG/ATG，但可予 CsA 治疗；先天性再障对 IST 无效。

其他免疫抑制剂尚有单克隆抗 T 细胞抗体(如抗 CD52 单克隆抗体)及吗替麦考酚酯等。大剂量静脉输注免疫球蛋白(HD-IVIg)，可封闭单核-巨噬细胞 Fc 受体，延长抗体包裹血小板的寿命，亦可封闭抑制性 T 淋巴细胞的作用，中和病毒和免疫调节效应，适用于 SAA 有致命出血表现伴血小板同种抗体阳性、血小板输注无效时，以及病毒相关性严重再障的治疗。国外有应用大剂量环磷酰胺[CTX 45 mg/(kg·d)，连续 4 天]治疗 SAA，但治疗相关病死率高而未被推荐。但上述免疫抑制剂的疗效均不及 ALG/ATG 和 CsA。

(二)造血干细胞移植(HSCT)

造血干细胞移植是治疗 SAA 和 VSAA 的最佳方法，且能达到根治目的。移植后长期无病存活率可达 60%～80%，但移植需尽早进行，因初诊者常输红细胞和血小板，这样易使受者对献血员的次要组织相容性抗原致敏，导致移植排斥的发生率升高。一旦确诊 SAA 或 VSAA，具有 HLA 配型相合的同胞供者，年龄<35 岁，应首选同胞供者造血干细胞移植(MCD-HSCT)；年龄在 35～50 岁的患者，应于 2 个疗程标准免疫抑制剂治疗失败后才考虑移植治疗。HLA 配型相合无关供者的 HSCT 适应证掌握必须严格，仅适用于无同胞供者，且免疫抑制治疗失败患者的二线治疗。近年来，国内临床研究发现随着 HLA 配型技术的发展，预处理方案的改进及移植后支持疗法的加强，亲缘半相合造血干细胞移植(Haplo-HSCT)、无关供者 HSCT(UD-HSCT)和脐血 HSCT(UCB-HSCT)疗效与 MSDHSCT 无明显差异，UCB-HSCT 虽然造血重建率明显低于其他移植方式，但总体预后亦无明显差异。

(三)雄激素

雄激素是治疗 CAA 不必依赖输血患者和先天性再障的首选药物。常用的雄激素有司坦唑醇，系 17α 烷基雄激素类；丙酸睾酮和十一酸睾酮为睾丸素酯类。两者对造血干细胞具有直接刺激作用，促使其增殖和分化。

因此雄激素必须在一定量残存的造血干细胞基础上才能发挥作用，SAA 常无效。但有端粒缩短的再障患者有效。丙酸睾酮 50～100 mg/d 肌内注射，司坦唑醇 6～12 mg/d 口服，安雄 120～160 mg/d 口服，十一酸睾酮注射液 0.25 g 肌内注射，每周 1 次，首次 1.0 g。疗程至少 6 个月以上。红系疗效较好，一般治疗后 1 个月网织红细胞开始上升，随后血红蛋白上升，2 个月后白细胞开始上升，但血小板多难以恢复。部分患者对雄激素有依赖性，停药后复发率达 25%～50%，复发后再用药仍可有效。丙酸睾酮的男性化不良反应较大，肌内注射多次后局部常发生硬块，宜多处轮换注射。17α-烷基类雄激素的男性化不良反应较丙睾为轻，但肝毒性反应显著大于丙睾，多数患者服药后出现谷丙转氨酶升高，严重者发生肝内胆汁淤积性黄疸，少数甚至出现肝血管肉瘤和肝癌，但停药后可消散。

(四)其他治疗

凡有可能引起骨髓损害的物质均应设法去除,禁用一切对骨髓有抑制作用的药物。积极做好个人卫生和护理工作。对粒细胞缺乏者宜保护性隔离,积极预防感染。输血要掌握指征,准备做骨髓移植者,移植前输血会直接影响其成功率,尤其不能输家族成员的血。一般以输入浓缩红细胞为妥。严重出血者宜输入浓缩血小板,采用单产或 HLA 相合的血小板输注可提高疗效。拟行异基因造血干细胞移植者应输注辐照或过滤后的红细胞和血小板悬液。反复输血有铁过载者宜应用去铁胺治疗。重组人 EPO 无益于再障的治疗,G-CSF 可用于再障粒细胞缺乏的治疗,TPO 和 TPO 受体激动剂对升高血小板也有一定疗效,TPO 受体激动剂艾曲波帕还能用于难治性再障改善造血,联合 IST 治疗可提高疗效。中医药:治宜补肾为本,兼益气活血。常用中药为鹿角胶、仙茅、淫羊藿、黄芪、生熟地、首乌、当归、苁蓉、巴戟、补骨脂、菟丝子、枸杞子、阿胶等。

(赵　楠)

第四节　铁粒幼细胞性贫血

铁粒幼细胞性贫血是由不同病因引起的血红素合成障碍和铁利用不良导致的非结晶性三价铁磷酸盐和氢氧化铁在幼稚红细胞的线粒体中沉积的一组疾病。以骨髓中环形铁粒幼细胞增多、红系无效性增生、小细胞低色素性贫血、血清铁和组织铁增加为特点。

本组疾病包括以下几种。①遗传性铁粒幼细胞性贫血:X 染色体伴性遗传;常染色体隐性遗传;常染色体显性遗传。②获得性铁粒幼细胞性贫血:原发性;继发性。③先天性铁粒幼细胞性贫血:散发性;线粒体病伴发。

一、病因与发病机制

(一)遗传性铁粒幼细胞性贫血

遗传性铁粒幼细胞性贫血是一种 δ-氨基 γ-酮戊酸(ALA)合成酶缺陷,或粪卟啉氧化酶系统有缺陷,导致血红素合成障碍。常在同一家庭的几个男性同时罹患。女性罕见。本病属 X 染色体伴性遗传,男性患者可将异常基因传递给女儿,女性将基因传给儿子。

(二)继发性铁粒幼细胞性贫血

1.疾病诱发的铁粒幼细胞性贫血

能诱发铁粒幼细胞性贫血的常见疾病包括红血病与红白血病、结缔组织疾病、巨幼细胞贫血、恶性肿瘤、急性或慢性感染、尿毒症、肝病、血色病、获得性溶血性贫血、白血病和恶性淋巴瘤、珠蛋白生成障碍性贫血、骨髓增生性疾病及恶性淋巴瘤与白血病化学治疗后、难治性幼红细胞性贫血和白细胞减少引起的严重感染。

2.药物或毒物诱发的铁粒幼细胞性贫血

常见药物:异烟肼、环丝氨酸、吡嗪酰胺、氯霉素、非那西汀、青霉胺和酒精等。

机制:药物能通过对线粒体代谢的影响而引起骨髓功能不全。通常,药源性线粒体损伤,铁粒幼细胞变和铁粒幼细胞性贫血是呈剂量相关性的,如能及时停药,骨髓抑制仍可逆转。

二、临床表现

(一)遗传性铁粒幼细胞性贫血

(1)本病患者多为男性,于 10～20 岁出现贫血。

(2)早期仅有衰弱与乏力,贫血轻。

(3)30～40 岁即可并发铁过多,肝脾轻度至中度肿大、皮肤色素沉着、糖尿病、心律失常、心力衰竭、血栓性静脉炎和免疫功能低下等症状。

(4)患儿可出现发育不良。

(二)继发性铁粒幼细胞性贫血

(1)有明确的服药史或疾病史。

(2)贫血呈小细胞低色素性或正常细胞低色素性。

(3)红细胞大小不均与异形明显,嗜碱性点彩很常见。

(4)血清铁正常或升高。

三、实验室检查

(一)血常规

贫血中度,多数为小细胞低色素性。红细胞形态呈双向性,即可见形态正常和不正常的两类细胞。白细胞数与血小板数正常。网织红细胞多数正常,偶有高达 15% 的报道。

(二)骨髓象

红系增生明显活跃,且以中、晚幼红细胞增生为主,铁染色显示细胞外铁增多,铁粒幼细胞可高达 80%～95%,并可见到 10%～40% 的环形铁粒幼细胞。

(三)其他

血清铁正常或增高,血清铁蛋白明显升高。转铁蛋白饱和度正常或显著升高。红细胞内粪卟啉浓度增加,而游离原卟啉正常或降低。无效红细胞生成;红细胞寿命正常或轻度缩短;出现铁血黄素沉着和(或)血色病。

四、治疗

(一)大剂量应用维生素 B_6

维生素 B_6 即吡哆素。凡诊断为本病者均应试用,100～200 mg/d,有不到半数病例可减轻症状。有效者必须给予维持治疗,停药后几个月内即可复发。复发后可再用维生素 B_6,若无效,可加用左旋色氨酸,有时可使维生素 B_6 再治疗有效。

(二)放血或铁螯合剂

如体内储铁过多,病情允许者应采用放血疗法;若病情不能耐受则可给予铁螯合剂治疗。

(三)脾切除

脾切除后易发生血栓并发症,故不宜行脾切除术。

五、预后

一般呈正幼细胞性成熟,无白细胞异常,也无终末期向急性白血病转化的倾向,预后较好。

(赵　楠)

第五节　急性淋巴细胞白血病

急性淋巴细胞白血病(简称急淋)是原始与幼稚淋巴细胞在造血组织(特别是骨髓、脾和淋巴结)无限制增生的恶性疾病,后期可累及其他器官与组织。急淋虽可发生在任何年龄,但多见于儿童和青少年。临床表现有发热,贫血,出血,以及肝、脾、淋巴结肿大等。急性淋巴细胞白血病多见于儿童;发病率男性多于女性,男女比例为5:4;城市发病率高于农村。

一、病因与发病机制

急性淋巴细胞白血病的病因及发病机制与造血系统其他恶性肿瘤一样复杂,至今尚未完全阐明。但绝大多数学者认为与病毒、化学物质、放射线及遗传因素有关。

二、临床表现

(一)起病可急骤或缓慢

急骤者常以高热、贫血、显著出血倾向及全身酸痛为主要症状。起病较缓慢者先有一段时期的进行性乏力、贫血、体重减轻,甚至局部疼痛,然后表现为上述急骤症状。

(二)贫血

贫血往往是首发表现,呈进行性发展。

(三)发热

半数的患者以发热为早期表现。可低热,也可高热达40 ℃以上,伴有畏寒、出汗等。虽然白血病本身可以发热,但较高发热往往提示有继发感染。

(四)出血

出血的轻重不一,部位可遍及全身,但以皮肤、口腔、鼻腔黏膜的出血较为常见。血液中白血病细胞急骤增多时,脑部血管内由于大量白血病细胞淤滞并浸润血管壁,极易发生颅内出血而致命。

(五)淋巴结肿大和肝大、脾大

急淋的淋巴结肿大较急性非淋巴细胞白血病(急非淋)常见。多数为全身淋巴结肿大,少数仅表现为局部淋巴结(颌下、颈部、腋窝或腹股沟淋巴结)肿大。一般呈轻至中度肿大,质地中等,无压痛,与周围组织无粘连。有的病例还有纵隔淋巴结肿大,偶尔有胸腺肿大。

(六)骨和关节疼痛

白血病细胞浸润破坏骨皮质和骨膜时可引起疼痛,以酸痛、隐痛较常见,有时呈现剧痛,病理上可能为骨梗死。临床上常见胸骨压痛,对诊断有意义。

(七)神经系统表现

由于化学治疗药物不易透过血-脑屏障,因而成为白血病细胞的庇护所。脑局部浸润的表现可与脑瘤相似,可有颅内压增高症状,如头痛、恶心、呕吐、视盘水肿等,严重的可出现抽搐、昏迷等。脑脊液检查发现压力增高,白细胞数、蛋白增加,而糖可减少;可检测到白血病细胞。

(八)其他

少数急淋患者可发生绿色瘤、异常肿块,也可发生胸腔积液,其渗出液可为血性。化学治疗后还可引起尿酸性肾病等。

三、实验室检查

(1)血常规:典型病例血常规显示贫血、血小板减少,白细胞中淋巴细胞质与量的变化。

(2)骨髓象:有核细胞的增生程度为明显活跃甚至极度活跃,淋巴细胞呈显著增生,以原始淋巴细胞为主,并有部分幼稚淋巴细胞。

(3)细胞化学:急性淋巴细胞白血病除过氧化物酶和苏丹黑染色呈阴性反应外,糖原染色在少数或多数细胞中有阳性粗颗粒,以粗块状为典型的表现。

(4)免疫分型。

(5)细胞遗传学。

(6)生物化学:TdT 是 DNA 聚合酶的一种,在急淋患者,TdT 大多数明显升高,白血病细胞中 Camp 含量较低,缓解时含量则回升。尿中尿酸和 β-氨基异丁酸是嘌呤和嘧啶分解产物,在白血病进展时,特别是经化学治疗后,会有明显增加。血清乳酸脱氢酶在急淋升高明显。血清铁于多数病例中偏高,总铁结合力明显降低,铁蛋白可升高。骨髓含铁血黄素量在正常偏高范围,铁粒幼红细胞百分数增高。

四、诊断

(一)形态学诊断

1.第 1 型(L_1)

原始和幼稚淋巴细胞以小细胞(直径<12 μm)为主;核圆形,偶有凹陷与折叠,染色质较粗,结构较一致,核仁少而小,不清楚;胞质少,轻或中度嗜碱性。过氧化物酶或苏丹黑染色阳性的原始细胞一般不超过 3%。

2.第 2 型(L_2)

原始和幼稚细胞以大细胞(直径可大于正常小淋巴细胞 2 倍以上,或>12 μm)为主;核型不规则,凹陷和折叠可见;染色质较疏松,结构较不一致,核仁较清楚,一个或多个;胞质量常较多,轻或中度嗜碱性,有些细胞深染。

3.第 3 型(L_3)

似 Burkitt 型,原始和幼稚淋巴细胞大小较一致,以大细胞为主;核形较规则。染色质呈均匀细点状,核仁明显,一个或多个,呈小泡状;胞质量较多,深蓝色,空泡常明显,呈蜂窝状。

(二)免疫学分型

急性淋巴细胞白血病分为裸型、纯型、变异型及表型 4 类,其积分要求如下。①裸型:每个系列(T、B、髓系细胞)的积分均≥2,其他系列积分为 0。②变异型:要求某一系列积分≥2,其他系列积分≥2。③多表型:要求两个或两个以上系列积分≥2。确定上述分型后,再根据已知系列的分化程度及不同抗原表达进一步分为 21 亚型。

五、鉴别诊断

(1)少数病例因血常规中白细胞减少,分类中未见原幼细胞,需与再生障碍性贫血、粒细胞缺乏症及特发性血小板减少性紫癜相鉴别,但根据骨髓象,鉴别并不困难。

(2)急淋还需与传染性单核细胞增多症鉴别。传染性单核细胞增多症也有发热、浅表淋巴结肿大,血液检查可见异常淋巴细胞。但传染性单核细胞增多症无进行性贫血,一般也无血小板减少和出血,骨髓象中仅有少量异常淋巴细胞。偶见急淋与传染性单核细胞增多症并存。

(3)有些巨细胞病毒、弓形体病、良性病毒感染也可有发热、浅表淋巴结肿大,伴有异常淋巴细胞,但根据临床表现的演变与骨髓象的检查,并不难鉴别。

(4)神经母细胞瘤转移至骨髓可产生类似急淋的临床和血常规表现,但神经母细胞瘤细胞在骨髓中成簇出现或呈玫瑰花结状,有利于两者的鉴别。如果还有困难,则可测定尿儿茶酚胺(神经母细胞瘤患者尿中儿茶酚胺含量升高)。

六、治疗

急淋一旦被确诊,应立即进行化学治疗,急淋治疗目标有两个方面:一方面是尽可能杀灭造血组织与内脏各处的白血病细胞;另一方面是预防和杀灭隐藏在某些部位(药物不易到达)的白血病细胞,特别是中枢神经系统的白血病细胞。

(一)成人 ALL 的治疗学基础

1.预后因素。

(1)年龄:随着患者年龄增加,CR 逐渐下降,缓解和生存时间明显缩短。

(2)白细胞数:外周血 WBC 计数$>30\times10^9$/L,是 B-ALL 的不良预后因素,但对 T-ALL 似乎影响不大。

(3)达完全缓解时间:诱导治疗达完全缓解时间大于 4 周,将不利于长期缓解生存。

(4)免疫表现:Pro-B 和 Pro-T 表型对常规化学治疗方案反应率低,生存较差。成熟 B-ALL 采用短程治疗,实际转归明显改善。无论 T-ALL、B-ALL,共同表达淋系和髓系抗原既不影响 CR 率,也不影响缓解、生存时间。

(5)细胞与分子遗传学:是成人 ALL 最重要的预后因素(尤其对 DFS)。t(9;22)bcr/abl、t(4;11)预后差;t(8;14)、t(2;38)、t(8;22)仅见于成熟 B-ALL(Burkitt 型),以前预后较差,使用新方案后疗效改观;-7 或 +8 与不良预后有关;14q11-13 染色体移位加 t(10;14),多见于 T-ALL,常规方案治疗预后良好。

2.成人 ALL 的预后分组(不含成熟 B-ALL)

(1)预后良好组。有下列四项特征:①无提示不良预后的细胞遗传学异常。②年龄<30 岁。③初诊时白细胞计数$<30\times10^9$/L。④达 CR 时间小于 4 周。

(2)中间组:预后特征既不符合预后良好组,也不符合预后不良组。

(3)预后不良组。显示下列特征一项或一项以上:①有提示不良预后的细胞遗传学异常,如 t(9;22)、t(4;11)、+8。②年龄>60 岁。③前体 B,白细胞计数$>100\times10^9$/L。④达 CR 时间>6 周。

(二)成人 ALL 治疗的进展

1.化学治疗的进展

(1)新型抗白血病药物的不断诞生和使用:嘧啶类药物 5-杂氮胞苷;正二十烷阿糖胞苷(BHAC),依托泊苷(etoposide,Et)和替尼泊苷(teniposide,Te),吖啶类物质甲砜-M-甲氧苯酰碘胺(AMSA)能使难治和复发 ALL 缓解。蒽环类的阿柔比星(aclacinomycin,ACM-A)、多柔比星

（doxorubicin，Dox）和近年来去甲氧柔红霉素的诞生，其疗效均高于普通药物。

（2）个体化治疗的开展：设计更合理、有效和低毒的化学治疗方案。

（3）强化巩固治疗：广泛利用大剂量多种药物联合的强化治疗，更多地杀伤缓解期体内残留的白血病细胞。

（4）"庇护所"白血病的治疗：清除骨髓外组织，如中枢神经系统、睾丸、卵巢及眼眶等"庇护所"中的白血病细胞，从而防止疾病复发。

2.造血干细胞移植

如果有 HLA 相合或相近的供者，在条件许可时，对成人 ALL 首次诱导缓解后进行骨髓移植（BMT），可以使约半数的移植患者长期存活，为根治 ALL 带来希望。

（三）成人 ALL 的治疗策略

整体治疗分为两个主要阶段，首先是诱导缓解治疗，其次是缓解后的治疗。

诱导治疗的目的，主要是用现代化学治疗大量杀伤患者体内的白血病细胞，使之由 $100 \times 10^9/L$ 以上降至常规方法不能检测出的水平（通常 $\leqslant 1 \times 10^9/L$），从而使患者临床体征及症状完全消失，骨髓正常造血功能恢复，外周血细胞计数正常。缓解后治疗方案的设计，主要是进一步根治患者体内用常规方法不能检测的白血病细胞，包括用强烈联合化学治疗、清除髓外"庇护所"中残留的白血病细胞、预防和消灭耐药细胞株，从而防止白血病细胞的复燃，使患者能长期存活。缓解后如有条件者，可进行 BMT，如不能进行 BMT 者，可早期用较诱导方案中药物剂量更大更多的强化巩固治疗，然后用较低剂量的多药联合或序贯维持治疗，必要时可再行强化治疗。

（四）成人 ALL 的化学治疗

1.诱导治疗

急淋白血病患者的诱导缓解治疗，常用长春新碱（vincristine，VCR）加泼尼松（prednisone，Pred）（VP 方案），儿童 CR 率高达 $80\% \sim 90\%$，成人的 CR 率仅 50%，而且容易复发。因此成人急淋白血病常需在 VP 的基础上加上门冬酰胺酶（aspar aginase，Aase）（VLP 方案）或 DNR（VDP 方案）或 4 种药物同时应用（VLDP 方案），可使 CR 率提高。目前多数人认为对预后较好的成人 ALL，用 VCR＋Pred＋DNR＋Aase 四种药物的诱导方案最宜，对 B-ALL 或高危组的患者在上述 4 种药物的诱导方案中加 Ara-C 或 MTX，以使更多的患者达到完全缓解。

2.巩固和强化治疗

当患者获得完全缓解后，必须进一步消除体内用常规方法不能检测的残留白血病细胞，防止复发，以延长缓解期，使患者能长期存活。总的原则基本上采用多药联合、交替序贯、大剂量防治 CNSL。

3.维持治疗

强化巩固治疗后，进行维持治疗是成人 ALL 整体治疗策略的重要组成部分。细胞动力学研究显示，在完全缓解和强化巩固治疗后，尽管常规检查不能发现任何白血病细胞的证据，但是细胞基因学检查证实体内仍有残留白血病细胞。因此在诱导及强化巩固治疗后，继续彻底清除体内的残余白血病细胞，对于延长患者缓解期及无病生存期，使患者最终得到根治是十分必要的。此时如果有条件，可以行异体或自体干细胞移植，其余患者应当给予适当的维持治疗。

（五）"庇护所"白血病的防治

白血病的"庇护所"是指常规化学治疗时药物不能达到有效杀伤浓度的盲区部位，除了 CNS 外，尚有睾丸、卵巢、眼眶等。这些部位残留的白血病细胞是造成临床复发的主要原因，因此加强对"庇护所"白血病的防治，是使患者持续缓解，避免复发，甚至治愈的重要环节。成人 ALL 的

CNS 和睾丸白血病的发生率较儿童低,初诊时脑膜白血病的发生率不足 10%。发生 CNSL 的相关因素主要是外周血白血病细胞增高,特别是处于增殖周期的白血病细胞比例较高,还有血清乳酸脱氢酶、碱性磷酸酶增高等。

(赵　楠)

第六节　急性非淋巴细胞白血病

一、临床表现

(一)急性粒细胞白血病

急性粒细胞白血病(简称急粒)表现为粒细胞系原始细胞的恶性增生。它包括 M_0、M_1、M_2。临床表现与急淋相比,无明显区别。但浅表淋巴结肿大和肝大、脾大的程度不及急淋。大多数患者为突然发病,进展很快;常见感染和出血,并常因此致死。约 10% 病例进展缓慢,大部分是老年人,表现乏力、苍白、虚弱等贫血症状,出血和感染也可见到;骨髓象中原始粒细胞不是很多,疾病持续数月,最后仍迅速恶化。绿色瘤在急粒中多见,典型表现为骨膜下绿色肿瘤。

(二)急性早幼粒细胞白血病(M_3)

该类型主要临床表现为发热、出血和贫血。出血较其他类型多见且严重。出血部位主要为皮肤、黏膜,有瘀点、瘀斑;鼻腔、口腔、牙齿、阴道、眼底等处的出血也较常见;特别严重的是颅内出血,是致死的主要原因。本病除出血倾向严重外,感染也多见。

(三)急性粒-单细胞白血病(M_4)

常见起病急骤,贫血与感染严重,可有皮肤损害和齿龈增生。少见的体征有轻度黄疸、胸腔积液等。

(四)急性单核细胞性白血病(M_5)

本病由于细胞具有游走、吞噬的特点,故临床上浸润特征较明显。与急粒相似,但皮肤与黏膜的改变较为突出。

(五)急性红白血病(M_6)

急性红血病的表现为以原红细胞、早幼红细胞的恶性增生为主,可见类巨变。急性红白血病则表现为红白两系的恶性增生,最后可发展为典型的急性粒细胞白血病,成为 Di Guglielmo 综合征。

(六)巨核细胞白血病(M_7)

急性巨核细胞白血病形态学很难诊断,经常是由于骨髓纤维化干抽,需要抗血小板抗体的免疫表型或电镜血小板过氧化物酶分析。

二、实验室检查

(一)血常规

有 10% 的 AML 病例外周血白细胞数超过 $100\times10^9/L$,即高白细胞血症,多见于 M_4、M_5 型患者,常伴肺部及中枢神经系统浸润、肿瘤溶解综合征和白细胞黏滞症,属于高危型,预后差。极少数患者外周血白血病细胞大于 20％而骨髓少于 20％,为达到急性白血病诊断标准,称之为外周血型急性白血病,其中部分病例的骨髓白血病细胞数可能在随后的几个月内升高,对这些患者尤其是老年 AML 患者,在外周血血小板和粒细胞减少并具有明显危险性时可以暂缓化学治疗。

(二)骨髓象

初治 AML 患者中,骨髓细胞学检查显示骨髓增生极度活跃。75％患者的骨髓中白血病细胞占有核细胞数的一半以上。少数患者由于骨髓白血病细胞比例较低的缘故,骨髓增生低下,但至少占有核细胞的 30％。

(三)细胞化学染色

常用的细胞化学染色方法包括髓过氧化物酶染色(MPO)、苏丹黑 B 染色等检查。

(四)细胞免疫表型

常用原髓细胞系抗体为 MPO、CD33、CD13、CD11b、CD15、CD14,其他与髓系相关的抗体是 CD34、HLA-DR 等,抗血型糖蛋白单抗及抗血小板糖蛋白 $Ib/IIIa$、Ib(CD41a、CD41b、CD61、CD42a、CD42b)分别被认为是鉴别 M_6 和 M_7 型 ANLL 敏感而特异的单抗,90％以上 M_3 型 ANLL 以 CD33＋、HLA-DR 为特点,CD14 是单核细胞特异性抗体,然而敏感性不够高,在 M_4 和 M_5 型 ANLL 中,阳性率约占 70％。

(五)细胞遗传学检查

1.染色体结构异常

(1)t(8;21)(q22;q22)和 inv(16)(p13;q22):是初治 AML 患者中最常见的细胞遗传学,主要与异常 M_2 型密切相关。

(2)t(9;22)(q34;q21):在初治 AML 的发生率占 1％。

(3)t(15;17)(q22;q21):是 M_3(APL)的特异性染色体改变,见于 90％以上的 M_3 病例。

(4)11q23 重排:累及 11q23 条带重排形式的多见于 AML(M_4)、ALL、MDS 和继发于曾经接受拓扑异构酶 II 抑制而引起的 AML。

(5)inv(3)(q21;q26):伴 inv(3)(q21;q26)的病例、累及 3q 异常的血液病患者预后通常较差。

2.染色体数量异常

(1)＋8:是 AML 最常见的核型改变,约占 AML 患者核型异常的 20％。

(2)＋21:有 1％的发生率。

三、诊断

根据贫血、感染、出血和浸润等临床表现,结合血常规、骨髓象及 MIC 分型标准进行诊断及鉴别诊断。

四、治疗

化学治疗是治疗 ANLL 的重要手段。骨髓移植有赖于化学治疗获得完全缓解及大量清除白血病细胞负荷后进行。

(一)诱导治疗

目的是获得完全缓解,还与长期存活有关。初治 AML 的诱导化学治疗方案主要有以下几类。

1.蒽环(醌)类药物联合 Ara-C 为主的方案

DA3+7 案是 A mL 的标准诱导方案,其具体用法如下:DNR 60 mg/m^2×7d,持续静脉注射或每天分 2 次静脉注射,或每次加 6-TG 100 mg/m^2,每 12 小时一次,连续 7 天口服。采用标准的 DA 方案大部分患者(50%~70%)1 个疗程获缓解,如 2 个疗程仍未获缓解则预后很差,称为原发耐药。

Ara-C 还常与其他一些蒽环(醌)类药物如 Dox、表柔比星、ACR、伊达比星(IDA)、米托蒽醌(NVT)联合应用。Ara-C 联合 IDA,虽其完全缓解率与 DNR 相似,但 1 个疗程达完全缓解的病例更多,因此可作为 AML 的一线化学治疗方案。

2.三尖杉碱(Har)或高三尖杉酯碱(Hhar)

我国曾常用的 HOAP 方案其完全缓解率为 27%~68%。

(二)缓解后的治疗

缓解后治疗的方式有两种。

1.传统的缓解后治疗

用原方案巩固 1~2 个疗程后再维持治疗 1~3 年,或不巩固仅维持治疗,在维持治疗中可定期用较强的联合方案再强化,间隔时间不等。

2.近年来的缓解后治疗趋势

近年来,AML 患者的缓解期治疗趋势是采用更强烈而短期的治疗。方式:①用原诱导方案巩固 4~6 个疗程。②ID/HD Ara-C 为主的方案早期强化治疗。③采用一些与诱导治疗无交叉耐药性的药物如 NVT、AMSA 等组成新的联合方案早期强化。④前述几种方式的组合。

(三)特殊类型 AML 的治疗

M$_3$(急性早幼粒细胞白血病):M$_3$ 的特点是易在诱导治疗阶段发生致命性的出血死亡。一旦出血得到良好控制,其完全缓解率及长期存活率高于其他类型的 AML。目前完全缓解后治疗基本同其他类型 AML。

三氧化二砷(As$_2$O$_3$)的发现是 M$_3$ 诱导治疗和复发后治疗的又一大进展,1971 年 3 月某医科大学第一临床医学院率先试用 As$_2$O$_3$ 治疗 APL 取得临床上的成功,完全缓解率达 76.9%,部分缓解率达 12.1%,5 年生存率达 51.9%,目前认为是治疗急性早幼粒细胞白血病最好的方案之一,有完全缓解率高、长期生存率高、复发率低、与 ATRA 等其他药物无交叉不耐药,尚未发现严重的骨髓抑制和严重的器官损害,可以有效控制弥散性血管内凝血(DIC)。但 As$_2$O$_3$ 也有如下缺点,如难于透过血-脑脊液屏障及导致高白细胞综合征等。目前我国学者周晋等在临床应用 As$_2$O$_3$ 缓慢持续静脉注射的方法,有效地控制了高白细胞综合征。另外,As$_2$O$_3$ 不适用于 APL 伴有严重的肝、肾功能损害者,妊娠伴 APL 者使用砷剂治疗,As$_2$O$_3$ 已达到或接近中毒剂量时,需要严格监测。

诱导治疗的另一大进展是采用全反式维 A 酸(ATRA)行诱导分化治疗,但仅用 ATRA 诱导及缓解后治疗,多数患者在数月内复发。

(四)难治性及复发 AML 的治疗

30%~40%的患者经标准的诱导化学治疗 2 个疗程后不能达到完全缓解,即原发耐药。且60%~80%的患者在完全缓解后复发。大多数复发患者最终死于耐药。挽救性化学治疗的方法主要有三种:①晚期或无耐药性复发的患者可能对标准诱导化学治疗有效,故可采用标准的 DA(T)方案。②由一些与一线治疗无交叉耐药性的新药组成的方案,如 NVT、IDA、ACR、

AMSA、AZA、Aase 等。③以 ID/HD Ara-C 为主的方案。

尽管上述挽救治疗可提高难治性及复发 AML 的完全缓解率,但大多数报告显示,其中位缓解期在 6 个月以内。仅采用化学治疗,难治性 AML 的长期存活率几乎为 0,复发 AML 的存活率为 10%。如在完全缓解后或第一次早期复发时做 BMT,难治性 AML 的 3 年存活率为 10%,复发 AML 的存活率可达 20%。因此对复发患者,应尽量争取在早期复发或经挽救治疗完全缓解后做 allo-BMT。

（赵　楠）

第七节　慢性淋巴细胞白血病

慢性淋巴细胞白血病(CLL)属于淋巴系统的恶性增殖性疾病之一,以大量成熟表型、功能不全及体积小、形态类似成熟的淋巴细胞在外周血、骨髓及淋巴组织中堆积为特征。其中 98% 为 B 细胞性,不到 2% 为 T 细胞性。在西方国家,它是成人发病率最高的白血病,其发病率达 20%~30%,在老年人白血病中是一种主要疾病,男女比例为 2:1。在我国及亚洲地区,本病发病率相对较低,约占白血病总数的 5%,但近年来有增高趋势。

一、病因与发病机制

环境因素尚未被证实会增加 CLL 的患病概率,也没有证据表明其病因与病毒有关。流行病学调查显示 B 细胞性 CLL 发病机制与性别和遗传因素有很大的相关性。部分呈家族发病,在亚洲血统人群中该病罕见。

(一)遗传因素

B 细胞性慢性淋巴细胞白血病在西方国家是成人发病率最高的白血病,我国和日本发病率相对较低,移居美国的日本侨民的发病率也低。

许多报告显示 B 细胞性 CLL 有家族发病的现象,患者直系家属患 B 细胞性 CLL 或其他淋巴系统肿瘤的概率比普通人群高 3 倍。

(1)染色体核型异常。

(2)基因异常:*BcL2* 基因;*P53* 基因;多药耐药基因(MDR)。

(二)细胞动力学

CLL 是单克隆 B 细胞的堆积。大多数白血病细胞不在有丝分裂期,只有一小部分细胞处于增殖期,外形与成熟淋巴细胞类似的白血病细胞的寿命也明显延长。

(三)表面抗原标记

大多数 B 细胞 CLL 肿瘤细胞表面表达 CD19、CD20、CD5。

免疫学异常 CLL 患者常易并发自身免疫性疾病,最多见的自身免疫性疾病为自身免疫性溶血性贫血和自身免疫性血小板减少性紫癜。一小部分患者还可能伴发纯红再障或中性粒细胞减少症。

可引起低丙种球蛋白血症,大部分 CLL 患者存在获得性免疫缺陷,CLL 患者易患感染和第二肿瘤的概率增加。

二、临床表现

(一)通常无明显临床症状

CLL 患者往往因无痛性淋巴结肿大或查血发现不明原因的淋巴细胞绝对值增多而就诊,有的 CLL 患者可以出现对运动的耐受性减低、易疲劳及不适感,但不表现出其他主要器官的累及及贫血。

(二)病情进展后的一般临床表现

病情进展后患者可以出现体重减轻、反复感染、血小板减少所致的出血及贫血,夜间多汗、发热少见。CLL 患者较其他 T 细胞免疫缺陷患者更易并发病毒和细菌感染,特别是带状疱疹。

(三)30%的 CLL 患者有无痛性淋巴结肿大

经常对称性分布,淋巴结可非常大,并有融合。多见于颈部、锁骨上和腋窝淋巴结,病情发展时肿大的淋巴结可引起局部结构变形和器官功能障碍,有的患者可出现上呼吸道梗死。很少出现血管或淋巴管堵塞引起的上肢淋巴管阻塞性水肿,上腔静脉阻塞也少见。

(四)半数以上 CLL 患者有脾大现象

程度不同,早期可出现饱胀感和腹部不适,有时 CLL 患者因脾大而出现脾功能亢进,出现贫血和血小板减少。CLL 患者中出现血细胞计数减少多见于 CLL 细胞的骨髓浸润和(或)自身抗体的出现。少数 CLL 患者可有肝大、淋巴结肿大引起的胆管阻塞,黄疸少见。

(五)白血病细胞可有多部位浸润

白血病细胞在某一局部出现浸润,可出现临床症状,如眼球后浸润所致的突眼或咽部淋巴组织肿胀出现上呼吸道阻塞,肺部浸润在胸片上可以出现结节影或粟粒状的病灶,导致肺功能异常,如果有胸膜浸润可以出现胸腔积液。由于白血病细胞浸润,可以出现消化道黏膜的损伤,甚至导致溃疡形成,消化道出血或吸收障碍,最终导致营养缺乏。

(六)自身免疫现象发生

直接抗球蛋白实验(DAT)的阳性率为 10%~20%,温抗体 AIHA 在 CLL 患者的阳性率 <50%,自身免疫性血小板减少的发生率为 1%~2%。

三、实验室检查

(一)血液检查

(1)患者血中持续的单克隆淋巴细胞增多,绝对值往往超过 $10×10^9/L$。典型的形态学特征是小细胞,核染色质致密,没有核仁,血片上常见破损细胞。

(2)红细胞形态一般没有改变,约 15%患者可以出现正细胞性贫血,约有 20%的患者由于正常 B 细胞产生针对自身红细胞的 IgG 抗体,因而在病程中可以出现 Coombs 试验阳性,但只有 8%左右的患者可以出现自身免疫性溶血性贫血。

(3)进展期,由于骨髓浸润及脾功能亢进,CLL 患者可以出现血小板减少,在疾病的任何阶段,由于抗血小板抗体的产生,患者可以出现免疫性血小板减少。血小板的形态没有明显异常。

(二)骨髓检查

淋巴细胞在有核细胞中所占比例>30%。而骨髓浸润有 4 种不同类型:①结节型;②间质型;③结节与浸润混合型;④弥漫型。其中结节型预后较好,而弥漫型通常表示疾病进展和预后不良。

（三）淋巴结活检

CLL 患者淋巴结的结构由于受到白血病细胞的浸润而被破坏,通过显微镜观察到小淋巴细胞浸润淋巴结,小淋巴细胞与低度恶性小细胞淋巴瘤相似,随着疾病的进展,淋巴结可以出现融合而形成大的肿块。

（四）免疫学研究

对淋巴细胞的亚群进行分类,Coombs 试验可以揭示患者可能并发免疫性溶血性贫血;患者血浆中免疫球蛋白 IgG、IgA、IgM 的含量有益于临床推测哪些患者更易罹患感染;在疾病进展期,患者更易出现 T 细胞的功能缺陷。

白血病细胞表面所表达的 B 细胞或 T 细胞分化抗原 CD23 和 CD27、CD38 表达水平不一致,CD22 低水平表达,不表达 CD10 和 CD103,表达细胞表面的免疫球蛋白及 κ 或 γ 轻链、CD20、CD19、CD3、CD4、CD5、CD8。

B 细胞 CLL 其细胞表面免疫球蛋白表达较低,而胞质中免疫球蛋白的水平却很高,超过 3/4 的 CLL 患者在其高尔基体和粗面内质网高表达免疫球蛋白轻链。

（五）细胞遗传学检查

FISH 检测＞80％的病例有异常,$13q^-$（占 55％）、$11q^-$（占 18％）、$12q^+$（占 16％）、$17p^-$（占 7％）、$6q^-$（占 7％）,$11q^-$、$17q^-$ 预后非常差,单独 $13q^-$ 或 $6q^-$ 预后较好,随时会发生克隆变化,$11q^-$、$17q^-$ 多与晚期疾病有关。

5％的 CLL 患者有血清单克隆蛋白,可通过血清蛋白电泳检测。

四、诊断

（一）美国 NCI CLL 协作组（NCI）及 CLL 国际工作会议（IW-CLL）采用的标准

（1）外周血淋巴细胞绝对值增加,＞$5×10^9$/L,经反复检查,至少持续 4 周（NCI）;或 ＞$10×10^9$/L,持续存在（IW-CLL）。

（2）以成熟的小淋巴细胞为主形态分型。①典型 CLL:不典型淋巴细胞＜10％。②CLL/PLL:外周血幼淋细胞占 11％～54％。③不典型 CLL:外周血中有不同比例的淋巴细胞,但幼淋巴细胞＜10％。

（3）B-CLL 免疫分型 $smIg^{+/-}$,呈 κ 或 λ 单克隆轻链型;$CD5^+$、$CD19^+$、$CD20^+$、$CD23^+$,$FCM7^{+/-}$,$CD22^{+/-}$。

（4）骨髓:至少进行一次骨髓穿刺和活检,涂片显示增生活跃或明显活跃,淋巴细胞＞30％;活检呈弥漫或非弥漫浸润。

（二）临床分期

1.国内标准

Ⅰ期:淋巴细胞增多,可伴有淋巴结肿大。

Ⅱ期:Ⅰ期伴肝大或脾大或血小板计数减少（＜$100×10^9$/L）。

Ⅲ期:Ⅰ期或Ⅱ期伴贫血（Hb＜100 g/L）。

2.国外标准

目前常用的有两种分期标准。第一个临床分期标准由 Rai 及其同事在 1975 年提出,临床上分为 5 期,处于 0 期和Ⅰ期的患者预后较好。而处于Ⅲ期和Ⅳ期的患者其生存期相对较短。

在 1981 年 Binet 和其同事提出了一种新的分类法,其主要根据总的淋巴结肿大将 CLL 分为 A、B、C 3 期,在疾病的后期即 C 期,由于出现骨髓功能受损,所有患者均可出现贫血和血小板减少。

五、鉴别诊断

(一)继发性(反应性)淋巴细胞增多

(1)淋巴细胞增多:多继发于感染、中毒、细胞因子或其他不明因素的生理病理反应。

(2)传染性单核细胞增多症:淋巴细胞增多是由于对传染性疾病的反应引起,常为病毒感染,以反应性淋巴细胞为形态特征。

(3)急性传染性淋巴细胞增多:以具有正常 T 细胞或 NK 细胞形态标志的淋巴细胞增多为特征,不明原因感染有些与柯萨奇病毒 B_2 型、弓形体病或恶性疟疾急性感染有关。

(4)百日咳鲍氏杆菌感染:以形态正常的 $CD4^+$ T 细胞增多为主,计数$(8\sim90)\times10^9$/L不等。

(5)应激性淋巴细胞增多:淋巴细胞数目超过 5×10^9/L,数小时后可恢复正常或低于正常水平。

可能与创伤、手术、急性心力衰竭、癫痫及自身免疫疾病等有关。

(二)幼淋巴细胞白血病(PLL)

幼淋巴细胞白血病是不同于 CLL 的一种亚急性白血病,其血液中超过半数以上的白血病细胞为大淋巴细胞,一般幼淋细胞直径为 $10\sim15~\mu m$,而 CLL 细胞较小,一般为 $7\sim12~\mu m$。幼淋细胞的核仁呈圆形或有凹陷,其染色质比原始淋巴细胞致密,但比典型的成熟淋巴细胞或 CLL B 细胞的染色度疏松,且胞质呈淡蓝色。幼淋细胞比 CLL 患者白血病细胞表面具有更多的微绒毛,与 CLL 细胞相比,幼淋细胞表面表达更多的免疫球蛋白。

(三)毛细胞白血病(HCL)

实验室检查有助于区分 HCL 与 CLL。HCL 的原始 B 细胞比 CLL 患者的 B 细胞体积大,胞质丰富,边缘有丝样毛发状突起,这些细胞 TRAP(耐酒石酸酸性磷酸酶)染色强阳性,且细胞表面 CD11c 为强阳性。

(四)淋巴瘤

淋巴瘤患者有时在循环血中也可发现原始细胞,这些原始淋巴细胞有时往往被误认为是 CLL。

(五)小淋巴细胞淋巴瘤

恶性程度较低的小 B 细胞淋巴瘤在其生物学与临床特点上与 B 细胞 CLL 非常相似,从受浸润的淋巴结组织学改变上将此类淋巴瘤与 CLL 区分开。CLL 往往淋巴细胞绝对值$>5\times10^9$/L,而小细胞淋巴瘤则往往以淋巴结浸润为主;CLL 患者往往伴有骨髓中淋巴细胞增多,小细胞淋巴瘤在早期则无骨髓浸润,若侵犯到骨髓,其瘤细胞的分布呈结节性,而非间质性和弥漫性。

(六)T 细胞增生紊乱

(1)T 细胞性 CLL 和 T 细胞性幼淋细胞白血病易混淆,后者是一种亚急性淋巴细胞白血病,55%的循环中的白细胞中有幼淋巴细胞形态,25%的 T-CLL 会出现皮肤侵犯并有严重渗出,可以通过表面免疫标记与 B 细胞 CLL 相区分。

(2)大颗粒淋巴细胞白血病。

(3)成人 T 细胞性白血病/淋巴瘤。

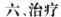

六、治疗

大部分 CLL 呈慢性、惰性过程，早期不需要化疗，治疗指征如下。①Rai 0～Ⅱ期或 Binet A 期患者出现下列症状时：6 个月内体重下降＞10％、极度疲劳、发热（T＞38 ℃）＞2 周且无明显感染证据、进行性贫血和（或）PLT 减少或淋巴细胞增多（2 个月内绝对值增加＞50％或倍增时间＜6 个月）。②Rai Ⅲ～Ⅳ期患者，需提高 Hb 和（或）PLT。③无症状 Rai Ⅲ～Ⅳ期或 Binet C 期患者出现疾病进展。④淋巴结进行性肿大（直径＞10 cm）。⑤脾大（超过左肋缘下 6 cm）。⑥合并 AIHA 或 ITP。

（一）化学治疗

1.烷化剂

（1）苯丁酸氮芥（CLB）：最常用的药物。有连续和间断两种用法。连续用药剂量 0.1 mg/(kg·d)，每周监测血常规以调整剂量、防止骨髓过度抑制；间断用药，0.4 mg/kg，每 2 周 1 次，每次加量 0.1 mg/kg 直至最大耐受量 0.4～1.8 mg/kg。总反应率 40％～50％，但 CR 率仅 4％～10％。

（2）环磷酰胺（CTX）：CLB 耐药时可选用。2～3 mg/(kg·d)，连续使用或 20 mg/kg，每 2～3 周 1 次。剂量增加或与糖皮质激素联用可提高疗效。

2.核苷酸类似物

氟达拉滨（Flu）每天 25～30 mg/m²，连用 5 天，静脉滴注，每 4 周重复 1 次。未经治疗的患者反应率约 70％，CR 率 20％～40％。克拉屈滨（cladribine,2-CdA）抗肿瘤活性与 Flu 相似，两者存在交叉耐药。喷司他丁疗效不如 Flu 和 2-CdA。

3.联合化疗

代表方案有 COP、CAP 及 CHOP 等，疗效并不优于烷化剂单药治疗。烷化剂、糖皮质激素、蒽环类等药物与核苷酸类似物联用，如 FC 方案（Flu＋CTX），可提高后者疗效。

（二）免疫治疗

1.利妥昔单抗

一种人鼠嵌合性抗 CD20 单克隆抗体，作用于靶细胞表面 CD20 抗原。CD20 在 CLL 细胞表面表达较低，而在血浆中水平较高，故 CLL 细胞对本药欠敏感。

2.阿仑珠单抗

一种人源化的鼠抗人 CD52 单克隆抗体，作用于 CLL 细胞表面 CD52 抗原，清除外周血及骨髓/脾脏中的 CLL 细胞。对肿大淋巴结（尤其是直径＞5 cm 者）的回缩效果欠佳。同时输注新鲜冰冻血浆（补体），可提高该药疗效。

（三）化疗联合免疫治疗

目的是增强抗肿瘤作用的同时不增加骨髓抑制。FR（Flu＋rituximab）、FCR（Flu＋CTX＋rituximab）等降低了 CLL 化疗后发生 AIHA 的风险，且 CR 率及生存率均高于 Flu 单药。Flu 联合阿仑单抗对部分 Flu 或阿仑单抗单药耐药的 CLL 患者有效。伴 *P53* 突变者预后差，对嘌呤类似物治疗不敏感，推荐阿仑单抗作为该类患者一线药物。

（四）造血干细胞移植（HSCT）

传统化疗不能治愈 CLL，高危组（如存在非突变 IgVH、17p13 缺失等）、年轻患者（年龄＜65 岁）可考虑 HSCT。自体 HSCT 毒性较低、CR 持续时间及 OS 较化疗延长，但复发率高。异基因 HSCT 可使部分患者长期存活甚至治愈，但相关并发症多，采用减低强度预处理（RIC）有望降低移植相关死亡率。

(五)放疗

仅用于缓解因淋巴结肿大发生压迫症状、痛性骨病、不能行脾切的痛性脾大患者,或化疗后淋巴结、脾脏等缩小不满意者,但需要与其他治疗联用。

(六)并发症治疗

因低γ球蛋白血症、中性粒细胞缺乏及高龄,CLL患者极易感染,应积极控制。反复感染者可输注免疫球蛋白。合并AIHA或ITP可用糖皮质激素,治疗无效且脾大明显者考虑切脾。伴痛性脾大者也可考虑切脾。

七、病程与预后

除了少数进行异基因干细胞移植的患者外,目前CLL是一个不能治愈的疾病,但多数患者处于无临床症状的早期。多数患者死于其他不相关因素,有症状者多死于感染,晚期可为难治性复发疾病并有骨髓衰竭,可向原始淋巴细胞转化。少数患者(<10%)会发生高度恶性淋巴瘤(Richter综合征),终末发病时间为诊断后24个月,所有阶段都可出现;突然发病及对化学治疗药物耐药患者,中位生存期为4个月,此恶性肿瘤的发生率为20%。

(赵　楠)

第八节　慢性中性粒细胞白血病

慢性中性粒细胞白血病(CNL)是一种少见类型的慢性白血病。临床上以成熟中性粒细胞持续增多、脾大为主要特征。有人认为本病是慢性髓细胞白血病(CML)的一个亚型,由于本病与CML、不典型CML、CMmL有许多不同之处,1994年FAB协作组将其定义为CNL,最新的WHO国际血液肿瘤分类标准已将CNL作为慢性骨髓增殖性疾病(MPD)的独立分型。

一、临床表现

本病以老年人多见,发病年龄一般大于50岁,国外报道年龄最小者为15岁,国内报道为8岁,男女发病率大致相同。

CNL起病隐匿,主要表现为全身乏力、消瘦、低热、盗汗、腹胀,少数患者可有出血倾向。患者有皮肤瘙痒和关节疼痛。由于中性粒细胞吞噬功能一般正常,一般无严重感染表现。多无明显贫血表现,少数患者可有轻到中度贫血,浅表淋巴结一般不肿大,可有皮肤、黏膜出血和胸骨压痛,绝大多数患者有肝大、脾大,尤其是脾大。

二、实验室检查

(一)血液检查

本病的主要特征是持续的成熟中性粒细胞显著增多,白细胞计数大多在30×10^9/L以上,80%以上为中性粒细胞,极少见到幼稚粒细胞。嗜酸性粒细胞、嗜碱性粒细胞和单核细胞不增多,成熟的中性粒细胞可见中毒样颗粒和空泡,偶见分叶过多现象。多数患者无贫血,部分患者可有轻到中度贫血,红细胞形态常大小不均,可有泪滴状红细胞,血小板计数大多正常,少数可减少,个别者可升高,形态一般无异常。

(二)骨髓检查

骨髓增生明显活跃或极度活跃,以单纯粒系显著增生为主,一般占 80% 以上,粒/红比例明显增多,粒系以成熟中性粒细胞为主,原粒、早幼粒细胞比例不高,嗜酸性粒细胞、嗜碱性粒细胞、单核细胞比例不多,成熟的中性粒细胞胞质内可有中毒性颗粒,无 Auer 小体。红系多数相对受抑,少数增生正常,巨核细胞多数正常,一般无小巨核细胞。NAP 阳性率达 80%~100%,积分显著增高。

(三)遗传学检查

大多数 CNL 均为正常核型,Ph 染色体阴性,无 $BCR/ABL1$ 融合基因,少数患者可有异常核型。

(四)病理学检查

肝、脾、淋巴结及其他脏器均有不同程度的中性粒细胞弥漫性浸润,骨髓活检显示明显的粒系增生,以成熟的中性粒细胞为主,脂肪组织一般减少,少数患者有轻度骨髓纤维化。免疫组化染色、粒细胞氧化酶、CD68、CD34 和类胰蛋白酶未见增加,原始细胞、单核细胞、组织嗜碱性细胞不增加。

(五)其他检查

绝大部分 CNL 患者血清维生素 B_{12} 浓度增高,血尿酸也明显增高,少数可并发痛风,文献报道高达 32% 的 CNL 患者合并单克隆性高丙种球蛋白血症,血清 IgG 或 IgA 明显增高,多数患者合并多发性骨髓瘤(MM)。

三、诊断

(1)目前,国内还没有统一的诊断标准。

(2)国内外学者较认同的标准:①外周血成熟中性粒细胞持续增多。②脾大。③中性粒细胞碱性磷酸酶积分升高。④骨髓象示粒系极度增生,以成熟中性粒细胞为主。⑤Ph 染色体阴性,无 BCR 基因重排。⑥血尿酸及维生素 B_{12} 升高。⑦无感染、肿瘤等引起类白血病反应的疾病。

四、鉴别诊断

(一)慢性粒细胞白血病

CNL 与 CML 很难区分,CNL 的白细胞增高以成熟中性粒细胞为主,分类占 80% 以上,幼稚细胞少,嗜酸性粒细胞、嗜碱性粒细胞、单核细胞不增加,成熟的中性粒细胞胞质中易见中毒样颗粒及空泡,CML 外周血易见中幼粒、晚幼粒细胞,嗜碱性粒细胞常增高。CNL 的 NAP 积分明显增高;而 CML 的 NAP 积分明显降低或缺乏。CNL 的另一个特征是 Ph 染色体阴性;而 95% 以上的 CML 有 Ph 染色体或 BCR 基因重排。

(二)类白血病反应

二者均有成熟中性粒细胞增多,胞质中有中毒颗粒或空泡,NAP 积分明显增高,Ph 染色体阴性。但类白血病反应常有基础疾病的临床表现,如严重感染、恶性肿瘤、中毒、大量出血、急性溶血、休克或外伤等,类白血病反应的白细胞增多常为一过性,经治疗后血常规可短期内恢复;而 CNL 无明确病因,即使存在轻微感染,但与白细胞数显著增多不相符,且中性粒细胞增高为持续性和渐进性,经一般治疗血常规不易恢复,肝大、脾大也难以恢复,故经过临床观察之后,两者可鉴别。

五、治疗

CML 治疗尚无明显有效的方法,脾区照射和脾切除可以降低肿瘤负荷,减轻腹部不适,但脾切除可导致中性粒细胞进一步增高。此后,开始使用化学治疗药物。如羟基脲、白消安、硫鸟嘌呤(6-TG)等,这些药物对白细胞的降低及脾的缩小有一定的效果,并使病情得到一定的控制,但均不能明显延长存活期。有文献报道用高三尖杉酯碱治疗本病获较好疗效;异基因造血干细胞移植有待于进一步研究。

六、预后

CNL 属于慢性骨髓增殖性疾病,其临床过程具有异质性,一些患者生存期较长,有报道已超过 11 年,但有些患者易急变死亡。

(赵　楠)

第九节　恶性淋巴瘤

恶性淋巴瘤(malignant lymphoma,ML)是发生于淋巴结和(或)结外淋巴组织或器官的免疫细胞肿瘤,来源于淋巴细胞或组织细胞的恶变。按组织病理学改变,目前国际上统一分为霍奇金淋巴瘤(Hodgkin lymphoma,HL)和非霍奇金淋巴瘤(non-Hodgkin lymphoma,NHL)两大类。

淋巴结和淋巴组织遍布于全身并与单核—吞噬细胞系统、血液系统相互沟通,血液和淋巴液可在全身循环,因此淋巴瘤可发生在身体的任何部位。其中淋巴结、扁桃体、脾和骨髓最易受累。临床以无痛性进行性淋巴结肿大和局部肿块为特征性表现,同时可有相应器官压迫症状,肝、脾常肿大,晚期有恶病质、发热及贫血等表现。由于不同患者的病变部位和范围都不相同,因此淋巴瘤的临床表现具有多样性。

恶性淋巴瘤在世界各地均可见,并有逐年增多的趋势,全世界有 450 万以上患者。同时,恶性淋巴瘤在世界范围内的分布也不一致,现已发现几个著名的高发区,如 Burkitt 淋巴瘤发病率较高的中非;成人 T 细胞淋巴瘤发病率高的日本九州和加勒比海等。发达国家的发病率高于发展中国家,城市高于农村。恶性淋巴瘤是淋巴造血系统发病居首位的恶性肿瘤,在我国经标化后淋巴瘤的总发病率男性为 1.39/10 万,女性为 0.84/10 万,男性发病率明显高于女性,但均低于欧美各国及日本。发病年龄最小为 3 个月,最大为 82 岁,以 20 岁~40 岁多见,约占 50%。我国恶性淋巴瘤的死亡率为 1.5/10 万,排在恶性肿瘤的第 11~13 位。虽然本病在我国的发病率和死亡率较低,但由于人口众多,患者总数并不少。与欧美国家相比恶性淋巴瘤在我国具有以下特点:①中部和沿海地区的发病率和死亡率高于内地;②发病年龄曲线为单峰,高峰在 40 岁左右,不同于欧美国家的双峰曲线;③HL 所占比例低于欧美国家;④在 NHL 中滤泡型所占比例很低,弥漫型占大多数;⑤近十年的资料表明,我国的 T 细胞淋巴瘤占 34%,与日本相近,远高于欧美国家,但蕈样真菌病和 Sezary 综合征较少,淋巴母细胞(成淋巴细胞)性淋巴瘤/白血病及发生于咽淋巴环伴消化道受侵的病例较多。

一、病因和发病机制

恶性淋巴瘤的病因和发病机制迄今尚不清楚,其中病毒学说颇受重视。

(一)病毒学说

有关病因的研究大多数从高发区或高发人群开始。1964 年 Epstein 等首先从非洲儿童 Burkitt 淋巴瘤组织传代培养中分离出 Epstein-Barr(EB)病毒后,发现这种 DNA 疱疹型病毒可引起人类 B 淋巴细胞恶变而致 Burkitt 淋巴瘤。Burkitt 淋巴瘤有明显的地方流行性,这类患者 80% 以上血清中 EB 病毒抗体滴定度明显增高,而非 Burkitt 淋巴瘤患者血清 EB 病毒抗体滴定度增高者仅占 14%。普通人群滴定度高者发生 Burkitt 淋巴瘤的机会也明显增多。上述研究均提示 EB 病毒可能是 Burkitt 淋巴瘤的病因。用免疫荧光法检测 HL 患者的血清,部分患者有高效价的 EB 病毒抗体,通过电子显微镜观察 HL 患者淋巴结可以发现 EB 病毒颗粒。在 20% HL 的 R-S 细胞中可找到 EB 病毒,EB 病毒与 HL 的关系极为密切。同时 EB 病毒也可能是移植后淋巴瘤和 AIDS 相关淋巴瘤的病因。但我国为 EB 病毒的高感染区,正常人群 EB 病毒的感染率很高,与淋巴瘤患者无明显区别。

近年来另一项重要发现是 T 细胞淋巴瘤的病毒病因。1976 年日本学者发现成人 T 细胞淋巴瘤/白血病有明显的家族集中趋势,且呈季节性和地区性流行。美国的 Gallo 和日本的 Yoshida 发现逆转录病毒,称之为 T 细胞淋巴瘤/白血病病毒(HTLV-Ⅰ)。HTLV-Ⅰ 被证明是这类 T 细胞淋巴瘤的病因。另一逆转录病毒 HTLV-Ⅱ 近来被认为与 T 细胞皮肤淋巴瘤(蕈样真菌病)的发病有关。Kaposi 肉瘤病毒也被认为是原发于体腔的淋巴瘤的病因。

(二)免疫缺损

淋巴瘤的发生与免疫抑制密切相关,宿主的免疫功能决定宿主对淋巴瘤的易感性。近年来的研究发现遗传性或获得性免疫缺陷伴发淋巴瘤者较正常人多;器官移植后长期应用免疫抑制剂而发生的恶性肿瘤中 1/3 为淋巴瘤;干燥综合征患者中淋巴瘤发病率高于普通人群。在免疫缺陷下,反复感染、异体器官移植及淋巴细胞对宿主的抗原刺激等均可引起淋巴组织的增殖反应,由于 T 抑制细胞缺失或功能障碍,机体缺少自动调节的反馈控制,淋巴组织无限增殖,最终导致淋巴瘤的发生。

(三)化学和物理因素

美国早年曾报告美国中西部农民由于使用杀虫剂和农药,其淋巴瘤的发病率高于正常人数倍,但其机制尚不明了。曾接受 1 Gy 以上辐射的广岛原子弹受害者及曾因脊柱炎进行照射治疗的患者,ML 的发生率均高于正常人群 2 倍。化学药物、苯、石棉和砷等均可导致 ML 发病率增加。

(四)其他

长期服用某些药物可引发淋巴瘤,如苯妥英钠可诱发 ML 等。幽门螺杆菌的慢性感染与胃黏膜相关淋巴组织淋巴瘤的关系密切,不仅能从血清和胃镜检查中找到细菌的证据,还可通过抗生素治疗使大部分幽门螺杆菌阳性的胃黏膜相关淋巴组织淋巴瘤获得良好的治疗效果。

二、病理和分型

恶性淋巴瘤的病理分型包括霍奇金淋巴瘤和非霍奇金淋巴瘤。

(一)霍奇金淋巴瘤

1.大体改变

受累淋巴结肿大，相邻的肿大淋巴结彼此粘连、融合，最长径可达 10 cm 及以上，不活动。颈淋巴结累及者，有时可形成包绕颈部的巨大肿块。肿块常呈结节状，切面为灰白色，呈鱼肉样，可伴坏死。

2.组织学表现

霍奇金淋巴瘤的组织学特征是在以淋巴细胞为主的多种炎性细胞混合浸润的背景上，有具有特殊形态的肿瘤细胞，即 Reed-Sternberg(R-S)细胞的散在分布。典型的 R-S 细胞是一种直径为 20~50 μm 的双核瘤巨细胞，瘤细胞呈圆形或椭圆形，细胞质丰富，细胞核为圆形或椭圆形，两个细胞核呈面对面排列，彼此对称，又称"镜影细胞"。细胞核内有一大而醒目的嗜酸性核仁。除典型 R-S 细胞外，尚可见其他几种 R-S 细胞的衍生细胞，如霍奇金细胞、陷窝细胞、L&H 型细胞(亦称"爆米花"细胞)及多核瘤巨细胞等。

WHO(2008 年)分类中，将 HL 分为五种亚型，其中结节硬化型(NS)、混合细胞型(MC)、淋巴细胞丰富型(LR)和淋巴细胞消减型(LD)四个亚型属经典型霍奇金淋巴瘤(CHL)。结节性淋巴细胞为主型(NLPHL)的瘤细胞特征性地表达 B 细胞的免疫表型而单独列出，以区别于 CHL。HL 各组织学型别及其主要特点见表 6-1。

表 6-1　HL 病理学分类及特征

组织学型别	R-S 细胞	淋巴细胞	特征性表现	预后
NLPHL	+	+++	模糊结节构象，"爆米花"细胞，瘤细胞表达 CD20	好
CHL-NS	++	++	纤维结节分隔，陷窝细胞	好
CHL-MC	++	++	瘤细胞表达 CD15 和 CD30	中等
CHL-LR	+	+++	瘤细胞表达 CD15 和 CD30	较好
CHL-LD	+++	+	瘤细胞表达 CD15 和 CD30	不良

3.病理诊断

典型的 R-S 细胞对 HL 具有诊断价值；陷窝细胞的存在对 HLNS 亦具有诊断意义。当病变组织中缺乏诊断性 R-S 细胞或主要是各种变异型肿瘤细胞时，需借助免疫组织化学染色来协助诊断。CD15 是髓-单核细胞分化抗原，约 70% 的 HL 病例的瘤细胞表达该抗原；CD30 是一种活化淋巴细胞抗原，80%~90% 的病例的瘤细胞该抗原呈阳性。CD15 和 CD30 是最常用于 HL 诊断和鉴别诊断的抗原标记。CD20 是 B 淋巴细胞分化抗原，NLPHL 瘤细胞该抗原呈阳性，且可表达 CD30。

(二)非霍奇金淋巴瘤

非霍奇金淋巴瘤(NHL)占所有淋巴瘤的 80%~90%，其中 2/3 原发于淋巴结，1/3 原发于淋巴结外部位，如消化道、呼吸道、肺、皮肤、涎腺、甲状腺和中枢神经系统等。NHL 与 HL 的不同之处在于其发病部位的随机性或不定性、肿瘤扩散的不连续性、组织学分类的复杂性和临床表现的多样性。在某些 NHL，淋巴瘤与淋巴细胞白血病有重叠，二者为同一疾病的不同发展阶段，并形成一连续谱系，即淋巴瘤为一极，表现为局限占位性病变；而淋巴细胞白血病为另一极，表现为骨髓和外周血的累及。从细胞属性来看，在所有 NHL 中，B 细胞肿瘤占 70% 以上，其次是 T 细胞肿瘤，而 NK 细胞肿瘤则较少见。在我国，成人 NHL 以弥漫大 B 细胞淋巴瘤为多，儿童和青少年则以急性前体淋巴母细胞白血病/淋巴瘤和 Burkitt 淋巴瘤为多。最常见的淋巴结外淋巴瘤主要有黏膜相关淋巴组织淋巴瘤和鼻型 NK/T 细胞淋巴瘤,前者主要发生在胃肠道、涎腺和肺等,后者主要发生于上呼吸道、消化道和皮肤等器官。下面将对几个比较常见的 NHL 的组织学特点及其病理诊断等问题进行简要介绍。

1.前体 B 细胞和 T 细胞肿瘤

前体 B 细胞和 T 细胞肿瘤(precursor B-and T-cell neoplasm)即急性淋巴母细胞性白血病/淋巴瘤(acute lymphoblastic leukemia/lymphoma,ALL)是不成熟的前体 B 或 T 淋巴细胞,即淋巴母细胞来源的一类高侵袭性肿瘤。约 85% 的 ALL 是前体 B 细胞来源,患者多为儿童,常表现为白血病象,即广泛的骨髓累及和外周血白细胞数量增加。约 15% 的 ALL 是前体 T 细胞来源,多见于成年男性,表现为局部包块,常累及胸腺。该肿瘤的基本病理改变是单一形态、中等偏小的肿瘤性淋巴细胞弥漫性增生和浸润,核分裂相多见。一些良性的细胞质淡染的巨噬细胞散在分布于肿瘤细胞之间形成“满天星”图像。B 和 T 淋巴母细胞在形态学上不能区分,必需借助于免疫表型检测。免疫表型检测:该肿瘤除了细胞表达 T 或 B 细胞分化抗原和高 Ki-67 指数外,还特征性表达末端脱氧核苷酸转移酶(TdT)。尚未发现特征性遗传学改变。

2.弥漫大 B 细胞淋巴瘤

弥漫大 B 细胞淋巴瘤(diffuse large B-cell lymphoma,DLBCL)是一组异质性侵袭性或高侵袭性 B 细胞淋巴瘤,约占所有 NHL 的 40%,是最常见的 NHL 类型。60%~70% 的侵袭性淋巴组织肿瘤为 DLBCL,约 5% 的儿童淋巴瘤为 DLBCL。大多数 DLBCL 原发于淋巴结,部分病例原发于淋巴结外的器官和组织,如胃肠、脾、中枢神经系统、乳腺、骨和软组织,以及睾丸和卵巢等。该肿瘤有六个组织学变型,即中心母细胞性、免疫母细胞性、富于 T 细胞和组织细胞性、间变性、浆母细胞性及表达全长 ALK 性;四个临床亚型,即血管内大 B 细胞淋巴瘤、原发渗出性淋巴瘤、纵隔(胸腺)大 B 细胞淋巴瘤和脓胸相关淋巴瘤等。免疫表型检测:DLBCL 肿瘤细胞表达 B 细胞分化抗原 CD19、CD20 和 CD79a,多数表达表面免疫球蛋白(Ig)。根据肿瘤基因表达谱的研究结果可将 DLBCL 分为两类,一是生发中心 B 细胞来源 DLBCL,其肿瘤细胞表达生发中心标记 *BcL-6* 和 CD10,不表达 MUM_1;二是活化 B 细胞来源 DLBCL,其肿瘤细胞不表达 *BcL-6* 和 CD10,表达 MUM_1。统计学分析表明,前者的预后明显优于后者,故在该肿瘤的病理诊断时需予以区别。

3.Burkitt 淋巴瘤

Burkitt 淋巴瘤(BL)是淋巴滤泡生发中心细胞来源的高侵袭性 B 细胞肿瘤。BL 有三种临床类型:一是地方性 BL,二是散发性 BL,三是免疫缺陷相关性 BL。这三种 BL 的组织学改变相似,但在某些临床表现、基因型和病毒学方面有所不同。EB 病毒潜伏感染与地方性 BL 的发病密切相关,在免疫缺陷相关性 BL 中 EB 病毒也有较高的阳性检出率,而在散发性 BL 中则较低。BL 主要发生于淋巴结外的器官和组织,特别是颌面部、回盲部肠管和肠系膜,以及乳腺等。BL 的组织学特征为中等大小、相对单一形态的淋巴细胞弥漫性浸润。高分裂指数和高凋亡是该肿瘤特征性的表现。瘤细胞间散在分布着吞噬有核碎片的巨噬细胞,形成满天星图像。免疫表型检测显示,瘤细胞表达 B 抗原,如 CD19、CD20 和 CD79a;表达滤泡生发中心细胞标记 BcL-6 和 CD10。Ki-67 抗体指数高,几乎为 100%。该肿瘤特征性的遗传学改变是涉及第 8 号染色体 *MYC* 基因的异位,最常见的是 t(8;14),少数为 t(2;8)或 t(8;22)。

4.慢性 B 淋巴细胞白血病/小 B 淋巴细胞淋巴瘤

慢性 B 淋巴细胞白血病/小 B 淋巴细胞淋巴瘤（B-CLL/SLL）是成熟 B 细胞来源的惰性肿瘤。15％～30％的患者可转化为前淋巴细胞白血病，约 10％的患者可转化为弥漫性大 B 细胞淋巴瘤，即 Richter 综合征。该肿瘤的基本病理改变为单一形态的小淋巴细胞的弥漫性增生和浸润，核分裂相少见。有时可见前淋巴细胞灶性聚集性分布，形成增殖中心，又称"假滤泡"，这种病理改变对 B-CLL/SLL 具有一定的诊断意义。免疫表型检测显示，B-CLL/SLL 有明确的免疫表型，肿瘤细胞表达 B 细胞抗原 CD19 和 CD20 的同时，还表达 CD23 和 CD5，CD43 和 *BcL-2* 表达也常见，但不表达 CD10 和 cyclin D1。Ki-67 抗体指数低。遗传学常见的是染色体 13q12-14 缺失、11q 缺失和 17p 缺失，染色体易位罕见。

5.滤泡淋巴瘤

滤泡淋巴瘤（follicular lymphoma，FL）是淋巴滤泡生发中心细胞来源的惰性 B 细胞肿瘤。在西方国家 FL 约占所有 NHL 的 50％，在中国 FL 约占 NHL 的 13％。FL 的组织学特征是在低倍镜下肿瘤细胞成明显的结节状生长。肿瘤性滤泡主要由不同比例的中心细胞和中心母细胞组成。约 10％的患者因外周血的累及可致白细胞总数升高（但常低于 20×10^9/L）。约 85％的患者有骨髓累及。脾的白髓和肝脏的汇管区也常有肿瘤细胞浸润。免疫表型检测显示，FL 的肿瘤细胞具有正常生发中心细胞的免疫表型，表达 CD19、CD20、CD10 和单克隆性表面免疫球蛋白。约 90％病例的肿瘤细胞表达 BcL-2，而正常滤泡生发中心 B 细胞为 BcL-2 阴性；几乎所有肿瘤细胞都表达 BcL-6。FL 的特征性细胞遗传学改变是 t(14;18)，其结果是 14 号染色体上的 *IGH* 基因和 18 号染色体上的 *BcL2* 基因拼接，*BcL2* 基因的活化，以及 BcL-2 蛋白的高表达。因此，BcL-2 蛋白也是区别反应性增生滤泡和 FL 肿瘤性滤泡的有用标记。

6.套细胞淋巴瘤

套细胞淋巴瘤（mantle cell lymphoma，MCL）是滤泡套区 B 淋巴细胞来源的侵袭性小 B 细胞肿瘤，约占所有 NHL 的 4％。发病时，大多数患者都有骨髓累及，约 20％的患者有外周血累及。发生于胃肠道的该肿瘤常表现为多发性黏膜息肉，又称淋巴瘤样息肉病（lymphomatoid polyposis）。病理形态学上，该肿瘤可表现为结节性、套区增生或弥漫浸润性生长。瘤细胞中等偏小，细胞质少，细胞核形状不规则，核仁不明显，核分裂相少。有的患者瘤细胞形似淋巴母细胞。免疫表型检测显示，肿瘤细胞表达 B 细胞抗原 CD19 和 CD20，还表达 CD5、*BcL-2* 和 CD43，特征性表达 cyclin D1，不表达 CD23 和 CD10。普通型 MCL 的 Ki-67 抗体指数低，而母细胞型 MCL 的 Ki-67 抗体指数可与淋巴母细胞淋巴瘤（LBL）相当。MCL 有特征性的遗传学改变，即 t(11;14)，其可导致 cyclin D1 蛋白过表达，尽管其生物学意义尚不明了，但却有助于该肿瘤的诊断。

7.边缘区淋巴瘤

边缘区淋巴瘤（marginal zone lymphoma，MZL）是一组异质性的惰性小 B 细胞肿瘤，为生发中心记忆 B 细胞来源。该肿瘤可原发于淋巴结、脾和淋巴结外组织。由于该肿瘤最初在黏膜部位被认识，故又称黏膜相关淋巴组织（mucosa associated lymphoid tissue，MALT）淋巴瘤，即 MALToma。该肿瘤的发生常与机体免疫功能异常和某些感染有关，如在涎腺 Sjogren 综合征（干燥综合征）、甲状腺的 Hashimoto 甲状腺炎，以及幽门螺杆菌性胃炎疾病等的基础上发生该肿瘤。病理形态学上，该肿瘤主要的细胞成分形似正常的边缘区 B 细胞，即所谓中心细胞样细胞（centrocyte like cells，CLC），还有不等数量的小淋巴细胞、浆细胞，以及淋巴浆细胞等；发生于黏膜部位者,还可见淋巴上皮病损(lymphoepithelial lesion,LEL)。LEL 对该肿瘤有一定的诊断价值。MZL 的病理诊断是在排除其他组织学类型的小 B 细胞肿瘤(B-CLL/SLL、FL、MCL、毛细胞白血病和淋巴浆细胞淋巴瘤等)的基础上进行的。免疫表型检测显示,肿瘤细胞表达B细胞分化抗原,如 CD19、CD20 和 CD79a,不表达 CD10、BcL-2、cyclin D1、CD5、CD23 和 HCL 等,一般不表达 CD43。Ki-67 抗体指数低。约 60% 的 MZL 患者存在 3 号染色体三体,25%～50%的 MZL 患者存在 t(11;18)。

8.非特指外周 T 细胞淋巴瘤

非特指外周 T 细胞淋巴瘤(peripheral T-cell lymphoma,unspecified,PTCL-U)是胸腺后成熟 T 淋巴细胞来源的肿瘤。在 WHO 分类(2008)中,除已单列的、有独特的临床病理表现的 T 细胞淋巴瘤(如血管免疫母细胞性 T 细胞淋巴瘤、间变大细胞淋巴瘤、皮下脂膜炎样 T 细胞淋巴瘤及蕈样真菌病等)以外的所有外周(成熟)T 细胞淋巴瘤均归于此类。因此,PTCL-U 是一组异质性的侵袭性肿瘤。PTCL-U 约占所有淋巴瘤的 7.6%,占所有外周 T 细胞淋巴瘤的 50%。病理形态学上,PTCL-U 的组织学表现多样,瘤细胞在副皮质区或呈弥漫性浸润,有较多的高内皮血管,其中可见淋巴细胞穿行;瘤细胞的大小和形态各异,核分裂相多。背景中见混合性炎性细胞浸润,部分患者还可见肉芽肿病变。免疫表型检测显示,瘤细胞表达 T 细胞分化抗原,如 CD2、CD3、CD45RO 和 CD43 等,但约 80% 的患者有部分 T 细胞抗原丢失,如 CD5 和 CD7。CD4 表型的 PTCL-U 多于 CD8 表型的 PTCL-U。该类肿瘤缺乏特征性的细胞遗传学改变。

9.结外 NK/T 细胞淋巴瘤,鼻型

结外 NK/T 细胞淋巴瘤,鼻型(extranodal natural killer/T-cell lymphoma,nasaltype,ENK-TCL-N)被认为是自然杀伤细胞(natural killer,NK)来源的侵袭性肿瘤。约 2/3 的该肿瘤发生于上呼吸道、消化道,1/3 发生于其他部位(如皮肤和睾丸等)。该肿瘤在亚洲太平洋地区相对多见,而在欧洲及北美地区则罕见。在中国,该肿瘤约占所有 NHL 的 17%,是淋巴结外最常见的非 B 细胞淋巴瘤。该肿瘤的基本病理改变是在凝固性坏死和混合炎性细胞浸润的背景上,肿瘤性淋巴细胞散布或呈弥漫性浸润。瘤细胞大小不等、形态多样,可见瘤细胞的血管中心性和血管破坏性浸润现象。免疫表型检测显示,肿瘤细胞表达部分 T 细胞分化抗原,如 CD2、CD45RO、胞浆型 CD3(CD3ε),一般不表达膜型 CD3 抗原;表达 NK 细胞相关抗原 CD56,以及细胞毒性颗粒相关抗原,如 T 细胞内抗原 1(T-cell intracellular antigen 1,TIA-1)、穿孔素和粒酶 B(granzyme B)等。T 细胞受体基因重排检测呈胚系构型。几乎所有患者均可检出 EB 病毒编码的小分子 mRNA(EBER)。该肿瘤可出现多种染色体畸变,其中最常见的是 6q 缺失。

WHO 关于淋巴组织肿瘤的分类详见表 6-2。

表 6-2 WHO 关于淋巴组织肿瘤的分类

前体 B 和 T 细胞淋巴瘤
B 淋巴母细胞白血病/淋巴瘤,非特指
B 淋巴母细胞白血病/淋巴瘤,有特殊遗传异常
B 淋巴母细胞白血病/淋巴瘤,t(9：22)(q34;q11.2);BCR-ABL1
B 淋巴母细胞白血病/淋巴瘤,t(v：11q23);MLL 重排
B 淋巴母细胞白血病/淋巴瘤,t(12：21)(p13;q11.2);TEL-AML1(ETV6-RUNX1)

  B 淋巴母细胞白血病/淋巴瘤,超倍体

  B 淋巴母细胞白血病/淋巴瘤,超倍体(超倍体急性淋巴细胞白血病)

  B 淋巴母细胞白血病/淋巴瘤,t(5：14)(q31;q32);IL3-IGH

  B 淋巴母细胞白血病/淋巴瘤,t(1：19)(q23;p13.3);E2A-PBX1(TCF3-PBX1)

 T 淋巴母细胞白血病/淋巴瘤

成熟 B 细胞肿瘤

 慢性淋巴细胞白血病/小淋巴细胞淋巴瘤

 B 细胞幼淋巴细胞白血病

 脾边缘区淋巴瘤

 毛细胞白血病

 脾 B 细胞淋巴瘤/白血病,不能分类

  脾弥漫红髓小 B 细胞淋巴瘤

  毛细胞白血病-变异型

 淋巴浆细胞淋巴瘤

 重链病

  γ 重链病

  μ 重链病

  α 重链病

 浆细胞肿瘤

  浆细胞骨髓瘤

  骨孤立性浆细胞瘤

  髓外浆细胞瘤

  单克隆性免疫球蛋白沉积病

 黏膜相关淋巴组织结外边缘区 B 细胞淋巴瘤(MALT 淋巴瘤)

 结内边缘区淋巴瘤

 滤泡淋巴瘤

 皮肤原发滤泡中心淋巴瘤

 套细胞淋巴瘤

 弥漫大 B 细胞淋巴瘤,非特指

  富于 T 细胞和组织细胞的弥漫大 B 细胞淋巴瘤

  原发中枢神经系统的弥漫大 B 细胞淋巴瘤

  原发皮肤的弥漫大 B 细胞淋巴瘤

  老年性 EBV 阳性弥漫大 B 细胞淋巴瘤

 慢性炎症相关的弥漫大 B 细胞淋巴瘤

  意义未定的单克隆 γ 病(MGUS)

 淋巴瘤样肉芽肿

 原发纵隔(胸腺)大 B 细胞淋巴瘤

血管内大 B 细胞淋巴瘤

ALK 阳性大 B 细胞淋巴瘤

浆母细胞淋巴瘤

HHV8 相关的多中心性巨大淋巴结增殖症发生的大 B 细胞淋巴瘤

原发渗出性淋巴瘤

伯基特淋巴瘤

B 细胞淋巴瘤,不能分类,介于 DLBCL 和 Burkitt 淋巴瘤之间

B 细胞淋巴瘤,不能分类,介于 DLBCL 和经典型霍奇金淋巴瘤之间

　成熟 T 和 NK 细胞淋巴瘤

T 细胞幼淋巴细胞性白血病

T 细胞大颗粒淋巴细胞白血病

NK 细胞慢性淋巴增殖性疾病

侵袭性 NK 细胞白血病

儿童 EBV 阳性 T 细胞淋巴增殖性疾病

　系统性 EBV 阳性 T 细胞淋巴增殖性疾病

　种痘水疱病样淋巴瘤

成人 T 细胞白血病/淋巴瘤

结外 NK/T 细胞淋巴瘤,鼻型

肠病型 T 细胞淋巴瘤

肝脾 T 细胞淋巴瘤

皮下脂膜炎样 T 细胞淋巴瘤

蕈样真菌病

Sezary 综合征

皮肤原发 CD30 阳性 T 细胞淋巴增生性疾病

皮肤原发外周 T 细胞淋巴瘤,罕见型

　皮肤原发 γδT 细胞淋巴瘤

　皮肤原发 CD8 阳性侵袭性嗜表皮性细胞毒性 T 细胞淋巴瘤

　皮肤原发中、小细胞性 T 细胞淋巴瘤

外周 T 细胞淋巴瘤,非特指

血管免疫母细胞性 T 细胞淋巴瘤

间变大细胞淋巴瘤,ALK 阳性

霍奇金淋巴瘤

结节性淋巴细胞为主型霍奇金淋巴瘤

经典型霍奇金淋巴瘤

　结节硬化型经典型霍奇金淋巴瘤

　混合细胞型经典型霍奇金淋巴瘤

　淋巴细胞丰富型经典型霍奇金淋巴瘤

　淋巴细胞削减型经典型霍奇金淋巴瘤

三、临床表现及诊断

(一)临床表现

淋巴瘤细胞增生引起淋巴结肿大和压迫症状，侵犯组织器官引起各系统症状，是非霍奇金淋巴瘤（NHL）和霍奇金淋巴瘤（HL）共同之处，但由于二者病理组织学变化的不同形成了各自不同的临床特点。

恶性淋巴瘤可以仅有单组淋巴结肿大而不伴有全身症状，也可无浅表淋巴结肿大而有全身浸润，并伴有相应症状和体征。HL常以浅表淋巴结肿大为首发症状，原发在淋巴结以外组织器官者仅9%；而NHL可以多中心发源，所以疾病早期常已全身播散，原发在淋巴结以外者较多见，也可转化为白血病。

1.局部表现

临床上大多数首先侵犯表浅和（或）纵隔、腹膜后、肠系膜淋巴结，少数首先侵犯结外器官。表浅淋巴结受侵占60%～80%。

（1）浅表淋巴结肿大：浅表淋巴结的无痛性、进行性肿大常是恶性淋巴瘤的首发表现，尤以颈部淋巴结多见，其次为腋窝淋巴结，首发于腹股沟或滑车上的情况较少。HL首发于颈部淋巴结者占60%～70%。肿大的淋巴结可活动，也可互相粘连、融合成块，触诊有软骨样感觉。少数患者仅有深部淋巴结肿大。NHL以浅表淋巴结肿大起病者占56%，半数好发于颈部，但更易累及咽淋巴环、肠系膜和腹股沟。淋巴结肿大可压迫临近器官，如压迫神经可引起疼痛；纵隔淋巴结肿大可引起咳嗽、胸闷、气促、肺不张、颈交感神经麻痹综合征、上腔静脉压迫综合征等症状；肝门淋巴结肿大压迫胆总管可引起黄疸和肝大；腹膜后淋巴结肿大可引起背痛及下肢、会阴部或阴囊水肿，压迫输尿管引起肾盂积水。

（2）咽淋巴环病变：口咽、舌根、扁桃体和鼻咽部组成咽淋巴环，又称韦氏环。其黏膜和黏膜下具有丰富的淋巴组织，是恶性淋巴瘤的好发部位。咽淋巴环淋巴瘤约占淋巴结外NHL的1/3。扁桃体淋巴瘤常伴有颈部淋巴结增大，有时扁桃体肿块可以阻塞整个口咽，影响进食和呼吸；扁桃体淋巴瘤还可同时或先后合并胃肠侵犯。

（3）鼻腔病变：鼻腔原发淋巴瘤绝大多数为NHL，患者常有相当长时间的流鼻涕、鼻塞，或过敏性鼻炎病史，进而可有鼻出血，直至鼻腔出现肿块，影响呼吸。鼻咽部淋巴瘤则以耳鸣、听力减退等症状较显著。

（4）胸部病变：纵隔是恶性淋巴瘤的好发部位，常见前中纵隔、气管旁及气管支气管淋巴结，双侧多于单侧。初期常无明显症状，当肿瘤增大到一定程度时压迫周围组织或器官引起相应症状。肺原发恶性淋巴瘤仅占NHL的0.5%～2%。

（5）腹部病变。①胃肠道病变：以胃原发淋巴瘤较多，绝大多数为NHL。肠道以小肠，尤以十二指肠、回肠和回盲部多见。早期无症状，随病变进展可出现消化不良、上腹不适等非特异性症状，病变进展可出现呕血、黑便、上腹包块、贫血、消瘦、肠穿孔及肠梗阻等症状。②肝脾病变：肝脾原发恶性淋巴瘤少见，多见于病情进展中的肝脾受侵。恶性淋巴瘤的肝受侵多继发于脾受侵或晚期患者，病变多为弥漫性，肝穿刺活检有助于诊断。肝实质受侵引起肝大，活体组织检查25%～50%的NHL有肝累及。脾浸润大多由腹部淋巴结病灶经淋巴管扩散而来。HL早期脾大不常见，但随着病程进展而增多，一般在10%左右。③腹膜后、肠系膜及盆腔淋巴结病变：ML

常累及腹膜后、肠系膜及髂窝淋巴结。肿大的淋巴结可相互融合成块,腹部可扪及肿块或伴疼痛。腹膜后淋巴结肿大的 NHL,易有发热症状。有时受累淋巴结很少,仅腹部探查时可见。腹腔淋巴结受累常提示恶性程度高,预后不良。

(6)骨骼病变:ML 侵犯骨骼可有局部压痛、病理性骨折。HL 骨骼累及者占 $10\%\sim35\%$;而 NHL 骨骼累及更多,以胸椎、腰椎最常受累,股骨、肋骨、骨盆及头颅骨次之。骨髓受侵犯多属疾病晚期,表现为骨髓受侵或合并白血病。

(7)皮肤病变:恶性淋巴瘤可原发或继发皮肤侵犯,多见于 NHL。特异性皮肤损害多见于 T 细胞成人白血病/淋巴瘤综合征或蕈样真菌病,其表现多样化,包括肿块、皮下结节、浸润性斑块、溃疡、丘疹等,常见于头颈部。$5\%\sim16\%$ 的 HL 患者可见带状疱疹。

(8)神经系统病变:原发于中枢神经系统的恶性淋巴瘤很少见,一般在 1% 左右。但 ML 引起的神经系统并发症却较常见,约见于 10% 的 NHL。在临床上多由于出现压迫症状而引起重视。

(9)其他:ML 尚可浸润胰腺,发生吸收不良综合征。浸润乳腺、甲状腺、泪腺、膀胱、睾丸和卵巢等组织或器官而引起相应症状者很罕见。

2.全身表现

恶性淋巴瘤患者的全身表现因病理类型及所处的时期不同而存在很大差异,部分患者可无全身症状。

(1)全身症状:全身症状常见的有发热、消瘦(体重减轻 10% 以上)、盗汗,其次有食欲减退、易疲劳、瘙痒等。全身症状和发病年龄、肿瘤范围、机体免疫力等因素有关。老年患者、免疫功能差或多灶性起病患者全身症状显著,预后不良。

(2)全身非特异性病变:恶性淋巴瘤可伴有一系列的皮肤、神经系统非特异性表现。皮肤病变可表现为糙皮病样丘疹、色素沉着、鱼鳞癣、剥脱性皮炎、带状疱疹、荨麻疹、结节性红斑、皮肌炎等,发生率为 $13\%\sim53\%$。神经系统病变可表现为运动性周围神经病变、多发性肌病、进行性多灶性脑白质病、亚急性坏死性脊髓病等。

(3)免疫、血液系统表现:$10\%\sim20\%$ 的患者可有贫血,部分患者可有白细胞、血小板增多,红细胞沉降率增快;个别患者可有类白血病反应,中性粒细胞明显增多。乳酸脱氢酶的升高与肿瘤负荷有关。部分患者,尤其晚期患者表现为免疫功能异常,如自身免疫性溶血性贫血、Coombs 试验阳性、血清单克隆免疫球蛋白峰、细胞免疫功能受损(包括淋巴细胞转化率、巨噬细胞吞噬率降低)等。

(二)诊断及鉴别诊断

1.诊断

恶性淋巴瘤主要依靠临床表现、影像学及病理学检查结果作出诊断。病理组织学诊断和分型是制订治疗原则和判断预后的重要依据,是必不可少的步骤。

(1)临床特点:凡无明显原因的进行性无痛性淋巴结肿大,都应及早切除肿大淋巴结行病理检查,即使肿大淋巴结经抗炎、抗结核等治疗后暂时缩小。如果淋巴结再次增大,也应及时进行病理活检;如果肿大的淋巴结经多次活检均为反应性增生,则应密切随访。对只有纵隔、腹腔或腹膜后淋巴结肿大的患者,在进行全面检查后,应及时进行腔镜检查,必要时可采取开胸、开腹探查术获取病变组织,进行病理诊断。对有较长时间发热、盗汗及消瘦等症状者,即使不伴有体表淋巴结肿大,也应注意有无淋巴瘤可能。

（2）病理诊断：结合组织形态学、免疫组织化学和分子生物学等技术，绝大多数患者可明确诊断和分型。体表淋巴结活检时应尽量完整切除，不选用穿刺活检；尽量选择受炎症干扰小的部位，如锁骨上、腋下、颈部、滑车上等；术中避免挤压组织，切取后尽快固定。

（3）影像学诊断：根据患者病情选择 X 线摄影、超声、CT、MRI、胃肠造影等手段，了解肿瘤侵犯部位、程度，进行临床分期诊断、判断预后。放射性核素镓扫描对治疗后纤维化和肿瘤残存或复发病变起鉴别作用；近几年，正电子发射体层摄影（positron emission tomography，PET）在临床诊断中的应用受到越来越多的肯定。

（4）实验室检查：血常规、血生化和红细胞沉降率等实验室检查，对了解患者病情、判断机体状况和预后也有价值。

2.鉴别诊断

淋巴瘤须与其他淋巴结肿大性疾病相区别。局部淋巴结肿大要排除淋巴结炎和恶性肿瘤转移。以发热为主要表现的淋巴瘤须与结核病、败血症、结缔组织病等疾病鉴别。淋巴结外淋巴瘤须与相应器官的恶性肿瘤相鉴别。HL 和 NHL 的治疗原则和预后不同，故需加以鉴别。HL 和 NHL 临床特点的比较详见表 6-3。

表 6-3　HL 和 NHL 临床特点的比较

临床特点	HL	NHL
首发表现	常有淋巴结肿大	常有淋巴结外病变
发展速度	较慢	较快（惰性淋巴瘤除外）
扩散方式	通过淋巴道向邻近淋巴结扩散	通过淋巴道和（或）血行跳跃式扩散
全身症状	30%～35%	10%～15%
全身衰竭	少见	多见
受侵部位	常局限于淋巴结	侵犯范围广泛
咽淋巴环	很少	多见
滑车上淋巴结	少见	多见
纵隔	约50%	<20%（淋巴母细胞淋巴瘤除外）
肝	少见	多见
脾	多见	少见
淋巴结外病变	少见,发生较晚	多见,发生较早
胃肠	很少	多见
肠系膜淋巴结	少见	多见
中枢神经系统	很少	可见
皮肤	很少	可见

四、临床分期

目前，对于恶性淋巴瘤采用 Ann Arbor-Cotswolds 分期系统（表 6-4）。

五、治疗

目前，恶性淋巴瘤的治疗强调治疗前病理诊断、分型和分期的重要性，强调基于病理分型的个体化综合治疗方案,包括手术、化疗、放疗、生物治疗、造血干细胞移植等治疗手段。近年来疗效取得了明显的进步。

表 6-4 Ann Arbor-Cotswolds 分期

分期	侵犯范围
Ⅰ	病变仅限于单个淋巴结区或淋巴样组织(如脾、咽淋巴环、胸腺)(Ⅰ)或单个淋巴结外器官局部受累(Ⅰe)
Ⅱ	病变累及膈同侧 2 个或更多的淋巴结区(Ⅱ)或病变局限侵犯淋巴结外器官及膈同侧 1 个以上淋巴结区(Ⅱe)
Ⅲ	病变累及膈两侧淋巴结区(Ⅲ)。可伴有脾累及(Ⅲs)、结外器官局限受累(Ⅲe),或脾与淋巴结外器官局限受累(Ⅲse)
Ⅳ	1 个或多个淋巴结外器官受到广泛性或播散性侵犯,伴或不伴淋巴结肿大。肝或骨髓只要受累均属Ⅳ期。

(一)手术治疗

除为了明确恶性淋巴瘤的病理类型和分期,需要做浅表或深部淋巴造血组织的活检外,一般情况下不需做手术。但是,临床上某些情形下建议手术治疗。

原发于脾的淋巴瘤,或合并脾功能亢进者均有切脾指证;部分淋巴瘤,如脾边缘区 B 细胞淋巴瘤,切脾术后疗效较好。切脾后可改善血常规,为以后化疗创造有利条件。

原发于胃肠的恶性淋巴瘤应强调手术治疗。可明确病变部位、切除病变组织和制订后期治疗计划。淋巴瘤的切除率较癌肿高。胃淋巴瘤可行胃次全切除,全胃切除应慎用。肠淋巴瘤则可切除局部病灶肠管及相应系膜。对于切除不尽的瘤体,可于术中置银夹固定,以便术后放疗。若胃肠淋巴瘤存在巨大溃疡、累及范围较广泛,常常导致消化道大出血、急性穿孔或肠梗阻等急腹症,应行急诊手术进行治疗。

发生于肺、涎腺、甲状腺等处的黏膜相关淋巴组织淋巴瘤(MALT 淋巴瘤)属于惰性淋巴瘤,局部手术切除后,不做任何治疗,随访多年可以没有病情变化。

原发于肾脏、膀胱、睾丸、卵巢和子宫等泌尿生殖系统器官的恶性淋巴瘤均宜早期手术切除,术后再予放疗或化疗。

恶性淋巴瘤可累及骨骼和关节,若累及胸腰椎椎体,可导致身体畸形,影响运动系统的稳定性和活动,或压迫椎管引起神经症状(疼痛、截瘫),可以先选择手术治疗。

(二)化学药物治疗和放疗

以化疗为主,结合放疗的联合治疗方式是恶性淋巴瘤治疗的基本策略。霍奇金淋巴瘤和非霍奇金淋巴瘤的治疗原则和方案不同。

1.霍奇金淋巴瘤

1902 年 Pusey 首先对 HL 使用放疗。后经研究得出 HL 的播散模式为从原发部位向临近淋巴结依次转移,少数患者淋巴结肿大的区间有跳跃。因而放疗区域不仅仅是受累野的放疗,还应包括可能侵及的淋巴结和组织,实施扩野照射。病变在膈上采用“斗篷式”(mantle field),照射部位包括两侧从乳突端至锁骨上下、腋下、肺门、纵隔至膈的淋巴结。要保护肱骨头、喉部及肺部免受照射。膈下采用“倒 Y 字式”照射,包括从膈下淋巴结到腹主动脉旁、盆腔及腹股沟淋巴结,同时照射脾区(脾切除者除外)。剂量为 30~40 Gy,3~4 周为 1 个疗程。随机对照临床试验表明,扩野照射可治愈早期局限性 HL,如Ⅰa 和Ⅱa 期(表 6-5)。

表 6-5　霍奇金淋巴瘤治疗方案的选择

临床分期	治疗选择
Ⅰa，Ⅱa	受累野照射加减量联合化疗(如 4 个疗程 ABVD)或扩野照射(膈上用"斗篷式"，膈下用"倒 Y 字式")
Ⅰb，Ⅱb，Ⅲa，Ⅲb，Ⅳ	联合化疗＋受累野或扩野照射

20 世纪 70 年代以前，临床常用的 HL 化疗方案为 MOPP 方案，至少 6 个疗程，或完全缓解(CR)后再额外给 2 个疗程。CR 率 80%，5 年生存率达 75%，长期无疾病进展生存率(disease-free survival,DFS)达 50%。首批 CR 后长期生存的 HL 患者其 DFS 已延续 35 年以上。HL 是第一种用化疗能治愈的恶性肿瘤。用 MOPP3 个月内获 CR 的患者缓解期比较长。CR 后复发的患者再用 MOPP 方案，59% 可获得第二次缓解。第一次缓解期超过 1 年，复发后经 MOPP 方案治疗，93% 有两次 CR 希望。MOPP 主要不良反应是对生育功能的影响及引起继发性肿瘤。治疗延续 3 个月以上第二种肿瘤发生率为 3%～5%，不孕率为 50%。

20 世纪 70 年代提出的 ABVD 方案(表 6-6)，是目前临床常用的一线联合化疗方案。有对比研究表明其缓解率和 5 年无疾病进展生存率优于 MOPP 方案，包括对于晚期患者和对 MOPP 耐药者仍保持较高的 CR 率。ABVD 方案对生育功能影响小，较少引起继发性肿瘤。由于维持治疗不延长生存期，而且增加化疗毒性并抑制免疫功能，故主张 ABVD 方案完全缓解后巩固 2 个疗程(总的不少于 6 个疗程，不超过 8 个疗程)。如果 ABVD 方案失败，可考虑大剂量化疗或自体造血干细胞移植。

对照研究认为，联合化疗对 HL 的疗效不逊于放疗。放疗会造成儿童发育延迟的永久性损害，而化疗不会影响儿童发育，化疗也避免了剖腹探查病理分期对患者的损害。故 HL 的Ⅰb，Ⅱb 和Ⅲ期～Ⅳ期患者，即使纵隔有大肿块，或属淋巴细胞消减型者均应采用化疗。巨大肿块或化疗后残留的肿块可联合应用受累野照射或扩野照射。

2.非霍奇金淋巴瘤

NHL 没有沿淋巴结区域依次转移，而是跳跃性播散，且有较多结外侵犯，这种多中心发生的倾向使 NHL 临床分期的价值和扩野照射的治疗作用不如 HL，决定其治疗策略应以联合化疗为主。

(1)惰性淋巴瘤：B 细胞惰性淋巴瘤包括小淋巴细胞淋巴瘤、边缘区淋巴瘤和滤泡细胞淋巴瘤等，T 细胞惰性淋巴瘤主要指蕈样真菌病/Sezary 综合征。惰性淋巴瘤发展较慢，对化放疗有效，但不易缓解。该组Ⅰ期和Ⅱ期放疗或化疗后存活可达 10 年，部分患者有自发性肿瘤消退。Ⅲ期和Ⅳ期患者化疗后，虽会多次复发，但中位生存期也可达 10 年。故对该病主张姑息性治疗原则，尽可能推迟化疗。如果患者病情有所发展，可单独给以苯丁酸氮芥 4～12 mg 每天 1 次口服或环磷酰胺 100 mg 每天 1 次口服。联合化疗可用 COP 方案。临床试验表明无论单药或联合化疗，强烈化疗效果差，不能改善生存。惰性淋巴瘤治疗的新药还有氟达拉滨、克拉屈滨、喷司他丁等。

(2)侵袭性淋巴瘤：B 细胞侵袭性淋巴瘤包括套细胞淋巴瘤、大 B 细胞淋巴瘤等，T 细胞侵袭性淋巴瘤包括血管免疫母细胞性 T 细胞淋巴瘤、间变性大细胞淋巴瘤和周围 T 细胞淋巴瘤等。侵袭性淋巴瘤不论分期均应以化疗为主，对化疗残留肿块、局部巨大肿块或中枢神经系统累及者可行局部放疗扩野照射(25 Gy)作为化疗的补充。

CHOP 方案的疗效与其他治疗 NHL 的化疗方案类似而毒性较低。因此，该方案为侵袭性

NHL 的标准治疗方案。方案第 3 天开始 G-CSF 5 μg/kg，5 天～8 天，可减少白细胞下降。CHOP 方案每 3 周 1 个疗程，4 个疗程不能缓解者，应改变化疗方案。完全缓解后巩固 2 个疗程，就可结束治疗，但化疗不应少于 6 个疗程。长期维持治疗并无好处。本方案 5 年无疾病进展生存率达 41%～80%。

表 6-6 霍奇金淋巴瘤常用联合化疗方案

方案	药物	用量和用法	备注
MOPP	(M)氮芥	6 mg/m² 静脉注射，第 1 天及第 8 天	如氮芥改为环磷酰胺 600 mg/m² 静脉注射，即为 COPP 方案。疗程间休息 2 周
	(O)长春新碱	1.4 mg/m² 静脉注射，第 1 天及第 8 天	
	(P)甲基苄肼	100 mg/(m²·d) 口服，第 1 天至第 14 天	
	(P)泼尼松	40 mg/(m²·d) 口服，第 1 天至第 14 天	
ABVD	(A)多柔比星	25 mg/m²	
	(B)博来霉素	10 mg/m²	
	(V)长春碱	6 mg/m²	疗程间休息 2 周
	(D)达卡巴嗪	375 mg/m²	
	达卡巴嗪	均在第 1 天与第 15 天静脉注射 1 次	

新一代化疗方案，如 m-BACOB（表 6-7），骨髓抑制药与非抑制药交替使用，所以缓解率较高。使长期无疾病进展生存率增加到 55%～60%。其中，中等剂量甲氨蝶呤还可防治中枢神经系统淋巴瘤。更强烈的方案 COP-BLAM 可使长期无疾病进展生存率增至 60%～70%，但因毒性过大，不适合于老年及体弱者。

表 6-7 非霍奇金淋巴瘤常用联合化疗方案

方案	药物	用量和用法
COP	环磷酰胺	750 mg/m²，静脉注射，第 1 天
	长春新碱	1.4 mg/m²（最大 2 mg），静脉注射，第 1 天
	泼尼松	100 mg/m²，每天口服，第 1 天～第 5 天（每 21 天为 1 个周期）
CHOP	环磷酰胺	750 mg/m²，静脉注射，第 1 天
	多柔比星	50 mg/m²，静脉注射，第 1 天
	（或米托蒽醌）	（12～14 mg/m²，静脉注射，第 1 天）
	长春新碱	1.4 mg/m²（最大 2 mg），静脉注射，第 1 天
	泼尼松	100 mg/m²，每天口服，第 1 天～第 5 天（每 21 天为 1 个周期）
m-BACOB	博来霉素	4 mg/m²，静脉注射，第 1 天
	多柔比星	45 mg/m²，静脉注射，第 1 天
	环磷酰胺	600 mg/m²，静脉注射，第 1 天
	长春新碱	1 mg/m²，静脉注射，第 1 天
	地塞米松	6 mg/m²，每天口服，第 1 天～第 5 天
	甲氨蝶呤	200 mg/m²，静脉注射，第 8 天及第 15 天
	四氢叶酸	10 mg/m²，口服，间隔 6 小时 1 次，连用 6 次，第 9 天及第 16 天开始（每 21 天为 1 个周期）

方案	药物	用量和用法
COP-BLAM	环磷酰胺	400 mg/m²,静脉注射,第 1 天
	长春新碱	1 mg/(m²·d)
	泼尼松	40 mg/m²,口服,第 1 天～第 10 天
	博来霉素	15 mg,静脉注射,第 14 天
	多柔比星	40 mg/m²,静脉注射,第 1 天
	甲基苄肼	100 mg/m²,口服,第 1 天～第 10 天(每 21 天为 1 个周期)
Hyper-CVAD/HD-TX-Ara-C		A 方案,第 1、3、5、7 个疗程
	环磷酰胺	300 mg/m²,静脉滴注 3 小时,间隔 12 小时 1 次,第 1 天～第 3 天
	美司钠	与环磷酰胺等量,持续静脉滴注 24 小时,第 1 天～第 3 天;持续静脉滴注 6 小时,第 4 天
	长春新碱	2 mg,静脉注射,第 4 天、第 11 天
	多柔比星	50 mg/m²,静脉注射,第 4 天
	地塞米松	40 mg,静脉滴注,第 1 天～第 4 天、第 11 天～第 14 天
		B 方案,第 2、第 4、第 6、第 8 个疗程
	甲氨蝶呤	1 g/m²,持续静脉滴注,第 1 天
	阿糖胞苷	3 g/m²,静脉滴注 2 小时,间隔 12 小时 1 次,第 2 天～第 3 天
	四氢叶酸	25 mg,肌内注射,间隔 6 小时 1 次,连用 8 次,甲氨蝶呤结束后 24 小时开始
	甲泼尼龙	50 mg,静脉滴注,间隔 12 小时 1 次,第 1 天～第 3 天
ESHAP (用于复发淋巴瘤)	依托泊苷	40 mg/m²,静脉滴注 2 小时,第 1 天～第 4 天
	甲泼尼龙	500 mg/m²,静脉滴注,第 1 天～第 4 天
	阿糖胞苷	2 g/m²,静脉滴注 3 小时,第 5 天
	顺铂	25 mg/m²,静脉滴注,第 1 天～第 4 天(每 21 天为 1 个周期)
ICE (用于复发淋巴瘤)	异环磷酰胺	5 g/m²,持续静脉滴注 24 小时,第 2 天
	卡铂	600 mg/m²,静脉滴注,第 2 天
	依托泊苷	100 mg/m²,静脉滴注,第 1 天～第 3 天

注:上述方案中药物剂量摘自原文献,仅供参考,实际应用按具体情况酌情增减。

淋巴母细胞淋巴瘤、Burkitt 淋巴瘤属于高度侵袭性淋巴瘤,进展迅猛,若不积极治疗,几周或几个月内即会死亡。对于该类淋巴瘤应采用强烈的化疗方案,如 Hyper-CVAD/HD-MTX-Ara-C 方案,该方案可以明显改善预后,部分患者可望治愈。

全身广泛播散的淋巴瘤或有白血病发展倾向者,或已转化成白血病的患者,可按照治疗淋巴细胞白血病的化疗方案,如 VDLP 方案(长春新碱、柔红霉素、门冬酰胺酶、泼尼松)治疗。ESHAP、ICE 方案对复发淋巴瘤的完全缓解率可达 30%。

(三)生物治疗

1.单克隆抗体

NHL 大部分为 B 细胞性,后者 90% 的肿瘤细胞表达 CD20 抗原。HL 的淋巴细胞为主型也高密度表达 CD20。凡 CD20 阳性的 B 细胞淋巴瘤均可用 CD20 单抗(rituximab,利妥昔单抗)治疗。CD20 单抗通过抗体依赖细胞的细胞毒作用(antibody-dependent cellular cytotoxicity,AD-

CC)、补体依赖的细胞毒作用(CDC)、诱导凋亡等机制杀灭肿瘤细胞。利妥昔单抗是第一个被美国食品药品管理局(FDA)批准的抗肿瘤的人鼠嵌合 CD20 单抗。已有临床研究报告 CD20 单抗与 CHOP、Hyper-CVAD 方案等联合,即生物-化学药物治疗,治疗惰性或侵袭性淋巴瘤可明显提高 CR 率和延长无疾病生存期,对复发、难治病例也有效。现在 CD20 单抗既被用于初始治疗阶段,也被单独用于维持治疗阶段以减少复发、提高治愈率。此外,B 细胞淋巴瘤在造血干细胞移植前加用 CD20 单抗做体内净化可以提高移植治疗的疗效。CD20 单抗有发热、寒战、肌肉疼痛等不良反应。目前还开发出放射性核素如碘-131、钇-90 等与 CD20 单抗耦联的放射免疫治疗,对部分复发、难治病例有效。

2.干扰素

干扰素对蕈样真菌病和滤泡型、小 B 细胞性淋巴瘤有部分缓解作用。

3.抗生素

胃黏膜相关淋巴组织淋巴瘤(MALT 淋巴瘤)可使用规范的抗幽门螺杆菌(helicobacter pylori,Hp)的药物杀灭 Hp 治疗,不做放化疗,仅经抗菌治疗后,部分患者淋巴瘤消退或改善,甚至长期处于 CR。有研究显示,BcL 核表达可能与肿瘤对抗 Hp 治疗不反应密切相关。

4.蛋白酶体抑制剂

针对泛素-蛋白酶体通路开发出的蛋白酶体抑制剂,如硼替佐米,商品名万珂,体内外研究均有抗骨髓瘤、淋巴瘤等多种血液肿瘤的作用。目前与 CHOP 等方案联合,对部分复发、难治病例有效。

(四)造血干细胞移植

如果患者年龄在 55 岁以下,重要器官功能正常,且属缓解期短、难治易复发的侵袭性淋巴瘤,4 个疗程的 CHOP 能使淋巴结缩小大于 3/4 者,可考虑全身淋巴结放疗(即"斗篷式"合并"倒 Y 字式"扩野照射)及大剂量联合化疗后进行自体骨髓/外周血造血干细胞或异基因干细胞移植(stem cell transplantation,SCT),以期最大限度地杀灭肿瘤细胞,取得较长缓解和无病存活期。

自体造血干细胞移植治疗侵袭性淋巴瘤取得了令人鼓舞的结果,其中 40% 以上获得肿瘤负荷缩小,18%～25% 复发病例被治愈,较常规化疗增加长期生存率 30% 以上。自体移植前可以采用单克隆抗体、细胞毒药物和物理方法做肿瘤细胞的体内和体外净化处理。而较之于骨髓,自体外周血造血干细胞移植用于淋巴瘤治疗时,移植物受淋巴瘤细胞污染机会小,造血功能恢复快,并适用于骨髓受累或经过盆腔照射的患者。

血管免疫母细胞性淋巴瘤、套细胞淋巴瘤、淋巴母细胞性淋巴瘤和 Burkitt 淋巴瘤如果经化疗和放疗无缓解,则考虑行异基因造血干细胞移植。异基因移植可以避免自身肿瘤细胞"沾染",减少复发,诱导移植物抗淋巴瘤效应(graft-versus lymphoma effect,GVT),有利于清除微小残留病灶(minimal residual disease,MRD),减少移植后骨髓增生异常综合征(MDS)、继发性急性白血病的发生率。近年来发展的非清髓性异基因造血干细胞移植(nonmyeloablative allogeneic SCT)则减少了移植相关的死亡率,而自体移植前后采用免疫治疗清除 MRD 也在临床试验中。

(五)心理治疗

恶性淋巴瘤患者承受着来自病情本身的症状、选择治疗方案的艰难和高昂的治疗费用等多重心理压力。这类患者合并情绪障碍的比率非常高,与患者的病症严重程度、患者的社会经济状况、家庭成员对患者的支持等关系密切。所以,这类患者的心理干预涉及对患者本人和对家属两方面。

针对患者的干预:对于那些心理承受能力较好的患者,可以让患者充分地了解疾病的特点、严重程度、可选择的治疗方案和相应的费用,引导患者平稳渡过心理应激反应的各个时期,最终以平静的心态接受和做出适宜的选择。"尊重"是医护人员最为恰当的态度。那些心理承受能力较差的患者,可以适当地减缓患者了解病情的进程,以支持鼓励为主,可以通过患者家属以较为含蓄的方式向患者本人交代病情。

针对家属的干预:尊重和理解仍然是最重要的支持。对于家属来说,做出治疗方案的选择,一定意义上是将患者的性命交由他们来决定,这是一件压力很大的事情。医护人员需要引导各家属内部进行协调、相互理解,指导他们对患者的护理和对疾病的自我监测,同时调整好自己的生活和情绪。

六、预后

在 20 世纪中后叶,HL 和 NHL 的治疗已取得很大的进步,现在 HL 和 NHL 的某些亚型已有用化放疗治愈的可能。HL 是化疗可治愈的肿瘤之一,其预后与组织类型及临床分期紧密相关。淋巴细胞为主型(包括 WHO 分类的 NLPHL 和 LRCHL)预后最好,5 年生存率可达 94.3%,但 NLPHL 和 LRCHL 的预后差异有待进一步研究;而淋巴细胞消减型预后最差,5 年生存率仅为 27.4%。HL 临床分期中 I 期与 II 期 5 年生存率在 90% 以上,IV 期为 31.96%;有全身症状较无全身症状者预后为差;儿童及老年患者预后一般比中青年患者为差;女性患者预后较男性患者为好。

1993 年 Shipp 等提出了 NHL 的国际预后指标(international prognostic index,IPI),将预后分成低危、低中危、高中危及高危四组(表 6-8)。年龄大于 60 岁、分期为 III 期或 IV 期、淋巴结外病变 2 处以上、需要卧床或生活需要别人照顾(行为指数≥2)、血清乳酸脱氢酶(lactate dehydrogenase,LDH)浓度升高是 5 个预后不良的 IPI,可根据患者具有的 IPI 值来判断 NHL 的预后。

表 6-8 NHL 的国际预后指标

分组	不良预后因子数	CR 率(%)	2 年生存率(%)	5 年生存率(%)
低危	0 或 1	87	84	73
低中危	2	67	66	50
高中危	3	55	54	43
高危	4 或 5	44	34	26

(赵　楠)

第七章 老年病的诊疗

第一节 老年心律失常

老年心律失常(ECA)是一种常见的疾病,主要有各种期前收缩、心动过速、心房颤动与扑动、各种房室传导阻滞及病态窦房结构综合征等。同时,老年人各种心血管疾病的发生率增高,更易发生致命性心律失常,其中室性心律失常最常见。

一、期前收缩

期前收缩是在心脏基本节律中出现一个或几个期外收缩,按其起源可以分为室上性(房性与交界性)与室性期前收缩。

(一)病因

(1)期前收缩可发生于无器质性心脏病的正常老年人,称之功能性期前收缩。

(2)期前收缩常见于冠心病、高血压性心脏病、风湿性心脏病、肺源性心脏病、心肌病与心肌炎等器质性心脏病及嗜铬细胞瘤、甲状腺功能亢进等疾病。老年人以冠心病、高血压最常见。

(3)可见于电解质紊乱,如低血钾。

(4)药物作用或中毒,如洋地黄、奎尼丁、肾上腺素等。

(5)心导管检查与心脏手术等机械性刺激。

(二)分型

1.室上性期前收缩

(1)概述:房性期前收缩 P 波提前出现,形态异于窦性 P 波,QRS 形态多正常,有时伴室内差异性传导,房室交界性期前收缩 QRS 提前出现,形态多为正常,P 波多掩盖于 QRS 中,或出现在 QRS 前。PR 间期小于 0.12 秒,在 Ⅱ、Ⅲ、AVF 导联 P 波倒置,此即逆行性 P 波,或出现在 QRS 之后,PR<0.12 秒。老年人室上性期前收缩较常见。部分患者发展成房性心动过速和心房颤动。

(2)治疗:①室上性期前收缩无明显症状且对患者血流动力学影响甚微者,可以不治疗;②由于情绪激动及烟酒过度引起的期前收缩,应去除诱因,口服地西泮等镇静剂;③患者症状明显,心功能尚可,可以口服维拉帕米 40～80 mg,每天 3 次,或口服 β_1 受体阻滞剂如美托洛尔 12.5～50.0 mg,每天 1 次。严密观察心律,酌情减量;④如果患者心功能不良,口服地高辛 0.25 mg,每天 1 次,或酌情调整剂量。

2.室性期前收缩

(1)概述:室性期前收缩 QRS 波群宽大畸形并提前出现。其前无相关 P 波。其后常有完全性代偿间歇期。室性期前收缩可以单个出现。也可以成对出现。或呈二联律、三联律及并行心律形式出现。

(2)治疗:①无明显症状的功能性期前收缩不必治疗。②室性期前收缩引起心悸、胸闷等临床症状者。可以口服美西律 0.1~0.2 g,每天 3 次,或普罗帕酮 0.15 g,每天 3 次,或胺碘酮 0.2 g,每天 3 次,达到总量 5 g 后减量维持。③洋地黄过量引起的室性期前收缩,应立即停用洋地黄,可用氯化钾 2~3 g 加入 5% 葡萄糖中滴注,同时口服氯化钾溶液,必要时缓慢推注苯妥英钠 125 mg。④下述室性期前收缩对血流动力学影响较大,因为可能发展成室性心动过速或心室颤动,故应予以高度重视,严重器质性心脏病,尤其是患急性心肌梗死,严重心脏病瓣膜病患者;心功能不良,射血分数低于 40% 者;临床症状明显,有眩晕、黑矇或晕厥者;心电图可见室性期前收缩呈 Lown 3 级以上表现者(多源、成对、连续 3 个以上或有 R-on-T 现象);心肺复苏后出现室性期前收缩者;心电图伴有 QT 间期延长者。

紧急控制室性期前收缩可以推注利多卡因 50~100 mg。有效后以 1~4 mg/min 速度维持滴注。或将普罗帕酮 70 mg 加入 50% 葡萄糖 20 mL 中滴注。或缓慢静脉注射 10% 硫酸镁 10~20 mL。

二、心动过速

(一)窦性心动过速

1.概述

窦性心律超过 100 次/分者称之为窦性心动过速,最高可 180 次/分。窦性心动过速时症状轻重不一,一般只有心率超过 140 次/分才需治疗,但二尖瓣狭窄及冠心病患者轻度窦性心动过速就可以引起明显症状,应及早治疗。再则健康老年人,最好心率随着年龄的增大而降低,平均心率在老年人也有下降的趋势,因此老年人出现窦性心动过速时,常比年轻人的症状更明显,常需要处理。

2.治疗

(1)若无明显的心肺功能不全,首选 β 受体阻滞剂,如阿替洛尔每次使用 6.25~12.50 mg。每天 1~2 次。

(2)心力衰竭引起的窦性心动过速,口服地高辛 0.25 mg,每天 1 次,或者静脉注射毛花苷 C 0.2~0.4 mg。

(二)阵发性室上性心动过速

1.概述

阵发性室上性心动过速(PSVT)心率 150~250 次/分。节律齐整。QRS 一般不增宽。偶尔合并束支阻滞。PSVT 包括以下 7 种类型。

(1)窦房结折返性心动过速(SNRT)。

(2)心房内折返性心动过速(LART)。

(3)心房自律性心动过速(AAT)。

(4)房室结折返性心动过速(AVNRT)慢快型。

(5)房室结折返性心动过速(AVNRT)快慢型。

(6)预激综合征房室折返性心动过速(AVRT)顺向型。

(7)预激综合征房室折返性心动过速(AVRT)逆向型。

2.病因

PSVT 常见于无器质性心脏病患者,近年认为预激综合征及房室结双通道是 PSVT 常见原因,少数情况下 PSVT 可合并先天性心脏病,风湿性心脏病或冠心病。心房自律性心动过速可见于冠心病及洋地黄中毒等情况,在老年人较多见。

3.治疗

(1)终止 PSVT 发作:①刺激迷走神经的方法仍为首选措施,但老年人应以刺激咽部为宜,不宜按压颈动脉窦及眼球,否则可能导致心跳、呼吸停止。②如上述方法无效,患者无心力衰竭及低血压。可首选维拉帕米 5~10 mg 加入 50% 葡萄糖 20 mL 中,缓慢静脉注射,或用普罗帕酮 70~150 mg 加入 50% 葡萄糖 20 mL 中,静脉注射。③如患者有心力衰竭。可用毛花苷 C 0.4~0.8 mg 加入 50% 葡萄糖 20 mL 静脉推注,但是预激综合征合并心房颤动者。禁用毛花苷 C 和维拉帕米。④如果血压低,可用去氧肾上腺素 5 mg 或甲氧明 10 mg 加入 5% 葡萄糖 100 mL 中静脉滴注,使血压升至 17.3~20.0 kPa,反射性刺激迷走神经而使 PSVT 终止。但应慎用。⑤对于血压低心功能不良的 PSVT 患者,或预激综合征合并逆向 AVRT 心房颤动患者。可用直流电转复。

(2)防止 PSVT 复发:①患者本人应掌握 1~2 种兴奋迷走神经而终止发作的方法,如刺激咽喉催吐、憋气等;②频繁发作期间可以口服维拉帕米 40~80 mg,每天 3 次,或普罗帕酮 0.15 g。每天 3 次,以防止发作;③近年来,电消融治疗各型 PSVT 效果良好,成功率可达 90% 以上,并发症少,已迅速推广普及。

三、室性心动过速

(一)概述

老年人室性心动过速有随年龄增高的趋势。据报告,健康老年人的室性期前收缩的发生率高达 64%~90%。其中 62%~80% 为多源性。

室性心动过速是危险性心律失常,可致血流动力学严重障碍,心排血量减少,从而出现心力衰竭或休克,或者转变成心室颤动而致命。

室性心动过速可分为单形性与多形性两种。单形性室性心动过速是 3~6 个以上室性期前收缩连续出现。QRS 宽大畸形,但形态基本一致,在其中可见融合波与窦性夺获,使 QRS 波不整。房室传导大多数呈分离状态,多形性室性心动过速 QRS 形态多,围绕等电位线扭转,多伴有 QT 间期延长。称之尖端扭转型室性心动过速。

(二)病因

(1)老年人恶性心律失常,多见于器质性心脏病。75% 死于冠心病,10% 死于心肌病,10% 死于心脏瓣膜病及高血压性心脏病、心肌炎等。

(2)药物中毒或药物作用:洋地黄、奎尼丁与锑剂中毒等。

(3)心脏内操作机械刺激,见于心导管检查、心脏造影与心脏手术等。

(4)有些室性心动过速患者无器质性心脏病,称之为特发性室性心动过速,如起源于右心室流出道与左心室心尖部的室性心动过速等,对血流动力学影响较小。

（三）治疗

（1）终止单形性室性心动过速发作：①静脉推注利多卡因 50～100 mg。必要时 5～10 分钟后重复。但 20 分钟内总量不超过 250 mg 为宜。有效后以 1～4 mg/min 滴速维持。②普罗帕酮 70～150 mg 加入 50％葡萄糖 20 mL 中静脉注射。③如果药物治疗无效。可用 100～200 J 直流电转复。

（2）预防复发：①可以口服美西律 0.1～0.2 g。每天 3 次。②如美西律无效，可选用普罗帕酮片 0.15 g。每天 3 次或口服胺碘酮 0.2 g，每天 3 次，7 天后减量。长期口服注意其不良反应，胺碘酮的主要不良反应有皮疹、甲状腺功能紊乱、角膜后沉着物、肺硬化及视力障碍等，普罗帕酮的主要不良反应有眩晕、恶心、呕吐，并可能引起其他心律失常。③某些类型特发性室性心动过速与单源性室性心动过速可试用电消融或外科治疗。④消除不利因素。注意可能存在的低钾血症和（或）低镁血症、洋地黄中毒等。应予以纠正或消除；有无抗心律失常药物本身所诱发或加重的心律失常。如普托帕酮长期使用的老年人。促心律失常的发生率超过 10％；有无心肌梗死或失代偿的心功能不全；对有明显的左冠状动脉主干或三支冠状动脉病变者。应考虑作冠状动脉搭桥术。

（3）尖端扭转型室性心动过速的治疗：①去除诱因，由药物引起者，停用奎尼丁、胺碘酮等致心律失常药物，低血钾者补充氯化钾，家族性 Q-T 延长综合征用 β 受体阻滞剂治疗。②给予 10％硫酸镁 20 mL 加入 50％葡萄糖 20 mL 缓慢静脉注射，有效后用 8 mg/min 速度滴注维持。③点滴异丙肾上腺素。1 mg 加 5％葡萄糖 500 mL 中。滴速从 1 mL/min 开始渐增，使心律维持在 100～120 次/分。改善心肌传导。缩短 QT 间期。可以终止室性心动过速，或者心脏起搏治疗。④禁用ⅠA、ⅠC及Ⅲ类抗心律失常药物。因为这些药物会延长 QT 间期，使尖端扭转型室性心动过速恶化。

四、颤动与扑动

（一）心房颤动

1.概述

心房失去协调收缩，呈快速乱颤，称之为心房颤动。心房频率为 350 次/分左右，心室率快且极不整齐，为 100～160 次/分。临床检查可见心音强弱不等、有脉搏短绌等。心房颤动可呈阵发性，也可呈持续性，轻者无症状，重者可致心悸、气短及胸闷等。二尖瓣狭窄合并快速房颤可致肺水肿。心房颤动是老年人常见的心律失常，约占老年人心律失常的 20％。

2.病因

（1）常见于心脏及传导系统退行性病变（约占 60％）。

（2）肺源性心脏病引起的心房颤动约占 20％，若肺功能较差，则呼吸功能改善后可使心房颤动自然消失，否则即使复律，则心房颤动也极易复发。

（3）高血压心脏病（约占 10％）。

（4）冠心病、甲状腺功能亢进症、预激综合征等。

（5）由风湿性心脏病引起的心房颤动，若心脏明显扩大，并有心功能不全者，心房颤动不宜复律。

（6）无明显原因的特发性心房颤动。

3.治疗

(1)减慢心室律:①口服地高辛,使心室率降至 100 次/分以下,其中 8％患者可以转成窦性心律。由于房颤时心排血量减少,具有正性肌力作用的洋地黄制剂常为首选;②心功能较好者可以口服维拉帕米 40～80 mg,或阿替洛尔 25 mg,或美托洛尔 50 mg,每天 3 次。

(2)转复成窦性心律:①药物心律转复法对发病时间 72 小时以内,超声心动图证实无二尖瓣疾病和左心衰竭者,可用氟卡尼 2.0 mg/kg,静脉注射 1 次。不低于 15 分钟完成。成功后口服索他洛尔 80 mg,2 次/天,维持窦性心律,或交替口服氟卡尼 50～100 mg,和胺碘酮 200 mg,1 次/天。如用胺碘酮,按每公斤体重 5 mg 给药,一般先用 150 mg 加入 5％葡萄糖 50～100 mL 中静脉滴注,若未复律,再加 150 mg。据报道,每公斤体重 5 mg 给药不致心肌收缩力的抑制,而每公斤体重 10 mg 可致心功能减退。若有奎尼丁,则剂量宜小,以每天 0.4～0.6 g 为宜,无效时不必再加大剂量。老年人对奎尼丁的毒性作用较为敏感,使用时应慎重;②直流电心律转复对发病时间小于 12 个月,经超声心动图、甲状腺功能试验和胸部 X 线检查,证实无明显瓣膜疾病、左心室功能无严重障碍、左心房直径小于 50 mm 者,可选取进行一个月的抗凝治疗,然后用 100～150 J 电量进行直流电击,成功后,再按前述方法口服抗心律失常药物,随访 2 年。

(3)抗凝治疗:心房颤动不论是否伴有二尖瓣狭窄均易致动脉栓塞,尤其是脑动脉栓塞。动脉栓塞常见于房颤发生的数天至数周及转复后,据报道,有卒中危险因素而未经抗凝治疗者,每年至少有4％～5％的人发生卒中。因老年房颤患者发生卒中的脑损害较重,有半数以上患者致死或遗留严重残疾,故抗凝治疗用以预防房颤患者的卒中已成定论,抗凝剂可选用阿司匹林50～300 mg,每天 1 次口服。如果发生了动脉栓塞,急性期可以滴注肝素,恢复期常用醋硝香豆素或华法林等药物口服,使凝血酶原时间长至对照值的 2 倍。

(二)心房扑动

1.概述

心房扑动时 P 波消失,代之以规整的扑动波(F 波)频率 250～350 次/分,房室传导比例不等,从 2∶1 至 4∶1,心室率 125～175 次/分,QRS 不增宽,药物治疗后室率可减慢,心房扑动常不稳定,有时可以转变成心房颤动。

2.病因

同心房颤动。

3.治疗

(1)减慢心室律,改善血液循环:主要使用延缓房室传导的药物。通常首选洋地黄制剂。如地高辛 0.25 mg 每天 1～2 次。或者静脉注射毛花苷 C0.4～0.8 mg。如果患者心功能尚好。也可使用维拉帕米口服或静脉注射。

(2)将心房扑动转变为窦性心律:给予较大剂量的洋地黄,地高辛首剂 0.5 mg,以后每 4 小时 0.25 mg,直至总量达 3 mg,或者毛花苷 C 静脉注射,1 天总量可达 1.2 mg,可使部分心房扑动转变成窦性心律,但要谨防洋地黄中毒,心功能较好者,可以口服或静脉注射维拉帕米,或给予奎尼丁 0.2 g,3 次/天,最有效的转复方法是电转复律,可用 20～40 J 小量直流电同步转复,成功率达 90％以上。

(3)防止复发:转复成功后,要长期口服地高辛维持,0.125～0.250 mg。每天 1 次,或口服奎尼丁 0.2 g,每天 3 次,防止复发的根本方法是去除病因,例如手术治疗风湿性心脏瓣膜病,顽固性心房扑动引起血流动力学障碍者可试用电消融治疗。

(三)心室扑动与颤动

1.概述

心室扑动与颤动均为致命性心律失常,多见于严重心脏病、中毒与临终状态,发作时血压迅速降至0。继而意识丧失,应分秒必争进行抢救,心室扑动时,心电图 QRS-T 波消失,变成正弦样波形,每分钟 150～250 次,心室颤动是心电图变成振幅不等、大小不一的颤动波,每分钟 150～300次。

2.治疗

(1)现场急救:立即去除病因。及早进行心肺功能复苏及直流电非同步除颤。使用能量300～400 J。

(2)预防复发:可长期口服有效抗心律失常药物,如胺碘酮,或者安装心脏自动转复除颤器(AICD 与 PCD)。

五、窦性过缓性心律失常

窦性过缓性心律失常包括窦性心动过缓、窦性停搏、窦房传导阻滞与病态窦房结合征,在老年人中多见。

(一)窦性心动过缓

窦性心律每分钟低于 60 次。称之为窦性心动过缓(窦缓)。心电图 P 波形态正常。

1.病因

(1)生理性:心脏窦房结构中的起搏细胞随着年龄的增大而减少,故正常老年人的心率随着年龄增大而呈降低的趋势,老年人的心脏传导系统也发生退行性改变,60 岁时,左束支纤维束紧保留不到一半,代之以纤维组织增长,并且可见微小钙化。

(2)药物性:β受体阻滞剂、维拉帕米、胺碘酮、利血平、吗啡、洋地黄、可乐定等药物可致窦缓。

(3)病理性:某些心肌梗死及缺血性心脏病、心肌病(如心肌淀粉样变)、病态窦房结综合征、颅内压升高、流感或伤寒等传染病,以及阻塞性黄疸等。

2.治疗

(1)无症状者不必治疗。老年人心率在 55 次/分以上时常无症状,但心率降到 40 次/分时即引起眩晕,进一步降低时可致晕厥。

(2)阿托品口服 0.3 mg,或氨茶碱 0.1 g,每天 3 次,必要时静脉注射阿托品 0.5 mg,无心肌缺血时,滴注异丙基肾上腺素,滴速 1～2 μg/min,效果更好。

(3)烟酰胺:烟酰胺可增加呼吸链的逆氢作用,从而促进线粒体中能量的产生,有助于恢复窦房结和传导系统的功能,一般开始每天用 400 mg 静脉滴注,无不良反应后 600～1 000 mg/d 滴注。

(二)窦性停搏

窦性心律中有一段停顿,停搏时间不是 P-P 间期的倍数。见于某些心肌梗死、心肌纤维化及退行性变、洋地黄中毒,或者迷走神经张力亢进等情况,治疗上与窦性心动过缓相同。

(三)窦房传导阻滞

窦性心律中有一段停顿,其间期恰好是基础 P-P 间期的整数倍,即为窦房传导阻滞。窦房传导阻滞分为Ⅰ度、Ⅱ度与Ⅲ度,在体表心电图上,只能诊断出Ⅱ度窦房传导阻滞,对Ⅰ度与Ⅲ度窦房传导阻滞不能诊断。二度Ⅰ型窦房传导阻滞表现 P-P 间期逐渐缩短,之后出现间歇,间歇期小于两个 P-P 间期之和,窦房传导阻滞的原因与治疗与窦性心动过缓相同。

(四)病态窦房结综合征

1.概述

病态窦房结综合征系因窦房结与其周围心房肌器质性病变使窦房结功能障碍所致,迷走神经功能亢进加重窦房结功能失常。主要表现:①为持续性心动过缓,每分钟心率低于 50 次;②窦房阻滞与窦性停搏;③严重窦性心动过缓。窦性停搏或窦房传导阻滞与房性心动过速、心房颤动或扑动交替出现,即快慢综合征。上述异常可通过心电图、动态心电图进行诊断,有些病例在运动试验或静脉注射阿托品 1～2 mg 后,心率不能达到 90 次,必要时,进行食管心房调搏,测定窦房结恢复时间＞2 秒,均可以诊断为病态窦房结综合征。

2.治疗

(1)药物治疗。阿托品 0.3 mg,溴丙胺太林 15 mg,麻黄碱 30 mg,氨茶碱 0.1 g,均每天3 次,可以暂时加快心率,缓解症状。必要时滴注异丙基肾上腺素,每分钟 1～2 μg,效果更好,但上述药物长期应用不良反应大,患者难以耐受。

(2)起搏治疗。出现下述情况者应考虑安装人工心脏起搏器:①严重心动过缓窦性停搏,以致出现阿-斯综合征,威胁患者生命者;②严重心动过缓(心率小于 40 次/分)而致心力衰竭、晕厥等症状,药物治疗无效者;③慢性病窦综合征患者药物治疗困难者,因为加速心率的药物常易诱发房性心动过速,安装人工心脏起搏器后可使生活质量改善。

(刘 宁)

第二节 老年睡眠呼吸障碍

一、病因和发病机制

大多数患者可以找到导致睡眠时反复发生呼吸停顿和(或)低通气的因素,包括睡眠时呼吸控制异常、睡眠姿势和体位、循环时间和心排血量、上气道形态学改变及遗传因素等。

(一)中枢性 SDB 的发病机制

如表 7-1 所示。

表 7-1 中枢性睡眠呼吸暂停的发病机制

呼吸调节或肌肉功能的缺陷
中枢性肺泡低通气综合征(原发、继发)、呼吸神经肌肉疾病、呼吸驱动短暂的波动、睡眠开始时的不稳定性
继发于高通气引起的低碳酸血症、低氧血症、如心肺疾病、心血管疾病、肺充血、中枢神经系统疾病、循环时间的延长
中枢呼吸驱动反射性抑制
食管返流
吸入
上气道塌陷

（二）阻塞性 SDB 的发病机制

阻塞性 SDB 发病的三个基本特征已阐明。

（1）上气道的阻塞，常见咽部。如肥胖患者上气道周围脂肪增多，气道外压增高，导致管腔狭窄，肢端肥大症、甲状腺功能减退症，可能由于上气道组织增生或黏液水肿，导致管腔狭窄且易于塌陷；咽部、舌和下颌解剖结构异常，如下颌后缩或下颌过小，颈子过粗过短等到也可导致管腔狭窄。

（2）咽腔的大小受上气道肌肉张力影响，醒觉时气道肌张力较高，睡眠时上气道肌张相应降低，快动眼睡眠期（REM）肌张力最低，此期呼吸暂停的次数往往最多。OSAS 患者上气道肌纤维断裂、神经脱髓鞘，导致肌张力下降，也是气道管腔易于塌陷的重要原因。

（3）咽腔的大小取决于咽腔关闭压和开放压的平衡，吸气时胸膜腔内压降低，管壁倾向于塌陷；呼气时胸膜腔内压增高，管壁倾向于开放，因此气流限制和呼吸停顿仅发生在吸气相。

（三）遗传因素

SDB 有家族聚集倾向。长相的遗传，使得家族中许多人有易患 SDB 的颌面测量学特征。研究发现对高碳酸血症和低氧的敏感也有家族性，睡眠中易于发生周期性呼吸。肥胖亦有遗传倾向。

二、病理生理改变与临床表现

SDB 的主要病理生理变化是睡眠期间反复出现呼吸暂停或低通气所导致的低氧血症和（或）高碳酸血症，以及睡眠结构的改变，引起一系列的临床表现和多器官功能的损害（见图 7-1）。包括睡眠期间的症状，白天的症状和器官功能的损害与并发症。

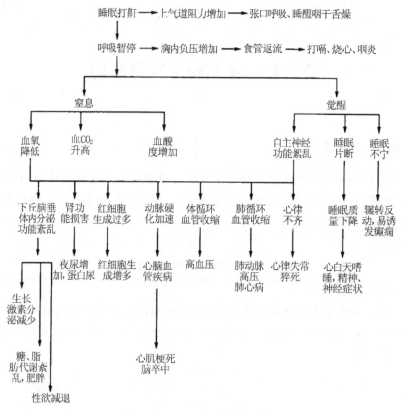

图 7-1　OSAS 病理生理改变

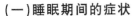

（一）睡眠期间的症状

打鼾是 OSAS 的主要症状，由于气流通过狭窄的咽部时咽腔软组织发生颤动所致，老年患者即使病情较重，鼾声可能较小；夜间憋醒与窒息，个别严重者可因窒息而死亡；其他症状还有失眠、遗尿、惊叫、夜游等。

（二）白天的症状

白天过度困倦往往是 OSAS 最突出的症状，因夜间反复睡眠中断，睡眠质量下降所致。轻者仅有注意力不集中，间歇打瞌睡。严重患者在与人谈话，甚至驾车、骑自行车时也会打瞌睡。晨起头痛，多见于女性。可出现神经精神症状，如记忆力减退、性格改变、焦虑、抑郁等，老年患者尤其明显。老年患者嗜睡程度低于非老年患者，即 EDS 与 AHI 并不呈正相关。

（三）器官功能损害和并发症的表现

患者可能出现性功能障碍、易疲劳等症状，病情持久可引起或加重多个系统的疾病，如高血压、心脑血管疾病、肺心病和呼吸衰竭、糖尿病等，有时这些疾病可能是就诊的主要症状，而没有注意 SDB 的存在。

三、诊断与鉴别诊断

SDB 的诊断并不难，根据病史、体征和对睡后 15 分钟以上的观察，则可做出推测性诊断。注意 SDB 的易患因素：①40～60 岁的男性患者。②肥胖。③上气道或颌面的异常如扁桃体肥大、腭垂肥大粗短或下颌后缩畸形、小颌等。④甲状腺功能减退。⑤经常服用镇静药物。⑥饮酒。但确诊分型，了解疾病轻重程度和治疗效果的观察，则须进行多导睡眠图（PSG）的监测检查，观察患者睡眠时整夜脑电图、眼动图、肌电图、心电图、脉搏、血氧饱和度（SaO_2）的记录，用热敏电阻测定鼻和口腔气流、阻抗以及胸腹式呼吸测定。根据呼吸紊乱指数（RDI）将 SDB 分为轻、中重度三级。轻度 RDI 5～10 次/小时，最低 $SaO_2 \geqslant 86\%$；中度 RDI 20～50 次/小时，最低 $SaO_2 80\% \sim 85\%$；重度 RDI>50 次/小时，最低 $SaO_2 \geqslant 79\%$。多次睡眠潜伏时间试验（mutiple sleep latency test，MSLT），可评估患者嗜睡的程度，对 SDB 的诊断有一定价值。方法是让患者白天在无灯光、无任何刺激的睡眠实验室内每隔 2 小时检查一次，共进行 5 次睡眠检查，观察患者 5 次的平均入睡时间。正常成人平均 12 分钟，严重患者往往小于 5 分钟，发作性睡病小于 8 分钟，同时有两次或以上可记录到 REM 睡眠（表 7-2）。

表 7-2 鼾症患者诊断和处理示意图

临床表现	检查	诊断	处理
无症状，无呼吸暂停证明	不需睡眠检查		预防性劝告
无症状，无呼吸暂停证明	初筛检查	正常	预防性劝告
		异常	OSAS 治疗
轻至中度白天嗜睡	初筛检查	明显异常	OSAS 治疗
	AutoCPAP 系统诊断	轻度异常或正常	预防性劝告
	全夜多导睡眠监测	OSAS	OSAS 治疗
		无 OSAS	其他治疗或进一步检查
严重白天嗜睡，右心衰竭，高碳酸血症	全夜多导睡眠检测	不能诊断 OSAS	其他治疗或进一步检查
		诊断 OSAS	积极治疗 OSAS

影像学检查包括 X 线摄片、CT、MPI 以及纤维支气管镜检查等,主要用于判断下颌形态,阻塞部位,对手术的指征和手术方法有指导意义。

有些睡眠疾病也有 EDS 症状,须与 SDB 相鉴别,如发作性睡病、不宁腿症和周期性肢体运动症,这些疾病有的可能与 SDB 并发。

四、治疗

(一)内科治疗

1.一般治疗

建议患者戒烟酒,睡觉取右侧卧位,睡前勿饱食,避免服用安眠药及停止注射睾酮,治疗与发病有联系的疾病。肥胖者须控制体重,逐渐减肥,使体重下降 $5\%\sim10\%$,对改善症状及睡眠呼吸暂停,提高 SaO_2,有肯定疗效。对合并甲状腺功能减退症患者,逐渐补充甲状腺素的治疗,可使睡眠呼吸暂停完全消失或显著改善。对肢端肥大症患者,手术切除垂体肿瘤或服用控制生长激素分泌的药物,亦可减轻症状,避免病情发展。

2.药物治疗

使用增加上气道开放,减低上气道阻力的药物,如麻黄碱滴鼻或非特异性抗炎药喷鼻(如丁地曲安西龙等)。服用呼吸兴奋剂,如甲羟孕酮。服用普罗替林和氯丙嗪,可抑制快眼动睡眠,减轻由此引起的低通气和呼吸暂停。

3.经鼻面罩持续气道正压通气(CPAP)治疗

CPAP 对 OSAS 患者尤以中重度及中枢性 SDB 患者是一个常用的最有效的首选治疗。CPAP 治疗后患者的呼吸暂停次数减少或消失,SaO_2 上升,睡眠结构改善,生活质量提高。坚持应用,可改善远期预后。目前双水平正压通气,(BiPAP)具有吸气、呼气正压可分别调节及呼吸、同步等到功能,增加了患者 CPAP 治疗的适应性,扩大了临床应用范围(表 7-3)。

表 7-3　鼻 CPAP 和鼻通气治疗指征

鼻 CPAP 指征	鼻通气指征
阻塞性呼吸睡眠暂停	伴有神经肌肉疾病的呼吸衰竭
中枢性呼吸睡眠暂停	脊柱侧突
睡眠呼吸暂停伴慢性肺病	中枢性呼吸睡眠暂停
夜间哮喘	
严重打鼾	

4.口腔正畸及矫治器治疗

根据作用方式和部位的不同,大致分为三类。

(1)鼾声治疗装置,仅用于治疗鼾声的矫治,不适用于治疗 OSAS。其作用部位大多在软腭。如由 Paskow 发明的可调节性软腭上托器,其原理是通过矫治器的塑料扣,轻轻地上托软腭,并限制软腭在睡眠期间颤动,来降低或消除鼾声。

(2)舌治疗装置,引舌向前以防止上气道阻塞的治疗方法。由 Samelson 发明的舌治疗装置,其作用原理是在睡眠期间戴用时,其前端的囊腔内产生负压,通过该负压吸引舌体向前,但患者的耐受差,影响推广使用。

(3)改变下颌姿势的矫治器,用于治疗轻、中度的 OSAS。其原理可能是通过前移和(或)向下移动下颌位,使颏舌肌等肌肉张力增大,从而使舌根部及舌骨向前移,最终扩大上气道,并促进儿童下颌生长发育。适宜于不能耐受 CPAP、行外科手术危险性较大的、阻塞部位在下咽部及时治疗又不积极配合者。

(二)外科治疗

治疗的目的解决 OSAS 患者上气道狭窄和梗阻。由于手术为有创性手段,应严格掌握手术适应证,手术疗法更多地用于对 CPAP 治疗不适应的患者。气管切开或气管造口术,对 OSAS 伴严重夜间睡眠时低氧导致的昏迷、肺心病、心力衰竭或心律失常的患者,是解除上气道阻塞引起的致命性窒息最有效的救命措施。由于 CPAP 治疗的应用,需要此种手术治疗者已减少。鼻阻塞性疾病的治疗,该治疗须根据不同的原因及鼻塞的严重程度,而采用鼻翼的修复术、鼻中隔矫正术、鼻息肉摘除术、肥大下鼻甲切除术,及腺样体摘除术等。腭垂腭咽成形术(Uppp)是目前较常用的手术治疗方法,其手术指征为长软腭、过多的侧咽壁及扁桃体组织肥大。颌面外科手术,适合于下颌异常的患者。

五、预后

国内外均有资料显示,严重 OSAS(RDI>30 次/小时),如不治疗,远期死亡率增加。

(刘 宁)

第三节 老年便秘

老年便秘是指排便次数减少,同时排便困难,粪便干结。正常人每天排便 1~2 次或 2~3 天排便 1 次,便秘患者每周排便少于 2 次,并且排便费力,粪质硬结、量少。随着人口的老龄化趋势,便秘已成为老年病中一种高发性疾病,65 岁以上老年人便秘的发生率约为 30%,便秘由于能引起胃肠及心脑血管方面的并发症而危及老年人的健康,严重影响老年人的生活质量。

一、病因和发病机制

(一)与增龄有关

老年人便秘的患病率较青壮年明显增高,主要是由于随着增龄,老年人的食量和体力活动明显减少,胃肠道分泌消化液减少,肠管的张力和蠕动减弱,腹腔及盆底肌肉乏力,肛门内外括约肌减弱,胃结肠反射减弱,直肠敏感性下降,使食物在肠内停留过久,水分过度吸收引起便秘;此外,高龄老人常因老年性痴呆或精神抑郁症而失去排便反射,引起便秘。

(二)不良生活习惯

1.饮食因素

老年人牙齿脱落,喜吃低渣精细的食物或少数患者图方便省事,饮食简单,缺少粗纤维使粪便体积缩小,黏滞度增加,在肠内运动缓慢,水分过度吸收而致便秘。此外,老年人由于进食少,食物含热量低,胃结肠通过时间减慢,亦可引起便秘。

2.排便习惯

有些老年人没有养成定时排便的习惯,常常忽视正常的便意,致使排便反射受到抑制而引起便秘。

3.活动减少

老年人由于某些疾病和体型肥胖等因素，致使活动减少，特别是因病卧床或乘坐轮椅的患者，因缺少运动性刺激以推动粪便的运动，往往易患便秘。

（三）精神心理因素

患抑郁、焦虑、强迫观念及行为等心理障碍者易出现便秘，据 Merkel 等研究表明，1/3 便秘患者抑郁、焦虑方面的评分明显增高。

（四）肠道病变

肠道的病变有炎症性肠病、肿瘤、疝、直肠脱垂等，此类病变导致功能性出口梗阻引起排便障碍。

（五）全身性病变

全身性疾病有糖尿病、尿毒症、脑血管意外、帕金森病等。

（六）医源性（滥用泻药）

由于长期使用泻剂，尤其是刺激性泻剂，可因损伤结、直肠肌而产生"导泻的结肠"，造成肠道黏膜及神经的损害，降低肠道肌肉张力，反而导致严重便秘。此外，引起便秘的其他药物还有如鸦片类镇痛药、抗胆碱类药、抗抑郁药、钙通道阻滞剂、利尿剂等。

正常排便包括产生便意和排便动作两个过程。进餐后通过胃结肠反射，结肠运动增强，粪便向结肠远端推进。直肠被充盈时，肛门内括约肌松弛，同时肛门外括约肌收缩，使直肠腔内压升高，压力刺激超过阈值时即引起便意。这种便意的冲动沿盆神经、腹下神经传至腰骶部脊髓的排便中枢，再上行经丘脑到达大脑皮质。如条件允许，耻骨直肠肌和肛门内、外括约肌均松弛，两侧肛提肌收缩，腹肌和膈肌也协调收缩，腹压增高，促使粪便排出。老年人这组肌肉静息压普遍降低，黏膜弹性也减弱，甚至肛门周围的感受器的敏感性和反应性均有下降，使粪便易堆积于壶腹部而无力排出。老年人脑血管硬化容易产生大脑皮质抑制，胃结肠反射减慢，容易产生便秘。新近的研究表明，血胃肠激素参与控制结肠的动力，如血管活性肠肽、血浆胰多肽、胃动素、生长激素、缩胆囊素等，激素的改变可能在老年便秘发病中起重要的作用。

二、临床表现及并发症

便秘的主要表现是排便次数减少和排便困难。许多患者的排便次数每周少于 2 次，严重者长达 2～4 周才排便一次。然而，便次减少还不是便秘唯一或必备的表现，有的患者可突出地表现为排便困难，排便时间可长达 30 分钟以上，或每天排便多次，但排出困难，粪便硬结如羊粪状，且数量很少。此外，有腹胀、食纳减少，以及服用泻药不当引起排便前腹痛等。体检左下腹有存粪的肠袢，肛诊有粪块。

老年人过分用力排便时，可导致冠状动脉和脑血流的改变，由于脑血流量的降低，排便时可发生晕厥，冠状动脉供血不足者可能发生心绞痛、心肌梗死，高血压者可引起脑血管意外，还可引起动脉瘤或室壁瘤的破裂、心脏附壁血栓脱落、心律失常甚至发生猝死。由于结肠肌层张力低下，可发生巨结肠症，用力排便时腹腔内压升高可引起或加重痔疮，强行排便时损伤肛管，可引起肛裂等其他肛周疾病。粪便嵌塞后会产生肠梗阻、粪性溃疡、尿潴留及大便失禁，还有结肠自发性穿孔和乙状结肠扭转的报道。

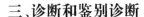

三、诊断和鉴别诊断

便秘可能是唯一的临床表现,也可能是某种疾病的症状之一。对于便秘患者,应了解病史、体格检查,必要时做进一步的检查,以明确是否存在消化道机械性梗阻,有无动力障碍。

(一)询问病史

详细了解便秘的起病时间和治疗经过,近期排便时间的改变,问清排便次数,有无排便困难、费力及大便是否带血,是否伴有腹痛、腹胀、上胃肠道症状及能引起便秘的其他系统疾病,尤其要排除器质性疾病。如病程在几年以上病情无变化者,多提示功能性便秘。

(二)体格检查

体格检查能发现便秘存在的一些证据,如腹部有无扩张的肠型,是否可触及存粪的肠袢。进行肛门和直肠检查,可发现有无直肠脱垂、肛裂疼痛、肛管狭窄,有无嵌塞的粪便,还可估计静息时和用力排便时肛管张力的变化。

(三)特殊检查

1.腹部平片

腹部平片能显示肠腔扩张及粪便存留和气液平面,可确定器质性病变如结肠癌、狭窄引起的便秘。

2.钡灌肠

钡灌肠可了解结肠、直肠肠腔的结构。

3.结肠镜及纤维乙状结肠镜

结肠镜及纤维乙状结肠镜可观察肠腔黏膜以及腔内有无病变和狭窄,还可发现结肠黑变病。

4.肛管直肠压力测定

肛管直肠压力测定可以帮助判断有无直肠、盆底功能异常或直肠感觉阈值异常。

5.球囊逼出试验

球囊逼出试验有助于判断直肠及盆底肌的功能有无异常。

6.盆底肌电图检查

盆底肌电图检查可判断有无肌源性或神经源性病变。

7.结肠传输功能实验

结肠传输功能实验可帮助了解结肠传输功能。

8.排粪造影

排粪造影有助于盆底疝及直肠内套叠的诊断。

四、治疗

(一)非药物治疗

1.坚持参加锻炼

对60岁以上老年人的调查表明,因年老体弱极少行走者便秘的发生率占15.4％,而坚持锻炼者便秘的发生率为0.21％,因此,鼓励患者参加力所能及的运动,如散步、走路或每天双手按摩腹部肌肉数次,以增强胃肠蠕动能力。对长期卧床患者应勤翻身,并进行环形按摩腹部或热敷。

2.培养良好的排便习惯

进行健康教育,帮助患者建立正常的排便行为。可练习每晨排便一次,即使无便意,亦可稍等,以形成条件反射。同时,要营造安静、舒适的环境及选择坐式便器。

3.合理饮食

老年人应多吃含粗纤维的粮食和蔬菜、瓜果、豆类食物,多饮水,每天至少饮水 500 mL,尤其是每天晨起或饭前饮一杯温开水,可有效预防便秘。此外,应食用一些具有润肠通便作用的食物,如黑芝麻、蜂蜜、香蕉等。

4.其他

防止或避免使用引起便秘的药品,不滥用泻药;积极治疗全身性及肛周疾病;调整心理状态,良好的心理状态有助于建立正常排便反射。

(二)药物治疗

1.促动力药

西沙必利是新一代全胃肠促动力药,对老年便秘疗效较好。可缩短胃肠通过时间,增加排便次数。

2.泻药

(1)润滑性泻药:大多是无机矿物油,容易通过肠腔而软化粪便,可以口服或灌肠。此类制剂主要有甘油、液状石蜡,适宜于老年人心肌梗死后或肛周疾病手术后,避免用力排便,对药物性便秘无效。长期使用会影响脂溶性维生素 A、维生素 D、维生素 E、维生素 K 之吸收,还会引起肛门瘙痒和骨软化症。餐间服用较合适,避免睡前服用,以免吸入肺内引起脂性肺炎。

(2)容积性泻药:为含有较高成分的纤维素或纤维素衍生物,它有亲水性和吸水膨胀性的特点,可使粪便的水分及体积增加,促进肠蠕动而转运粪便。此类药有金谷纤维王、美特泻、康赐尔。适宜用于低渣饮食的老年人,不但通便,还能控制血脂、血糖,预防结肠癌的发生。在服用时必须同时饮 240 mL 水或果汁,以免膨胀后凝胶物堵塞肠腔而发生肠梗阻。

(3)刺激性泻药:此类药物含有蒽醌,可刺激结肠蠕动,6～12 小时即有排便作用,但会产生腹痛、水及电解质紊乱等不良反应。此类药物有果导、番泻叶、舒立通、大黄苏打等。长期使用可丧失蛋白质而软弱无力,因损害直肠肌间神经丛而形成导泻的结肠。此类制剂含有蒽醌,长期摄取后在结肠黏膜下会有黑色素沉积,形成所谓的结肠黑变病。

(4)高渗性泻剂:如山梨醇、乳果糖溶液是含不被吸收糖类的电解质混合液。乳果糖是一种合成的双糖,由一分子果糖与一分子半乳糖连接而成,人体内不含有能将它水解为单糖的酶,因此乳果糖口服后能完整地通过胃肠道到达结肠,并分解为单糖,随后分解为低相对分子质量的有机酸,增加肠腔的渗透压和酸度,从而易于排便。乳果糖(杜秘克)口服 15～30 mL/d,24～48 小时即有排便功效。

(5)盐性轻泻药:如硫酸镁、磷酸钠,由于渗透压的作用会很快增加粪便中水分的含量,半小时后即可产生突发性水泻。此类泻剂可引起电解质紊乱,不宜长期使用,对有粪便嵌塞者可灌肠排出粪便。有肾功能不全者不宜使用含镁制剂。

(6)通便胶囊:系纯中药制剂,具有"健脾益肾、润肠通便"的功能。本品用量小,通便作用可靠,具有"通而不泻,补不滞塞"的特色。每次 2～4 粒,2～3 次/天,1～2 天即可通便,通便后改为每次 1～2 粒,1 次/天。

(三)综合序贯疗法

对于习惯性便秘,在训练定时排便前,宜先清肠,即用生理盐水灌肠清洁肠道,2 次/天,共3 天。清肠后检查腹部,并摄腹部平片,确定肠内已无粪便嵌塞。清肠后可给石蜡油,5～

15 mL/(kg·d),或乳果糖 15～30 mL/d,使便次至少达到 1 次/天。同时鼓励患者早餐后解便,如仍不排便,还可鼓励晚餐后再次解便,使患者渐渐恢复正常排便习惯。一旦餐后排便有规律地发生,且达到 3 个月以上,可逐渐停用液状石蜡或乳果糖。在以上过程中,如有 2～3 天不解便,仍要清肠,以免再次发生粪便嵌塞。文献报道,这种通过清肠、服用轻泻剂并训练排便习惯的方法,治疗习惯性便秘,其成功率可达到 70%～80%,但不少会复发。

(四)生物反馈治疗

生物反馈治疗是一种以意念去控制机体功能的训练,以前被用来治疗大便失禁,近年已有较多文献报道用于治疗盆底肌肉痉挛性便秘,包括气囊生物反馈法和机电生物反馈法两种,其通便的成功率可达 75%～90%。反馈治疗法是将特制的测压器插入肛门内,通过仪器的显示器,可获得许多信息,包括肛门括约肌的压力、直肠顺应性、肛直肠处的感觉敏感性,使患者自己感到何时可有排便反应,然后再次尝试这种反应,启发排便感觉,达到排除粪便的目的。

(五)中医药治疗

大量文献报道,中医药在治疗老年便秘方面颇有特效,如炒决明子 60 g,压粉,每次服 3 g,早晚各一次。加味增液汤、芍药甘草汤、加味硝菔通结汤、增液润肠丸等,从人的整体角度出发,合理运用气血津液、阴阳脏腑基本理论,从不同角度用药,既可治表又可治本。此外,尚有运用中医理论,采取足底推拿、自我按摩、肛前推按、穴位注射等方法治疗老年便秘,均可使气血通畅,大便自调。

五、预防

坚持参加适当的体育锻炼,有意培养良好的排便习惯,合理饮食,注意补充膳食纤维。膳食纤维对改变粪便性质和排便习惯性很重要,纤维本身不被吸收,能使粪便膨胀,刺激结肠运动。这对于膳食纤维摄取少的便秘患者,可能更有效。含膳食纤维最多的食物是麦麸,还有水果、蔬菜、燕麦、玉米、大豆、果胶等。此外,应积极治疗全身性及肛周疾病,防止或避免使用引起便秘的药品,培养良好的心理状态,均有利于便秘的防治。

(刘 宁)

第四节 老年血脂紊乱

血脂紊乱是脂质代谢障碍的表现,属于代谢性疾病,是指血浆中一种或多种脂质成分的增高或降低、脂蛋白量和(或)质的改变。血脂紊乱被公认为心血管系统最重要的危险因素之一,大规模临床试验及荟萃分析结果表明,积极治疗血脂紊乱是老年人心血管疾病防治的重要组成部分。

一、老年人血脂代谢特点

血脂是血浆中胆固醇(TC)、甘油三酯(TG)和类脂(如磷脂等)的总称。血脂水平发生变化是老年人的生理特点,基因和环境因素与衰老过程中的脂代谢变化密切相关。根据美国胆固醇教育计划第 3 版成人治疗指南(NCEP ATP Ⅲ),随着年龄增加,高胆固醇血症患者显著增多[>65 岁的人群中 TC>5.2 mmol/L(200 mg/dL),男性占 60%、女性占 77%]。我国的流行病学调查显示,男性在 65 岁以前,TC、LDL-C 和 TG 水平随年龄增加逐渐升高,以后随年龄增加逐渐降低;中青年女性 TC 水平低于男性,女性绝经后 TC 水平较同年龄男性高。在增龄过程中,HDL-C 水平相对稳定;与欧美国家相比,我国老年人的 TC、LDL-C 和 TG 水平低于西方人群,以轻中度增高为主。

人们提出了许多机制用来说明与年龄相关的血脂蛋白浓度的变化,尤其是 LDL-C 的浓度变化。这些机制包括与年龄相关的进食油脂增加、肥胖、体育锻炼减少,健康状况下降及肝细胞上 LDL 受体数量随年龄增长而逐渐减少、功能减退。血脂紊乱是心脑血管疾病的独立危险因素,随着年龄增长,动脉粥样硬化发生率增加,老年人是发生心脑血管事件的高危人群。

二、病因

血脂紊乱的发生是由于脂蛋白生成加速或者降解减少,抑或两者同时存在。原发的血脂紊乱可能是由于单基因突变所致的生物化学缺陷,也可能是多基因或者多因子所致。继发的血脂紊乱在老年人中更常见,是由于肥胖、糖尿病、甲状腺功能减退及肝、肾疾病等系统性疾病所致。此外,某些药物,如利尿剂、β 受体阻滞剂、糖皮质激素等也可能引起继发性血脂升高。

三、临床表现

多数血脂紊乱的老年患者无任何症状和体征,常于血液常规生化检查时被发现。脂质在血管内皮沉积可引起动脉粥样硬化,由此引起心脑血管和周围血管病变,因此血脂紊乱的首发症状往往与心血管疾病症状相关。

TG 水平中度升高会导致脂肪肝和胰腺炎,如果 TG 水平继续升高则会在背部、肘部、臀部、膝部、手足等部位出现黄色瘤。严重的高甘油三酯血症[TC>5.2 mmol/L(200 mg/dL)]会导致视网膜的动静脉呈白乳状,形成脂血症视网膜炎。某些形式的高脂血症可以导致肝脾增大,从而出现上腹不适感或者压痛,而患有罕见的 β 脂蛋白不良血症的患者则可能出现手掌黄斑和结节状的黄色瘤。

四、诊断

鉴于目前老年人群的研究数据缺乏,建议老年人血脂紊乱的分类和合适的血脂水平参考 2007 年《中国成人血脂异常防治指南》制定的标准,诊断老年人血脂异常时应重视全身系统性疾病,如肥胖、糖尿病、甲状腺功能减退、梗阻性肝病、肾病综合征、慢性肾衰竭等和部分药物,如利尿剂、β 受体阻滞剂、糖皮质激素等及酒精摄入,吸烟引起的继发性血脂异常。对老年患者而言,检测甲状腺功能十分重要,因为无临床症状的甲状腺功能减退与继发性血脂异常相关。

然而,国内外大规模前瞻性流行病学调查结果一致显示,患有心血管疾病的危险性不仅取决于个体具有某一危险因素的严重程度,更取决于个体同时具有危险因素的数目,而仅依靠血脂检查结果并不能真实反映出被检查者的血脂健康水平。当前,根据心血管疾病发病的综合危险大小来决定血脂干预的强度,已成为国内外相关指南所共同采纳的原则。

因此,2011 年 ESC/EAS 血脂指南取消了"血脂合适范围"的描述,更加强调根据危险分层指导治疗策略,建议采用 SCORE 系统将患者的心血管风险分为很高危、高危、中危或低危,以此指导治疗策略的制订。我国仍然采用 2007 年《中国成人血脂异常防治指南》血脂异常危险分层方案,按照有无冠心病及其等危症、有无高血压、其他心血管危险因素的多少,结合血脂水平来综

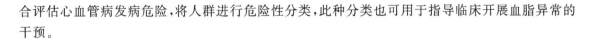

合评估心血管病发病危险,将人群进行危险性分类,此种分类也可用于指导临床开展血脂异常的干预。

五、治疗

(一)老年人降脂治疗的现状

对老年人群的流行病学研究显示,老年人总死亡率及心血管疾病病死率与 LDL-C 水平呈 U 形关系,LDL-C<2 mmol/L(77 mg/dL)或>5 mmol/L(193 mg/dL)时,总死亡率及心血管疾病病死率升高;LDL-C 在 3~4 mmol/L(115~154 mg/dL)时总死亡率及心血管疾病病死率最低。老年人 TC 与心脑血管疾病关系的研究为矛盾结果,多年来人们担心降低 TC 水平对老年人可能存在不利影响,严重影响了调脂药物的临床应用。大量循证医学证据显示,他汀类药物显著减少老年人心血管事件和心血管死亡,强化降脂治疗对老年患者非常有益。另外近年研究显示,血脂异常患者即使经过大剂量他汀类药物强化降胆固醇治疗后仍面临很高的心血管剩留风险,而在 2 型糖尿病、肥胖、代谢综合征和(或)心血管病患者中,TG 升高和 HDL-C 降低是构成心血管剩留风险的主要血脂异常表型。因此,在关注高胆固醇血症的危害性及强调他汀类药物在心血管疾病防治中基石地位的同时,亦应充分重视对 TG 增高等其他类型血脂异常的筛查和干预。

(二)血脂紊乱的治疗

1.老年人血脂紊乱治疗的目标水平

基于循证医学证据,结合我国近 10~20 年随访结果,2007 年《中国成人血脂异常防治指南》指出,调脂治疗防治冠心病的临床益处不受年龄影响,对于老年心血管危险人群同样应进行积极调脂治疗。推荐参考 2007 年《中国成人血脂异常防治指南》,根据老年患者的血脂水平和合并的危险因素确定治疗策略及血脂的目标水平。

2.治疗性生活方式的干预

2011 年 ESC/EAS 指南与我国血脂管理指南一致强调治疗性生活方式改变(TLC)是控制血脂异常的基本和首要措施。国际动脉粥样硬化学会于 2013 年 7 月发布的《全球血脂异常诊治建议》也指出生活方式干预的主要目的是降低 LDL-C 和非 HDL-C,其次是减少其他危险因素。提倡用富含纤维的碳水化合物或不饱和脂肪酸代替过多的饱和脂肪酸。提倡减轻体重、规律进行有氧运动,并采取针对其他心血管病危险因素的措施,如戒烟、限盐以降低血压等。

3.药物治疗

对许多患有血脂紊乱存在冠心病风险的老年人而言,治疗性生活方式干预不能有效降低 LDL-C 水平以达到控制目标,需要在健康生活方式改变的基础上开始个体化的调脂药物治疗。临床上供选用的调脂药物主要有他汀类、贝特类、烟酸类、树脂类药物和胆固醇吸收抑制剂,以及其他具有调脂作用的药物,以下做简单介绍。

(1)他汀类:这类药物有如下作用:在肝脏合成胆固醇的过程中,羟甲基戊二酰辅酶 A(HMG-CoA)还原酶催化其中的限速反应,他汀类药物可以抑制 HMG-CoA 还原酶,从而减少胆固醇的生成。这类药物的作用机制为上调肝细胞的 LDL 受体,从而使含有 ApoE 和 ApoB 的脂蛋白从循环中清除增多,还使肝脏合成、分泌的脂蛋白减少。他汀类药物降低 LDL-C 水平、增加其清除,并减少极低密度脂蛋白和中等密度脂蛋白(非 HDL-C)等残存颗粒的分泌。所以他汀类药物对 LDL-C 和 TG 水平升高的患者是有效的。临床常用制剂有阿托伐他汀、辛伐他汀、洛伐他汀、氟伐他汀、瑞舒伐他汀、匹伐他汀等。他汀类药物是目前临床上最重要、应用最广的降脂药。现有的临床证据表明,他汀类药物治疗可显著减少老年人心脑血管事件。

(2)贝特类:贝特类药物降低 VLDL 的产生、增加富含 TG 的脂蛋白的清除。后者是通过过氧化物酶体增殖物激活受体(PPAR)α 以及增强脂蛋白脂肪酶的脂解活性来实现的。贝特类药物还能升高 HDL-C 和 ApoA I 的水平,适用于 TG 高、HDL-C 低的患者。临床常用制剂有非诺贝特、苯扎贝特、吉非贝齐等。

(3)烟酸类:烟酸抑制脂蛋白的合成,减少肝脏产生 VLDL,且抑制游离脂肪酸的外周代谢,从而减少肝脏产生 TG、分泌 VLDL,并减少 LDL 颗粒。烟酸促进 ApoA I 产生增多,因此可以升高 HDL-C 的水平。临床常用制剂有烟酸、阿昔莫司等。AIM-HIGH 研究结果显示,烟酸缓释制剂虽然提高了 HDL-C 水平、降低 TG 水平,但并未减少心脏病发作、卒中或其他的心血管事件。临床试验结果的公布对烟酸类药物在心血管病防治中的地位产生较大影响。

(4)树脂类:树脂类药物一般作为治疗高胆固醇血症的二线用药。胆汁酸多价螯合剂在肠道中结合胆汁酸,从而减少了胆汁酸的肝肠循环。这类药上调 7-α 羟化酶促使肝细胞中更多的胆固醇转变成胆汁酸,从而肝细胞中 TC 的含量下降、LDL 受体表达增多,LDL 和 VLDL 残粒从循环中的清除增加。同时,胆汁酸多价螯合剂使肝脏胆固醇合成增加,从一定程度上否定了螯合剂的降 LDL-C 的作用。TG 水平高的患者应用树脂类药物需要注意该类药物会使肝脏产生更多的 VLDL 而致 TG 升高。临床常用制剂有考来烯胺、考来替哌等。

(5)胆固醇吸收抑制剂:胆固醇吸收抑制剂依折麦布抑制肠道吸收胆固醇,使胆汁及食物中运送至肝脏的胆固醇减少,且减少致动脉粥样硬化的残余颗粒中 VLDL、LDL 胆固醇的含量。肠道向肝脏运输的胆固醇减少使得肝细胞 LDL 受体活性增强,从而导致循环中 LDL 的清除增多。

(6)其他调脂药物:普罗布考可以通过渗入到脂蛋白颗粒中影响脂蛋白代谢,降低 TC、LDL-C,也可降低 HDL-C,可用于高胆固醇血症的治疗。n-3 脂肪酸制剂是深海鱼油的主要成分,可降低 TG 和轻度升高 HDL-C。一类全新的降低 LDL-C 药物——人类前蛋白转化酶枯草溶菌素 9(PCSK9)抑制剂,临床研究提示该药能显著降低 LDL-C 水平,有望用于不能耐受他汀类药物或者他汀类药物治疗不能达标的患者。

综上,老年人群同样应该遵循 2007 年《中国成人血脂异常防治指南》,根据患者心脑血管疾病的危险分层及个体特点选择调脂药物,如无特殊原因或禁忌证,应鼓励具有多种心脑血管疾病危险因素的老年人使用他汀类药物。当最大剂量他汀类药物治疗未能达到 LDL-C 目标或不耐受大剂量他汀类药物,可联合使用依折麦布。如果 LDL-C 达标,而非 HDL-C 和 TG 水平明显升高,可加用贝特类药物、烟酸或高剂量的 n-3 脂肪酸,TG 明显升高的患者,需要及时干预,预防急性胰腺炎的发生。

4.老年人药物治疗的安全性

降脂药物较为常见的不良反应是胃肠道不适,少数的不良反应为肝功能异常和肌病,肾损伤、周围神经病变等也曾有报道。总体而言,随着老年人降脂治疗研究的深入,已经证明老年人使用降脂药物是安全有效的;但是无论是血脂紊乱还是药动学、药效学,老年人均有其独特特点,老年人的降脂治疗应在遵循一般原则的前提下,进行个体化治疗,建议应从小剂量开始,并充分考虑到药物相关不良反应,尽可能单药调脂,以避免药物相关肌病的发生,同时密切监测相关症状和生化指标,从而使调脂治疗的获益最大化。

六、关于老年人血脂紊乱有待解决的问题

目前,血脂异常防治指南已经深入临床实际,但关于他汀类药物治疗的观察与思考仍未停止。60 岁以上老年人的他汀类药物治疗,无论是一级预防还是二级预防,总体是获益的。但对于 80 岁以上老年人存在是否还要进一步分层、制订新的他汀类药物治疗目标及剂量选择的问题,目前已经公布的关于降脂治疗的临床试验缺乏 80 岁以上人群研究的结果,缺乏专为高龄老年人设计的前瞻、随机、对照、大规模临床试验。

在血脂研究领域,针对 LDL-C 降脂达标是老年人血脂紊乱治疗的主要目标,升高 HDL-C 和综合降脂治疗对老年人预后的影响是未来应关注的热点,期待更多专为老年人群设计的大规模随机临床试验,以解决老年人降脂治疗中存在的问题。

(刘　宁)

第五节　老年性贫血

老年性贫血是老年人群的一种常见病。近年来,老年人贫血的患病率有上升趋势。据资料统计,老年人贫血患病率已达到 50%～55%。同时老年人出现贫血后,由于其各组织及器官代偿能力差,并可影响到其他疾病,因而防治老年贫血应引起人们的重视。

一、定义

任何原因或不明原因所致的老年人全血红细胞数(RBC)、血红蛋白含量(HGB)和红细胞比容(HCT)低于健康老年人的正常值的一种病理状态称为老年性贫血。

二、诊断标准

世界卫生组织(WHO)的标准是 HGB 低于 130 g/L(男性)和 120 g/L(女性)。国内目前尚无 60 岁以上老年人贫血的统一标准,鉴于老年人的红细胞计数和血红蛋白浓度在男、女之间差别不大,目前认为白仓提出的 RBC$<3.5\times10^{12}$/L,HGB<110 g/L,HCT<0.35 作为老年人贫血的标准较为合适。

三、病因

老年人贫血也和其他年龄者一样,有各种不同病因贫血;随着年龄不同,各种贫血的患病率也有所不同(表 7-4)。

表 7-4　不同年龄的各种贫血患病率

贫血类型	年龄(岁)		
	20～29	40～49	＞60
缺铁性贫血	20.26%	10.1%	12.3%
巨幼细胞性贫血	1.0%	0.7%	3.2%

续表

贫血类型	年龄(岁)		
	20～29	40～49	＞60
溶血性贫血	1.3%	1.0%	1.0%
再生障碍性贫血	3.3%	4.0%	0.7%
血压恶性病	13.9%	5.3%	2.7%
慢性病贫血	63.3%	71.9%	81.2%

从表中可见,慢性病贫血是最多见的贫血,随着年龄增长,患病率也增多。缺铁性贫血在老年人中比年轻人明显减少,但仍位居老年性贫血原因第二位。巨幼细胞性贫血较为增多,老人恶性血液病患病率相对较低。

老年性贫血病因较多,可能是单一因素或多种因素共同引起的。常见的原因是营养不良或继发于其他全身性疾病。

(一)失血过多

如消化道肿瘤、消化性溃疡、上消化道出血、痔疮出血等。

(二)红细胞生成减少

1.骨髓造血功能不良

如感染、内分泌障碍、慢性肾功能不全、结缔组织病、骨髓病性贫血、再生障碍性贫血等使骨髓造血功能受损,导致血红蛋白浓度下降。

2.造血物质缺乏

人体内造血所需的原料主要是铁、铜、维生素 B_1、维生素 B_6、维生素 C、叶酸、蛋白质等,上述任何一种物质缺乏都可导致贫血。

(三)红细胞破坏过多

在正常情况下,红细胞的生成和破坏处于平衡状态。如果各种原因导致红细胞破坏加速,超过骨髓的代偿能力,则出现贫血。

1.红细胞内在缺陷所致的贫血

如遗传性球形细胞增多症、红细胞葡萄糖、磷酸脱氢酶(G6PD)缺乏、海洋性贫血等,上述情况在老年人中少见。

2.红细胞外因素所致的溶血

(1)感染,如疟原虫、溶血链球菌等感染。

(2)免疫性溶血性贫血。

(3)常继发于淋巴瘤、白血病等。

(4)药物,长期服用降糖药、利尿剂、抗癫痫药等。

(5)其他如脾功能亢进、血型不合的输血后溶血等。

四、临床特点

(1)老年人贫血以继发性贫血多见,约占87.1%。此与老年人相伴随的某些疾病,如肿瘤、感染、肾功能不全、慢性失血、某些代谢性疾病等以及应用药物有关。如发生原因不明的进行性贫血,则一定要考虑恶性肿瘤的可能性。即使是轻度贫血也要仔细寻找原因。

（2）老年人由于各器官有不同程度衰老，且常有心、肺、肝、肾及脑等其他脏器疾病，造血组织应激能力差，因而对贫血的耐受能力低，即使轻度或中度贫血，也可以出现明显的症状，特别是在迅速发生的贫血。

（3）多表现为心脑血管病的症状，因而易忽略贫血的检诊。

（4）老年人贫血易出现中枢神经系统症状而导致误诊。一些老年患者往往以神经、精神等首发症状而就诊，如淡漠、忧郁、易激动、幻想、幻觉等，甚至出现精神错乱。

（5）老年人由于皮肤色素沉着，眼睑结合膜充血，使皮肤黏膜的表现与贫血程度不呈平行关系。

（6）老年人贫血多为综合因素所致，如有的患者既有胃肠道疾病，对叶酸、维生素 B_{12} 吸收障碍导致的营养不良性巨幼细胞性贫血，又同时有慢性失血所致的缺铁性小细胞性贫血。因而在临床表现和实验室检查方面均表现不典型，给诊断治疗带来困难。

（7）老年人免疫器官及其活性都趋向衰退，血清 IgM 水平下降，自身免疫活性细胞对机体正常组织失去自我识别能力，故易发生自身免疫性溶血性贫血。

五、老年人常见的贫血

（一）老年缺铁性贫血

缺铁性贫血是指体内可用来制造血红蛋白的贮存铁已用尽，红细胞生成受到障碍时发生的小细胞低色素性贫血。缺铁性贫血在老年人中较常见，仅次于慢性病性贫血，男、女患病率无明显差别。老年人由于肥胖、高脂血症、糖尿病，过分限制肉、肝、蛋类等含铁多的食物，使铁的摄入不足，消化功能的减退（胃肠道黏膜萎缩、胃酸缺乏）造成铁的吸收不良，以及慢性胃肠道疾病引起慢性失血是老年人缺铁性贫血最主要的三个原因。

1.临床特点

（1）老年女性因已不受月经妊娠和哺乳的影响，患病率与男性无差异。

（2）贫血症状和体征与中青年人的不同之处是老年人吞咽时疼痛、舌萎缩、口角皲裂的发生率较高。

（3）常可出现血液中红细胞、白细胞、血小板的数量减少。

2.诊断

（1）主要症状及体征：疲劳乏力，嗜睡，耳鸣，食欲减退，心慌气短（活动后加重），情绪不稳定，面色苍白，皮肤和毛发干燥，踝部浮肿及下肢浮肿，心率加速，心尖区收缩期杂音。

（2）实验室检查：表现为小细胞低色素性贫血，MCV<80 μm^3，HGB<110 g/L，RBC<3.5× 10^{12}/L；血清铁降至 10.7 $\mu mol/L$ 以下，血清铁蛋白低于 12 $\mu g/L$，血清铁饱和度低于 16%。

（3）骨髓象示红细胞大小不等，中心浅染；铁染色含铁血黄素颗粒消失，铁粒幼细胞大多数消失。

（4）诊断要点：具有典型症候的诊断并不难，可据病因、红细胞形态、铁代谢检查、骨髓红色变化及铁染色做出诊断。铁剂治疗性试验是诊断缺铁性贫血一种简单可靠的方法。缺铁性贫血患者每天口服铁剂后，短期内网织红细胞计数明显升高，5～10 天达高峰，以后又降至正常。这种反应仅出现于缺铁性贫血。

缺铁性贫血确诊后，必须进一步查明缺铁原因。必须进行全面系统的体格检查，特别注意消化道检查，如有无溃疡病、痔疮、肠道寄生虫等。女性患者特别注意月经情况及妇科检查。大便潜血试验应作为任何原因不明的缺铁性贫血的常规检查。再根据所发现的线索进一步作针对性的特殊检查,如影像学及生物化学、免疫学检查等。力求探明引起缺铁及缺铁性贫血的原因。

3.治疗

(1)病因治疗:老年人缺铁性贫血首先要查明病因。病因治疗对纠正贫血及防止其复发均有重要意义。单纯的铁剂治疗有可能使血象好转或恢复正常,但对原发疾病不做处理,将不能巩固疗效。

(2)铁剂治疗:口服铁剂。①硫酸亚铁 0.15～0.3 g,3/d。②琥珀酸亚铁 0.1～0.2 g,3/d,对胃肠道刺激较小。③多糖铁复合物胶囊 150 mg,2/d,4～6 周后改为 150 mg,1/d,对胃肠道刺激较小。为了减少铁剂对胃的刺激,应在饭后口服。宜先行少量,渐达足量,2～3 月为 1 个疗程。诊断确实,疗效明显,可在 1～2 周内显著改善,5～10 天网织红细胞上升达高峰,2 周后血红蛋白开始上升,平均 2 个月恢复。为了预防复发,必须补足贮备铁,即血红蛋白正常后,再延长用药 1 个月。6 个月时还可复治 3～4 周。

若口服铁剂后无网织红细胞反应,血红蛋白亦无增加,应考虑如下因素:①患者未按医嘱服药。②患者无缺铁情况,应重新考虑诊断。③仍有出血灶存在,在老年人要注意胃肠肿瘤。④感染、炎症、肿瘤等慢性疾病,干扰了骨髓对铁的利用。⑤铁剂吸收障碍,应考虑改用注射铁剂。缺铁性贫血必要时可用铁注射剂治疗。但由于注射铁剂毒性反应较多,不如口服方便且价格昂贵,故必须严格掌握其适应证。

其适应证如下:①口服铁剂无效或因胃肠道等不良反应不能忍受者。②急需矫正贫血,如短期内须进行手术者。③不易控制的慢性失血,失铁量超过了肠道吸收量。④有胃肠道疾病及曾行胃切除者。⑤有慢性腹泻或吸收不良综合征的患者。

常用的铁剂注射有右旋糖酐铁和山梨醇铁。右旋糖酐铁含铁 5%,首次给药剂量为 50 mg,深部肌内注射。如无不良反应,第 2 天起每天 100 mg。每提高血红蛋白 10 g/L,需右旋糖酐铁 300 mg,总剂量(mg)＝300×[正常血红蛋白浓度(g/L)-患者血红蛋白浓度(g/L)]＋500 mg(补充储存铁)。右旋糖酐铁可供静脉注射,但不良反应多且严重,应谨慎使用。山梨醇铁不能静脉注射,每提高血红蛋白 10 g/L,需山梨醇铁 200～250 mg。所需总剂量可按照上述右旋糖酐铁所需总剂量的公式计算。约 5% 患者注射铁剂后发生局部疼痛、淋巴结炎、头痛、头晕、发热、荨麻疹、关节痛、肌肉痛、低血压,个别患者有过敏性休克,长期注射过量可发生铁中毒等不良反应。

(3)治疗要点:①积极进行病因和(或)原发病的治疗。②口服铁剂治疗与中青年人相同,但老年人宜加服维生素 C 或稀盐酸,有利于铁的吸收。③对正规铁剂治疗后仅得到血液学暂时改善的老年人,应高度警惕肿瘤的存在。④用铁剂治疗 3～4 周无效者应想到是否缺铁原因未去除或诊断有误;部分缺铁性贫血患者合并缺铜,铁剂治疗反应差,加用铜剂可能有效。

(二)慢性病性贫血

慢性病性贫血通常是指继发于其他系统疾病,如慢性感染、恶性肿瘤、肝脏病、慢性肾功能不全及内分泌异常等,直接或间接影响造血组织而导致的一组慢性贫血。这一类贫血也是老年人最常见的贫血。本组贫血的症状和体征多种多样,除原发病的临床表现外,还有贫血和其他血液学异常。老年人由于慢性病较多,故慢性病所致贫血甚为多见,且常因起病缓慢而隐袭,症状多无特征性而易于漏诊、误诊。

慢性病性贫血发病机制复杂,主要与下列因素有关:红细胞寿命缩短;骨髓造血功能受损,从网状内皮细胞转移铁至骨髓的功能受损,导致血浆铜及游离原卟啉增高;肾衰竭者还与红细胞生成素缺乏有关(表 7-5)。

表 7-5 慢性病贫血病因表

结缔组织病:类风湿性关节炎、系统性红斑狼疮、多发性肌炎、甲状腺炎、结节性动脉周围炎
慢性肾衰竭
慢性肝功能衰竭
内分泌病:垂体、甲状腺或肾上腺皮质功能低下
非血液系统急性病
慢性感染:结核、真菌、骨髓炎、肾盂肾炎、亚急性细菌心内膜炎、支气管扩张、脓肿、压疮、结肠憩室炎等慢性炎症

1.慢性感染所致贫血

凡持续 2 个月以上的感染、炎症常伴有轻至中度贫血。产生贫血的原因是铁利用障碍。正常肝脾中的单核-巨噬细胞可清除衰老红细胞内破坏后释放出的铁。可溶性铁转移蛋白、脱铁转铁蛋白进入单核-吞噬细胞系统的巨噬细胞后和吸收铁结合转变为转铁蛋白。巨噬细胞携带转铁蛋白经循环进入骨髓腔后释放出铁,铁进入红细胞前体形成血红蛋白。伴随铁的转移,脱铁,转铁蛋白又被释放回血浆。在炎症时,炎性细胞释放白细胞介素-1,并刺激中性粒细胞释放一种能与铁结合的蛋白-脱铁传递蛋白,它可与脱铁-转铁蛋白竞争而与铁结合。铁与之结合后形成乳铁传递蛋白,但不能转运到红细胞前体,故铁不能被利用。其结果是铁沉积在巨噬细胞内,不能作为红细胞生成之用,导致低色素性贫血。另外,各种非特异性因素刺激单核-巨噬细胞系统,加强对红细胞的吞噬破坏作用,导致红细胞寿命缩短,当红细胞破坏加快时,其造血组织缺乏相应的代偿能力,这也是引起慢性疾病性贫血的重要原因。

贫血的临床表现常被原发性疾病的症状所掩盖。贫血一般并不严重,多为正细胞正色素型,但重度贫血时可变为小细胞低色素型。如无原发疾病的影响,骨髓象基本正常,骨髓涂片中铁粒不减少,血清铁降低,转铁蛋白或总铁结合力正常或降低,铁蛋白正常或增多,红细胞内游离原卟啉增多。以上特点可与缺铁性贫血鉴别。

2.恶性肿瘤所致的贫血

恶性肿瘤,特别是大多数的实体瘤,在老年的患病率较中青年高。因此,老年人有贫血要高度警惕有无恶性肿瘤。有时,贫血可以是恶性肿瘤的首现症状,如胃癌及肠癌。

恶性肿瘤引起贫血的机制与慢性感染引起贫血的机制相似,为铁利用障碍。其他影响还有以下几点。

(1)癌细胞转移至骨髓而影响正常造血机制,此称为骨髓病性贫血。

(2)肿瘤细胞生长过快或消化道肿瘤引起营养吸收障碍,导致造血原料不足的营养不良性贫血。

(3)肿瘤本身如消化道肿瘤所致胃肠道慢性失血。

(4)放疗、化疗对造血系统的影响,老年人因骨髓功能低下,对放疗、化疗的耐受性差,易出现骨髓抑制。

(5)老年肿瘤患者免疫功能低下,容易感染从而导致贫血加重。

(6)在因癌细胞侵犯而变狭窄的血管中,或由于肿瘤组织释放组织凝血因子,发生弥散性血管内凝血(DIC),可形成纤维蛋白网,使红细胞行进时受阻而破碎,发生微血管病性溶血性贫血。

除原发病所引起的症状外,常见的症状是进行性贫血,程度轻重不一。实验室检查与慢性感染所致的贫血特征相似。如骨髓受肿瘤浸润,骨髓中可见癌细胞,中性粒细胞、血小板可减少;发生 DIC 时可出现不能用原发病解释的栓塞、出血和休克；如伴有溶血性贫血，可出现黄疸。

3.肾性贫血

肾性贫血是肾脏疾病进展恶化导致肾衰竭或尿毒症所引起的一种贫血，为尿毒症比较早期出现的特征之一。当尿素氮大于 17.9 mmol/L，肌酐大于 354 μmol/L 时，贫血几乎必然发生。可见于慢性肾盂肾炎、慢性弥漫性肾小球肾炎，也可见于糖尿病肾病、肾囊肿、肾结核、肾动脉硬化、代谢异常及血流动力学障碍等引起的肾小球滤过率减低，有的患者在上述疾病检查中发现贫血，也有的因贫血就诊检查才发现肾衰竭。此种贫血在老年贫血中较常见。

其发病机制：①由于肾脏内分泌功能失常，致红细胞生成素（EPO）生成障碍而使红细胞生成减少，此为肾病性贫血的最主要原因。②代谢异常，潴留的代谢产物抑制红细胞生成及分化，并损害红细胞膜，使其寿命缩短。③骨髓增生不良。④尿毒症时，禁食、腹泻以及容易出血等会造成缺铁、叶酸缺乏和蛋白质不足，尿中蛋白的丢失，特别是运铁蛋白的丢失，也易造成贫血。⑤尿毒症患者常有各种出血而致慢性失血。

临床表现除一般贫血症状、体征外，有肾功衰竭的症状、体征。实验室检查为正细胞正色素性贫血，网织红不高，白细胞和血小板一般正常。骨髓象正常。在肾功衰竭进展，尿素氮水平高度上升时，骨髓可呈低增生状态，幼红细胞成熟受到明显抑制。

肾病性贫血患者可用红细胞生成素（EPO）治疗，效果显著，疗效与剂量及用药时间相关。EPO 对其他慢性病贫血，如恶性肿瘤化疗后的贫血也有效。有资料表明，EPO 能有效纠正老年尿毒症患者贫血，但贫血纠正速率较非老年患者慢，维持剂量较大。不良反应主要为血压升高。起始剂量可按每次100 U/kg，3 次/周，疗程不短于 8 周。治疗期间应根据疗效及不良反应及时调整剂量，密切观察血压并予以相应处理。由于老年人易发生缺铁，应及时防治铁缺乏，以保证疗效。有报道表明 EPO 尚具有免疫调节功能，能提高患者 IgG、IgA。EPO 治疗后的患者，生活质量改善，上呼吸道感染的发生率降低。

4.肝病性贫血

肝病所致贫血在 60 岁以上老年人中占全部老年人贫血的 3%。贫血在慢性肝病时是常见的临床表现，尤其是肝硬化患者多见。

引起贫血的主要因素：①肝病患者的红细胞因膜内胆固醇含量增多，使膜变得僵硬，易在脾脏内破坏，寿命缩短。②门脉高压、腹水时血浆容量增大，血液相对稀释。③肝硬化、门脉高压、食管胃底静脉出血及痔出血以及肝功能不良造成的凝血因子减少所致出血，加重了贫血程度。④肝硬化者，特别是长期嗜酒者，可有营养不良、叶酸缺乏，呈现巨幼红细胞贫血。⑤病毒性肝炎可导致肝炎后再生障碍性贫血，少数肝炎后患者可发生单纯红细胞再生障碍性贫血。

贫血类型主要为正常细胞或轻度大细胞性，多染性细胞和网织红细胞可轻度增多。骨髓细胞常呈现增生象，主要为大细胞-正幼红细胞性增生。

5.内分泌疾病性贫血

老年人内分泌功能一般均有减退，但引起贫血的主要因素为甲状腺、肾上腺和垂体功能减低。

甲状腺功能减退患者常呈现不同程度的贫血。发病原因是甲状腺激素缺乏，机体组织对氧的需求降低，红细胞生成素处于较低水平，红细胞生成相对不足。临床上呈轻度或中度贫血，多为正细胞正色素性贫血，伴细胞轻度大小不一，骨髓象可呈轻度增生低下表现。

肾上腺皮质功能减退时可出现贫血，其主要原因如下：①肾上腺皮质功能减退引起脱水，经治疗后血浆容积增加,血液稀释引起贫血,使用皮质类固醇治疗1～2月后,贫血可消失。②肾上腺皮质功能减退引起糖皮质激素分泌不足,使机体功能下降,不能产生足够的红细胞生成素,因而影响了红细胞生成,导致贫血。

垂体功能减退所致贫血是继发于它所致的甲状腺、肾上腺皮质功能减退。

治疗上,主要治疗原发病,随着原发病的缓解,贫血可被纠正。对于内分泌腺功能减退,在补足缺少的激素之后,贫血即可纠正。若伴有叶酸或维生素B_{12}及铁剂缺乏,给予补充即有效。除了慢性肾衰并发贫血比较严重以外,大部分慢性病的贫血并不严重。

贫血较重者可输血,最好输浓缩红细胞,以暂时纠正贫血。

(三)老年巨幼细胞性贫血

巨幼细胞性贫血(简称巨幼贫)主要是叶酸、维生素B_{12}在机体内缺乏引起DNA合成障碍所致的大细胞贫血。可因食物中叶酸、维生素B_{12}来源减少,消化功能差,吸收障碍,机体有慢性疾病(如肿瘤、糖尿病等),需要增加或排泄过多等引起,占老年人贫血患病率的3%～4%。

1.病因特点

(1)摄入不足:人体不能合成叶酸,必须从食物中获得。老年人由于食欲缺乏或限食,导致叶酸摄入减少,加之供老年人的食物常烹煮过度,使食物中叶酸破坏增加。Buxton检测40例精神正常的老年人,血清叶酸水平低于1.5 $\mu g/L$的有47.5%,40例精神异常的老年人,血清叶酸水平低于1.5 $\mu g/L$的有67.5%。维生素B_{12}存在于动物组织中,植物中没有,老年人由于肥胖、高脂血症,过分限制肉类食物的摄入,导致维生素B_{12}的摄入不足。

(2)吸收障碍:有报告表明,36%的营养不良老年患者有叶酸盐的吸收障碍;萎缩性胃炎时,内因子分泌减少,不能形成B_{12}内因子复合物,使回肠吸收减少。随着年龄增长,血清维生素B_{12}水平呈进行性下降。

(3)干扰叶酸代谢的药物:如甲氨蝶呤、乙胺嘧啶能抑制三氢叶酸还原酶的作用,影响四氢叶酸的形成;苯妥英钠、苯巴比妥可影响叶酸在肠内的吸收;新霉素、秋水仙碱可影响维生素B_{12}的吸收。

大细胞贫血有营养巨幼贫和恶性贫血两种。营养巨幼贫是由上述原因造成叶酸、维生素B_{12}缺乏而引起的。恶性贫血原因尚不清楚,目前认为是由于内因子缺乏或分泌减少,70%～95%患者伴有神经系统症状。营养性巨幼细胞贫血及恶性贫血老年人患病率均较高,而且症状严重。

2.临床特点

(1)老年巨幼细胞贫血患者除贫血外,常伴有白细胞和血小板数量减少。

(2)感染发生率较高。

(3)发病缓慢,常得不到及时诊断。

(4)消化系统病症如腹胀、腹泻或便秘常易被医师认为是消化道本身疾病所致,而忽略了是巨幼细胞贫血的非血液学表现。特别是神经、精神症状更易被认为是老年性改变,而放松了对巨幼细胞贫血的警惕性,典型的表现有四肢麻木,软弱无力,共济失调,下肢强直行走困难,深部感觉减退以至消失,腱反射减弱、消失或亢进,病理反射征阳性,还可有膀胱、直肠功能障碍,健忘,易激动以至精神失常等症。这些表现多出现于维生素B_{12}缺乏,尤其是恶性贫血的患者。单纯的叶酸缺乏极少引起这些表现,但可出现末梢神经炎的症状。

(5)舌炎,舌光滑、发亮、萎缩在老年人较常见。

3.诊断

(1)有贫血的一般症状,常有舌炎、典型的牛肉舌。

(2)大细胞贫血红细胞体积(MCV)在 100 μm^3 以上,常伴红细胞、白细胞、血小板数量减少。

(3)生化测定:维生素 B_{12} 和叶酸低于正常。

(4)用维生素 B_{12} 或叶酸试验治疗 4~5 天,血中网织细胞上升表示有效,峰值 5~10 天。

(5)诊断要点:呈大细胞或正细胞正色素贫血,中性粒细胞核呈多分叶现象。骨髓红细胞系增生,出现正常和巨幼细胞并存现象。叶酸和维生素 B_{12} 测定是诊断本病的重要指标(叶酸低于 6.8 nmol/L,维生素 B_{12}<103 pmol/L)。约 70% 恶性贫血患者血清抗内因子抗体阳性。

4.治疗

(1)病因治疗,如有肿瘤、慢性感染、腹泻等应积极治疗。

(2)叶酸,适用于叶酸缺乏者。口服 5 mg,3 次/天,贫血纠正后一般不须维持治疗。胃肠道吸收不良者,可用四氢叶酸肌内注射 5~10 mg,1 次/天,到血象完全恢复正常为止。若治疗效果不好,应考虑到有无混合性贫血或肿瘤等疾病存在。

(3)对于维生素 B_{12} 缺乏者其原因大多与维生素 B_{12} 吸收不良有关,故给药的方式应该是肌内注射。50~100 μg,每天或隔天肌内注射 1 次,总量 1.8~2 mg,贫血纠正后,改为 100 μg,1 次/月。对于病因不能去除者和恶性贫血患者须终身维生素 B_{12} 维持治疗。有神经损害者须加大剂量,必要时可鞘内注射。

在应用维生素 B_{12} 治疗时,大量新生红细胞生成,细胞外钾转移到细胞内,血钾下降,故应预防性口服钾盐。另外,血清和尿中的尿酸水平可能升高,引起肾脏的损害,应密切观察肾功能变化。维生素 B_{12} 治疗后,血小板可骤然增加,应注意预防可能发生的血栓栓塞。

部分胃黏膜萎缩的恶性贫血对肾上腺皮质激素治疗有效。可能与胃黏膜再生、分泌内因子等有关。这类患者应长期应用皮质激素治疗。

叶酸和维生素 B_{12} 治疗 24 小时后,骨髓内巨幼红细胞即可显著减少,3~4 天可恢复正常。中性粒细胞分叶过多的恢复需 1~2 周。纠正贫血需 4~6 周。

(4)治疗要点:①治疗基础疾病。②纠正偏食及不良的烹调习惯。③补充叶酸或维生素 B_{12}。④叶酸和维生素 B_{12} 缺乏引起的巨幼细胞贫血由于两者难以区别,最好维生素 B_{12} 和叶酸同时应用。如患者有维生素 B_{12} 缺乏,仅用叶酸治疗会加重神经系统的损害。⑤严重贫血的患者经维生素 B_{12} 及叶酸治疗后,血钾大量进入新生成的细胞内,血清钾会突然下降,老年人应注意密切观察,必要时应予补钾。

(四)再生障碍性贫血(再障)

再生障碍性贫血(再障)是因骨髓造血组织显著减少,引起造血功能衰竭而发生的一类贫血。欧美国家再障社会人群患病率为 2.2/10 万~2.4/10 万,60 岁以上老年人高达 43.6/10 万,因此西方学者认为再障是一种"老年病"。在我国再障多发于 10~30 岁青少年,但近年来老年患者有增高趋势。

1.病因

病因不明者称为原发性再障,有病因可寻者称为继发性再障。部分原发性再障可能是因为某些病因尚未被认识或原因较为隐蔽而病因不明。

(1)物理因素:各种电离辐射如 X 线、放射性核素、核武器爆炸等均可造成骨髓造血干细胞及骨髓造血微环境的损害,影响造血细胞的增生和分化。

(2)化学因素:苯及其衍生物是引起再障的重要化学物质,其引起再障与剂量可能无关,长期接触比一次大剂量接触的危险性更大。其他化学物质如杀虫剂、重金属盐、染发剂等亦可导致再障。引起再障的药物有各种抗肿瘤药物,抗生素如氯霉素、四环素、磺胺药,抗风湿药如阿司匹林、保泰松,镇静药如氯丙嗪等。其中氯霉素所致的药物性再障最多见。

(3)生物因素:主要是一些病毒,如肝炎病毒、EB病毒等。

2.发病机制

随着实验研究的进展,目前多数学者认为再障的发生与造血干细胞受损、骨髓微环境缺陷及免疫机制有关。

(1)造血干细胞受损:随着骨髓培养技术的发展,证实部分再障患者骨髓细胞体外培养,存在着干细胞缺陷。CFU-C、CFU-E、BFU-E的产生率大多数都显著低于正常人。上述各种致病因素都可以损害干细胞,有缺陷的多能干细胞自身复制的速率低于分化率,最终导致干细胞的减少,而发生全血细胞减少。

(2)造血微环境缺陷:骨髓的微环境是指骨髓的微循环和基质。实验证明,造血微环境不仅为造血提供支持及营养,更主要的是提供一些造血所必需的因子。再障时骨髓活检标本可见到静脉窦壁细胞水肿,网状纤维增加,毛细血管明显坏死,说明造血微环境病理改变为再障重要发病机制之一。

(3)免疫机制:在部分患者中,再障的发生可能与免疫机制有关。无论再障患者或正常人骨髓体外培养时,再障患者的骨髓及外周血的淋巴细胞能抑制红细胞及粒细胞的生成。临床上用同种异基因骨髓移植治疗再障虽未成功,但由于应用了大量免疫抑制剂,患者自身的造血功能都获得恢复。有些患者经单独采用抗淋巴细胞球蛋白或大剂量肾上腺皮质激素后,临床症状得到缓解。说明再障的发生与免疫机制有关。

3.临床表现

(1)急性再障:急性再障亦称重症再障I型,而慢性再障病程突然加重达重症再障标准者称重症再障II型。急性再障起病急,常以感染发热和出血为首发症状。贫血呈进行性加重。出血症状较重,皮肤及黏膜出血广泛,消化道出血和血尿常见,眼底出血可致视力障碍,严重者可因颅内出血死亡。常见感染部位为口咽部、呼吸系统、肛门周围,并易致败血症。病程短,死亡率高。

(2)慢性再障:起病缓慢,以贫血为主要表现。出血症状较轻,一般只限于皮肤黏膜。感染的发生率不高,且较易控制。病程长,如治疗适当,可获缓解以至痊愈,也有部分患者多年迁延不愈。

4.实验室检查

(1)血象:红细胞、白细胞和血小板数量减少。贫血为正细胞、正色素型。网织红细胞减少。急性再障外周血中性粒细胞低于 $0.5 \times 10^9/L$,血小板低于 $20 \times 10^9/L$。网织红细胞所占比例小于 1%,绝对值低于 $15 \times 10^9/L$。

(2)骨髓象:急性再障有核细胞明显减少,淋巴细胞、浆细胞、组织嗜碱性粒细胞、网状细胞等非造血细胞增多,巨核细胞极少见或消失。慢性再障可有局部增生灶,但至少有一个部位增生不良。如增生良好,则红系中常有晚幼红细胞脱核障碍。巨核细胞减少。

(3)骨髓活检:诊断困难时应做骨髓活检,在判断骨髓增生情况时优于骨髓涂片。再障时骨髓造血组织减少,非造血组织增多,巨核细胞数量减少并伴有骨髓间质水肿、出血,说明骨髓造血功能受损。

(4)其他检查:①成熟中性粒细胞碱性磷酸酶活性增高。②核素骨髓扫描,可估计骨髓造血量及其分布情况,以判断造血组织减少程度,有助于不典型再障的诊断。

5.诊断

1987年全国再生障碍性贫血学术会议制订我国再障诊断标准如下:①全血细胞减少,网织红细胞绝对值减少。②一般无脾大。③骨髓检查显示至少一个部位增生减低或重度减低。如增生活跃,须有巨核细胞减少,骨髓小粒成分中应见非造血细胞增多,有条件者应做骨髓活检等检查。④能排除引起全血细胞减少的其他疾病。

老年人再障特点:①老年人再障发病前多有致病因素接触史。天津血研所分析老年人再障76例中,有致病因素接触史者30例(44.1%),其中与服用氯霉素有关者6例,与服用安乃近、对位乙酰氨基酚、磺胺类药物、土霉素、灰黄霉素等有关者共12例,有长期与油漆及农药接触史共7例,病毒性肝炎相关性5例。②症状不典型,早期易误诊。老年人体力活动少,即使贫血,症状也不明显。老年人皮肤易着色,眼睑结膜充血,皮肤黏膜苍白常被掩盖。老年再障常与其他老年病并存,症状多不典型,易被误诊。③贫血、感染及出血症状多见且严重,易导致心力衰竭、感染性休克或脏器出血而死亡。老年人骨髓脂肪组织增多,造血组织减少,红细胞寿命缩短。老年再障患者骨髓脂肪化更明显,其骨髓基质细胞造血支持功能更为降低。老年人再障症状重,并发症多。④再障治疗效果差,病死率高。一组报道表明老年再障治疗有效率为17.9%,而青中年组为68.5%。

6.治疗

(1)一般治疗。①去除病因:详细调查可能的致病因素,及时去除病因。②输血:老年患者由于心血管代偿功能较差,以成分输血为好,以免发生心力衰竭。输注压积红细胞改善贫血,输注浓缩血小板控制出血。③防治感染:保护皮肤、口腔清洁。白细胞严重低下者,应给予保护性隔离。有感染征象时要及时给予有效的抗生素治疗。中性粒细胞数目低下可给予 G-CSF 或 GM-CSF 皮下注射。

(2)急性再障治疗。由于异基因骨髓移植不适宜治疗老年人再障,目前抗胸腺细胞球蛋白(ATG)或抗淋巴细胞球蛋白(ALG)、环孢素 A 及大剂量皮质激素三联治疗已成为老年人再障标准疗法。①ATG 或 ALG:ATG 和 ALG 属于免疫调节剂,可以杀伤抑制性 T 细胞,使辅助性 T 细胞增加,T4/T8 比值恢复正常,并有致有丝分裂原的作用。临床上常用马或猪的 ATG,剂量为 10~20 mg/(kg·d),静脉滴注,连用 4~5 天。②环孢素 A(CSA):为免疫抑制剂,可杀伤抑制性 T 细胞。临床所用的剂量为 5~12 mg/(kg·d),分 2 次口服,应用时间不短于 3~6 月。③肾上腺皮质激素:大剂量泼尼松龙 20~30 mg/(kg·d)静脉滴注,连用 3 天,以后每隔 4~7 天剂量减半,至维持量 20~30 mg/d。老年人须谨防不良反应。再障或急性再障治疗有效率为60%~75%。

(3)慢性再障治疗。①雄性激素:通过使红细胞生成素生成增加而发挥作用,对慢性再障疗效较肯定。常用的制剂有:丙酸睾酮 50~100 mg,肌内注射,每天或隔天 1 次;司坦唑醇 2.4 mg,口服,1 次/天,一般在 3~6 个月后见效,首先网织红细胞升高,然后血红蛋白上升。连用半年无效者应停药。不良反应有毛发增多,痤疮,女性停经及男性化,肝功能损害等。十一酸睾酮50 mg/d,口服,每疗程宜在 3 月以上。②皮质激素:可抑制自身免疫反应,增强毛细血管抵抗力,适用于免疫因素引起的再障或有出血症状的患者。常用剂量为泼尼龙 20~30 mg/d,顿服或分次口服。③免疫抑制剂:如左旋咪唑、环磷酰胺等,对因免疫因素所致有一定疗效。左旋咪唑每次 25 mg,2～3 次/天,长期使用。本药有不良反应少、价格低廉等优点,通常与雄性激素等联合应用。环磷酰胺 50～100 mg/d,顿服或分次口服。在 ATG 及环孢素 A 等出现后,本药已较少应用于再障的治疗。④中医中药治疗:如川芎嗪、复方皂矾丸等。辨证论治亦可获较好疗效。⑤其他:一叶萩碱有脊髓兴奋作用,16 mg/d,肌内注射,每疗程 160～180 天。硝酸士的宁有脊髓兴奋及扩张微血管、改善造血微环境等作用,可连续或间断给药,剂量 1.5 mg,肌内注射。慢性再障的治疗原则是联合用量、长疗程治疗。其有效率可达 60% 左右。

（刘　宁）

第八章 心内科疾病的护理

第一节 病毒性心肌炎

病毒性心肌炎是指由嗜心肌性病毒感染所致，以非特异性间质性心肌炎为主要病变的疾病，可呈局限性或弥漫性改变。

一、病因和发病机制

确切的发病机制尚不清楚，可能与病毒感染和自身免疫反应有关。最常见的病毒是柯萨奇B组2～5型和A组9型病毒，其次是埃可病毒、腺病毒、流感病毒等。

二、临床表现

约半数患者在发病前1～3周有病毒感染的临床表现，如发热、头痛、全身倦怠感等上呼吸道感染症状，或有恶心、呕吐、腹痛、腹泻等消化道症状。然后出现心血管系统症状，如心悸、气短、胸闷、胸痛等。重症患者可出现心力衰竭、休克、晕厥、阿-斯综合征、猝死等。

三、辅助检查

(一)实验室检查

(1)血常规：白细胞计数轻度升高，血沉加快。

(2)血清心肌损伤标志物：急性期肌酸激酶(CK)、肌酸激酶同工酶(CK-MB)、心肌肌钙蛋白T(cTnT)、心肌肌钙蛋白I(cTnI)、天门冬酸氨基转移酶(AST)等增高。其中cTnT、cTnI的敏感性及特异性最强，并且检测时间窗也最宽(可达2周)。

(3)血清病毒中和抗体及血凝抑制抗体升高，＞4倍或1次＞1：640即为阳性标准。

(4)从患者咽部、粪便、血液标本中可做病毒分离。

(二)心电图检查

各种类型的心律失常、非特异性的ST-T改变。

(三)X线检查

正常或不同程度心脏扩大、心搏动减弱，心力衰竭时有肺淤血、肺水肿征。

(四)超声心动图检查

心脏扩大，室壁运动减弱，若伴有心包炎，可见心包积液征、心收缩功能降低。

四、治疗要点

病毒性心肌炎无特效治疗,治疗目的在于减轻心脏负荷,控制心律失常和防治心力衰竭。

(一)休息

休息是治疗急性病毒性心肌炎最重要的措施,急性期应卧床休息,尤其是心脏扩大或心力衰竭者,至少应休息 3 个月,待心界恢复正常或不再缩小,体温正常方可活动。

(二)改善心肌代谢,促进心肌恢复治疗

(1)静脉滴注维生素 C 5～10 g＋5％葡萄糖 500～1 000 mL,每天 1 次,2 周为 1 个疗程。

(2)极化液(ATP、辅酶 A、维生素 C)静脉滴注,加强心肌营养。

(3)辅酶 Q_{10} 每次 10 mg,每天 3 次,口服;曲美他嗪每次 20 mg,每天 3 次,口服。

(三)抗病毒治疗

干扰素(10～30)×10^5 U,每天 1 次肌内注射,2 周为 1 个疗程;黄芪注射液可能有抗病毒、调节免疫功能,可口服或静脉滴注。

(四)抗生素应用

治疗初期应常规应用青霉素(40～80)×10^5 U/d 或克林霉素 1.2 g/d,静脉滴注 1 周。

(五)并发症治疗

并发心力衰竭、心律失常者按相应常规治疗。但在急性心肌炎时洋地黄制剂用量宜偏小,因此时易引起洋地黄中毒。

(六)激素应用

病程早期不主张应用糖皮质激素,但在重症病例,如伴难治性心力衰竭或三度房室传导阻滞者可少量、短期内试用。

病毒性心肌炎大多数预后良好,重症者死于心力衰竭,严重心律失常;少数患者转为慢性,或发展为扩张型心肌病。

五、护理措施

(一)病情观察

监测患者脉搏、心律的变化情况,及时发现患者是否发生心力衰竭、严重心律失常等危重情况。

(二)充分休息

对病毒性心肌炎患者来说,休息是减轻心脏负荷的最好方法。症状明显、血清心肌酶增高或出现严重心律失常的患者应卧床 3 个月以上,心脏增大者最好卧床半年至 1 年,待症状、体征、心脏大小、心电图恢复正常后,逐渐增加活动量。

(三)饮食

给予高热量、高蛋白、高维生素、丰富矿物质饮食,增加营养,满足机体消耗并促进心肌细胞恢复。

(四)心理支持

病毒性心肌炎患者中青壮年占一定比例,且在疾病急性期心悸等症状明显,影响患者的日常生活和工作,使者产生焦急、烦躁等情绪。故应向患者讲明本病的演变过程及预后,使患者安心休养。

(万璐璐)

第二节　心　绞　痛

一、稳定型心绞痛

(一)概念和特点

稳定型心绞痛也称劳力性心绞痛,是在冠状动脉固定性严重狭窄基础上,由于心肌负荷的增加引起心肌急剧的、暂时的缺血缺氧的临床综合征。其特点为阵发性的前胸压榨性疼痛或憋闷感觉,主要位于胸骨后部,可放射至心前区和左上肢尺侧,常发生于劳力负荷增加时,持续数分钟,休息或用硝酸酯制剂后疼痛消失。疼痛发作的程度、频度、性质及诱发因素在数周至数月内无明显变化。

(二)相关病理生理

患者在心绞痛发作之前,常有血压增高、心律增快、肺动脉压和肺毛细血管压增高的变化,反映心脏和肺的顺应性减低。发作时可有左心室收缩力和收缩速度降低、射血速度减慢、左心室收缩压下降、心搏量和心排血量降低、左心室舒张末期压和血容量增加等左心室收缩和舒张功能障碍的病理生理变化。左心室壁可呈收缩不协调或部分心室壁有收缩减弱的现象。

(三)主要病因及诱因

本病的基本病因是冠脉粥样硬化。正常情况下,冠脉循环血流量具有很大的储备力量,其血流量可随身体的生理情况有显著的变化,休息时无症状。当劳累、激动、心力衰竭等使心脏负荷增加,心肌耗氧量增加时,对血液的需求增加,而冠脉的供血已不能相应增加,即可引起心绞痛。

(四)临床表现

1.症状

心绞痛以发作性胸痛为主要临床表现,典型疼痛的特点如下。

(1)部位:主要在胸骨体中、上段之后,可波及心前区,界限不很清楚。常放射至左肩、左臂尺侧达无名指和小指,偶有至颈、咽或下颌部。

(2)性质:胸痛常有压迫、憋闷或紧缩感,也可有烧灼感,偶尔伴有濒死感。

(3)持续时间:疼痛出现后常逐步加重,持续 3~5 分钟,休息或含服硝酸甘油可迅速缓解,很少超过半小时。可数天或数周发作 1 次,亦可 1 天内发作数次。

2.体征

心绞痛发作时,患者面色苍白、出冷汗、心率增快、血压升高、表情焦虑。心尖部听诊有时出现"奔马律",可有暂时性心尖部收缩期杂音,是乳头肌缺血以致功能失调引起二尖瓣关闭不全所致。

3.诱因

发作常由体力劳动、情绪激动、饱餐、寒冷、吸烟、心动过速、休克等所致。

(五)辅助检查

1.心电图

(1)静息时心电图:约有半数患者在正常范围,也可有陈旧性心肌梗死的改变或非特异性 ST

段和T波异常。有时出现心律失常。

(2)心绞痛发作时心电图:绝大多数患者可出现暂时性心肌缺血引起的 ST 段压低($\geqslant 0.1$ mV),有时出现 T 波倒置,在平时有 T 波持续倒置的患者,发作时可变为直立(假性正常化)。

(3)心电图负荷试验:运动负荷试验及 24 小时动态心电图,可显著提高缺血性心电图的检出率。

2.X 线检查

心脏检查可无异常,若已伴发缺血性心肌病可见心影增大、肺充血等。

3.放射性核素

利用放射性铊心肌显像所示灌注缺损,提示心肌供血不足或血供消失,对心肌缺血诊断较有价值。

4.超声心动图

多数稳定型心绞痛患者静息时超声心动图检查无异常,有陈旧性心肌梗死者或严重心肌缺血者二维超声心动图可探测到坏死区或缺血区心室壁的运动异常,运动或药物负荷超声心动图检查可以评价心肌灌注和存活性。

5.冠状动脉造影

选择性冠状动脉造影可使左、右冠状动脉及主要分支得到清楚的显影,具有确诊价值。

(六)治疗原则

治疗原则是改善冠脉血供和降低心肌耗氧量以改善患者症状,提高生活质量,同时治疗冠脉粥样硬化,预防心肌梗死和死亡,以延长生存期。

1.发作时的治疗

(1)休息:发作时立即休息,一般患者停止活动后症状即可消失。

(2)药物治疗:宜选用作用快的硝酸酯制剂,这类药物除可扩张冠脉增加冠脉血流量外,还可扩张外周血管,减轻心脏负荷,从而缓解心绞痛。如硝酸甘油 0.3~0.6 mg 或硝酸异山梨酯 3~10 mg 舌下含化。

2.缓解期的治疗

缓解期一般不需卧床休息,应避免各种已知的诱因。

(1)药物治疗:以改善预后的药物和减轻症状、改善缺血的药物为主,如阿司匹林、氯吡格雷、β受体阻滞剂、他汀类药物、血管紧张素转换酶抑制剂、硝酸酯制剂,其他如代谢性药物、中医中药。

(2)非药物治疗:包括运动锻炼疗法、血管重建治疗、增强型体外反搏等。

二、不稳定型心绞痛

(一)概念和特点

目前已趋向将典型的稳定型劳力性心绞痛以外的缺血性胸痛统称为不稳定型心绞痛。不稳定型心绞痛根据临床表现可分为静息型心绞痛、初发型心绞痛、恶化型心绞痛 3 种类型。

(二)相关病理生理

与稳定型心绞痛的差别主要在于冠脉内不稳定的粥样斑块继发的病理改变,使局部的心肌血流量明显下降,如斑块内出血、斑块纤维帽出现裂隙、表面有血小板聚集和(或)刺激冠脉痉挛,导致缺血性心绞痛,虽然也可因劳力负荷诱发,但劳力负荷终止后胸痛并不能缓解。

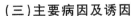

(三)主要病因及诱因

少部分不稳定型心绞痛患者心绞痛发作有明显的诱因。

1.增加心肌氧耗

感染、甲状腺功能亢进症或心律失常。

2.冠脉血流减少

低血压。

3.血液携氧能力下降

贫血和低氧血症。

(四)临床表现

1.症状

不稳定型心绞痛患者胸部不适的性质与典型的稳定型心绞痛相似,通常程度更重,持续时间更长,可达数十分钟,胸痛在休息时也可发生。

2.体征

体检可发现一过性第三心音或第四心音,以及由于二尖瓣反流引起的一过性收缩期杂音,这些非特异性体征也可出现在稳定型心绞痛和心肌梗死患者,但详细的体格检查可发现潜在的加重心肌缺血的因素,并成为判断预后非常重要的依据。

(五)辅助检查

1.心电图

(1)大多数患者胸痛发作时有一过性 ST 段(抬高或压低)和 T 波(低平或倒置)改变,其中 ST 段的动态改变(≥0.1 mV 的抬高或压低)是严重冠脉疾病的表现,可能会发生急性心肌梗死或猝死。

(2)连续心电监护:连续 24 小时心电监测发现,85%～90%的心肌缺血,可不伴有心绞痛症状。

2.冠脉造影剂其他侵入性检查

在长期稳定型心绞痛基础上出现的不稳定型心绞痛患者,常有多支冠脉病变,而新发作静息心绞痛患者,可能只有单支冠脉病变。在所有的不稳定型心绞痛患者中,3 支血管病变占 40%,2 支血管病变占 20%,左冠脉主干病变约占 20%,单支血管病变约占 10%,没有明显血管狭窄者占 10%。

3.心脏标志物检查

心脏肌钙蛋白(cTn)T 及心肌蛋白 I 较传统的肌酸激酶(CK)和肌酸激酶同工酶(CK-MB)更为敏感、更可靠。

4.其他

胸部 X 线、心脏超声和放射性核素检查的结果与稳定型心绞痛患者的结果相似,但阳性发现率会更高。

(六)治疗原则

不稳定型心绞痛是严重、具有潜在危险的疾病,病情发展难以预料,应使患者处于监控之下,疼痛发作频繁或持续不缓解及高危组的患者应立即住院。其治疗包括抗缺血治疗、抗血栓治疗和根据危险度分层进行优创治疗。

1.一般治疗

发作时立即卧床休息,床边24小时心电监护,严密观察血压、脉搏、呼吸、心率、心律变化,有呼吸困难、发绀者应给氧吸入,维持血氧饱和度达到95%以上。如有必要,重测心肌坏死标志物。

2.止痛

烦躁不安、疼痛剧烈者,可考虑应用镇静剂如吗啡5～10 mg皮下注射;硝酸甘油或硝酸异山梨酯持续静脉滴注或微量泵输注,以10 μg/min开始,每3～5分钟增加10 μg/min,直至症状缓解或出现血压下降。

3.抗凝(栓)

抗血小板和抗凝治疗是不稳定型心绞痛治疗至关重要的措施,应尽早应用阿司匹林、氯吡格雷和肝素或低分子肝素,以有效防止血栓形成,阻止病情进展为心肌梗死。

4.其他

对于个别病情极严重患者,保守治疗效果不佳,心绞痛发作时ST段≥0.1 mV,持续时间>20分钟,或血肌钙蛋白升高者,在有条件的医院可行急诊冠脉造影,考虑经皮冠脉成形术。

三、护理评估

(一)一般评估

(1)患者有无面色苍白、出冷汗、心率加快、血压升高。

(2)患者主诉有无心绞痛发作症状。

(二)身体评估

(1)有无表情焦虑、皮肤湿冷、出冷汗。

(2)有无心律增快、血压升高。

(3)心尖区听诊是否闻及收缩期杂音,或听到第三心音或第四心音。

(三)心理-社会评估

患者能否控制情绪,避免激动或愤怒,以减少心悸耗氧量;家属能否做到给予患者安慰及细心的照顾,并督促定期复查。

(四)辅助检查结果的评估

(1)心电图有无ST段及T波异常改变。

(2)24小时连续心电监测有无心肌缺血的改变。

(3)冠脉造影检查结果有无显示单支或多支病变。

(4)心脏标志物肌钙蛋白(cTn)T的峰值是否超过正常对照值的百分位数。

(五)常用药物治疗效果的评估

1.硝酸酯类药物

心绞痛发作时,能及时舌下含化,迅速缓解疼痛。

2.他汀类药物

长期服用可以维持LDL-C的目标值<70 mg/dL,且不出现肝酶和肌酶升高等不良反应。

四、主要护理诊断/问题

(一)胸痛

胸痛与心肌缺血、缺氧有关。

(二)活动无耐力

活动无耐力与心肌氧的供需失调有关。

(三)知识缺乏

缺乏控制诱发因素及预防心绞痛发作的知识。

(四)潜在并发症

心肌梗死。

五、护理措施

(一)休息与活动

1.适量运动

应以有氧运动为主,运动的强度和时间因病情和个体差异而不同,必要时在监测下进行。

2.心绞痛发作时

立即停止活动,就地休息。不稳定型心绞痛患者,应卧床休息,并密切观察。

(二)用药的指导

1.心绞痛发作时

立即舌下含化硝酸甘油,用药后注意观察患者胸痛变化情况,如 3～5 分钟后仍不缓解,隔 5 分钟后可重复使用。对于心绞痛发作频繁者,静脉滴注硝酸甘油时,患者及家属不要擅自调整滴速,以防低血压发生。部分患者用药后出现面部潮红、头部胀痛、头晕、心动过速、心悸等不适,应告知患者是药物的扩血管作用所致,不必有顾虑。

2.应用他汀类药物时

应严密监测转氨酶及肌酸激酶等生化指标,及时发现药物可能引起的肝脏损害和肌病。采用强化降脂治疗时,应注意监测药物的安全性。

(三)心理护理

安慰患者,消除紧张、不安情绪,改变急躁易怒性格,保持心理平衡。告知患者及家属过劳、情绪激动、饱餐、用力排便、寒冷刺激等都是心绞痛发作的诱因,应注意避免。

(四)健康教育

1.疾病知识指导

(1)合理膳食:宜摄入低热量、低脂、低胆固醇、低盐饮食,多食蔬菜、水果和粗纤维食物如芹菜、糙米等,避免暴饮暴食,应少食多餐。

(2)戒烟、限酒。

(3)适量运动:应以有氧运动为主,运动的强度和时间因病情和个体差异而不同,必要时在监测下进行。

(4)心理调适:保持心理平衡,可采取放松技术或与他人交流的方式缓解压力,避免心绞痛发作的诱因。

2.用药指导

指导患者出院后遵医嘱用药,不擅自增减药量,自我检测药物的不良反应。外出时随身携带硝酸甘油以备急用。硝酸甘油遇光易分解,应放在棕色瓶内存放于干燥处,以免潮解失效。药瓶开封后每 6 个月更换 1 次,以确保疗效。

3.病情检测指导

教会患者及家属心绞痛发作时的缓解方法,胸痛发作时应立即停止活动或舌下含服硝酸甘油。如连续含服 3 次仍不缓解,或心绞痛发作比以往频繁、程度加重、疼痛时间延长,应及时就医,警惕心肌梗死的发生。不典型心绞痛发作时,可能表现为牙痛、肩周炎、上腹痛等,为防治误诊,应尽快到医院做相关检查。

4.及时就诊的指标

(1)心绞痛发作时,舌下含化硝酸酯类药物无效或重复用药仍未缓解。

(2)心绞痛发作比以往频繁、程度加重、疼痛时间延长。

六、护理效果评估

(1)患者能坚持长期遵医嘱用药物治疗。

(2)心绞痛发作时,能立即停止活动,并舌下含服硝酸甘油。

(3)能预防和控制缺血症状,减低心肌梗死的发生。

(4)能戒烟、控制饮食和糖尿病治疗。

(5)能坚持定期门诊复查。

(万璐璐)

第三节 心律失常

一、疾病概述

(一)概念和特点

心律失常是指心脏冲动频率、节律、起源部位、传导速度或激动次序的异常。按其发生原理可分为冲动形成异常和冲动传导异常两大类。按照心律失常发生时心率的快慢,可分为快速性与缓慢性心律失常两大类。

心律失常可发生在没有明确心脏病或其他原因的患者。心律失常的后果取决于其对血流动力学的影响,可从心律失常对心、脑、肾灌注的影响来判断。轻者患者可无症状,一般表现为心悸,但也可出现心绞痛、气短、晕厥等症状。心律失常持续时间不一,有时仅持续数秒、数分,有时可持续数天以上,如慢性心房颤动。

(二)相关病理生理

正常生理状态下,促成心搏的冲动起源于窦房结,并以一定的顺序传导于心房与心室,使心脏在一定频率范围内发生有规律的搏动。如果心脏内冲动的形成异常和(或)传导异常,使整个心脏或其一部分的活动变为过快、过慢或不规则,或者各部分活动的程序发生紊乱,即形成心律失常。心律失常有多种不同的发生机制,如折返、自律性改变、触发活动和平行收缩等。然而,由于条件限制,目前能直接对人在体内心脏研究的仅限于折返机制,临床检查尚不能判断大多数心律失常的电生理机制。产生心律失常的电生理机制主要包括冲动发生异常、冲动传导异常及触发活动。

(三)主要病因与诱因

1.器质性心脏病

心律失常可见于各种器质性心脏病,其中以冠心病、心肌病、心肌炎和风湿性心脏病为多见,尤其在发生心力衰竭或急性心肌梗死时。

2.非心源性疾病

几乎其他系统疾病均可引发心律失常,常见的有内分泌失调、麻醉、低温、胸腔或心脏手术、中枢神经系统疾病及自主神经功能失调等。

3.酸碱失衡和电解质紊乱

各种酸碱代谢紊乱、钾代谢紊乱可使传导系统或心肌细胞的兴奋性、传导性异常而引起心律失常。

4.理化因素和中毒

电击可直接引起心律失常甚至死亡,中暑、低温也可导致心律失常。某些药物可引起心律失常,其机制各不相同,洋地黄、奎尼丁、氨茶碱等直接作用于心肌,洋地黄、夹竹桃、蟾蜍等通过兴奋迷走神经,拟肾上腺素药、三环类抗抑郁药等通过兴奋交感神经,可溶性钡盐、棉酚、排钾性利尿剂等引起低钾血症,窒息性毒物则引起缺氧诱发心律失常。

5.其他

发生在健康者的心律失常也不少见,部分病因不明。

(四)临床表现

心律失常的诊断大多数要靠心电图,但相当一部分患者可根据病史和体征作出初步诊断。详细询问发作时的心率快慢,节律是否规整,发作起止与持续时间,发作时是否伴有低血压、昏厥、心绞痛或心力衰竭等表现及既往发作的诱因、频率和治疗经过,有助于心律失常的诊断,同时要对患者全身情况、既往治疗情况等进行全面的了解。

(五)辅助检查

1.心电图检查

心电图检查是诊断心律失常最重要的一项无创性检查技术。应记录 12 导联心电图,并记录清楚显示 P 波导联的心电图长条以备分析,通常选择 V_1 导联或 Ⅱ 导联。必要时采用动态心电图,连续记录患者24 小时的心电图。

2.运动试验

患者在运动时出现心悸,可做运动试验协助诊断。运动试验诊断心律失常的敏感性不如动态心电图。

3.食管心电图

解剖上左心房后壁毗邻食管,因此,插入食管电极导管并置于心房水平时,能记录到清晰的心房电位,并能进行心房快速起搏或程序电刺激。

4.心腔内电生理检查

心腔内电生理检查是将几根多电极导管经静脉和(或)动脉插入,放置在心腔内的不同部位辅以 8~12 通道以上多导生理仪,同步记录各部位电活动,包括右心房、右心室、希氏束、冠状静脉窦(反映左心房、左心室电活动)。其适应证包括:①窦房结功能测定;②房室与室内传导阻滞;③心动过速;④不明原因晕厥。

5.三维心脏电生理标测及导航系统

三维心脏电生理标测及导航系统(三维标测系统)是近年来出现的新的标测技术,能够减少X线曝光时间,提高消融成功率,加深对心律失常机制的理解。

(六)窦性心律失常治疗原则

(1)若患者无心动过缓有关的症状,不必治疗,仅定期随诊观察。对于有症状的病窦综合征患者,应接受起搏器治疗。

(2)心动过缓-心动过速综合征患者发作心动过速,单独应用抗心律失常药物治疗可能加重心动过缓。应用起搏治疗后,患者仍有心动过速发作,可同时应用抗心律失常药物。

(七)房性心律失常治疗原则

1.房性期前收缩

无须治疗。当有明显症状或因房性期前收缩触发室上性心动过速时,应给予治疗。治疗药物包括普罗帕酮、莫雷西嗪或β受体拮抗剂。

2.房性心动过速

(1)积极寻找病因,针对病因治疗。

(2)抗凝治疗。

(3)控制心室率。

(4)转复窦性心律。

3.心房扑动

(1)药物治疗:减慢心室率的药物包括β受体拮抗剂、钙通道阻滞剂(维拉帕米、地尔硫䓬)或洋地黄制剂(地高辛、毛花苷C)。转复心房扑动的药物包括ⅠA(如奎尼丁)或ⅠC(如普罗帕酮)类抗心律失常药,如心房扑动患者合并冠心病、充血性心力衰竭等时,不用ⅠA或ⅠC类药物,应选用胺碘酮。

(2)非药物治疗:直流电复律是终止心房扑动最有效的方法。其次食管调搏也是转复心房扑动的有效方法。射频消融可根治心房扑动。

(3)抗凝治疗:持续性心房扑动的患者,发生血栓栓塞的风险明显增高,应给予抗凝治疗。

4.心房颤动

应积极寻找心房颤动的原发疾病和诱发因素,进行相应处理。

治疗包括:①抗凝治疗;②转复并维持窦性心律;③控制心室率。

(八)房室交界区性心律失常治疗原则

1.房室交界区性期前收缩

通常无须治疗。

2.房室交界区性逸搏与心律

一般无须治疗,必要时可起搏治疗。

3.非阵发性房室交界区性心动过速

主要针对病因治疗。洋地黄中毒引起者可停用洋地黄,可给予钾盐、利多卡因或β受体拮抗剂治疗。

4.与房室交界区相关的折返性心动过速

急性发作期应根据患者的基础心脏状况,既往发作的情况及对心动过速的耐受程度做出适当处理。

主要药物治疗如下述。

(1)腺苷与钙通道阻滞剂:为首选。起效迅速,不良反应为胸部压迫感、呼吸困难、面部潮红、窦性心动过缓、房室传导阻滞等。

(2)洋地黄与β受体拮抗剂:静脉注射洋地黄可终止发作。对伴有心功能不全患者仍作为首选。β受体拮抗剂也能有效终止心动过速,选用短效β受体拮抗剂较合适如艾司洛尔。

(3)普罗帕酮 $1\sim2$ mg/kg 静脉注射。

(4)其他:食管心房调搏术、直流电复率等。

预防复发:是否需要给予患者长期药物预防,取决于发作的频繁程度及发作的严重性。药物的选择可依据临床经验或心内电生理试验结果。

5.预激综合征

对于无心动过速发作或偶有发作但症状轻微的预激综合征患者的治疗,目前仍存有争议。如心动过速发作频繁伴有明显症状,应给予治疗。治疗方法包括药物和导管消融。

(九)室性心律失常治疗原则

1.室性期前收缩

首先应对患者室性期前收缩的类型、症状及其原有心脏病变做全面的了解;然后,根据不同的临床状况决定是否给予治疗,采取何种方法治疗及确定治疗的终点。

2.室性心动过速

一般遵循的原则:有器质性心脏病或有明确诱因应首先给予针对性治疗;无器质性心脏病患者发生非持续性短暂室速,如无症状或无血流动力学影响,处理的原则与室性期前收缩相同;持续性室性发作,无论有无器质性心脏病,应给予治疗。

3.心室扑动与颤动

快速识别心搏骤停、高声呼救、进行心肺复苏,包括:胸外按压、开放气道、人工呼吸、除颤、气管插管、吸氧、药物治疗等。

(十)心脏传导阻滞治疗原则

1.房室传导阻滞

应针对不同病因进行治疗。一度与二度Ⅰ型房室阻滞心室率不太慢者,无须特殊治疗。二度Ⅱ型与三度房室阻滞如心室率显著缓慢,伴有明显症状或血流动力学障碍,甚至 Adams-Strokes 综合征发作者,应给予起搏治疗。

2.室内传导阻滞

慢性单侧束支阻滞的患者如无症状,无须接受治疗。双分支与不完全性三分支阻滞有可能进展为完全性房室传导阻滞,但是否一定发生及何时发生均难以预料,不必常规预防性起搏器治疗。急性前壁心肌梗死发生双分支、三分支阻滞或慢性双分支、三分支阻滞,伴有晕厥或阿斯综合征发作者,则应及早考虑心脏起搏器治疗。

二、护理评估

(一)一般评估

心律失常患者的生命体征,发作间歇期无异常表现。发作期则出现心悸、气短、不敢活动,心电图显示心率过快、过慢、不规则或暂时消失而形成窦性停搏。

（二）身体评估

发作时体格检查应着重于判断心律失常的性质及心律失常对血流动力学状态的影响。听诊心音了解心室搏动率的快、慢和规则与否，结合颈静脉搏动所反映的心房活动情况，有助于做出心律失常的初步鉴别诊断。缓慢（<60次/分）而规则的心率为窦性心动过缓，快速（>100次/分）而规则的心率常为窦性心动过速。窦性心动过速较少超过160次/分，心房扑动伴2：1房室传导时心室率常固定在150次/分左右。不规则的心律中以期前收缩为最常见，快而不规则者以心房颤动或心房扑动、房速伴不规则房室传导阻滞为多。心律规则而第一心音强弱不等（大炮音），尤其是伴颈静脉搏动间断不规则增强（大炮波），提示房室分离，多见于室速。

（三）心理-社会评估

心律失常患者常有焦虑、恐惧等负性情绪，护理人员应做好以下几点：①帮助患者认识到自己的情绪反应，承认自己的感觉，指导患者使用放松术。②安慰患者，告诉患者较轻的心律失常通常不会威胁生命。有条件时安排单人房间，避免与其他焦虑患者接触。③经常巡视病房，了解患者的需要，帮助其解决问题，如主动给患者介绍环境，耐心解答有关疾病的问题等。

（四）辅助检查结果的评估

1.心电图（ECG）检查

心律失常发作时的心电图记录是确诊心律失常的重要依据。应记录12导联心电图，包括较长的II或V_1导联记录。注意P和QRS波形态、P-QRS关系、P-P、P-R与R-R间期，判断基本心律是窦性还是异位。通过逐个分析提早或延迟心搏的性质和来源，最后判断心律失常的性质。

2.动态心电图

对心律失常的检出率明显高于常规心电图，尤其是对易引起猝死的恶性心律失常的检出尤为有意义。对心律失常的诊断优于普通心电图。

3.运动试验

运动试验可增加心律失常的诊断率和敏感性，是对ECG很好的补充，但运动试验有一定的危险性，需严格掌握禁忌证。

4.食管心电图

食管心电图是食管心房调搏最佳起搏点判定的可靠依据，更能在心律失常的诊断与鉴别诊断方面起到特殊而独到的作用。食管心电图与心内电生理检查具有高度的一致性，为导管射频消融术根治阵发性室上性心动过速（PSVT）提供可靠的分型及定位诊断。亦有助于不典型的预激综合征患者确立诊断。

5.心腔内电生理检查

心腔内电生理检查为有创性电生理检查，除能确诊缓慢性和快速性心律失常的性质外，还能在心律失常发作间隙应用程序电刺激方法判断窦房结和房室传导系统功能，诱发室上性和室性快速性心律失常，确定心律失常起源部位，评价药物与非药物治疗效果，以及为手术、起搏或消融治疗提供必要的信息。

（五）常用药物治疗效果的评估

（1）治疗缓慢性心律失常者一般选用增强心肌自律性和（或）加速传导的药物，如拟交感神经药、迷走神经抑制药或碱化剂（摩尔乳酸钠或碳酸氢钠）。护理评估：①服药后心悸、乏力、头晕、胸闷等临床症状有无改善；②有无不良反应发生。

（2）治疗快速性心律失常者选用减慢传导和延长不应期的药物，如迷走神经兴奋剂，拟交感神经药间接兴奋迷走神经或抗心律失常药物。护理评估：①用药后的疗效,有无严重不良反应发生；②药物疗效不佳时,考虑电转复或射频消融术治疗,并做好术前准备。

（3）临床上抗心律失常药物繁多,药物的分类主要基于其对心肌的电生理学作用。治疗缓慢性心律失常的药物,主要提高心脏起搏和传导功能,如肾上腺素类药物（肾上腺素、异丙肾上腺素）,拟交感神经药如阿托品、山莨菪碱,β受体兴奋剂如多巴胺类、沙丁胺醇等。

（4）及时就诊的指标：①心动过速发作频繁伴有明显症状如低血压、休克、心绞痛、心力衰竭或晕厥等；②出现洋地黄中毒症状。

三、主要护理诊断/问题

（一）活动无耐力
活动无耐力与心律失常导致心悸或心排血量减少有关。

（二）焦虑
焦虑与心律失常反复发作,对治疗缺乏信心有关。

（三）有受伤的危险
受伤与心律失常引起的头晕、晕厥有关。

（四）潜在并发症
心力衰竭、脑栓塞、猝死。

四、护理措施

（一）体位与休息
当心律失常发作导致胸闷、心悸、头晕等不适时采取高枕卧位、半卧位或其他舒适体位,尽量避免左侧卧位,以防左侧卧位时感觉到心脏搏动而加重不适。有头晕、晕厥发作或曾有跌倒病史者应卧床休息。保证患者充分的休息与睡眠,必要时遵医嘱给予镇静剂。

（二）给氧
伴呼吸困难、发绀等缺氧表现时,给予氧气吸入,2～4 L/min。

（三）饮食
控制膳食总热量,以维持正常体重为度,40岁以上者尤应预防发胖。一般以体重指数（BMI）20～24为正常体重。或以腰围为标准,一般以女性≥80 cm,男性≥85 cm为超标。超重或肥胖者应减少每天进食的总热量,以低脂（30%/d）、低胆固醇（200 mg/d）膳食,并限制酒及糖类食物的摄入。严禁暴饮暴食。以免诱发心绞痛或心肌梗死。合并高血压或心力衰竭者,应同时限制钠盐。避免摄入刺激性食物如咖啡、浓茶等,保持大便通畅。

（四）病情观察
严密进行心电监测,出现异常心律变化,如3～5次/分的室性期前收缩或阵发性室性心动过速、窦性停搏、二度Ⅱ型或三度房室传导阻滞等,立即通知医师。应将急救药物备好,需争分夺秒地迅速给药。有无心悸、胸闷、胸痛、头晕、晕厥等。检测电解质变化,尤其是血钾。

（五）用药指导
接受各种抗心律失常药物治疗的患者,应在心电监测下用药,以便掌握心律的变化情况和观察药物疗效。密切观察用药反应,严密观察穿刺局部情况,谨防药物外渗。皮下注射给予抗凝溶栓及抗血小板药时,注意更换注射部位,避免按摩,应持续按压2～3分钟。严格按医嘱给药,避免食用影响药物疗效的食物。用药前、中、后注意心率、心律、P-R 间期、Q-T 间期等的变化，以判断疗效和有无不良反应。

(六)除颤的护理

持续性室性心动过速患者，应用药物效果不明显时，护士应密切配合医师将除颤器电源接好，检查仪器性能是否完好，备好电极板，以便及时顺利除颤。对于缓慢型心律失常患者，应用药物治疗后仍不能增加心率，且病情有所发展或反复发作阿斯综合征时，应随时做好安装人工心脏起搏器的准备。

(七)心理护理

向患者说明心律失常的治疗原则，介绍介入治疗如心导管射频消融术或心脏起搏器安置术的目的及方法，以消除患者的紧张心理，使患者主动配合治疗。

(八)健康教育

1.疾病知识指导

向患者及家属讲解心律失常的病因、诱因及防治知识。

2.生活指导

指导患者劳逸结合，生活规律，保证充足的休息与睡眠。无器质性心脏病者应积极参加体育锻炼。保持情绪稳定，避免精神紧张、激动。改变不良饮食习惯，戒烟、酒、避免浓茶、咖啡、可乐等刺激性食物。保持大便通畅，避免排便用力而加重心律失常。

3.用药指导

嘱患者严格按医嘱按时按量服药，说明所用药物的名称、剂量、用法、作用及不良反应，不可随意增减药物的剂量或种类。

4.制订活动计划

评估患者心律失常的类型及临床表现，与患者及家属共同制订活动计划。对无器质性心脏病的良性心律失常患者，鼓励其正常工作和生活，保持心情舒畅，避免过度劳累。窦性停搏、二度Ⅱ型或三度房室传导阻滞、持续性室速等严重心律失常患者或快速心室率引起血压下降者，应卧床休息，以减少心肌耗氧量。卧床期间加强生活护理。

5.自我监测指导

教会患者及家属测量脉搏的方法，心律失常发作时的应对措施及心肺复苏术，以便于自我检测病情和自救。对安置心脏起搏器的患者，讲解自我监测与家庭护理方法。

6.及时就诊的指标

(1)当出现头晕、气促、胸闷、胸痛等不适症状。

(2)复查心电图发现异常时。

五、护理效果评估

(1)患者及家属掌握自我监测脉搏的方法，能复述疾病发作时的应对措施及心肺复苏术。

(2)患者掌握发生疾病的诱因，能采取相应措施尽可能避免诱因的发生。

(3)患者心理状态稳定，养成正确的生活方式。

(4)患者未发生猝死或发生致命性心律失常时能得到及时发现和处理。

（万璐璐）

第四节 慢性肺源性心脏病

一、疾病概述

(一)概念

慢性肺源性心脏病简称慢性肺心病,是由肺组织、肺血管或胸廓的慢性病变引起肺组织结构和(或)功能异常,产生肺血管阻力增加,肺动脉压力增高,使右心室扩张和(或)肥厚,伴或不伴右心衰竭的心脏病,并排除先天性心脏病和左心病变引起者。

(二)相关病理生理

由于肺功能和结构的不可逆性改变,发生反复的气道感染和低氧血症,导致一系列体液因子和肺血管的变化,使肺血管阻力增加,肺动脉血管的结构重塑,产生肺动脉高压。肺血管阻力增加的功能性因素:缺氧、高碳酸血症和呼吸性酸中毒使肺血管收缩、痉挛,其中缺氧是肺动脉高压形成最重要的因素。

肺循环阻力增加时,右心发挥其代偿功能,以克服肺动脉压升高的阻力而发生右心室肥厚。肺动脉高压早期,右心室尚能代偿,舒张末期压仍正常。随着病情的进展,特别是急性加重期,肺动脉压持续升高,超过右心室的代偿能力,右心失代偿,右心排血量下降,右心室收缩末期残留血量增加,舒张末压增高,促使右心室扩大和右心室功能衰竭。

慢性肺心病除发现右心室改变外,也有少数可见左心室肥厚。由于缺氧、高碳酸血症、酸中毒、相对血流量增多等因素,使左心负荷加重。如病情进展,则可发生左心室肥厚,甚至导致左心衰竭。

(三)慢性肺源性心脏病的病因与诱因

1.病因

(1)支气管、肺疾病:以慢性阻塞性肺疾病(COPD)最为多见,占 $80\%\sim90\%$,其次为支气管哮喘、支气管扩张、重症肺结核、肺尘埃沉着症、结节病、间质性肺炎、过敏性肺泡炎、嗜酸性肉芽肿、药物相关性肺疾病等。

(2)胸廓运动障碍性疾病:较少见,严重的脊椎后凸、侧凸、脊椎结核、类风湿关节炎、胸膜广泛粘连及胸廓成形术后造成的严重胸廓或脊椎畸形,以及神经肌肉疾病如脊髓灰质炎,均可引起胸廓活动受限、肺受压、支气管扭曲或变形,导致肺功能受损。气道引流不畅,肺部反复感染,并发肺气肿或纤维化。

(3)肺血管疾病:慢性血栓栓塞性肺动脉高压、肺小动脉炎、累及肺动脉的过敏性肉芽肿病,以及原因不明的原发性肺动脉高压,均可引起肺血管阻力增加、肺动脉高压和右心室负荷加重,发展成慢性肺心病。

(4)其他:原发性肺泡通气不足及先天性口咽畸形、睡眠呼吸暂停低通气综合征等均可产生低氧血症,引起肺血管收缩,导致肺动脉高压,发展成慢性肺心病。

2.诱因

呼吸道感染,各种变应原、有害气体、粉尘吸入等。

(四)临床表现

本病发展缓慢,临床上除原有肺、胸疾病的各种症状和体征外,主要是逐步出现肺、心力衰竭及其他器官损害的征象。按其功能的代偿期与失代偿期进行分述。

1.肺、心功能代偿期

(1)症状:咳嗽、咳痰、气促,活动后可有心悸、呼吸困难、乏力和劳动耐力下降。急性感染可使上述症状加重。少有胸痛或咯血。

(2)体征:可有不同程度的发绀和肺气肿体征。偶有干、湿啰音,心音遥远,P2＞A2,三尖瓣区可出现收缩期杂音或剑突下心脏搏动增强,提示有右心室肥厚。部分患者因肺气肿使胸膜腔内压升高,阻碍腔静脉回流,可有颈静脉充盈。此期肝界下移是膈下降所致。

2.肺、心功能失代偿期

(1)呼吸衰竭:①症状有呼吸困难加重,夜间为甚,常有头痛、失眠、食欲下降,但白天嗜睡,甚至出现表情淡漠、神志恍惚、谵妄等肺性脑病的表现;②体征有明显发绀,球结膜充血、水肿,严重时可有视网膜血管扩张、视盘水肿等颅内压升高的表现。腱反射减弱或消失,出现病理反射。因高碳酸血症可出现周围血管扩张的表现,如皮肤潮红、多汗。

(2)右心衰竭:①症状有气促更明显,心悸、食欲缺乏、腹胀、恶心等;②体征有发绀更明显,颈静脉怒张,心率增快,可出现心律失常,剑突下可闻及收缩期杂音,甚至出现舒张期杂音。肝大且有压痛,肝颈静脉回流征阳性,下肢水肿,重者可有腹水。少数患者可出现肺水肿及全心衰竭的体征。

3.并发症

(1)肺性脑病。

(2)酸碱失衡及电解质紊乱:可发生各种不同类型的酸碱失衡及电解质紊乱。

(3)心律失常:多表现为房性期前收缩及阵发性室上性心动过速,其中以紊乱性房性心动过速最具特征性。

(4)休克:慢性肺心病休克并不多见,一旦发生,预后不良。发生原因有严重感染、失血(多由上消化道出血所致)和严重心力衰竭或心律失常。

(5)弥散性血管内凝血(DIC)。

(五)辅助检查

1.X线检查

除肺、胸基础疾病及急性肺部感染的特征外,尚有肺动脉高压症,右心室增大征皆为诊断慢性肺心病的主要依据。个别患者心力衰竭控制后可见心影有所缩小。

2.心电图检查

主要表现有右心室肥大改变。

3.超声心动图检查

通过测定右心室流出道,右心室内径、右心室前壁的厚度、右心室内径比值、右肺动脉内径或肺动脉干及右心房增大等指标,可诊断慢性肺心病。

4.血气分析

慢性肺心病肺功能失代偿期可出现低氧血症或合并高碳酸症,当 $PaO_2 < 8.0$ kPa(60 mmHg)、$PaCO_2 > 6.7$ kPa(50 mmHg)时,表示有呼吸衰竭。

5.血液检查

红细胞及血红蛋白可升高。全血黏度及血浆黏度可增加,红细胞电泳时间常延长;合并感染时白细胞总数增高,中性粒细胞增加。部分患者血清学检查可有肾功能或肝功能改变;血清钾、钠、氯、钙、镁均可有变化。

6.其他

肺功能检查对早期或缓解期慢性肺心病患者有意义。痰细菌学检查对急性加重期慢性肺心病可以指导抗生素的选用。

(六)主要治疗原则

积极控制感染;通畅呼吸道,改善呼吸功能;纠正缺氧和二氧化碳潴留;控制呼吸和心力衰竭;以治肺为主,治心为辅;积极处理并发症。

(七)急性加重期的药物治疗

1.控制感染

参考痰菌培养及药敏试验选择抗生素。在还没有培养结果前,根据感染的环境及痰涂片革兰染色选用抗生素。社区获得性感染以革兰阳性菌占多数,医院感染则以革兰阴性菌为主,或选用二者兼顾的抗生素。常用的有青霉素类、氨基糖苷类、喹诺酮类及头孢菌素类抗感染药物,必须注意可能继发真菌感染。

2.控制心力衰竭

慢性肺心病心力衰竭的治疗与其他心脏病心力衰竭的治疗有其不同之处,因为慢性肺心病患者一般在积极控制感染、改善呼吸功能后心力衰竭便能得到改善,患者尿量增多,水肿消退,不需加用利尿药。但对治疗无效的重症患者,可适当选用利尿药、正性肌力药或扩血管药物。

(1)利尿药:原则上宜选用作用轻的利尿药,小剂量使用。利尿药应用后可出现低钾、低氯性碱中毒,痰液黏稠不易排痰和血液浓缩,应注意预防。

(2)正性肌力药:慢性肺心病患者由于慢性缺氧及感染,对洋地黄类药物的耐受性很低,疗效较差,且易发生心律失常。正性肌力药的剂量宜小,一般约为常规剂量的 1/2 或 2/3,同时选用作用快、排泄快的洋地黄类药物,用药前应注意纠正缺氧,防治低钾血症,以免发生药物毒性反应。

(3)血管扩张药:钙通道阻滞剂、一氧化氮(NO)、川芎嗪等有一定的降低肺动脉压效果。

3.控制心律失常

一般经过治疗慢性肺心病的感染、缺氧后,心律失常可自行消失。如果持续存在可根据心律失常的类型选用药物。

4.抗凝治疗

应用普通肝素或低分子肝素防止肺微小动脉原位血栓形成。

二、护理评估

(一)一般评估

(1)生命体征(T、P、R、BP):急性加重期合并肺部感染患者体温可升高;心率加快或有心律不齐;呼吸频率常达每分钟 30～40 次;脉压增大,或持续低血压提示患者可能并发休克、消化道出血或 DIC。

(2)评估患者神志,有无白天嗜睡,甚至出现表情淡漠、神志恍惚、谵妄等肺性脑病的表现。

(3)评估咳嗽、咳痰、呼吸困难、发绀等,观察痰的量及性状。

(4)评估患者的营养状况,皮肤和黏膜,查看水肿部位及程度。

(二)身体评估

1.视诊

面部颜色、口唇有无发绀、有无球结膜充血、水肿、皮肤潮红、多汗(二氧化碳潴留、高碳酸血症的体征);颈静脉充盈情况:有无颈静脉怒张(右心衰竭的主要体征)。

2.触诊

(1)测量腹围:观察有无腹水征象;观察平卧时背部有无水肿出现(心源性水肿的特点先是出现在身体下垂部位)。

(2)肝脏肿大并有压痛,肝颈静脉回流征阳性。

(3)下肢有无凹陷性水肿情况(从踝内侧开始检查,逐渐向上),根据每天下肢水肿的部位记录情况与患尿量情况做动态的综合分析,判断水肿是否减轻,心力衰竭治疗是否有效。

3.叩诊

心界有无扩大。

4.听诊

肺部常可闻及湿啰音和哮鸣音;心尖部第一心音减弱,肺动脉瓣第二心音亢进;剑突下可闻及收缩期杂音,甚至出现舒张期杂音(结合病例综合考虑)。

(三)心理-社会评估

患者在疾病治疗过程中的心理反应与需求,家庭及社会支持情况,引导患者正确配合疾病的治疗与护理。

(四)辅助检查结果评估

1.血气分析

$PaO_2 < 8.0$ kPa(60 mmHg),$PaCO_2 > 6.7$ kPa(50 mmHg)时,提示有呼吸衰竭。根据血 pH 情况,有无酸碱失衡,判断是哪一类型的酸碱失衡。

2.血常规检查

红细胞及血红蛋白可升高,提示全血黏度及血浆黏度可增加;白细胞总数增高,中性粒细胞增加提示合并感染。

3.电解质

肺心病急性加重期由于呼吸衰竭、心力衰竭可引起各种电解质紊乱。应用利尿剂后,其中低血钾和失盐性低钠综合征最为多见,所以需要结合出入量与生化检查结果综合做动态的分析。

4.痰细菌学检查

痰细菌学检查可指导抗生素的选用。

(五)肺心病治疗常用药效果的评估

1.应用强心剂评估要点

用药前后要评估患者血氧分压情况、电解质情况。注意纠正缺氧,防治低钾血症,以免发生药物毒性反应。

2.应用利尿剂评估要点

(1)准确记录患者出入量(尤其是尿量/24 小时),过度脱水引起血液浓缩、痰液黏稠不易排出等不良反应。

（2）血生化检查的结果：长期使用噻嗪类利尿剂有可能导致水、电解质紊乱,产生低钠、低氯和低钾血症。

三、主要护理诊断/问题

（一）气体交换受损
气体交换受损与肺血管阻力增高引起肺淤血、肺血管收缩导致肺血流量减少有关。

（二）清理呼吸道无效
清理呼吸道无效与呼吸道感染、痰多黏稠有关。

（三）活动无耐力
活动无耐力与心肺功能减退有关。

（四）体液过多
体液过多与心排血量减少、肾血流灌注量减少有关。

（五）潜在并发症
肺性脑病。

四、护理措施

（一）急性期卧床休息
心肺衰竭时应绝对卧床休息,呼吸困难时取半坐卧位或高枕卧位;下肢水肿者应抬高下肢,恢复期适度活动,以能耐受为度。

（二）饮食
进食高热量、高蛋白、丰富维生素、易消化、无刺激的饮食,重者给予半流质或鼻饲饮食,水肿者,宜限制水和钠盐的摄入。

（三）给氧
持续低流量摄氧,使用呼吸机的患者按机械通气护理常规护理。

（四）保持呼吸道通畅
医护人员需指导和鼓励患者进行有效的咳嗽和排痰。

（五）严密观察生命体征、神志等病情变化
患者烦躁不安时,警惕呼吸衰竭,电解质紊乱,未建立人工气道者慎用镇静剂,以免诱发和加重肺性脑病。给予床栏,防坠床。

（六）水肿患者的护理
做好皮肤护理,预防皮肤完整性受损。

（七）心血管并发症护理
心力衰竭、呼吸衰竭、消化道出血者分别按其相应护理常规护理。

（八）给予心理疏导和支持
帮助患者克服多疑,敏感,依赖等心理。

（九）健康教育
1.疾病预防指导
由于慢性肺心病是各种原发肺胸疾病晚期的并发症,应对高危人群宣传教育,劝导戒烟,积极防治慢性阻塞性肺疾病等慢性支气管肺疾病,以降低发病率。指导腹式和缩唇式呼吸训练,改

善通气。

2.疾病知识指导

使患者和家属了解疾病发生、发展过程,减少反复发作的次数。积极防治原发病,避免和防治可能导致病情急性加重的诱因,坚持家庭氧疗等。加强饮食营养,以保证机体康复的需要。病情缓解期应根据肺、心功能及体力情况进行适当的体育锻炼,如散步、气功、太极拳、腹式呼吸、缩唇呼吸等,改善呼吸功能,提高机体免疫功能。

3.就诊指标

(1)体温升高。

(2)呼吸困难加重。

(3)咳嗽剧烈、咳痰不畅。

(4)尿量减少、水肿明显。

(5)患者神志淡漠、嗜睡、躁动、口唇发绀加重等。

五、护理效果评估

(1)患者神志清楚、情绪稳定。

(2)患者自觉症状好转(咳嗽、咳痰、呼吸困难减轻、发绀好转)。

(3)患者体温正常、心率由快变慢、血压平稳。

(4)患者尿量增加、体重减轻、水肿减轻。

(5)患者血气分析、血常规检查、电解质检查均恢复至缓解期水平。

（万璐璐）

第五节　急性心肌梗死

急性心肌梗死(acute myocardial infarction,AMI)是急性心肌缺血性坏死。是在冠状动脉病变的基础上,发生冠状动脉血供急剧减少或中断,使相应的心肌严重而持久地急性缺血所致。原因通常是在冠状动脉样硬化病变的基础上继发血栓形成所致。非动脉粥样硬化所导致的心肌梗死可由感染性心内膜炎、血栓脱落、主动脉夹层形成、动脉炎等引起。

本病在欧美常见,20 世纪 50 年代美国本病死亡率＞300/10 万人口,70 年代以后降到＜200/10 万人口。美国 35～84 岁人群中年发病率男性为 71‰,女性为 22‰;每年约有 80 万人发生心肌梗死,45 万人再梗死。在我国本病远不如欧美多见,20 世纪 70 年代和 80 年代北京、河北、哈尔滨、黑龙江、上海、广州等省市年发病率仅 0.2‰～0.6‰,其中以华北地区最高。

一、病因和发病机制

急性心肌梗死绝大多数(90％以上)是由冠状动脉粥样硬化所致。由于冠状动脉有弥漫而广泛的粥样硬化病变,使管腔有＞75％的狭窄,侧支循环尚未充分建立,在此基础上一旦由于管腔内血栓形成、劳累、情绪激动、休克、外科手术或血压剧升等诱因,血供进一步急剧减少或中断,使心肌严重而持久急性缺血达 1 小时以上,即可发生心肌梗死。

冠状动脉闭塞后约半小时,心肌开始坏死,1小时后心肌凝固性坏死,心肌间质充血、水肿、炎性细胞浸润。之后坏死心肌逐渐溶解,形成肌溶灶,随后渐有肉芽组织形成,坏死组织在1～2周后开始吸收,逐渐纤维化,在6～8周形成瘢痕而愈合,即为陈旧性心肌梗死。坏死心肌波及心包可引起心包炎。心肌全层坏死,可产生心室壁破裂、游离壁破裂或室间隔穿孔,也可引起乳头肌断裂。若仅有心内膜下心肌坏死,在心室腔压力的冲击下,外膜下层向外膨出,形成室壁膨胀瘤,造成室壁运动障碍甚至矛盾运动,严重影响左心室射血功能。冠状动脉可有一支或几支闭塞而引起所供血区部位的梗死。

急性心肌梗死时,心脏收缩力减弱,顺应性减低,心肌收缩不协调,心排血量下降,严重时发生泵衰竭、心源性休克及各种心律失常,病死率高。

二、病理生理

主要出现左心室舒张和收缩功能障碍的一些血流动力学变化,其严重度和持续时间取决于梗死的部位、程度和范围。当心脏收缩力减弱、顺应性减低、心肌收缩不协调时,左心室压力曲线最大上升速度(dp/dt)减低,左心室舒张末期压增高、舒张和收缩末期容量增多。射血分数减低,心搏血量和心排血量下降,心率增快或有心律失常,血压下降,静脉血氧含量降低。心室重构出现心壁厚度改变、心脏扩大和心力衰竭(先左心衰竭然后全心衰竭),可发生心源性休克。右心室梗死在心肌梗死患者中少见,其主要病理生理改变是右心衰竭的血流动力学变化,右心房压力增高,高于左心室舒张末期压,心排血量减低,血压下降。

急性心肌梗死引起的心力衰竭称为泵衰竭,按Killip分级法可分为:Ⅰ级,尚无明显心力衰竭;Ⅱ级,有左心衰竭,肺部啰音＜50%肺野;Ⅲ级,有急性肺水肿,全肺闻及大、小、干、湿啰音;Ⅳ级有心源性休克等不同程度或阶段的血流动力学变化。心源性休克是泵衰竭的严重阶段。但如兼有肺水肿和心源性休克则情况最严重。

三、临床表现

(一)病史

发病前常有明显诱因,如精神紧张、情绪激动、过度体力活动、饱餐、高脂饮食、糖尿病未控制、感染、手术、大出血、休克等。少数在睡眠中发病。有半数以上的患者过去有高血压及心绞痛史。部分患者则无明确病史及先兆表现,首次发展即是急性心肌梗死。

(二)症状

1.先兆症状

急性心肌梗死多突然发病,少数患者起病症状轻微。1/2～2/3的患者起病前1～2天至1～2周或更长时间有先兆症状,其中最常见的是稳定型心绞痛转变为不稳定型;或既往无心绞痛,突然出现心绞痛,且发作频繁,程度较重,用硝酸甘油难以缓解,持续时间较长。伴恶心、呕吐、血压剧烈波动。心电图显示ST段一时性明显上升或降低,T波倒置或增高。这些先兆症状如诊断及时,治疗得当,半数以上患者可免于发生心肌梗死;即使发生,症状也较轻,预后较好。

2.胸痛

胸痛为最早出现而突出的症状。其性质和部位多与心绞痛相似,但常发生于安静或睡眠时,程度更为剧烈,呈难以忍受的压榨、窒息,甚至“濒死感”,伴有大汗淋漓及烦躁不安。持续时间可长达1～2小时甚至10小时以上,或时重时轻达数天之久。用硝酸甘油无效,需用麻醉性镇痛药才能减轻。疼痛部位多在胸骨后,但范围较为广泛,常波及整个心前区,约 10%的病例波及剑突下及上腹部或颈、背部,偶尔到下颌、咽部及牙齿处。约 25%病例无明显的疼痛,多见于老年、糖尿病(由于感觉迟钝)或神志不清患者,或有急性循环衰竭者,疼痛被其他严重症状所掩盖。15%~20%病例在急性期无症状。

3.心律失常

见于 75%~95%的患者,多发生于起病后 1~2 天内,而以 24 小时内最多见。经心电图观察可出现各种心律失常,可伴乏力、头晕、晕厥等症状,且为急性期引起死亡的主要原因之一。其中最严重的心律失常是室性异位心律(包括频发性期前收缩、阵发性心动过速和颤动)。频发(>5 次/分),多源,成对出现,或 R 波落在 T 波上的室性早搏可能为心室颤动的先兆。房室传导阻滞和束支传导阻滞也较多见,严重者可出现完全性房室传导阻滞。室上性心律失常则较少见,多发生于心力衰竭患者。前壁心肌梗死易发生室性心律失常,下壁(膈面)梗死易发生房室传导阻滞。

4.心力衰竭

主要是急性左心衰竭,发生率为 32%~48%,为心肌梗死后收缩力减弱或不协调所致,可出现呼吸困难、咳嗽、烦躁及发绀等症状。严重时两肺满布湿啰音,形成肺水肿,进一步则导致右心衰竭。右心室心肌梗死者可一开始就出现右心衰竭,并伴血压下降。

5.低血压和休克

仅于疼痛剧烈时血压下降,未必是休克。但如疼痛缓解而收缩压仍低于 10.7 kPa(80 mmHg),伴有烦躁不安、大汗淋漓、脉搏细快、尿量减少(<20 mL/h)、神志恍惚甚至晕厥时,则为休克。主要为心源性,由心肌广泛坏死、心排血量急剧下降所致,而神经反射引起的血管扩张尚属次要,有些患者还有血容量不足的因素参与。

6.胃肠道症状

疼痛剧烈时,伴有频繁的恶心呕吐、上腹胀痛、肠胀气等,与迷走神经张力增高有关。

7.全身症状

主要是发热,一般在发病后 1~3 天出现,体温 38 ℃左右,持续约 1 周。

(三)体征

(1)约半数患者心浊音界轻度至中度增大,有心力衰竭时较显著。

(2)心率多增快,少数可减慢。

(3)心尖区第一心音减弱,有时伴有第三或第四心音奔马律。

(4)10%~20%的患者在病后2~3 天出现心包摩擦音,多数在几天内又消失,是坏死波及心包面引起的反应性纤维蛋白性心包炎所致。

(5)心尖区可出现粗糙的收缩期杂音或收缩中晚期喀喇音,为二尖瓣乳头肌功能失调或断裂所致。

(6)可听到各种心律失常的心音改变。

(7)常见到血压下降到正常以下(病前高血压者血压可降至正常),且可能不再恢复到起病前水平。

(8)还可伴有休克、心力衰竭的相应体征。

(四)并发症

心肌梗死除可并发心力衰竭及心律失常外,还可有下列并发症。

1.动脉栓塞

主要为左心室壁血栓脱落所引起。根据栓塞的部位,可能产生脑部或其他部位的相应症状,常在起病后 1～2 周发生。

2.心室壁瘤

梗死部位在心脏内压的作用下,显著膨出。心电图常示持久的 ST 段持续抬高。

3.心肌破裂

少见。常在发病 1 周内出现,患者常突然心力衰竭甚至休克造成死亡。

4.乳头肌功能不全

乳头肌功能不全的病变可分为坏死性与纤维性 2 种,在发生心肌梗死后,心尖区突然出现响亮的全收缩期杂音,第一心音减低。

5.心肌梗死后综合征

发生率约 10％,于心肌梗死后数周至数月内出现,可反复发生,表现为发热、胸痛、心包炎、胸膜炎或肺炎等症状、体征,可能为机体对坏死物质的变态反应。

四、诊断要点

(一)诊断标准

诊断 AMI 必须至少具备以下标准中的两条。

(1)缺血性胸痛的临床病史,疼痛常持续 30 分钟以上。

(2)心电图的特征性改变和动态演变。

(3)心肌坏死的血清心肌标记物浓度升高和动态变化。

(二)诊断步骤

对疑为 AMI 的患者,应争取在 10 分钟内完成以下步骤。

(1)临床检查(问清缺血性胸痛病史,如疼痛性质、部位、持续时间、缓解方式、伴随症状;查明心、肺、血管等的体征)。

(2)描记 18 导联心电图(常规 12 导联加 $V_7 \sim V_9$,$V_{3R} \sim V_{5R}$),并立即进行分析、判断。

(3)迅速进行简明的临床鉴别诊断后做出初步诊断(老年人突发原因不明的休克、心力衰竭、上腹部疼痛伴胃肠道症状、严重心律失常或较重而持续性胸痛或胸闷,应慎重考虑有无本病的可能)。

(4)对病情做出基本评价并确定即刻处理方案。

(5)继之尽快进行相关的诊断性检查和监测,如血清心肌标记物浓度的检测,结合缺血性胸痛的临床病史、心电图的特征性改变,做出 AMI 的最终诊断。此外,尚应进行血常规、血脂、血糖、凝血时间、电解质等检测,二维超声心动图检查,床旁心电监护等。

(三)危险性评估

(1)伴下列任一项者,如高龄(＞70 岁)、既往有心肌梗死史、心房颤动、前壁心肌梗死、心源性休克、急性肺水肿或持续低血压等,可确定为高危患者。

(2)病死率随心电图 ST 段抬高的导联数的增加而增加。

(3)血清心肌标记物浓度与心肌损害范围呈正相关,可助估计梗死面积和患者预后。

五、鉴别诊断

(一)不稳定型心绞痛

疼痛的性质、部位与心肌梗死相似,但发作持续时间短、次数频繁、含服硝酸甘油有效。心电图的改变及酶学检查是与心肌梗死鉴别的主要依据。

(二)急性肺动脉栓塞

大块的栓塞可引起胸痛、呼吸困难、咯血、休克,但多出现右心负荷急剧增加的表现如心室增大,P_2 亢进、分裂和有心力衰竭体征。无心肌梗死时的典型心电图改变和血清心肌酶的变化。

(三)主动脉夹层

该病也具有剧烈的胸痛,有时出现休克,其疼痛常为撕裂样,一开始即达高峰,多放射至背部、腹部、腰部及下肢。两上肢的血压和脉搏常不一致是本病的重要体征。可出现主动脉瓣关闭不全的体征,心电图和血清心肌酶学检查无 AMI 时的变化,X 线和超声检查可出现主动脉明显增宽。

(四)急腹症

急性胆囊炎、胆石症、急性坏死性胰腺炎、溃疡病穿孔等常出现上腹痛及休克的表现,但应有相应的腹部体征,心电图及影像、酶学检查有助于鉴别。

(五)急性心包炎

尤其是非特异性急性心包炎,也可出现严重胸痛、心电图 ST 段抬高,但该病发病前常有上呼吸道感染,呼吸和咳嗽时疼痛加重,早期即有心包摩擦音。无心电图的演变及酶学异常。

六、处理

(一)治疗原则

改善冠状动脉血液供给,减少心肌耗氧,保护心脏功能,挽救因缺血而濒死的心肌,防止梗死面积扩大,缩小心肌缺血范围,及时发现、处理,防治严重心律失常、泵衰竭和各种并发症,防止猝死。

(二)院前急救

流行病学调查发现,50%的患者发病后 1 小时在院外猝死,死因主要是可救治的心律失常。因此,院前急救的重点是尽可能缩短患者就诊延误的时间和院前检查、处理、转运所用的时间;尽量帮助患者安全、迅速地转送到医院;尽可能及时给予相关急救措施,如嘱患者停止任何主动性活动和运动,舌下含化硝酸甘油,高流量吸氧,镇静止痛(吗啡或哌替啶),必要时静脉注射或滴注利多卡因,或给予除颤治疗和心肺复苏;缓慢性心律失常给予阿托品肌内注射或静脉注射;及时将患者情况通知急救中心或医院,在严密观察、治疗下迅速将患者送至医院。

(三)住院治疗

急诊室医师应力争在 10～20 分钟内完成病史、临床检查记录 18 导联心电图,尽快明确诊断。对 ST 段抬高者应在 30 分钟内收住冠心病监护病房(CCU)并开始溶栓,或在 90 分钟内开始行急诊 PTCA 治疗。

1.休息

患者应卧床休息,保持环境安静,减少探视,防止不良刺激。

2.监测

在冠心病监护室进行心电图、血压和呼吸的监测5~7天,必要时进行床旁血流动力学监测,以便于观察病情和指导治疗。

3.护理

第一周完全卧床,加强护理,进食、漱洗、大小便、翻身等都需要别人帮助。第二周可从床上坐起,第3~4周可逐步离床和室内缓步走动。但病重或有并发症者,卧床时间宜适当延长。食物以易消化的流质或半流质为主,病情稳定后逐渐改为软食。便秘3天者可服轻泻剂或用甘油栓等,必须防止用力大便造成病情突变。焦虑、不安患者可用地西泮等镇静剂。禁止吸烟。

4.吸氧

在急性心肌梗死早期,即便未合并有左心力衰竭或肺疾病,也常有不同程度的动脉低氧血症。其原因可能为细支气管周围水肿,使小气道狭窄,增加小气道阻力,气流量降低,局部换气量减少,特别是两肺底部最为明显。有些患者虽未测出动脉低氧血症,但由于肺间质液体增加,肺顺应性一过性降低,而有气短症状。因此,应给予吸氧,通常在发病早期用鼻塞给氧24~48小时,3~5 L/min。有利于氧气运送到心肌,可能减轻气短、疼痛或焦虑症状。在严重左心力衰竭、肺水肿和并有机械并发症的患者,多伴有严重低氧血症,需面罩加压给氧或气管插管并机械通气。

5.补充血容量

心肌梗死患者,由于发病后出汗、呕吐或进食少,以及应用利尿药等因素,常有血容量不足和血液浓缩,从而加重缺血和血栓形成,有导致心肌梗死面积扩大的危险。因此,如每天摄入量不足,应适当补液,以保持出入量的平衡。

6.缓解疼痛

AMI时,剧烈胸痛使患者交感神经过度兴奋,产生心动过速、血压升高和心肌收缩力增强,从而增加心肌耗氧量。并易诱发快速性室性心律失常,应迅速给予有效镇痛药。本病早期疼痛时难以区分坏死心肌疼痛和可逆性心肌缺血疼痛,二者常混杂在一起。先予含服硝酸甘油,随后静脉滴注硝酸甘油,如疼痛不能迅速缓解,应即用强的镇痛药,吗啡和派替啶最为常用。吗啡是解除急性心肌梗死后疼痛最有效的药物。其作用于中枢阿片受体而发挥镇痛作用,并阻滞中枢交感神经冲动传出,避免其导致外周动、静脉扩张,从而降低心脏前后负荷及心肌耗氧量。通过镇痛,减轻疼痛引起的应激反应,使心率减慢。给药后10~20分钟发挥镇痛作用,1~2小时作用最强,持续4~6小时。通常静脉注射吗啡5~10 mg,必要时每1~2小时重复1次,总量不宜超过15 mg。吗啡治疗剂量时即可发生不良反应,随剂量增加,发生率增加。不良反应有恶心、呕吐、低血压和呼吸抑制。其他不良反应有眩晕,嗜睡,表情淡漠,注意力分散等。一旦出现呼吸抑制,可每隔3分钟静脉注射纳洛酮,有拮抗吗啡的作用,剂量为0.4 mg,总量不超过1.2 mg。一般用药后呼吸抑制症状可很快消除,必要时采用人工辅助呼吸。哌替啶有消除迷走神经作用和镇痛作用,其血流动力学作用与吗啡相似,75 mg哌替啶相当于10 mg吗啡,不良反应有致心动过速和呕吐作用,但较吗啡轻。可用阿托品0.5 mg对抗之。临床上可肌内注射25~75 mg,必要时2~3小时重复,过量出现麻醉作用和呼吸抑制,当引起呼吸抑制时,也可应用纳洛酮治疗。对重度烦躁者可应用冬眠疗法,经肌内注射哌替啶25 mg、异丙嗪(非那根)12.5 mg,必要时4~6小时重复1次。

中药可用复方丹参滴丸、麝香保心丸口服,或复方丹参注射液16 mL加入5%葡萄糖液250~500 mL中静脉滴注。

(四)再灌注心肌

起病 3～6 小时内,使闭塞的冠状动脉再通,心肌得到再灌注,濒临坏死的心肌可能得以存活或坏死范围缩小,预后改善,是一种积极的治疗措施。

1.急诊溶栓治疗

溶栓治疗治疗原理是针对急性心肌梗死的发病基础,即大部分穿壁性心肌梗死是由于冠状动脉血栓性闭塞引起的。血栓是由凝血酶原在异常刺激下被激活,形成凝血酶,使纤维蛋白原转化为纤维蛋白,然后与其他有形成分如红细胞、血小板一起形成的。机体内存在一个纤维蛋白溶解系统,它是由纤维蛋白溶解酶原和内源性或外源性激活物组成的。在激活物的作用下,纤维蛋白溶酶原被激活,形成纤维蛋白溶酶,它可以溶解稳定的纤维蛋白血栓,还可以降解纤维蛋白原,促使纤维蛋白裂解、使血栓溶解。但是纤维蛋白溶酶的半衰期很短,要想获得持续的溶栓效果,只有依靠连续输入外源性补给激活物的办法。现在临床常用的纤溶激活物有两大类,一类为非选择性纤溶剂,如链激酶、尿激酶。它们除了激活与血栓相关的纤维蛋白溶酶原外,还激活循环中的纤溶酶原,导致全身的纤溶状态,因此可以引起出血合并症。另一类为选择性纤溶剂,有重组组织型纤溶酶原激活剂(αt-Pa),单链尿激酶型纤溶酶原激活剂(SCUPA)及乙酰纤溶酶原-链激酶激活剂复合物(APSAC)。它们选择性地激活与血栓有关的纤溶酶原,而对循环中的纤溶酶原仅有中等度的作用。这样可以避免或减少出血合并症的发生。

(1)溶栓疗法的适应证:①持续性胸痛超过半小时,含服硝酸甘油片后症状不能缓解;②相邻两个或更多导联 ST 段抬高>0.2 mV;③发病 12 小时内,或虽超过 6 小时,患者仍有严重胸痛,并且 ST 段抬高的导联有 R 波者,也可考虑溶栓治疗。

(2)溶栓治疗的禁忌证:①近 10 天内施行过外科手术者,包括活检、胸腔或腹腔穿刺和心脏体外按压术等;②10 天内进行过动脉穿刺术者;③颅内病变,包括出血、梗死或肿瘤等;④有明显出血或潜在的出血性病变,如溃疡性结肠炎、胃十二指肠溃疡或有空洞形成的肺部病变;⑤有出血性或脑栓塞倾向的疾病,如各种出血性疾病、肝肾疾病、心房纤颤、感染性心内膜炎、收缩压>24.0 kPa(180 mmHg),舒张压>14.7 kPa(110 mmHg)等;⑥妊娠期或分娩后前 10 天;⑦在半年至 1 年内进行过链激酶治疗者;⑧年龄>65 岁,因为高龄患者溶栓疗法引起颅内出血者多,而且冠脉再通率低于中年。

(3)溶栓治疗常用药物:①链激酶(Streptokinase,SK)是 C 类乙型链球菌产生的酶,在体内将前活化素转变为活化素,后者将纤溶酶原转变为纤溶酶。有抗原性,用前需做皮肤过敏试验。静脉滴注常用量为(5～15)×10⁵ U 加入 5% 葡萄糖液 100 mL 内,在 60 分钟内滴完,后每小时给予 1×10⁵ U,滴注 24 小时。治疗前半小时肌内注射异丙嗪 25 mg,加少量(2.5～5.0 mg)地塞米松同时滴注可减少变态反应的发生。用药前后进行凝血方面的化验检查,用量大时尤应注意出血倾向。冠脉内注射时先做冠脉造影,经导管向闭塞的冠状动脉内注入硝酸甘油 0.2～0.5 mg,后注入 SK 2×10⁸ U,继之每分钟(2～4)×10³ U,共 30～90 分钟至再通后继用每分钟 2×10³ U 30～60 分钟。患者胸痛突然消失,ST 段恢复正常,心肌酶峰值提前出现为再通征象,可每分钟注入 1 次造影剂观察是否再通。②尿激酶(Urokinase,UK)作用于纤溶酶原使之转变为纤溶酶。本品无抗原性,作用较 SK 弱。(15～20)×10⁵ U 静脉滴注 30 分钟滴完。冠状动脉内应用时每分钟 6×10³ U 持续 1 小时以上至溶栓后再维持 0.5～1.0 小时。③组织型重组纤维蛋白溶酶原激活剂(rt-PA)对血凝块有选择性,故疗效高于 SK。冠脉内滴注 0.375 mg/kg,持续 45 分钟。静脉滴注用量为 0.75 mg/kg,持续 90 分钟。④其他制剂还有单链尿激酶型纤维蛋白溶酶原激活剂(SCUPA),异化纤维蛋白溶酶原链激酶激活剂复合物(APSAC)等。

以上溶栓剂的选择:文献资料显示,用药 2～3 小时的开通率 rt-PA 为 65％～80％,SK 为 65％～75％,UK 为 50％～68％,APSAC 为 68％～70％。究竟应用哪一种溶栓剂,不能根据以上数据武断地选择,而应根据患者的病变范围、部位、年龄、起病时间的长短以及经济情况等因素选择。比较而言,如患者年轻(年龄小于 45 岁)、大面积前壁 AMI、到达医院时间较早(2 小时内)、无高血压,应首选 rt-PA。如果年龄较大(大于 70 岁)、下壁 AMI、有高血压,应选 SK 或 UK。由于 APSAC 的半衰期最长(70～120 分钟),因此它可在患者家中或救护车上一次性快速静脉注射;rt-PA 的半衰期最短(3～4 分钟),需静脉持续滴注 90～180 分钟;SK 的半衰期为 18 分钟,给药持续时间为 60 分钟;UK 半衰期为 40 分钟,给药时间为 30 分钟。SK 与 APSAC 可引起低血压和变态反应,UK 与 rt-PA 无这些不良反应。rt-PA 需要联合使用肝素,SK、UK、APSAC 除具有纤溶作用外,还有明显的抗凝作用,不需要积极使用静脉肝素。另外,rt-PA 价格较贵,SK、UK 较低廉。以上这些因素在临床选用溶栓剂时应予以考虑。

(4)溶栓治疗的并发症。①出血。轻度出血:皮肤、黏膜、肉眼及显微镜下血尿或小量咯血、呕血等(穿刺或注射部位少量瘀斑不作为并发症)。重度出血:大量咯血或消化道大出血、腹膜后出血等引起失血性休克或低血压,需要输血者。危及生命部位的出血:颅内、蛛网膜下腔、纵隔内或心包出血。②再灌注心律失常:注意其对血流动力学的影响。③一过性低血压及其他的变态反应。

2.经皮腔内冠状动脉成形术(PTCA)

(1)直接 PTCA(direct PTCA):急性心肌梗死发病后直接做 PTCA。指征为静脉溶栓治疗有禁忌证者;合并心源性休克者(急诊 PTCA 挽救生命是作为首选治疗);诊断不明患者,如急性心肌梗死病史不典型或左束支传导阻滞(LBBB)者,可从直接冠状动脉造影和 PTCA 中受益;有条件在发病后数小时内行 PTCA 者。

(2)补救性 PTCA(rescue PTCA):在发病 24 小时内,静脉溶栓治疗失败,患者胸痛症状不缓解时,行急诊 PTCA,以挽救存活的心肌,限制梗死面积进一步扩大。

(3)半择期 PTCA(semi-elective PTCA):溶栓成功患者在梗死后 7～10 天内,有心肌缺血指征或冠脉再闭塞者。

(4)择期 PTCA(elective PTCA):在急性心肌梗死后 4～6 周,用于再发心绞痛或有心肌缺血客观指征,如运动试验、动态心电图、^{201}Tl 运动心肌断层显像等证实有心肌缺血。

(5)冠状动脉旁路移植术(CABG):适用于溶栓疗法及 PTCA 无效,而仍有持续性心肌缺血;急性心肌梗死合并有左心房室瓣关闭不全或室间隔穿孔等机械性障碍需要手术矫正和修补,同时进行 CABG;多支冠状动脉狭窄或左冠状动脉主干狭窄。

(五)缩小梗死面积

AMI 是心肌氧供/氧需的严重失衡,纠正这种失衡,就能挽救濒死的心肌,限制梗死的扩大,有效地减少并发症和改善患者的预后。控制心律失常,适当补充血容量和治疗心力衰竭,均有利于减少梗死区。目前多主张采用以下几种。

1.扩血管药物

扩血管药物必须应用于梗死初期的发展阶段,即起病后 4～6 小时之内。一般首选硝酸甘油静脉滴注或异山梨酯舌下含化,也可在皮肤上用硝酸甘油贴片或软膏。使用时应注意:静脉给药时,最好有血流动力学监测,当肺动脉楔嵌压小于 2.0～2.4 kPa,动脉压正常或增高时,其疗效较好,反之,则可使病情恶化;应从小剂量开始,在应用过程中保持肺动脉楔嵌压不低于 2 kPa (2.0～2.4 kPa),且动脉压不低于正常低限,以保证必需的冠状动脉灌注。

2.β受体阻滞剂

大量临床资料表明,在 AMI 发生后的 4～12 小时内,给普萘洛尔或阿普洛尔、阿替洛尔、美托洛尔等药治疗(最好是早期静脉内给药),常能达到明显降低患者的最高血清酶(CPK,CK-MB 等)水平,提示有限制梗死范围扩大的作用。但因这些药的负性肌力、负性频率作用,临床应用时,当心率低于每分钟 60 次,收缩压≤14.6 kPa,有心力衰竭及下壁心梗者应慎用。

3.右旋糖酐-40 及复方丹参等活血化瘀药物

一般可选用右旋糖酐-40 每天静脉滴注 250～500 mL,7～14 天为 1 个疗程。在右旋糖酐-40 内加入活血化瘀药物,如血栓通 4～6 mL、川芎嗪 80～160 mg 或复方丹参注射液 12～30 mL,疗效更佳。心功能不全者右旋糖酐-40 者慎用。

4.极化液(GIK)

可减少心肌坏死,加速缺血心肌的恢复。但近年因其效果不显著,已趋向不用,仅用于 AMI 伴有低血容量者。其他改善心肌代谢的药物有维生素 C(3～4 g)、辅酶 A(50～100 U)、肌苷(0.2～0.6 g)、维生素 B_6(50～100 mg),每天 1 次静脉滴注。

5.其他

有人提出用大量激素(氢化可的松 150 mg/kg)或透明质酸酶(每次 500 U/kg,每 6 小时 1 次,每天4 次),或用钙通道阻滞剂(硝苯地平 20 mg,每 4 小时 1 次)治疗 AMI,但对此分歧较大,尚无统一结论。

(六)严密观察,及时处理并发症

1.左心功能不全

AMI 时左心功能不全因病理生理改变的程度不同,可表现轻度肺淤血、急性左心衰竭(肺水肿)、心源性休克。

(1)急性左心衰竭(肺水肿)的治疗:可选用吗啡、利尿剂(呋塞米等)、硝酸甘油(静脉滴注),尽早口服 ACEI 制剂(以短效制剂为宜)。肺水肿合并严重高血压时应静脉滴注硝普钠,由小剂量(10 μg/min)开始,据血压调整剂量。伴严重低氧血症者可行人工机械通气治疗。洋地黄制剂在 AMI 发病 24 小时内不主张使用。

(2)心源性休克:在严重低血压时应静脉滴注多巴胺 5～15 μg/(kg·min),一旦血压升至12.0 kPa(90 mmHg)以上,则可同时静脉滴注多巴酚丁胺 3～10 μg/(kg·min),以减少多巴胺用量。如血压不升应使用大剂量多巴胺[≥15 μg/(kg·min)]。大剂量多巴胺无效时,可静脉滴注去甲肾上腺素 2～8 μg/min。轻度低血压时,可用多巴胺或与多巴酚丁胺合用。药物治疗无效者,应使用主动脉内球囊反搏(IABP)。AMI 合并心源性休克提倡 PTCA 再灌注治疗。中药可酌情选用独参汤、参附汤、生脉散等。

2.抗心律失常

急性心肌梗死有 90% 以上出现心律失常,绝大多数发生在梗死后 72 小时内,不论是快速性或缓慢性心律失常,对急性心肌梗死患者均可引起严重后果。因此,应及早发现心律失常,特别是严重的心律失常前驱症状,并给予积极的治疗。

(1)对出现室性早搏的急性心肌梗死患者,均应严密心电监护及处理。频发的室性早搏或室速,应以利多卡因 50～100 mg 静脉注射,无效时 5～10 分钟可重复,控制后以每分钟 1～3 mg

静脉滴注维持,情况稳定后可改为药物口服;美西律150~200 mg,普鲁卡因胺250~500 mg,溴苄胺100~200 mg等,6小时1次维持。

(2)对已发生室颤者应立即行心肺复苏术,在进行心脏按压和人工呼吸的同时争取尽快实行电除颤,一般首次即采取较大能量(200~300 J),争取1次成功。

(3)对窦性心动过缓如心率小于每分钟50次,或心率在每分钟50~60次但合并低血压或室性心律失常,可以阿托品每次0.3~0.5 mg静脉注射,无效时5~10分钟重复,但总量不超过2 mg。也可以氨茶碱0.25 g或异丙基肾上腺素1 mg分别加入300~500 mL液体中静脉滴注,但这些药物有可能增加心肌氧耗或诱发室性心律失常,故均应慎用。以上治疗无效症状严重时可采用临时起搏措施。

(4)对房室传导阻滞一度和二度Ⅰ型者,可应用肾上腺皮质激素、阿托品、异丙肾上腺素治疗,但应注意其不良反应。对三度及二度Ⅱ型者宜行临时心脏起搏。

(5)对室上性快速心律失常可选用β阻滞剂、洋地黄类(24小时内尽量不用)、维拉帕米、胺碘酮、奎尼丁、普鲁卡因胺等治疗,对阵发性室上性心动过速、房颤及房扑,药物治疗无效可考虑直流同步电转复或人工心脏起搏器复律。

3.机械性并发症的处理

(1)心室游离壁破裂:可引起急性心包压塞致突然死亡,临床表现为电-机械分离或心脏停搏,常因难以及时救治而死亡。亚急性心脏破裂应积极争取冠状动脉造影后行手术修补及血管重建术。

(2)室间隔穿孔:伴血流动力学失代偿者,提倡在血管扩张剂和利尿剂治疗及IABP支持下,早期或急诊手术治疗。如穿孔较小,无充血性心力衰竭,血流动力学稳定,可保守治疗,6周后择期手术。

(3)急性二尖瓣关闭不全:急性乳头肌断裂时突发左心衰竭和(或)低血压,主张用血管扩张剂、利尿剂及IABP治疗,在血流动力学稳定的情况下急诊手术。因左心室扩大或乳头肌功能不全者,应积极应用药物治疗心力衰竭,改善心肌缺血并行血管重建术。

(七)恢复期处理

住院3~4周后,如病情稳定,体力增进,可考虑出院。近年主张出院前作症状限制性运动负荷心电图、放射性核素和(或)超声显像检查,如显示心肌缺血或心功能较差,宜行冠状动脉造影检查考虑进一步处理。心室晚电位检查有助于预测发生严重室性心律失常的可能性。

七、护理

(一)护理评估

1.病史

发病前常有明显诱因,如精神紧张、情绪激动、过度体力活动、饱餐、高脂饮食、糖尿病未控制、感染、手术、大出血、休克等。少数在睡眠中发病。半数以上的患者过去有高血压及心绞痛史。部分患者则无明确病史及先兆表现,首次发现即是急性心肌梗死。

2.身体状况

(1)先兆:半数以上患者在梗死前数天至数周,有乏力、胸部不适、活动时心悸、气急、心绞痛等,最突出为心绞痛发作频繁,持续时间较长,疼痛较剧烈,甚至伴恶心、呕吐、大汗、心动过缓,硝酸甘油疗效差等,特称为梗前先兆。应警惕近期内发生心肌梗死的可能,要及时住院治疗。

(2)症状:急性心肌梗死的临床表现与梗死的大小、部位、发展速度及原来心脏的功能情况等有关。

疼痛:是最常见的起始症状。典型的疼痛部位和性质与心绞痛相似,但疼痛更剧烈,诱因多不明显,持续时间较长,多在 30 分钟以上,也可达数小时或数天,休息和含服硝酸甘油多不能缓解。患者常烦躁不安、出汗、恐惧,或有濒死感。老年人、糖尿病患者以及脱水、休克患者常无疼痛。少数患者以休克、急性心力衰竭、突然晕厥为始发症状。部分患者疼痛位于上腹部,或者疼痛放射至下颌、颈部、背部上方,易被误诊,应与相关疾病鉴别。

全身症状:有发热和心动过速等。发热由坏死物质吸收所引起,一般在疼痛后 24～48 小时出现,体温一般在 38 ℃左右,持续约 1 周。

胃肠道症状:频繁常伴有早期恶心、呕吐、肠胀气和消化不良,特别是下后壁梗死者。重症者可发生呃逆。

心律失常:见于 75%～95% 的患者,以发病 24 小时内最多见,可伴心悸、乏力、头晕、晕厥等症状。其中以室性心律失常居多,可出现室性期前收缩、室性心动过速、心室颤动或加速性心室自主心律。如出现频发的、成对的、多源的和 R 落在 T 的室性期前收缩,或室性心动过速,常为心室颤动的先兆。室颤是急性心肌梗死早期主要的死因。室上性心律失常则较少,多发生在心力衰竭者中。缓慢型心律失常中以房室传导阻滞最为常见,束支传导阻滞和窦性心动过缓也较多见。

低血压和休克:见于 20%～30% 的患者。疼痛期的血压下降未必是休克。如疼痛缓解后收缩压仍低于 10.7 kPa(80 mmHg),伴有烦躁不安、面色苍白、皮肤湿冷、大汗淋漓、脉细而快、少尿、精神迟钝,甚或昏迷者,则为休克表现。休克多在起病后数小时至 1 周内发生,主要是心源性,为心肌收缩力减弱、心排血量急剧下降所致,尚有血容量不足、严重心律失常、周围血管舒缩功能障碍和酸中毒等因素参与。

心力衰竭:主要为急性左心衰竭。可在发病最初的几天内发生,或在疼痛、休克好转阶段出现。是因为心肌梗死后心脏收缩力显著减弱或不协调所致。患者可突然出现呼吸困难、咳泡沫痰、发绀等,严重时可发生急性肺水肿,也可继而出现全心衰竭,并伴血压下降。

(3)体征,包括全身和特殊器官表现体征。

一般情况:患者常呈焦虑不安或恐惧,手抚胸部,面色苍白,皮肤潮湿,呼吸增快;如左心功能不全时呼吸困难,常采半卧位或咯粉红色泡沫痰;发生休克时四肢厥冷,皮肤有蓝色斑纹。多数患者于发病第 2 天体温升高,一般在 38 ℃左右,不超过 39 ℃,1 周内退至正常。

心脏:心脏浊音界可轻至中度增大;心率增快或减慢;可有各种心律失常;心尖部第一心音常减弱,可出现第三或第四音奔马律;一般听不到心脏杂音,二尖瓣乳头肌功能不全或腱索断裂时心尖部可听到明显的收缩期杂音;室间隔穿孔时,胸骨左缘可闻及响亮的全收缩期杂音;发生严重的左心衰竭时,心尖部也可闻及收缩期杂音;1%～20% 的患者可在发病 1～3 天内出现心包摩擦音,持续数天,少数可持续 1 周以上。

肺部:发病早期肺底可闻及少数湿啰音,常在 1～2 天内消失,啰音持续存在或增多常提示左心衰竭。

3.实验室及其他检查

(1)心电图:可起到定性、定位、定期的作用。透壁性心肌梗死典型改变是出现异常、持久宽而深的Q波或 QS 波。损伤型 ST 段的抬高,弓背向上与 T 波融合形成单向曲线,起病数小时之后出现,数天至数周回到基线。T波改变为起病数小时内异常增高,数天至2周变为平坦,继而倒置。但有5%～15%病例心电图表现不典型,其原因为小灶梗死,多处或对应性梗死,再发梗死,心内膜下梗死以及伴室内传导阻滞,心室肥厚或预激综合征等。以上情况可不出现坏死性Q波,只表现为QRS波群高度、ST段、T波的动态改变。另外,右心梗死,真后壁和局限性高侧壁心肌梗死,常规导联中不显示梗死图形,应加做特殊导联以明确诊断。

(2)心向量图:当心电图不能肯定诊断为心肌梗死时,往往可通过心向量图得到证实。

(3)超声心动图:超声心动图并不用来诊断急性心肌梗死,但对探查心肌梗死的各种并发症极有价值,尤其是室间隔穿孔破裂、乳头肌或腱索断裂或功能不全造成的二尖瓣关闭不全、脱垂、室壁瘤和心包积液。

(4)放射性核素检查:放射性核素心肌显影及心室造影中,^{99m}Tc及^{131}I等形成热点成像或^{201}TI、^{42}K等冷点成像,先是ST段普通压低,继而T波倒置。成像可判断梗死的部位和范围。用门电路控制γ闪烁照相法进行放射性核素血池显像,可观察壁动作及测定心室功能。

(5)心室晚电位(LPs):心肌梗死时LPs阳性率28%～58%,其出现不似陈旧性心梗稳定,但与室速与室颤有关,阳性者应进行心电监护及予以有效治疗。

(6)磁共振成像(MRI技术):易获得清晰的空间隔像,故对发现间隔段运动障碍、间隔心肌梗死并发症较其他方法优越。

(7)实验室检查,包括血常规、血清酶学检查等。

血常规:白细胞计数上升,达(10～20)×10^9/L,中性粒细胞增至75%～90%。

红细胞沉降率增快;C反应蛋白(CRP)增高可持续1～3周。

血清酶学检查:心肌细胞内含有大量的酶,受损时这些酶进入血液,测定血中心肌酶谱对诊断及估计心肌损害程度有十分重要的价值。常用的有以下2种。①血清肌酸磷酸激酶(CPK)发病4～6小时在血中出现,24小时达峰值,后很快下降,2～3天消失;②乳酸脱氢酶(LDH)在起病8～10小时后升高,达到高峰时间在2～3天,持续1～2周恢复正常。其中CPK的同工酶CPK-MB和LDH的同工酶CDH,诊断的特异性最高,其增高程度还能更准确地反映梗死的范围。

肌红蛋白测定:血清肌红蛋白升高出现时间比CPK略早,在2小时左右,多数24小时即恢复正常;尿肌红蛋白在发病后5～40小时开始排泄,持续时间平均达83小时。

(二)护理目标

(1)患者疼痛减轻。

(2)患者能遵医嘱服药,说出治疗的重要性。

(3)患者的活动量增加、心率正常。

(4)生命体征维持在正常范围。

(5)患者看起来放松。

(三)护理措施

1.一般护理

(1)安置患者于冠心病监护病房(CCU),连续监测心电图、血压、呼吸5～7天,对行漂浮导管检查者做好相应护理,询问患者有无心悸、胸闷、胸痛、气短、乏力、头晕等不适。

(2)病室保持安静、舒适,限制探视,有计划地护理患者,减少对患者的干扰,保证患者充足的休息和睡眠时间,防止任何不良刺激。据病情安置患者于半卧位或平卧位。如无并发症,

24 小时内可在床上活动肢体,无合并症者可在床上坐起,逐渐过渡到坐在床边或椅子上,每次 20 分钟,每天 3～5 次,鼓励患者深呼吸;第 1～2 周后开始在室内走动,逐步过渡到室外行走;第 3～4 周可试着上下楼梯或出院。病情严重或有并发症者应适当延长卧床时间。

(3)介绍本病知识和监护室的环境。关心、尊重、鼓励、安慰患者,以和善的态度回答患者提出的问题,帮助其树立战胜疾病的信心。

(4)给予低钠、低脂、低胆固醇、无刺激、易消化的饮食,少量多餐,避免进食过饱。

(5)心肌梗死患者由于卧床休息、消化功能减退、哌替啶或吗啡等止痛药物的应用,使胃肠功能和膀胱收缩无力抑制,易发生便秘和尿潴留。应予以足够的重视,酌情给予轻泻剂,嘱患者排便时勿屏气,避免增加心脏负担和导致附壁血栓脱落。排便不畅时宜加用开塞露,对 5 天无大便者可保留灌肠或给低压盐水灌肠。对排尿不畅者,可采用物理或诱导法,协助排尿,必要时行导尿。

(6)吸氧:氧治疗可提高改善低氧血症,有利于心肌梗死的康复。急性期给患者高流量吸氧,持续48 小时。氧流量在每分钟 3～5 L,病情变化可延长吸氧时间。待疼痛减轻,休克解除,可减低氧流量。注意鼻导管的通畅,24 小时更换 1 次。如果合并急性左心衰竭,出现重度低氧血症时。死亡率较高,可采用加压吸氧或乙醇除泡沫吸氧。

(7)防止血栓性静脉炎或深部静脉血栓形成:血栓性静脉炎表现为受累静脉局部红、肿、痛,可延伸呈条索状,多因反复静脉穿刺输液和多种药物输注所致。所以行静脉穿刺时应严格无菌操作,患者如感觉输液局部皮肤疼痛或红肿,应及时更换穿刺部位,并予热敷或理疗。下肢静脉血栓形成一般在血栓较大引起阻塞时才出现患肢肤色改变,皮肤温度升高和可凹性水肿。应注意每天协助患者做被动下肢活动2～3 次,注意下肢皮肤温度和颜色的变化避免选用下肢静脉输液。

2.病情观察与护理

急性心肌梗死系危重疾病、应早期发现危及患者生命的先兆表现,如能得到及时处理,可使病情转危为安。故需严密观察以下情况。

(1)血压:始发病时应 0.5～1.0 小时测量一次血压,随血压恢复情况逐步减少测量次数为每天4～6次,基本稳定后每天 1～2 次。若收缩压在 12.0 kPa(90 mmHg)以下,脉压减小,且音调低落,要注意患者的神志状态、脉搏、面色、皮肤色泽及尿量等,是否有心源性休克的发生。此时,在通知医师的同时,对休克者采取抗休克措施,如补充血容量,应用升压药、血管扩张剂以及纠正酸中毒,避免脑缺氧,保护肾功能等。有条件者应准备好中心静脉压测定装置或漂浮导管测定肺微血管楔嵌压设备,以正确应用输液量及调节液体滴速。

(2)心率、心律:在冠心病监护病房(CCU)进行连续的心电、呼吸监测,在心电监测示波屏上,应注意观察心率及心律变化。及时检出可能作为恶性心动过速先兆的任何室性期前收缩,以及室颤或完全性房室传导阻滞,严重的窦性心动过缓,房性心律失常等,如发现室性期前收缩满足①每分钟 5 次以上,②呈二、三联律,③多原性期前收缩,④室性早搏的 R 波落在前一次主搏的 T 波之上,均为转变阵发性室性心动过速及心室颤动的先兆,易造成心搏骤停。遇有上述情况,在立即通知医师的同时,需应用相应的抗心律失常药物,并准备好除颤器和人工心脏起搏器,协同医师抢救处理。

(3)胸痛:急性心肌梗死患者常伴有持续剧烈的胸痛,因此,应注意观察患者的胸痛程度,因剧烈胸痛可导致低血压,加重心肌缺氧,扩大梗死面积,引起心力衰竭、休克及心律失常。常用的止痛剂有罂粟碱(肌内注射或静脉滴注),硝酸甘油(0.6 mg 含服),疼痛较重者可用哌替啶或吗啡。在护理中应注意可能出现的药物不良反应,同时注意观察血压、尿量、呼吸及一般状态,确保用药的安全。

(4)呼吸急促:注意观察患者的呼吸状态,对有呼吸急促的患者应注意观察血压,皮肤黏膜的血循环情况,肺部体征的变化以及血流动力学和尿量的变化。发现患者有呼吸急促,不能平卧,烦躁不安,咳嗽,咯泡沫样血痰时,立即取半坐位,给予吸氧,准备好快速强心、利尿剂,配合医师按急性心力衰竭处理。

(5)体温:急性心肌梗死患者可有低热,体温在 37.0～38.5 ℃,多持续 3 天左右。如体温持续升高,1 周后仍不下降,应疑有继发肺部或其他部位感染,及时向医师报告。

(6)意识变化:如发现患者意识恍惚,烦躁不安,应注意观察血流动力学及尿量的变化。警惕心源性休克的发生。

(7)器官栓塞:在急性心肌梗死第 1、2 周内,注意观察组织或脏器有无发生栓塞现象。因左心室内附壁血栓可脱落,而引起脑、肾、四肢、肠系膜等动脉栓塞,应及时向医师报告。

(8)心室膨胀瘤:在心肌梗死恢复过程中,心电图表现虽有好转,但患者仍有顽固性心力衰竭或心绞痛发作,应疑有心室膨胀瘤的发生。这是在心肌梗死区愈合过程中,心肌被结缔组织所替代,成为无收缩力的薄弱纤维瘢痕区。该区内受心腔内的压力而向外呈囊状膨出,造成心室膨胀瘤。应配合医师进行 X 线检查以确诊。

(9)心肌梗死后综合征:需注意在急性心肌梗死后 2 周、数月甚至 2 年内,可并发心肌梗死后综合征。表现为肺炎、胸膜炎和心包炎征象,同时也有发热、胸痛、血沉和白细胞升高现象,酷似急性心肌梗死的再发。这是由坏死心肌引起机体自身免疫变态反应所致。如心肌梗死的特征性心电图变化有好转现象又有上述表现时,应做好 X 线检查的准备,配合医师做出鉴别诊断。因本病应用激素治疗效果良好,若因误诊而用抗凝药物,可导致心腔内出血而发生急性心包压塞。故应严密观察病情,在确诊为本病后,应向患者及家属做好解释工作,解除顾虑,必要时给患者应用镇痛及镇静剂;做好休息、饮食等生活护理。

(四)健康教育

(1)注意劳逸结合,根据心功能进行适当的康复锻炼。

(2)避免紧张、劳累、情绪激动、饱餐、便秘等诱发因素。

(3)节制饮食,禁忌烟酒、咖啡、酸辣刺激性食物,多吃蔬菜、蛋白质类食物,少食动物脂肪、胆固醇含量较高的食物。

(4)按医嘱服药,随身常备硝酸甘油等扩张冠状动脉药物,定期复查。

(5)指导患者及家属,病情突变时,采取简易应急措施。

(万璐璐)

参 考 文 献

[1] 王秀萍.临床内科疾病诊治与护理[M].西安:西安交通大学出版社,2022.

[2] 邹琼辉.常见内科疾病诊疗与预防[M].汕头:汕头大学出版社,2021.

[3] 冯明臣,金林.新编内科疾病综合治疗学[M].天津:天津科学技术出版社,2020.

[4] 胡品津,谢灿茂.内科疾病鉴别诊断学[M].北京:人民卫生出版社,2021.

[5] 费沛.内科常见病诊断与治疗[M].开封:河南大学出版社,2020.

[6] 冯念苹.常见内科疾病治疗与用药指导[M].北京:中国纺织出版社,2022.

[7] 马路.实用内科疾病诊疗[M].济南:山东大学出版社,2022.

[8] 玄进,边振,孙权.现代内科临床诊疗实践[M].北京:中国纺织出版社,2020.

[9] 徐玮,张磊,孙丽君,等.现代内科疾病诊疗精要[M].青岛:中国海洋大学出版社,2021.

[10] 方千峰.常见内科疾病临床诊治与进展[M].北京:中国纺织出版社,2020.

[11] 李春媚.临床疾病内科处置精要[M].北京:中国纺织出版社,2020.

[12] 李忠娥,丁玉红,王宁,等.内科常见病鉴别与治疗[M].哈尔滨:黑龙江科学技术出版社,2021.

[13] 李晓明,徐勇,吕沐瀚.内科临床医师手册[M].北京:北京大学医学出版社,2020.

[14] 刘新云.现代常见内科疾病诊治精要[M].长春:吉林科学技术出版社,2020.

[15] 赵淑堂.临床内科常见病理论与诊断精要[M].哈尔滨:黑龙江科学技术出版社,2021.

[16] 刘镜,郎晓玲,于文超.实用临床内科诊疗学[M].北京:中国纺织出版社,2020.

[17] 黄忠.现代内科诊疗新进展[M].济南:山东大学出版社,2022.

[18] 王蓓,彭飞,杨亚娟.内科疾病健康宣教手册[M].上海:上海科学技术出版社,2020.

[19] 陈强,李帅,赵晶,等.实用内科疾病诊治精要[M].青岛:中国海洋大学出版社,2022.

[20] 刘江波,徐琦,王秀英.临床内科疾病诊疗与药物应用[M].汕头:汕头大学出版社,2021.

[21] 高顺翠.临床内科常见疾病诊治[M].长春:吉林科学技术出版社,2020.

[22] 孙辉,庞如意,来丽萍,等.临床内科疾病诊断思维[M].北京:科学技术文献出版社,2021.

[23] 黄佳滨.实用内科疾病诊治实践[M].北京:中国纺织出版社,2021.

[24] 王庆秀.内科临床诊疗及护理技术[M].天津:天津科学技术出版社,2020.

[25] 孙京喜.内科疾病诊断与防治[M].北京:中国纺织出版社,2020.

[26] 王继红,安茹,李新平.内科临床诊疗技术[M].长春:吉林科学技术出版社,2021.

[27] 徐晓霞.现代内科常见病诊疗方法与临床[M].北京:中国纺织出版社,2021.

[28] 刘丹,吕鸥,张兰.临床常见内科疾病与用药规范[M].北京:中国纺织出版社,2021.

[29] 赵晓宁.内科疾病诊断与治疗精要[M].郑州:河南大学出版社有限责任公司,2021.

[30] 陈晓庆.临床内科诊治技术[M].长春:吉林科学技术出版社,2020.

[31] 徐新娟,杨毅宁.内科临床诊疗思维解析[M].北京:科学出版社,2021.

[32] 刘雪艳,刘娜,沙俊莹,等.内科常见疾病临床诊断与治疗[M].哈尔滨:黑龙江科学技术出版社,2021.

[33] 孟亮,王菁,李永梅,等.内科常见病鉴别诊断与治疗[M].哈尔滨:黑龙江科学技术出版社,2021.

[34] 金琦.内科临床诊断与治疗要点[M].北京:中国纺织出版社,2021.

[35] 刘一柱,刘伟霞,李杰,等.现代内科常见病诊疗思维[M].哈尔滨:黑龙江科学技术出版社,2021.

[36] 王楠.急性脑出血患者的 CT 影像学特征及诊断分析[J].中国冶金工业医学杂志,2023,40(1):124.

[37] 周雪,余振球.高血压科首诊不典型症状心绞痛患者的临床特点及诊断思路分析[J].心肺血管病杂志,2023,42(7):683-687.

[38] 刘海萍,吴阳勋,刘雨琪,等.β受体阻滞剂对原发性高血压合并冠心病患者临床转归影响的真实世界研究[J].中华老年心脑血管病杂志,2023,25(1):13-16.

[39] 孙衍鹏,贺军英.达格列净联合贝那普利治疗糖尿病肾病的临床效果及安全性[J].临床合理用药,2023,16(22):53-56.

[40] 潘洪丽.普萘洛尔联合甲巯咪唑对甲亢患者甲状腺激素水平的影响[J].临床研究,2023,31(2):108-111.